中文翻译版

专项运动损伤

Specific Sports-Related Injuries

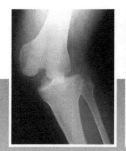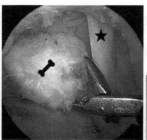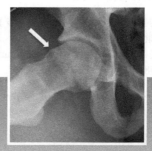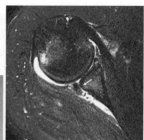

主编　〔巴西〕塞尔吉奥·罗查·皮埃达德（Sérgio Rocha Piedade）

　　　〔法国〕菲利普·内雷特（Philippe Neyret）

　　　〔葡萄牙〕若昂·埃斯普雷盖拉 - 门德斯（João Espregueira-Mendes）

　　　〔巴西〕摩西·科恩（Moises Cohen）

　　　〔美国〕马克 R. 哈钦森（Mark R. Hutchinson）

主译　付维力　李　箭

科学出版社

北京

图字：01—2022—1497

内 容 简 介

本书全面、系统地阐述了各种专项运动项目相关的损伤预防、治疗和管理。以运动形式进行分类，包括球类运动（篮球、足球、排球、橄榄球、曲棍球、手球、水球、挥拍类等）、田径、体操、舞蹈、健身、马术、击剑、射击与射箭、举重、攀岩、自行车、马拉松、游泳、格斗及冰雪运动等。全书分为三大部分：团体运动、个人运动、运动损伤中的特殊问题，共 36章。论述了各种专项运动损伤概况、运动生物力学、损伤机制及危险因素、流行病学特征、治疗（从现场急救到手术治疗）、预防、康复，运动损伤赛前、赛中和赛后的管理，为专项运动损伤的评估、治疗、预防、康复和重返运动提供最新理念和国际视角。

本书适合骨科医师、运动医学科医师、康复科医师、队医、运动员、教练、体育科学工作者、健身指导、相关管理人员及运动爱好者等参考阅读。

图书在版编目（CIP）数据

专项运动损伤/（巴西）塞尔吉奥·罗查·皮埃达德等主编；付维力，李箭主译.—北京：科学出版社，2022.3
　书名原文：Specific Sports-Related Injuries
　ISBN 978-7-03-071921-8

Ⅰ.①专… Ⅱ.①塞… ②付… ③李… Ⅲ.①运动性疾病－损伤－防治 Ⅳ.①R873

中国版本图书馆CIP数据核字（2022）第044601号

责任编辑：王海燕/责任校对：张　娟
责任印制：赵　博/封面设计：吴朝洪

科 学 出 版 社 出版
北京东黄城根北街 16 号
邮政编码：100717
http://www.sciencep.com

北京建宏印刷有限公司 印刷
科学出版社发行　各地新华书店经销
*

2022 年 3 月第　一　版　开本：787×1092　1/16
2024 年 1 月第二次印刷　印张：22 1/2
字数：541 000
定价：178.00 元
（如有印装质量问题，我社负责调换）

译者名单

主　译　付维力　李　箭
译　者（按姓氏笔画排序）
于腾波　青岛大学附属医院运动医学科
王　洪　华中科技大学同济医学院附属协和医院骨科
王广积　海南省人民医院运动医学科
王卫明　大连大学附属新华医院运动医学科
付维力　四川大学华西医院骨科
朱伟民　深圳市第二人民医院运动医学科
朱威宏　中南大学湘雅二医院骨科
华英汇　复旦大学附属华山医院运动医学科
向　川　山西医科大学第二附属医院骨科
齐岩松　内蒙古自治区人民医院骨关节科
李　箭　四川大学华西医院骨科
李春宝　中国人民解放军总医院骨科
杨　睿　中山大学孙逸仙纪念医院运动医学科
张　禹　北京体育大学心理学院
张恩铭　北京体育大学运动医学与康复学院
张培训　北京大学人民医院创伤骨科
陈疾忤　上海交通大学附属第一人民医院运动医学科
周敬滨　国家体育总局运动医学研究所
郑小飞　暨南大学附属第一医院运动医学中心
郑卓肇　北京清华长庚医院放射科
赵金忠　上海交通大学附属第六人民医院运动医学科
胡　宁　重庆医科大学附属第一医院骨科
查宇亮　四川大学体育学院
姚　军　广西医科大学第一附属医院骨关节外科
郭　林　陆军军医大学西南医院关节外科中心

郭秦炜　北京大学第三医院运动医学科

黄　轩　海军军医大学附属长海医院关节骨病外科

黄竞敏　天津市天津医院运动损伤与关节镜科

康　汇　西安交通大学医学院附属红会医院运动医学科

蒋　佳　上海交通大学附属第六人民医院运动医学科

程　飚　同济大学附属第十人民医院运动医学科

谢登辉　南方医科大学第三附属医院运动医学科

雷鸣鸣　成都体育学院附属体育医院运动医学关节镜科

詹　晖　国家体育总局反兴奋剂中心

戴雪松　浙江大学医学院附属第二医院骨科

译者前言

如何更好地将全民健身和全民健康深度融合，如何科学有效地运动，如何将运动伤病的治疗和预防结合，是亟待解决的问题。近年来中国运动医学关节镜微创外科技术飞速发展，以"功能至上、早期康复、重返运动"为治疗原则和宗旨，主张以最小创伤实现最理想的结构修复和最大程度的运动恢复，为运动伤病的快速康复和重返运动提供了保障。同时，"运动是良医"的运动促进主动健康模式及运动处方的普及使得很多慢性疾病的风险和发病率显著下降，为伤病的防治和医务监督提供了更高的要求。科学运动及制订个性化的精准运动指导方案是我们追求的目标，因此医学和体育的相互渗透和有机结合为体医融合战略的发展提供了机会和条件。

2021年国际著名骨科运动医学专家 Sérgio Rocha Piedade 教授组织全球 17 个国家的101名骨科运动医学医师、体育相关工作者通力合作，撰写《专项运动损伤》，并由国际权威学术组织——国际关节镜 - 膝关节外科与骨科运动医学学会（International Society of Arthroscopy，Knee Surgery and Orthopedic Sports Medicine，ISAKOS）和 Springer 出版社联合出版。付维力教授研读后发现，该书是融合运动医学和体育科学，实现体医融合的一本不可多得的好书，值得大家学习、运用。

本书全面、系统、深入地阐述了特定运动相关损伤，为制订最佳的预防和管理这些运动损伤的策略的决策提供了指导和建议。对每种运动方式的透彻理解在运动损伤的预防和管理方面起着关键作用，因此专门针对每个运动项目设立一章。运动项目包括几乎所有较受欢迎的个人和团体运动——包括田径、游泳、格斗运动、自行车、网球、美式橄榄球、棒球、篮球、足球和排球等。另外 3 章介绍了与运动损伤相关的特殊内容：运动员的心理健康问题、放射学评估和针对运动医学特异的患者报告结局。所有章节都采用统一的格式，首先简要介绍这项运动及其历史，然后讨论其动力学、对运动员的身体需求、常见的运动损伤、发生损伤的生物力学机制、治疗（从现场急救到手术治疗）和预防。本书可供医院、科研院所、体育运动管理机构、运动队及俱乐部的骨科医师、运动医学科医师、康复科医师、队医、运动员、教练、体育科学工作者、健身指导、相关管理人员及运动爱好者等参考阅读。

相信本书有益于应对目前运动损伤面临诸多挑战，通过科学指导运动促进运动伤病的早期发现、早期预防、早期治疗，使得我国运动损伤的防、治、康复等步入新的台阶，助力健康中国国家战略，加快推动全民健身与全民健康深度融合，探索中国特色的体医融合健康管理与健康服务之路，进一步促进中国运动医学的学科发展。

在本书即将付梓之际，感谢参与翻译的运动医学医师和体育科学专家等的辛勤工作和付出，感谢四川大学华西医院及科室近年来对临床学科发展的支持，感谢家人的全力支持和理解。我们在翻译过程中力争体现原书的原汁原味。

由于翻译水平有限，本书的翻译难免存在不尽如人意之处，恳请得到广大读者和同行的反馈、批评和指正，以便再版时及时修改，使之日臻完善。

付维力 李 箭

四川大学华西医院

原著前言

在某些情况下，比赛失利可能是运动员职业生涯的转折点。这是一个充满挑战的时刻，运动员需要认清和分析自己的优势和劣势，制订新的策略，使自己的身心都变得愈发强大以迎接新的挑战。

在诸如柔道、相扑、摔跤、网球、棒球、美式橄榄球、足球、英式橄榄球、游泳、滑雪、雪橇、体操、排球、篮球、击剑、自行车和马拉松等体育运动中，获胜需要通过团队合作来进行设计和规划，并通过运动员的付出、坚持和严苛的运动能力训练来实现。每种专项运动形式都有其独特的"DNA"，体现在特定的运动领域、规则，以及对身体和精神的要求上，这些特征使每项运动都如此特别和充满魅力，吸引人观看和参与。然而，每项运动也都有其"阴暗面"，即特异运动相关的损伤（专项运动损伤）。

本书介绍了不同的运动形式，共 36 章。每一章均首先简要介绍每种运动形式，并对其动力学、常见相关运动损伤、发生损伤的生物力学机制、治疗和预防进行分析。此外，本书还分别对冬季和夏季的个人和团体运动进行了详细介绍。

本书的出版离不开多个团队的通力合作。 因此，我要感谢 Phillipe Neyret、Mark R. Hutchinson、Joao Espregueira-Mendes、Moises Cohen、Mark Safran、David Parker、Hélder Pereira、Nicola Maffulli、Daniel Miranda Ferreira、ISAKOS 委员会成员、SBOT / 圣保罗委员会成员、Magda S. Kimoto，以及所有参与分享他们运动医学学术知识和专长的医务人员。

我还要感谢我的妻子 Ana Karina Piedade 的善良和耐心，每一天都全力支持我。

正如歌词写道：同一梦想，同一灵魂，同一荣誉，同一目标，金色的光辉照耀前行的路。运动员为挑战所激励！在体育运动中，激情、梦想和伤痛共同组成了运动员的职业生涯。他们中的一些人可能会成为当下的英雄，而少数人将成为永远的伟大传奇。

Sérgio Rocha Piedade

目 录

第一部分

团 体 运 动

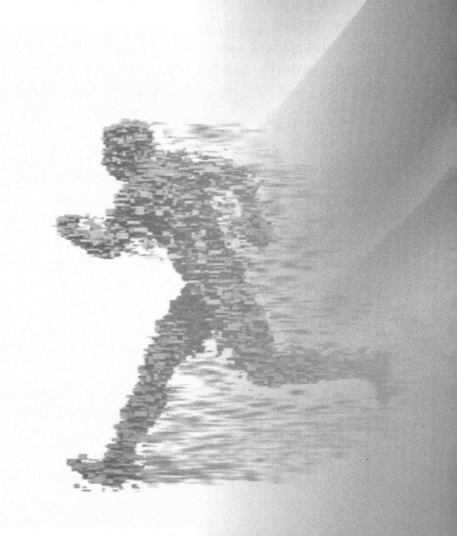

第 1 章

美式橄榄球

一、概述

美式橄榄球是一项在美国各个年龄段均广受欢迎的运动，在各个层面（包括青少年橄榄球联盟、初中、高中、大学及职业层面）均设有联赛。参与此项高速度、高冲撞项目的运动员极易出现各个程度的损伤，轻则肌肉拉伤，重则骨折和韧带损伤，导致职业生涯结束。美式橄榄球常见的运动损伤包括脑震荡、前交叉韧带（anterior cruciate ligament，ACL）和内侧副韧带（medial collateral ligament，MCL）撕裂、肩盂肱关节不稳定、肩锁关节损伤、锁骨骨折、踝扭伤及胫腓下联合损伤等。本章将回顾美式橄榄球运动常见伤病的流行病学、疾病诊断、场上应急处理和赛季中管理及损伤的预防。

二、流行病学

美式橄榄球是美国最受欢迎的运动之一，每个赛季有超过 6 万名大学运动员、超过 100 万名高中运动员，以及超过 22 万名业余和职业运动员参加到各级别的联赛中。在这项高速度高冲撞的接触性运动中，参与者有可能遭遇较为严重的运动损伤。在运动员每周的训练中，与其他运动员发生冲撞或倒地过程中均可能会使其遭受终结职业生涯的骨折、关节脱位或韧带损伤。美式橄榄球的训练通常需要全速进行，因此运动员容易遭受非接触性的韧带损伤或肌肉拉伤，以及应力性损伤。要求运动员在周中的训练中全力以赴，在周末的比赛中身体全接触。由于持续的碰撞、疲劳和运动的重复性，因而受伤的风险会增加。在这项运动中，进攻锋线及防守锋线的运动员最容易受伤，因为他们在比赛中一直与其他运动员进行对抗。此外，比赛场地的类型，包括人造草皮及天然草皮，均可能对运动员的受伤风险产生影响。此前有研究证明，相较于天然草皮，运动员在人造草皮或欠缺维护的场地上受伤风险更高。

美式橄榄球对运动员的身体素质要求更高，参与此项运动的运动员受伤的概率约是篮球等其他热门运动的 2 倍。在 15 项美国大学生参与的运动中，美式橄榄球比赛的受伤率为 35.9 次 /1000 次运动员暴露（athlete-exposures，AE，即一名运动员参加一次比赛或训练即记为一次运动员暴露），为所有运动中最高。除摔跤（每 1000 次 AE 中 26.4 次受伤）以外，所有其他运动每 1000 次 AE 中受伤的次数均少于 20 人次。一项流行病学研究显示，美国高中每年会发生约 50 万起与美式橄榄球相关的运动损伤。此外，初中、高中及大学的美式橄榄球运动员在比赛中的受伤率要比训练中的受伤率高得多。然而，大学橄榄球运动员因训练产生的 AE 要远高于比赛，因而训练发生的伤病次数占所有损伤的比例（接近 56%）仍高于比赛发生的伤病次数的比例（约 40%）。一项评估年龄对美式橄榄球相关损伤影响的研究表明，无论处在哪个年龄段，骨折均是美式橄榄球最常见的损伤；但与年龄更小的运动员相比，15～18 岁运动员的骨折发生率较低。8 岁以下运动员的闭合性头部损伤（包括脑震荡）发生率最高。流行病学的相关研究十分重要，因为它们突出了运动损伤构成比及潜在的危险因素，可以为后续讨论运动损伤的预防工作提供指导。

三、各类型运动损伤的占比及相关解剖定位

美式橄榄球相关的运动损伤可累及人体骨骼肌肉系统的任何部位，包括上肢、下肢、头部和颈椎。一项关于运动损伤的解剖位置分布的研究显示，美式橄榄球运动中发生的损伤 43.2% 为上肢相关结构损伤，32.6% 为下肢相关结构损伤。其他研究指出，美式橄榄球运动中发生的损伤 20% 涉及膝关节的相关结构，17% 涉及足踝。

美式橄榄球运动中最常见的膝关节损伤为 MCL 损伤、半月板损伤及 ACL 损伤，需要进行手术治疗的约占总数的 25%。美国国家橄榄球联盟（National Football League，NFL）ACL 损伤的发生率约为每 1000 名球员出现 0.7 例，每年 NFL 比赛中会出现约 53 例的 ACL 损伤。跑卫和线卫发生 ACL 损伤的风险最高，NFL 联盟中分别有 9.7% 和 8.9% 的跑卫和线卫有过 ACL 损伤病史。

关于足踝损伤，其发生率约为每 10 000 次 AE 中有 15 次。踝关节外侧副韧带损伤、胫腓下联合（高位踝关节）损伤、内侧副韧带损伤、中足损伤、第 1 跖趾关节损伤约占美式橄榄球运动足踝损伤的 80%。从缺席比赛的中位时间来看，最严重的足踝损伤为踝关节脱位，其缺席比赛的中位时间为 100 天，其次为距骨骨折（38 天）和单纯性踝关节骨折（31 天）。此外，NFL 联盟中 1.8% 的运动员存在 Lisfranc 损伤（中足跖跗关节损伤）等足损伤，这些显著影响选秀顺位、场上表现和运动生涯的长短。

肩关节运动损伤是美式橄榄球运动中最常见上肢损伤。一项流行病学研究显示，NFL 联盟中将近 50% 的运动员存在肩关节伤病史，其中 36% 需要进行手术治疗。最常见的肩关节伤病为肩锁关节损伤（41%）、肩前向不稳（20%）及肩袖损伤（12%）。肩锁关节损伤常发生在四分卫身上，发生率为每 100 名球员 20.9 次。最常开展的手术为肩关节上关节囊重建（48%）、Mumdord/Weaver-Dunn 术（15%）、后向不稳重建术（10%）及肩袖缝合修复术（10%）。总之，包括常不需要手术治疗的肩锁关节损伤在内，以上疾病均可以造成长时间的缺阵。

颈椎损伤在美式橄榄球运动中不太常见，但是依然占据重要地位，颈椎相关疾病的发生率为每 10 000 次 AE 中有 2.91 次损伤，其中臂丛神经痛 / 臂丛神经损伤最为常见，为每 10 000 次 AE 中有 1.87 次损伤。颈椎损伤最常见于线卫，其次是防守锋线。一项研究显示，大部分运动员（64.4%）遭受颈椎伤病后可以在 24 小时内返回赛场，只有 2.8% 的运动员需要缺阵超过 21 天。同样，受伤部位和类型对于缺阵时间及预防措施同样重要。

四、运动损伤的综合评估

队医需要在赛季开始前对每一位运动员进行详细的病史询问与体格检查，并在赛季中

对病史及体格检查的结果进行详细的记录及更新。当赛场上出现伤病时，队医可以根据既往详细的病史和查体结果，对潜在的运动损伤进行更加详细且更加具有针对性的评估和鉴别诊断，并快速制订针对性的诊疗计划。

对潜在运动损伤的初步评估包括咨询完整的病史（包含主诉的具体性质和部位），损伤发生的过程（机制类型）、疼痛的严重程度、运动员是否可以负重或者移动患肢、肢体功能是否正常（是否存在诸如运动障碍或神经障碍）、患肢或对侧肢体的过去受伤史及手术史。之后，应对患侧进行详细的体格检查，并与对侧进行比较。首先应检查皮肤及软组织是否存在畸形、瘀斑、渗液，是否存在开放性伤口；其次对损伤部位的周围关节进行主动（被动）活动范围的检查，并与对侧进行对比；再次触诊检查是否存在捻发音、疼痛、肿胀或畸形；而后对邻近韧带行应力检查，并与正常对侧对比，尽可能评估肌力，可能因为疼痛下降；最后仔细检查是否存在神经血管损伤。根据以上病史和查体结果进行具有针对性的体格检查。

五、5 种常见的美式橄榄球运动损伤

根据本章作者的临床经验及先前的流行病学研究，本章将讨论 5 种常见的美式橄榄球运动损伤的发生机制、场上应急处理、赛季中管理及损伤的预防，包括脑震荡、膝关节韧带损伤（包括 ACL 及外 MCL 损伤）、与盂肱关节不稳相关的前后盂唇损伤、肩锁关节损伤与锁骨骨折及踝关节扭伤（包括下胫腓联合损伤）。

（一）脑震荡

1. 损伤发生机制　脑震荡为一种由外力引起的暂时性功能性创伤脑损伤。在青少年、高中及大学美式橄榄球运动员中，83% 的脑震荡由运动员接触冲撞引起。在大学中由冲撞造成的脑震荡比例相较于青少年、高中更高（分别为 88%、81%、80%），而青少年运动员在与地面撞击过程中发生脑震荡的概率是高中和大学美式橄榄球运动员的 2 倍。青少年运动员因为擒倒遭受脑震荡的比例更高（青少年 42%，高中和大学 23%），而大学橄榄球运动员因为阻挡遭受脑震荡的比例更高（大学 16%，高中 10%，初中 6%）。在职业层面，通过对 NFL 的比赛录像进行研究分析，脑震荡最常见于传球进攻中，约占总数的 50%。41% 的脑震荡发生在擒倒过程中，最常见于头盔与身体发生撞击的过程中。有学者通过相关研究证明了脑震荡的损伤原因因球场位置而异，角卫最常因为头盔与身体的碰撞而导致脑震荡，而外接手和四分卫更多基于头盔与地面的碰撞或头盔与头盔的碰撞。

2. 场上应急处理　任何运动员在遭受直接或间接的头部撞击后出现相关症状、体征并怀疑为脑震荡应立即退出比赛并接受评估，直到接受专业医务人员的评估并排除脑震荡后该运动员才能返回球场继续进行比赛。2017 年柏林运动损伤脑震荡学组共识声明说明了一部分需要强制或酌情进行进一步评估的症状。需要强制进行进一步评估的症状包括意识丧失、一动不动躺着超过 5 秒、精神错乱、定向障碍、失忆、淡漠、运动协调缺失、强直、癫痫和共济失调。根据 NFL 的规则，出现以上一个或多个症状需要直接退出比赛。酌情进行进一步评估的症状包括运动员出现捂头动作、起身缓慢、疑似面部骨折、可疑的共济失调或行为改变，出现以上任何可疑症状均需要进行专门的脑震荡评估。在经过专业的脑震荡评估并排除遭受脑震荡的可能性后，运动员可返回球场。

疑似脑震荡的运动员场上评估应包含颅内、颌面、颈椎和气道，并采取必要的措施，如颈椎固定。若场边怀疑脑震荡，应将运动员转移到一个无外界干扰的环境中进行更加彻底的评估。脑震荡评估应包括病史及体格检查，以引出脑震荡的相关体征，包括意识模糊、头痛、意识丧失、创伤后失忆、逆行性失忆、平衡问题、头晕、视力问题、性格改变、疲劳、对光或噪声的过度敏感、耳鸣、麻木和呕吐。运动员在场上或者边线出现头晕的症状尤其重视，出现此症状的运动员有 6 倍的概率遭受脑震荡并且恢复时间超过 21 天。同时需对运动员进行全面的神经系统检查，包括采用 Maddock 问卷，并对颈椎、语言、步态、视觉系统及平衡进行评估。其他测试如运动脑震荡评估工具 5（sports concussion assessment Tool 5，SCAT5）和 King-Devick 测试，也是诊断脑震荡的辅助手段。SCAT5 包括上述脑震荡重点症状和体征、Maddock 问卷、Glasgow 昏迷量表及颈椎评估。King-Devick 测试主要采用让受试者 2 分钟内从左到右读取卡片上的数字。需要强调的是，诊断脑震荡的运动员应 48 小时后再进行评估，以检测脑震荡的延迟发作。

3. 赛季中管理　脑震荡相关症状在静息时及高强度运动时评估恢复基线水准，神经系统检查正常，认知测试恢复到基线水准或适龄水准后，脑震荡运动员则允许返回运动场。一份运动员返回赛场分级管理方案阐明这通常需要 7 天时间。早期症状缓解的精英运动员可以在专门从事脑震荡治疗的高级别疾病管理条件下经过专家评估后在 7 天内返回赛场，青少年运动员通常需要采用更保守的治疗方案。在 NFL 中，队医在与独立顾问协商后，负责返回赛场相关的决定。任何级别的运动员在获得专业的医疗团队批准之前，都不能返回赛场。

4. 损伤的预防　脑震荡的诊断和预防在过去几年引起了广泛的关注，并促使运动装备和比赛规则产生了重大的变化和改进。脑震荡预防最重要的部分是对球员、教练员、裁判和比赛官员进行关于所有年龄段的球员脑震荡的早期识别、急救处理和返回赛场标准的宣教。尽管目前宣教工作取得了进步，但是还有很长一段路要走，尤其是关于脑震荡不常见症状的误诊。

特定运动装备的改进和实施，包括定制的牙套和头盔，可以明显降低脑震荡和创伤性脑损伤的发生。比赛规则的变化，包括视频回放，以及赛场观察员对于脑震荡的诊断提供了十分必要的意见。过去几年，NFL 对于开球和故意冲撞恶意犯规的规则进行了更改，以提高比赛的安全性。然而，目前缺乏文献证明这些改变对安全性提升的确切效果。

（二）ACL 和 MCL 损伤

1. 损伤发生机制　美式橄榄球相关的 ACL 损伤最典型的机制为非接触性损伤，通常发生在变向中（包括转身及切向动作），该过程中膝关节外翻同时处于接近伸直的状态，同时有足外翻。MCL 损伤通常发生在外翻应力直接作用在膝关节或运动员足不动进行变向动作时。因为损伤机制相似，ACL 和 MCL 损伤通常同时发生，美式橄榄球运动员发生 ACL 伴 MCL 损伤的概率是其他项目运动员的 2.7 倍。

2. 场上应急处理　ACL 损伤的评估包括前抽屉和 Lachman 试验，分别在膝关节屈曲 90° 及 30° 向胫骨施加前向力，而过度的前移则表明 ACL 损伤。轴移试验可用于评估膝关节的旋转不稳，通过使膝关节外翻内旋，观察膝关节从伸直到屈膝过程中胫骨的位移。MCL 损伤的评估通常需要 MCL 压痛，以及外翻应力实验观察松弛度。观察MCL 松弛度时膝关节需要屈膝 30° 外翻。内侧间室松弛 0 ~ 5mm 对应 I 级损伤，韧带松弛而没有撕裂；5～10mm 对应部分韧带撕裂的 Ⅱ 级损伤；超过 10mm 对应 MCL 韧带完全撕裂的 Ⅲ 级损伤。

在完成现场评估后，应当通过 X 线片评估是否存在膝关节脱位或骨折；再通过 MRI 评估 ACL、MCL，是否合并半月板、关节软骨、其他交叉或侧副韧带结构的损伤（图 1-1）。

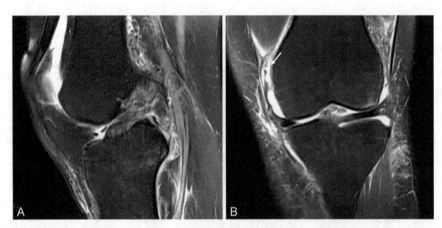

图 1-1　一例左膝 ACL 损伤联合 MCL 损伤的 MRI

A. MRI T_2 加权矢状位提示 ACL 损伤；B. MRI T_2 冠状位提示 MCL 股骨止点撕脱性损伤（白色箭头）

3. 赛季中管理　对于非专业的运动员来说，ACL 损伤可以考虑采取非手术治疗的方式，包括物理治疗、非甾体抗炎药的使用、对活动度和肌肉力量进行锻炼逐渐重返比赛。但是对于大多数美式橄榄球运动员，建议在 ACL 损伤 5 个月内进行 ACL 重建，以防止病情演进发生半月板撕裂等损伤。在美式橄榄球运动员进行 ACL 重建时，大多数外科医师会首选自体骨 - 髌腱 - 骨移植物，因为年轻运动员使用同种异体移植物与自体腘绳肌腱移植物失效率更高。

在 2016 赛季接受手术的 NFL 运动员的病例系列中，82% 的运动员在 ACL 重建后重返赛场，然而接受 ACL 重建术的运动员平均能打球的时间为 1.6 年，并且对于那些重返赛场的运动员，第二个赛季和第三个赛季的比赛场次和比赛表现均出现下滑。而在高中及大学生运动员中，约有 2/3 的运动员在 ACL 损伤后重返赛场。而在职业比赛中，初次进行 ACL 重建的运动员平均需要 10.8 个月重返赛场，而进行 ACL 翻修的运动员重返赛场则需要 12.6 个月。一般来说，运动员应当在进行 ACL 重建术后至少 9 个月才能重返赛场，以便于移植物的愈合，从而达到术后重返赛场的要求，包括跳跃测试中展示出左右对称的股四头肌的力量和功能，以及可以安全地执行特定的运动动作。考虑到重返赛场时间较长，ACL 损伤对绝大多数运动员来说意味着赛季报销。

单纯 MCL 损伤的治疗方案取决于 MCL 的损伤分级。对于 Ⅰ 到 Ⅱ 级损伤，应采用非手术治疗，包括休息、冰敷、加压包扎及抬高患肢，然后使用铰链式膝关节支具进行负重和功能锻炼。单纯 Ⅲ 级损伤可以采用非手术治疗或手术治疗方案。当 MCL 损伤伴有严重的外翻、MCL 鹅足周围损伤及止点撕脱时则需要进行手术治疗。合并 ACL 损伤的 Ⅰ 级或 Ⅱ 级 MCL 损伤通常先采用非手术治疗，待 MCL 愈合后进行 ACL 重建。而合并 ACL 损伤的 Ⅲ 级 MCL 损伤的治疗方案目前存在争议，非手术治疗 MCL 待愈合后进行 ACL 的延迟重建与早期 ACL 重建同时非手术或手术治疗 MCL 已证明疗效没有差异。

非手术治疗 I 级 MCL 损伤的运动员可以在受伤后的 11 天内重返赛场，而 II 级损伤的运动员平均需要 20 天重返赛场。III 级损伤的运动员则需要更长的康复时间，尤其是进行了手术治疗的运动员。非手术治疗的 III 级损伤的运动员需要至少 5 ～ 7 周才能重返赛场，而进行手术治疗的运动员则需要 6 ～ 9 个月进行康复。赛季进行中的 MCL 治疗方案应当在与运动员及其家属讨论每种治疗方案的风险、获益及重返赛场所需要的时间后进行决定。

4. 损伤的预防 为了防止美式橄榄球运动员遭受韧带损伤，应当将预防方案纳入运动训练计划中，包括神经肌肉锻炼（包括本体感觉、肌肉激活训练）、单腿训练、比赛期间意外情况的决策，以及在运动中保证正确的足部姿势。

尽管佩戴支具在美式橄榄球运动员的训练和比赛中很常见，但是其有效性一直存在争议。以往研究表明，支具对 MCL 存在保护作用，尤其是对受伤风险较高的进攻线、防守线、线卫及近端锋。但是，也有研究对支具的有效性提出了质疑，并且表示支具的使用并没有降低受伤的风险。此外，并没有明确的证据证明支具可以防止 ACL 撕裂，或者对进行 ACL 重建术后的膝关节起到保护作用。

（三）前后盂唇撕裂伴盂肱关节不稳

1. 损伤机制 急性盂肱关节不稳导致前后盂唇撕裂具有不同的损伤机制和表现。盂肱关节不稳通常分为关节面没有分离但是存在不稳定症状的半脱位，以及关节面完全分离需要复位的脱位两种情况。前向不稳通常由手臂处于外旋外展位时发生的急性前脱位引起，而后盂唇损伤表现更为隐匿，其受伤机制为手臂处于前屈、内旋、内收时对后盂唇造成的剪切力。前向不稳通常会导致前盂唇和关节盂边缘的关节囊止点撕脱，称为 Bankart 损伤。在美式橄榄球运动员中，技术位（跑卫、四分卫、防守后卫和线卫）更可能遭受肩关节前向不稳，而进攻锋线更容易发生后向不稳，因为在进行阻挡时要承受巨大的力量。

2. 场上应急处理 急性肩关节前脱位通常表现为手臂保持外旋外展位，肩关节前部可触及突起，肩关节后部出现凹陷。急性肩关节后脱位通常表现为肩关节保持内收内旋位。可以尝试在肌肉痉挛发生前进行复位，成功复位后对血管神经再次进行检查。如果盂肱关节不能复位，则需要转至就近的医疗中心进行闭合或切开复位。

对于没有出现明显脱位迹象的运动员，前向不稳的体格检查包括恐惧征或手臂外展外旋位引起的恐惧感。同时可以结合 Jobe 征，从肩关节前方施加一个向后的力，如果恐惧感减轻则为阳性。此外，前向加载移位试验可用于评估肱骨的前向位移程度。对手臂施加向下的拉力，如果出现沟槽征，则提示下关节囊松弛或多向不稳。

当怀疑存在肩关节后半脱位时，患者可能会自述肩关节疼痛或无力，而不是不稳定。当周围肌肉无法代偿结构完整性时，这些症状会在比赛或训练结束后更加突出。体格检查应侧重是否存在肌肉萎缩、翼状肩胛或运动障碍及广泛的韧带松弛。肩关节后向加载移位试验、Jerk 试验，以及后向恐惧试验也用于检测肩关节后向不稳。Kim 试验对于评估后下盂唇撕裂有着重要的指导意义，上臂内旋 90°，向肱骨施加轴向作用力，矢状面接着握住肘关节的手将肱骨前屈 45°，肩关节后方出现疼痛则表示阳性。

同时应通过 X 线片分析评估骨结构是否存在异常如骨折，并且观察是否存在关节盂发育不良或骨缺损。MRI（通常采用关节造影）可用于评估关节内结构的异常，包括前后关节囊及盂唇（图 1-2）。如有明显的骨畸形或骨缺损，则需要加做 CT 三维重建。

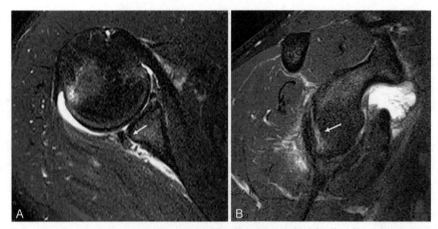

图 1-2　左肩后盂唇撕裂的 MRI

A. MRI T_2 加权轴位显示后唇撕裂（白色箭头）；B. MRI T_2 加权矢状面显示后唇撕裂（白色箭头）

3. **赛季中管理**　在没有明确的骨缺损或骨折的前提下首次出现的肩关节不稳，通常采取非手术治疗，当非手术治疗无效后再选择手术治疗。最初采取非手术治疗的方案是许多运动员的首选，因为它相比手术治疗能允许运动员更早重返赛场，通常是一个赛季后。在短暂的制动后恢复运动，再进行 3 周的活动度和肌肉力量的训练，当运动员肩关节肌肉力量和对称无痛活动范围可以完成赛场所需要的特定动作，并且没有肩关节不稳的表征后，运动员就可以重返赛场。但是，应当告知运动员，59% ～ 90% 的人采取非手术治疗后会发生复发性前向不稳。发生复发性前向不稳之后，运动员结构损伤可能更严重，可能需要更加复杂的手术，同时预后也更差。非手术治疗失败、多次脱位、伴随其他结构损伤（如肩袖撕裂或关节周围骨折）或肱骨头 / 关节盂有明显骨缺损的情况下，则建议进行手术治疗以减少复发不稳。

盂肱关节不稳导致的前后盂唇撕裂的治疗效果不同。进行前后盂唇修复术后临床功能评分均有显著提高；前向不稳的患者比后向不稳的患者会获得更好的术后临床结果。总之，赛季中发生的肩关节不稳事件，应当先与运动员及其家属充分讨论每种治疗方案的风险和获益，并根据他们的观点、选择及目标进行决定。

4. **损伤预防**　肩胛周围及肩袖肌群关系着肩关节的稳定及盂肱关节的运动。在日常训练计划中应纳入肩胛周围及肩袖肌群的锻炼，以降低盂肱关节脱位的发生率。有肩关节脱位或半脱位病史的运动员经常在训练中使用肩关节支具对肩关节进行一定程度的制动，从而加强盂肱关节的稳定性。但是，目前缺乏明确的证据表明肩关节支具可以降低运动员肩部损伤的发生率。

（四）肩锁关节损伤与锁骨骨折

1. **损伤机制**　肩锁关节损伤与锁骨骨折最常见于对肩关节施加从下至上的外力之后，经常发生在擒抱、向前扑倒或间接伤害（例如，在倒地时伸出手臂撑地）。防守后卫、外接手及特勤组球员肩锁关节损伤最常见。四分卫、特勤组及外接手中肩锁关节损伤的发生率最高。

2. **场上应急处理**　在对肩锁关节损伤及锁骨骨折进行评估时，最常见的情况是损伤部位的畸形及压痛，运动员可能会自诉手臂疼痛，尤其是当进行交臂内收时。

当怀疑存在肩锁关节损伤伴骨折或者锁骨损伤骨折时，应当进行 X 线检查以明确诊断。

头部倾斜 15°，使用 Zanca 或正位片对肩锁关节的诊断有帮助。当肩锁关节损伤的临床症状更为严重时，应当行 MRI 以确定是否存在伴随损伤。肩锁关节的骨水肿是评估肩锁关节损伤的标志。

3. **赛季中管理** 肩锁关节损伤的治疗方案通常依据损伤类型而有所不同。Ⅰ型及Ⅱ型损伤，分别涉及肩锁关节及喙锁韧带的损伤，通常采用非手术治疗，如在休息时进行悬吊、疼痛控制、冷敷、理疗，同时允许进行局部注射麻醉药以便于运动员进行比赛。Ⅲ型损伤，包括肩锁关节及喙锁韧带断裂，喙锁韧带松弛度较对侧增加 25%～100%，其治疗方案尚存争议（图 1-3）。2016 年的一项研究显示，70% 的美国大学生体育协会队医更倾向于非手术治疗。而Ⅳ～Ⅵ型，锁骨相较于肩峰存在明显的位移，需要进行手术治疗。

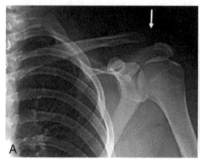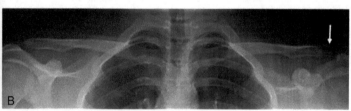

图 1-3 左肩Ⅲ型肩锁关节损伤的站立位 X 线片

A. 左肩前后位 X 线片显示肩锁关节损伤（白色箭头）；B. 双侧肩关节 X 线片显示左肩锁关节（白色箭头）与对侧相比不对称

美式橄榄球运动员大部分的肩锁关节损伤为Ⅰ型及Ⅱ型损伤，仅有 1.4% 需要进行手术治疗，其余采用非手术治疗即可。肩锁关节损伤的平均缺阵时间为 10 天；但肩锁关节脱位及Ⅲ型肩锁关节损伤的平均缺阵时间分别为 78 天和 26 天。

没有出现移位的锁骨中段骨折通常可以通过休息及悬吊固定之后逐渐增加活动范围和肌肉力量的方式进行非手术治疗。切开复位内固定通常用于治疗存在移位的骨折（图 1-4）。锁骨远端骨折根据骨折位置与喙锁韧带的关系进行处理。喙锁韧带远端的骨折认为是稳定的，可以采用非手术治疗。而骨折涉及喙锁韧带内侧则需要进行切开复位内固定技术。固定方法包括钩钢板、韧带重建联合钢板固定、开放缝合固定、关节镜 Endobutton 固定、喙锁韧带螺钉固定、环扎线固定和张力带线固定。

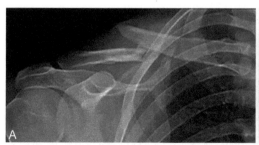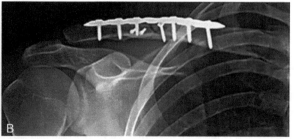

图 1-4 右侧锁骨骨折的站立位 X 线片

A. 右肩前后位 X 线片显示移位的锁骨骨折；B. 骨折切开复位内固定后右肩 X 线片

运动员在锁骨中段骨折后的恢复周期为 10 ～ 12 周，在锁骨远端骨折后，运动员通常需要 14 ～ 20 周才能重返赛场。

4. 损伤的预防 在过去 20 年中，肩锁关节损伤的发生率有所下降，主要原因是训练方法的改变，以及训练中身体接触的减少。目前没有预防肩锁关节及锁骨骨折的防护装备。美式橄榄球运动员在日常训练及比赛中佩戴的肩垫可以降低肩关节受伤的风险，但是肩部的高能量撞击及肩部与比赛场地的碰撞依然有可能导致肩锁关节或者锁骨损伤。

（五）踝关节扭伤及胫腓下联合损伤

1. 损伤机制 踝关节外侧韧带扭伤或低位踝关节扭伤，通常发生在足内翻并伴有踝关节外旋。胫腓下联合损伤，也称高位踝关节扭伤，通常发生在足背屈或踝关节外翻、外旋。胫腓下联合损伤通常发生在运动员身体碰撞期间，导致运动员足背屈及外旋并向前跌倒。

2. 场上应急处理 急性踝关节扭伤通常表现为踝关节前外侧及后内侧的疼痛、肿胀及瘀斑。前抽屉试验通过在中立位的足后跟施加一个前向的力，可以测量距腓前韧带的完整性。而跟腓韧带则可通过将中立位踝关节背屈进行检查。几种刺激试验对评估下胫腓联合损伤是有用的。腓骨近端和胫骨之间施加压力时产生疼痛（挤压试验）或将足踝相对于胫骨外旋时产生疼痛，提示下胫腓联合损伤。

低位踝关节扭伤的 X 线片评估应当遵循 Ottawa 踝关节骨折评估标准。当怀疑高位踝关节扭伤时，应行站立及外旋应力位的 X 线片，有助于评估相关的骨折或者胫腓骨分离。胫腓骨全长 X 线片可以用来评估腓骨近端骨折，也称为 Maisonneuve 骨折。MRI 则有助于评估韧带损伤的程度，以及有无移位骨折。

3. 赛季中管理 低位踝关节扭伤最开始可以选择非手术治疗和手术治疗。非手术治疗的方式包括加压包扎、冰敷、抗炎药物镇痛及抬高患肢。没有外侧韧带结构损伤则应立即开始进行功能康复，而出现韧带结构的损伤则应在短期制动后进行康复训练。功能康复训练包括佩戴支具进行早期活动，然后针对关节活动范围、肌肉力量及本体感觉进行练习，最后是运动专项训练。手术治疗包括外侧副韧带的修复和重建，用于非手术治疗失败或者对竞技水平有较高要求的精英运动员。

站立位或应力位 X 线片并未显示出明显关节不稳的下胫腓损伤，可使用非手术治疗，非手术治疗包括休息、冰敷和 3 ～ 5 天的关节制动以保证炎症的消退。可以穿矫形靴负重，3 ～ 5 天后可以开始主动和被动的活动范围锻炼。待疼痛缓解之后，可以采用固定支具并开始力量和功能锻炼，之后是跑步和专项技术动作的锻炼。使用患肢完成 10 次单足跳即表明运动员已经具备了完成专业技术动作的准备。

踝关节不稳需要手术进行干预，通过螺钉或纽扣缝合切开复位内固定对下胫腓联合进行重建。在使用胫腓下联合螺钉固定后，患者在 4 ～ 6 周避免负重，如果没有出现症状，则可以在术后 10 ～ 12 周返回赛场。使用纽扣缝合对关节进行固定，可以保证胫骨和腓骨的生理性活动并且不需要取出内固定。对于高位及低位踝关节扭伤的治疗，当患侧肢体的活动范围和力量恢复到对侧的 90% 及以上的时候，允许运动员返回赛场。

4. 损伤的预防 预防性使用踝关节绑带一直是踝关节运动损伤预防的主要措施，因为其可以减少踝关节跖屈和内翻并且加强本体感觉。但是踝关节绑带会随着活动而松动，30 分钟后对关节的保护作用明显下降，此外，还增加了团队的成本。由于支具成本低及可以重复使用，因此提倡使用支具。一项随机对照研究比较了绑带和支具对于踝关节的保护性，发现并没有差异，而支具的经济成本及时间成本更低。

要点

　　美式橄榄球是一项有激烈身体接触的运动，会使运动员面临严重受伤的风险，包括结束职业生涯的膝关节韧带损伤和骨折。潜在的运动损伤种类繁多，5 种最常见的运动损伤包括脑震荡、ACL 和 MCL 撕裂、盂肱肩不稳定、肩锁关节损伤和锁骨骨折、踝关节扭伤和胫腓下联合损伤。脑震荡会产生明显的身心后遗症，预防脑震荡的关键是识别症状、及时治疗和了解重返运动指南。大多数四肢相关损伤无法避免，但可以通过适当的身体和心理训练加以预防。膝关节支具可以有效地处理 MCL 撕裂，而踝部绑带和支具可以有效地限制踝关节扭伤，但肩部护具尚未显示可防止肩部受伤，膝关节支具尚未显示可防止 ACL 撕裂。此外，需要进一步研究以更充分地证明训练计划在运动员损伤预防中的作用。

（李　韬　付维力　李　箭　译）

第 **2** 章

棒球、垒球和板球

一、概述

棒球、垒球和板球这 3 种运动具有相似的生理和损伤机制。这些运动都属于"击球"类比赛，球队轮流击球和防守。投球所涉及的独特力学，解释了相关的大多数受伤机制。

Abner Doubleday 于 1839 年首次描述了棒球运动，认为棒球运动是美国人的娱乐活动。从那时起，这项运动取得了很大的发展，最重要的创新在于 19 世纪 80 年代引入了过顶投球。所有的比赛开始都由投球手向击球手投球，一次比赛最多可以投 150 次。在投球的过程中，肩关节和肘关节承受了难以置信的力量，加上大量的动作重复，导致过度使用损伤。同样地，在击球时，躯干旋转也会产生巨大的力量引起损伤。然而，能看到击球所涉及的重复动作比投球要少，过度使用损伤的风险总体要低些。

垒球在规则、球员位置、护具和场地形状方面与棒球非常相似。它最早于 1887 年在芝加哥由室内棒球演变而来，从那时起就成为美国最受欢迎的运动之一。垒球运动的一个独特之处在于许多成人可以同时参与这项运动。由于这项运动受欢迎程度很高和特定时间内有大量的人参与，因而也容易发生损伤。据估计，在美国每 4 分钟就有一人因垒球相关损伤而被送往急诊室。多年来，垒球在生物力学技术和比赛中发生损伤方面已经与棒球不同。其中最显著的区别就是垒球中使用的低手投球技术产生了特有的损伤机制。在大学比赛中，垒球通常由女性参加，而棒球则由男性参加。

众所周知，板球运动始于 16 世纪晚期。它起源于英格兰东南部，18 世纪成为英格兰的全民运动，并于 19 世纪和 20 世纪在全球范围内流行起来。板球为世界上第二大最受欢迎的观赏性运动，仅次于足球。板球虽然是一项非接触性运动，但有多种因素可以造成损伤。这是一个多维空间运动，运动员参与多样的活动，如击球、投球、防守和守门。在板球场上发生的损伤主要分为两类，即重复 / 过度使用和撞击（表 2-1）。

表 2-1　棒球、垒球和板球按身体部位损伤分类比较

身体部位	棒球	垒球	板球
足 / 踝（全部）	2.9%～9%	—	12.20%
足 / 踝（韧带损伤）	—	19.80%	4.20%
足 / 踝（应力性骨折）	—	—	3%
膝（全部）	3.7%～6%	21.40%	5.78%
膝（内部紊乱）	—	14.10%	3.10%
膝（髌骨 / 髌腱损伤）	—	5.70%	—
膝（挫伤）	—	1.60%	—
髋（肌肉 / 肌腱扭伤）	1.3%～3%	4.20%	—
腘绳肌拉伤	—	—	13.60%
下肢其他（全部）	9.4%～12%	21.20%	11.90%
下肢其他（肌肉 / 肌腱拉伤）		14.60%	9.10%
躯干其他损伤	—	—	0.63%
胸部或腹部撞击伤	—	—	1.40%
下肢其他（挫伤）	—	6.60%	—
疝，腹部	0.8%～3%	—	—
侧方 / 腹部拉伤	—	—	9.50%
腹股沟（全部）	—	—	7.00%
胸部	2.3%～4%	—	
背部 / 脊柱（全部）	7.4%～8%	1.50%	11.70%
背部 / 脊柱（肌肉 / 肌腱拉伤）	—	1.50%	—
背部 / 脊柱（应力性骨折）	—	—	5.00%
头部（全部）	0.6%～5%	9.80%	2.70%
头（脑震荡）	—	8.80%	1.40%
头（鼻 / 面部骨折）	—	1%	0.94%
手 / 腕（全部）	4.2%～14%	13.40%	11.60%
手 / 腕（骨折）	—	7.50%	7.30%
手 / 腕（挫伤）	—	3%	—
手 / 腕（韧带扭伤）	—	4.80%	—
肘（全部）	9%～26.3%	3.60%	1.70%
肘（挫伤）	—	1%	—
肘（肌腱炎）	—	1.60%	—
肘（肌肉 / 肌腱拉伤）	—	1%	—
肩（全部）	15%～30.7%	17.10%	5.80%
肩（肌肉 / 肌腱拉伤）	—	8.20%	2.00%

续表

身体部位	棒球	垒球	板球
肩（肌腱炎）	—	5.90%	—
肩（半脱位/不稳）	—	3.00%	2.30%
上肢其他	5.4%～6%	—	0.16%
肌肉拉伤/撕裂/断裂/痉挛	30%	—	—
挫伤/血肿	20%	—	—
扭伤/韧带损伤	12%	—	—
肌腱病/滑囊炎	8%	—	—
骨折	3%	—	—
脑震荡/脑损伤	2%	—	—
半月板/软骨/椎间盘损伤	2%	—	—
磨损	1%	—	—
裂伤	1%	—	—
神经损伤	1%	—	—
脱位或半脱位	1%	—	—
其他伤害	19%	—	—

二、棒球、垒球和板球特异的运动力学和损伤风险

在这些运动中，大部分的损伤都是由投球手的投球技术不当引起的。这些球员能将大量的能量转移到球上，并以极大的速度投出。重复的动作加上每次投掷所涉及的扭矩和力量，可能导致非创伤性的过度使用损伤。

棒球投球手的投球动作可以分为6个阶段，即挥臂、跨步、扳机、加速、减速和随球（图2-1）。盂肱关节的压力、内旋力矩、水平外展力矩和肘关节外翻力矩都被认为可能是造成投手肩关节和肘关节过度使用损伤的因素。

挥臂阶段开始时球在投球手手套中，手臂下降，身体旋转90°，跨步腿抬起并弯曲。这个阶段因投手而异，并为后续动作提供节奏。这可以认为是一个起步阶段，损伤风险最小。

跨步阶段包括跨步腿向踏板块移动，而躯干保持向后。受伤风险与步幅本身的差异有关。如果步幅太大，就会出现髋部旋转不充分，导致速度下降。这种运动链上的不连贯被称为"手臂投掷"，运动员需要通过增加肩关节负担来进行代偿，从而可能导致肩袖拉伤。如果步幅腿偏离优势臂的对侧，躯干将在肩关节的前面，导致过早"投出"，并对前方关节囊产生压力，这可能会导致肩关节不稳。如果步幅偏离优势臂的同侧，投手将会出现"越过身体投出"，可能对盂唇产生剪切力。

扳机阶段开始于跨步足接触到踏板时，髋关节开始旋转，随后是躯干，肩关节达到最大的外旋和外展。这一阶段的损伤风险与肩关节的极度活动范围有关。其中上方肩袖的下表面撞击后/上盂唇，可能发生内撞击。这可能导致肩袖下表面撕裂和后/上盂唇磨损。随着时间的推移，前方关节囊可能发生拉伸，导致肩关节前/下方松弛，并可能导致盂肱关节不稳。

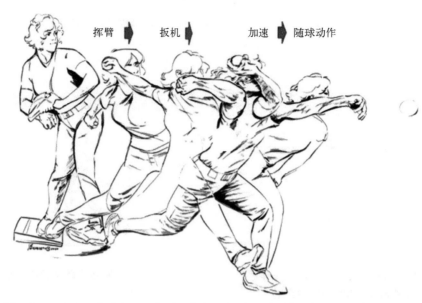

挥臂　扳机　加速　随球动作

图 2-1　棒球投球可以分为几个阶段，即挥臂、扳机、加速和随球等。扳机和加速伴肩关节前向不稳及肘关节 UCL 损伤有关（Mark R. Hutchinso 提供）

加速阶段开始于肩关节内旋，结束于球的投出。损伤风险主要涉及肩关节的运动和稳定结构。肩袖、背阔肌和大圆肌可发生拉伤，以及盂唇撞击 / 撕裂。此外，由于尺侧副韧带（ulnar collateral ligament，UCL）紧张而肱桡关节压力增高，肘关节的外翻应力显著增加。因此，UCL 有撕裂的风险，肱桡关节有骨软骨损伤的风险。伸直外翻因超负荷也可能发生损伤，当肘关节在外翻负荷下伸直时，鹰嘴后内侧可能撞击鹰嘴窝，导致肘关节后内侧疼痛。随着时间的延长，肱尺关节后内侧可能会出现增生和退行性变化。

在减速阶段，肩关节出现最大的牵拉力，开始于投球后，结束于肘关节的最后伸直并当内旋速度为零时。损伤风险包括上盂唇前后向（superior labrum anterior to posterior，SLAP）损伤，这是由肱二头肌长头腱止点与上盂唇连接处牵拉造成的。此外，还可能发生 Bennett 损伤，这是由于反复牵拉导致后盂唇出现骨赘，同时可出现后盂唇增厚，关节囊粘连。

随球动作阶段允许能量的释放。它开始于肩关节内旋结束，结束于后腿触地。在这个阶段受伤的风险很低；事实上，适当的随球技术可以通过逐步降低动能来帮助减少损伤。

垒球和棒球的主要区别在于投球。垒球投球与棒球不同，垒球投球手以一种低手的方式投球，投球手利用手臂的风车式旋转运动，需要高达 485° 的肩关节环转来完成。上肢通过相对垂直于肱骨干轴产生围绕盂肱关节旋转的运动。关于垒球投球的一个常见的误解是，它对肩关节产生的压力小于过顶的棒球投球，然而这一假设后来认为是错误的。事实上，垒球风车式旋转投球在肩关节产生的力量与过顶投球相似。

垒球投球可分为 4 个阶段，即挥臂、跨步、掷球和随球（图 2-2）。挥臂阶段的定义是从最初的动作开始，直到主导足足趾离地为止。跨步阶段开始于主导足足趾离地，结束于主导足接触地面。在掷球阶段，肩关节和肘关节承受最大的力和力矩，开始于主导足触地，结束于掷球。随球动作阶段开始于掷球后，直到投掷上肢运动结束。

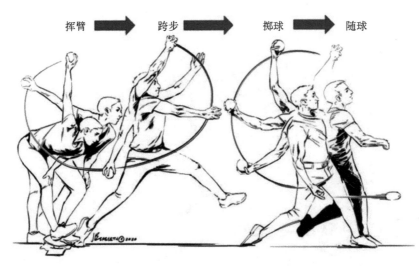

挥臂 ➡ 跨步 ➡ 掷球 ➡ 随球

图 2-2 垒球投球可以分为 4 个阶段，即挥臂、跨步、掷球和随球，其随着在跨步和掷球阶段低手位的圆形轨迹完成（Mark R. Hutchinso 提供）

如果上肢在风车式投球时所经过的为圆形轨迹，上肢运动可以分解成它特有的阶段，并可用钟表的位置来描述。在挥臂和跨步早期时，投球臂从钟表 6 点到 3 点的位置向上运动，冈上肌、冈下肌、小圆肌和三角肌高度活跃。在投球的早期阶段，受伤的风险很低，因为它们在投球运动中产生的力量最低。肩关节前屈，肱骨主要在内旋位置。躯干和骨盆因跨步腿在这个阶段向前移动，增加了对侧臀肌的活动，以稳定骨盆并产生向本垒方向的动力。

当手臂从 3 点钟方向向上移动到 12 点钟方向时，会有一个加速度。在这个阶段，冈上肌活动减弱，冈下肌和小圆肌及前三角肌前束保持活动。此时，投球手可能在后摆顶前跨步足与地面接触，也可能在后摆顶后跨步足与地面接触。

当手臂从 12 点移动到 6 点时，就产生动量，肱骨围绕关节盂旋转的速度就增加。在这段时间出现最强大的力量，并持续到掷球。因为肱骨同时内旋和屈曲，胸大肌和肩胛下肌产生极大的活动。前锯肌也非常活跃，因为它可以维持肩胛骨在这部分运动的稳定性。这也是肱二头肌活动最大的部分。在此阶段盂肱关节周围的旋转力和速度最大，这可能是引起垒球投手报告肩关节前侧痛的常见原因。一旦足触地，速度就会增加，是因为手臂、躯干和骨盆加速向前传球。臀中肌必须保持另一侧骨盆的抬高，以便能量从一只足传递到另一只足。

风车式投球的最后阶段是以减速为特征，即从球释放到随球动作的出现。在肌肉活动的水平这一点上不同的学者存在分歧。有学者认为上肢的肌肉活动水平都降低，而小圆肌仍然最活跃；而有学者认为在这个释放阶段，肩关节会受到高水平的牵拉力，类似于棒球投手。

板球中也有类似于棒球的投球动作。板球中有 2 种主要的投球类型，即快速投球（也称为"速度"投球）和旋转投球。运动员通常擅长其中一种方式。与棒球中的投手相似，板球中快速投球时投球手最容易受伤，其本质上通常属于非接触（"过度使用"）。快速投球的阶段包括助跑阶段、掷球前跨步、掷球跨步（后足和前足接触）、掷球阶段（内摆／外摆）和随球动作（图 2-3）。

助跑 ➡ 掷球前跨步 ➡ 掷球跨步 ➡ 掷球 ➡ 随球

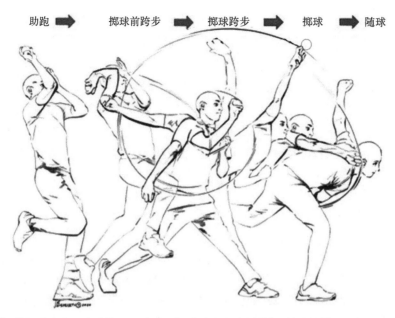

图 2-3 板球投球可以分为 5 个阶段，即助跑、掷球前跨步、掷球跨步、掷球和随球。与棒球投球手相比，圆形的过顶运动轨迹保持肘关节更伸直（Mark R. Hutchinso 提供）

与棒球不同的是，快速投球动作涉及过顶猛投，而不是投掷，其特征是肘关节伸直。因此，快速投球损伤包括腰椎、下肢和肩关节损伤，但肘关节损伤相对较少。旋转投球手与之相比，其助跑相对于快速投球手的实际奔跑来说只是缓慢了几步，而且投球的动量也要小得多。也许是因为投球动作在身体周围更均匀地传播负荷，相对地保护肘关节，板球中快速投球手对比赛负荷的耐受性略高于棒球投手。

投球的助跑阶段定义为投球手进场跑开始到掷球前跨步离地之间的一段时间。掷球前跨步，在板球教练的教材中也称为跃步，定义为助跑结束和掷球跨步开始时与后足撞击的时刻之间的阶段。掷球跨步通常定义为后足撞击和掷球之间的阶段。当投球手在这个阶段加速他们的手臂时，外旋肌群就会偏心收缩，以减速和控制手臂。因此，任何肩关节外旋无力都可能导致撞击综合征。内旋肌相对于外旋肌的强度增大，内旋肌的减速就会减小，从而导致肱骨头移位。这导致肩峰下间隙减小，进而导致肩袖肌腱的撞击。虽然在减速太突然的情况下可能会导致受伤，但随球动作对球释放速度没有影响。

有了良好的投球动作，肩关节就不会承受导致不稳定的力量，然而可以发生盂唇撕裂和 SLAP 损伤。过度使用损伤会减弱肩袖力量，增加肱骨头活动度，导致肩关节疼痛。随着肱骨头平移活动度的增加，肱二头肌的长头腱参与维持肩关节的稳定，这反过来会导致二头肌腱的长头腱受到牵引，诱发肩关节肌腱炎和 SLAP 损伤。

和投球一样，击球是棒球、垒球和板球中常见且独特的动作。为了更好地理解它的机制，我们也可以将其分解成多个阶段。在棒球和垒球中，这些阶段是站姿、跨步、击球、球棒加速和随球。虽然不是完全一样，但板球击球采用了类似的机制。在站姿阶段，击球手将重心转移到后足上。在这个阶段，每个击球手的足和躯干位置是有所不同的。当前足离开地面时，站姿阶段结束。跨步阶段是从前足抬起到触地。在站姿和跨步阶段躯干轴向旋转最小，因此受伤风险也很低。击球阶段是从足触地到向后最大的球棒挥动幅度（在球棒长轴与从胸前到手的假想线之间的夹角最小）。在击球阶段，由骨盆带动上躯干旋转击球；这些旋转之间的滞后造成躯干轴向旋转和最大角加速度。从最大球棒幅度到与球接触的时间是球棒加速阶段。在这个阶段，骨盆和上躯干旋转以面对投手。躯干轴向旋转随着上部躯干旋转到骨盆以上而减小。躯干轴向旋转在接触球时最小。当棒、球接触后，躯干轴向旋转在随球动作阶段增加。最大的躯干轴向旋转发生在随球动作。躯干轴向加速度在随球动作阶段再次达到峰值。击球时强有力的旋转会导致躯干承受巨大的扭矩，而且由于击球的不对称特性，球员可能会出现不对称的躯干力量或身体的柔韧性。这种不对称导致优势臂对侧腹部易发生拉伤。在板球运动中，不恰当的击球技术及不合适的装备，如球拍太重，会给肘部造成不必要的应力，导致网球肘（外上髁炎）。

这3种运动共同的特点是跑垒，或者在板球运动中终点跑。在棒球运动中，这是在大小联盟中与腘绳肌拉伤最相关的运动。在两个联盟中，大部分的跑垒腘绳肌拉伤与跑一垒有关。冲刺时的生物力学研究表明，大腿后部在摆动阶段接近尾声时最容易受到这种拉力的影响，此时腘绳肌达到最大长度，并在足跟着地前偏心收缩。从静止到加速，旋转并摆动的动作跑到一垒，通常在进入垒前没有计划地减速，这可能是与跑其他垒或防守、接球或投球相比最复杂和最频繁的加速棒球活动。

腹部核心肌肉损伤在棒球、垒球和板球中也很常见，因为这些肌肉在击球和投球的稳定和力量方面具有重要作用。核心肌肉包括胸腰椎、腹部、骨盆和髋部肌肉组织，力量从下肢传到上肢。像投掷和摆动这样的动作是特殊的，因为它们通过躯干稳定和核心肌肉产生侧轴向扭矩双重作用完成。核心肌肉组织损伤通常发生在优势臂的对侧或持棒侧。

三、棒球、垒球和板球常见和特殊的损伤机制

也许在棒球运动中最常见的损伤是UCL损伤。UCL通常被称为"Tommy John"韧带，更确切地说是它的前斜束，是肘关节内侧外翻应力的主要稳定结构。这种应力发生在扳机阶段的后期和过顶掷球的加速阶段（图2-4）。UCL前束在投掷加速阶段受到强大张力，最终可能导致韧带退变或失效。伸直时过度外翻使肘关节外侧产生的高压力负荷可导致桡骨头肥大和肱骨小头剥脱性软骨炎（图2-5）。UCL功能不全常见于棒球投手，也可见于其他过顶投掷运动员。UCL的完全损伤可能需要手术重建和12～18个月的康复才能恢复比赛。部分损伤可以通过休息或富血小板血浆注射进行治疗，但随着时间的推移，转变为完全撕裂的风险会增加。

前臂内侧屈曲旋前肌群损伤在棒球运动中也常发生，这是由于其附着的位置在UCL附近，必须与UCL损伤相鉴别。这些屈肌为UCL提供动态支持，以稳定肘关节，对抗投球时所承受的明显外翻应力。尺侧腕屈肌的纤维与内上髁的起点紧密相连，其合适的位置可使其与UCL在一条直线。该肌肉群的收缩力抵抗早期上臂加速时的外翻应力，并有利于在掷球时促进腕弯曲。与UCL损伤一样，在投球过程中肘关节出现的巨大张力会导致前臂内侧屈曲旋前肌群损伤。在骨骼未成熟的投掷者中，这可能表现为肱骨内上髁撕脱性骨折。

肩袖肌肉必须通过对抗在投球过程中施加在肩膀上的巨大力量来稳定关节盂内的肱骨头。这个动作在肩袖上施加了巨大的拉力，特别是在投掷的减速阶段，肩袖必须对抗牵拉、水平外展和内旋。重复的投掷动作（如投球）随着时间的推移，会导致肩袖肌肉疲劳、拉

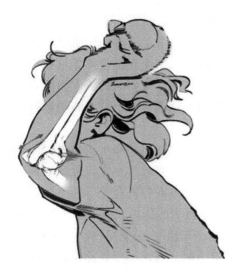

图 2-4　投球扳机 / 加速阶段在肘关节内侧施加了显著的张力负荷，在肘关节外侧施加了显著的压力负荷（Mark R. Hutchinso 提供）

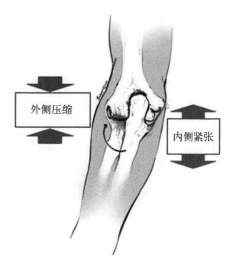

图 2-5　过度肘关节外翻伸直致内侧张力增加，可能损伤 UCL、尺神经或附着的屈肌群。它也会在肘关节外面产生压力，可能导致外侧软骨损伤或肱骨小头剥脱性软骨炎（Mark R. Hutchinso 提供）

伸断裂和微损伤，通常累及冈上肌后半部分和冈下肌上半部分。肩袖肌肉反复损伤后，可发生关节侧部分肩袖损伤和肌腱内损伤。如果投手的肩关节存在任何潜在的不稳定，肩袖受伤的风险就会更高，因为肩袖必须更加用力来维持盂肱关节的稳定性。除了这些拉伸的失效机制，肩袖也可能受到压缩载荷，特别是内撞击，冈上肌后侧和冈下肌上侧撞击后上盂缘和盂唇，这认为是造成肩袖腱病的原因。因此，棒球投手不断地使肩袖承受超生理负荷，这通常会导致肩袖肌腱炎、部分肩袖撕裂，甚至全层肩袖撕裂。治疗投球手肩袖病首要重点必须是预防，因为全层肩袖撕裂修复后重返赛场的情况非常差。

　　盂唇损伤的命名基于损伤在关节盂的位置。1985 年首次描述上盂唇自前向后损伤，后来分类并命名为"SLAP"损伤。在投球的扳机激发阶段，上臂外展极度外旋，由于二头肌长头腱的拉力，因而在上盂唇产生一个向后的剪切力。这种剪切力产生的"剥脱"机制认为可能是导致 SLAP 损伤发生的部分原因。在加速阶段上肢内旋，二头肌产生的力量对抗肩关节的拉力和减慢肘关节伸直。肱二头肌 - 盂唇复合体必须能够承受这种拉力，这种拉力是在掷球时由二头肌腱产生，可能导致 SLAP 撕裂。也有学者提出，SLAP 损伤的典型机制可能是上肢扳机阶段"剥脱"机制和掷球时产生的张力的结合。在精英棒球投手中，外科干预治疗 SLAP 损伤（如 SLAP 修复或二头肌肌腱固定术）的效果和重返运动都不尽如人意，这再次强调了早期识别风险和预防的重要性。

　　虽然上盂唇和前盂唇损伤历来受到更多的关注，但后盂唇损伤和后方不稳定也可能发生。在参与棒球运动的人群中，后盂唇损伤通常是由掷球、肘关节突然过伸或击球时主导肩后向半脱位（所谓的击球手肩）造成的。击球时的高速旋转，加上球棒的重量，导致肩部产生巨大的力量。反复暴露在这些力量下会导致出现击球手肩。虽然后盂唇撕裂可由急性事件引起，但其发病通常更隐晦，与重复性微创伤和关节囊挛缩有关，这可能导致后关节囊盂唇结构的失效。

　　在棒球特定的击球和投球活动中，腹部核心肌肉在躯干旋转中的作用已经得到了很好的研究。在投球时,腹直肌和腹斜肌的侧位特殊性活动贯穿于投球的所有阶段,对侧优势臂的前侧肌肉比同侧或后侧肌肉的活动性更大。在扳机阶段,腹部两侧任何肌群的活动性增加都伴随腹斜肌活动增加。对击球手而言,前腹斜肌和后腹斜肌在整个挥棒过程中表现出最大的活动性,这表明它们在击球时对稳定躯干有重要作用。腹斜肌的最大激活表明它和其他躯干肌肉一起在挥棒中起着重要作用。高水平的肌肉活动,加上投球和击球时产生的能量和重复动作,最终会导致核心肌肉的损伤。

和棒球一样,垒球中许多常见的受伤都与投球相关。垒球使用的风车式投球,肱二头肌的活动程度比在棒球中使用的过顶技术中看到的要高得多。当球从 9 点位置移动到它的释放位置,在这段时间肱二头肌活动性最大,发生旋转式投球时控制肘关节伸直和对抗巨大的牵拉力。这种高度的肌肉活动给肱二头肌肌腱带来了巨大的压力,可能会导致受伤。

除肱二头肌肌腱的损伤外,盂唇的损伤也经常发生,因为肱二头肌肌腱与上盂唇相连。当肱二头肌收缩以控制肘关节伸直和对抗肩膀上的牵拉力时,在这个附着部位的盂唇上就会有一个拉力。此外,正如前面提到的,在垒球场上投球的肱二头肌活动量要比在棒球场上的大。这时肱二头肌 - 盂唇复合体对抗盂肱关节牵拉力和产生肘关节屈曲扭矩的要求使得这个结构容易过度使用而损伤。

像棒球一样,垒球风车式发球的重复动作会引起炎症和疼痛,导致肩袖肌腱炎。在球释放之前或在球释放时手臂强有力减速对肩袖,特别是冈下肌和小圆肌产生很大的力量。在一场比赛或练习中多次重复这个动作会导致肩袖肌肉疲劳,最终导致肌腱病变或肩袖完全撕裂。

在垒球风车式投球时强有力旋前使尺骨中段承受巨大的负荷。当前臂完全旋前且肘关节屈曲至近直角和重量与尺骨轴近似成直角时,前臂反复承受应力,则发生尺骨疲劳性骨折。以这种方式重复的应力,就像在垒球场上投球发生的那样,会导致骨折。尺骨疼痛是局部的,表现为训练和比赛后的钝痛。疼痛通常在休息时消退,但在投球运动时复发。治疗是适当休息一段时间,然后逐渐恢复运动。

虽然垒球投手肘关节外翻的应力比棒球投手小,但仍然存在 UCL 损伤的风险。然而,垒球比棒球更常见的是刺激尺神经引起尺神经炎。关于这种现象的发生原因有两种理论。一种假设是在投球肘关节内侧的应力导致尺神经炎。另一种推测,这是由于肘关节内侧与同侧大腿外侧的接触几乎与释放球同时发生,以使手臂减速。也有可能是这些因素共同在尺神经炎的发展中起作用。

在板球运动中,最常见的受伤球员是投球手,其中绝大多数是由过度使用造成的。一个好的投球动作,使肩关节不会承受像棒球和垒球中导致肩关节不稳的力。然而,也可能发生盂唇损伤和 SLAP 损伤。在重复的投球运动中出现的过度使用会削弱肩袖,增加肱骨头平移的活动度,导致肩关节疼痛。随着肱骨头活动度的增加,肱二头肌的长头腱参与维持肩关节的稳定性。这反过来会导致牵拉二头肌长头腱,诱发肩关节肌腱炎和 SLAP 损伤。当使用适当的方式时,手臂在投球过程中不会进入一个恐惧位置(外展和强迫外旋),因此不会受到关节囊韧带上的力量的影响,从而威胁不稳定性。板球运动员的肩关节受伤往往是由投掷动作造成的,这由防守队员完成,但投球动作更为严重。

在投球动作的加速阶段,肩关节外旋肩袖偏心收缩,以减速和控制手臂,任何肩关节外旋无力都可能导致撞击综合征。肩关节内旋肌群相对于外旋肌群力量更大,表明内旋减速变弱，导致肱骨头移位和肩峰下间隙减少，并导致肩袖肌腱的撞击。随着时间的推移，这种撞击可能会导致肌腱的无力或撕裂。

外侧躯干肌肉的损伤在投球手中经常发生，而且相对来说是该位置所特有的。损伤通常发生在投球手的非优势侧，其原因是在最后投掷动作时，对侧手臂从最大仰角位置向下拉，伴有躯干侧弯。在跨步投球过程中，最下面肋骨的尖端会扩大并与骨盆摩擦，或者在两个结构之间的软组织会被挤压。在某些情况下，下肋骨的骨和软骨尖端甚至会发生断裂。偶尔，这些损伤是真正的"侧拉伤"，即肋骨之间的肌肉撕裂。在这些所有的病例中，疼痛大多发生在腋中线上最下面 4 根肋骨中的一根或多根。

快速投球手发生严重腰椎损伤的概率也很高，如椎弓根峡部损伤。峡部损伤最常发生在 L_4 和 L_5 水平，并表现为非投球侧的有症状的单侧病变（在右手投球运动员中，应力损伤在左侧 L_4 峡部发生）。这些损伤是腰椎负荷不对称的结果，这种负荷与快速投球时发生的侧弯和（或）躯干轴向旋转等特定运动有关。这使投球手的优势投球臂对侧 L_4 峡部容易受伤。峡部裂是发生在峡部的应力性骨折，是峡部承受持续应力的结果。投球过程中躯干的重复侧屈，再加上掷球动作中过度前屈的姿势，进一步增加腰椎区应力性骨折的可能性。即使在具有发达腹部和脊柱旁肌肉的运动员中，在传球时采用过度前凸姿势的重复动作仍可能导致损伤。此外，已有研究表明，腰椎对侧屈曲和同侧轴向旋转的结合可能加剧腰椎椎体应力损伤和椎间盘紊乱的发展。

四、棒球、垒球和板球运动损伤的流行病学

在美国，每年约有 300 万儿童参与棒球。这些孩子中的许多人在他们的青春期和高中时期继续打棒球。每年约有 25 000 名运动员参加美国大学棒球协会的大学水平级别比赛。他们中的少数人最终会被选中参加小联盟或大联盟的棒球比赛。5% 的青年投球手会在 10 年内遭受严重的肘关节或肩关节损伤，投球手的投球量是已知的最能预测受伤的因素。在受伤的投球手中，超过 43% 的是连续投球，31% 的是赛季重叠，参加多个球队，19% 的每天参加多场比赛，造成投球相关手臂疼痛的风险增加。与投球相关的手臂疼痛是过度使用的征兆，而这些投球手的肘关节和肩关节受伤的风险可能会增加。

在高中棒球运动员中，约每 1000 次训练或比赛中会有 1 次受伤。肩关节损伤发生率为（1.39 ～ 1.72）次 /10 000 次运动员暴露，肌肉拉伤最常见（图 2-6）。与大一和大二相比，大三和大四的学生肩关节受伤占大多数（69%），因为他们参加的比赛水平更高，参加的比赛也更多。投球手肩关节受伤的比例最大（38%）。约 10% 的肩关节损伤需要手术治疗，其中 3/4 是投球手受伤。肘关节损伤较少，发生率为 0.86 次 /10 000 次运动员暴露，最常见的是韧带扭伤(42.7%)。在过去 20 年里，

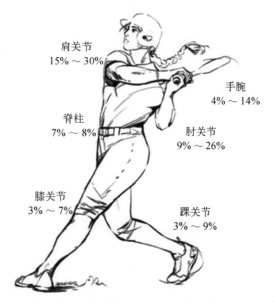

肩关节
15% ～ 30%

手腕
4% ～ 14%

脊柱
7% ～ 8%

肘关节
9% ～ 26%

膝关节
3% ～ 7%

踝关节
3% ～ 9%

图 2-6　棒球损伤部位（Mark R. Hutchinso 提供）

年轻运动员肘关节需要手术的概率显著上升，高中运动员行 UCL 重建约占 13%。14% 的高中棒球手受伤造成无法参加比赛（超过 1 天）。虽然大多数运动员在不足 1 周的时间内就能恢复比赛，但约有 10% 的人会因为伤病缺席整个赛季。幸运的是，灾难性的伤害在棒球运动中罕见，比如心脏震荡（这是一种由胸部钝伤引起的致命的心律失常）及创伤性脑损伤。美国在过去 20 年只有 128 例心脏震荡的报道，在高中的主要运动中，棒球的创伤性脑损伤的风险最低，为 0.05 次 /1000 次运动员暴露。

在大学，受伤的总体发生率是 5.83 次 /1000 次运动员暴露。上肢损伤占所有损伤的 58%。所有损伤的 25% 为严重损伤，导致 21 天或更多时间无法参加比赛。最常见的损伤类型为拉伤（23%）、扭伤（19%）和挫伤（17%）。最容易受伤的运动员位置是跑垒者（23.7%）、投球手（20.9%）、击球手（15.3%）。如前所述，上肢损伤占报道损伤的大多数。在比赛中发生的损伤，大部分是由接触造成的，而 63.9% 的训练损伤是由非接触造成的。尽管很少，临床医师也必须意识到在大学棒球中可能发生的致命和非致命灾难性伤害。在 21 年的时间里，报道的灾难性伤害发生率为每 10 万名棒球运动员 1.7 人受伤，致命的灾难性伤害发生率为每 10 万名棒球运动员有 0.86 人受伤。

在职业棒球中，因受伤造成无法参加比赛的发生率为 3.61 次 /1000 次运动员暴露。这是相当高的，考虑到它不包括受伤后没有纳入缺赛名单，即通常缺赛时间不超过 15 天。在职业比赛中，投球手和防守队员相比较，投球手的受伤率比防守队员的受伤率要高 34%。总体来看，在美国职业棒球大联盟中，投球手受伤占 39.1%。整体来看，上肢损伤占所有损伤的 39% ～ 51.4%，而下肢损伤占 30.6%。脊柱和核心肌肉组织损伤占 11.7%，其他损伤和疾病占 6.3%。防守队员的下肢损伤比投球手更常见，最常见的下肢损伤是腘绳肌拉伤。最有可能结束一个球员赛季的伤病是 UCL 损伤（60% 赛季停止）和 SLAP 损伤（50.9% 赛季停止）。

在大学女子垒球比赛中，滑倒损伤占所有比赛损伤的 23%，在比赛中，滑倒损伤的发生率为 0.89 次 /1000 次运动员暴露（图 2-7）。一场比赛当中，平均均 3.30 名运动员为足向上滑倒，1.34 名运动员头向上滑倒。大多数垒球滑伤是挫伤（33%）和踝韧带扭伤（19%）。膝关节内部结构损伤占比赛损伤的 8.7%，其中 ACL 损伤占 31%。上肢损伤占 33%，其中约 27% 涉及过度使用。脑震荡发生率估计在（0.14 ～ 0.26）次 /1000 次运动员暴露。

职业比赛中，非投手球员最容易损伤他们的下肢（55%），而投球手上肢和下肢损伤相同。随着投球次数的增加，投手更容易受伤。非投手球员的大部分损伤都是急性创伤（59%），而投球手的大部分损伤要么是过度使用，要么是与以前的伤病 / 状况相关（62%）。大部分的损伤都是轻微的，不需要很长时间停止比赛，70% 的损伤都得到了解决，或者至少有了足够的改善，损伤 1 周内可以恢复比赛。

在板球运动中，投球、防守和守门最易受伤（图 2-8）。最常见的是急性损伤（64% ～ 76%），其余为慢性损伤急性发作（16% ～ 22.8%）和慢性损伤（8% ～ 22%）。年轻的球员（＜ 24 岁）比年龄大的球员发生更多的过度使用和投球损伤。下肢损伤概率最大，占损伤的近 49.8%，其次为背部损伤（22.8%）、上肢损伤（23.3%）和颈部损伤（4.1%）。腘绳肌群和股四头肌拉伤为下肢损伤的主要形式，主要发生在投球和防守时。手指损伤主要发生在击球和防守时，占上肢损伤中的 35.4%，肩关节损伤占 21.7%，发生在投掷和投球时。

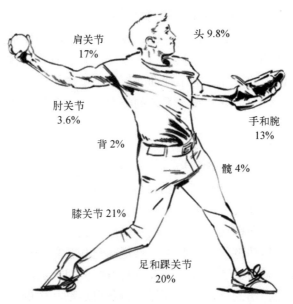

图 2-7　垒球损伤部位（Mark R. Hutchinso 提供）

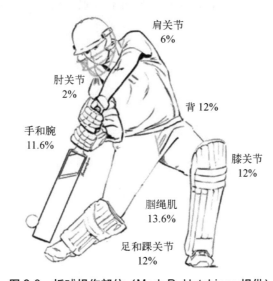

图 2-8　板球损伤部位（Mark R. Hutchinso 提供）

五、特殊的保护措施避免和减少损伤的发生率

　　由于这些运动所特有的大多数损伤都是由过度使用造成的，避免这些损伤的最简单的方法就是强制规定休息时间。从剧烈的运动中选择休息对治疗结果的成功至关重要，症状持续时间和损伤的严重程度决定休息所需的时间。治疗过度使用损伤的重点是减少疼痛，恢复肌肉平衡，恢复适当的力学功能，促进肌腱愈合。一旦休息充分，可无痛苦地运动并恢复力量，可以开始进行一个强调合适的力学机制的分级训练计划。当运动和力量已经恢复，运动员可完成投掷计划而没有进一步的症状时，可以重返比赛。

　　特别是对于过度使用损伤，一种有趣的理解和处理损伤的方法就是利用运动链的概念，这最初是一个工程概念，现已适用于人类生物力学。运动链描述了相互关联的身体各部分、连接关节和肌肉一起完成动作。因此，投球或击球的动作都涉及一系列的肌肉和关节的活动，它们共同协调一个动作。使用这个框架，预防损伤从维持 "运动链"开始，在一个特定的动作中协调力的传递。为了帮助理解这个概念，运动链可以认为是一个连接的金属链，其中一个薄弱环节会导致整个系统的失败。从人类的动作来看，一个无力的肌肉或关节可能会导致受伤。

特别是在分析肩关节损伤时，运动链涉及力从腿和躯干到上肢的协调传递。该运动链的不平衡常见于肩关节撞击、肩袖撕裂和肩关节不稳。伴有盂唇撕裂的投掷运动员通常有背部屈曲，盂肱关节总运动范围减少，冈下肌和小圆肌及核心肌群无力。足部和踝关节损伤、髋关节和膝关节肌肉紧张、髋关节外展肌和躯干稳定肌无力，以及脊柱排列改变的情况都影响运动链的传递。利用这个模式，预防损伤不仅应该关注休息和损伤区域本身肌肉的加强，而且还应该关注参与运动链的所有肌肉。常规筛查和重新评估是确定参赛运动员何时出现核心肌群或灵活性失调的关键，这反过来表明需要早期干预。

另一种避免过度使用损伤的方法是根据运动员各自运动相关的力学机制进行训练。对任何运动员来说，不恰当的技术都可能导致受伤。一种评估方法是通过生物力学视频分析，并接受认证教练或培训师的培训，以纠正任何可能导致受伤的生物力学因素。

（康　汇　王　微　译）

第 **3** 章

篮 球

一、概述

篮球是唯一严格意义上起源于美国的主流运动。1891 年 James Naismith 首次在马萨诸塞州的国际基督教青年协会培训学校发明了这项运动。第一场比赛使用了一个英式足球和 2 个装桃子的篮子，因此得名"篮球"。因其兼顾竞技性和娱乐性的特点，篮球后来演变成了世界范围内最受欢迎的运动之一，全球有超过 4.5 亿人参与这项运动。篮球最初设计成一项非接触的运动，而如今，它已经演变成了一项越来越高速的体育运动，这导致了受伤的风险越来越高。在团队运动中，篮球是受伤风险最高的运动之一，每 1000 名运动员暴露就有高达 10 次受伤。

篮球相关的损伤是由其所涉及的独特身体力学机制导致的。使用最频繁的关节和肌肉最容易受伤。最常受伤的部位是下肢，其中踝和膝关节最多。运动员们不停地进行一些复杂的下肢运动，如急加速和减速的跑动、突然的连续变向和重复的跳动。这会导致踝扭伤、膝关节韧带损伤和肌肉拉伤。运动员们的上肢也很容易受伤，因为他们依靠上半身运球、传球和投篮。这会导致槌状指或手腕扭伤。

本章将关注篮球与其他体育运动不同的损伤机制及危险因素，而这些是由篮球运动员在整场比赛过程中所需要的特有动作造成的。本章也会谈及篮球运动中最常见的损伤及发生率、患病率及损伤预防策略。本章最后将讨论轮椅篮球运动员的身体力学机制、常见的损伤模式和治疗需要的特殊临床思维。

二、篮球运动的受伤机制和损伤风险

篮球需要运动员经常进行高强度的运动，如跳跃、冲刺、加速、减速和快速变向。运动员们在整场比赛中反复投篮、抢篮板、防守、运球和奔跑，这些动作所涉及的独特的身体力学主要位于下肢。因此下肢的肌肉、肌腱、韧带和关节特别容易受伤，并且和上肢相比也更容易受到伤病影响。由于常见的篮球动作需要很大的力量，大多数篮球损伤与过度使用有关，表现为扭伤、拉伤、肌腱炎和应力性骨折。

一个跳投可以分为 5 个阶段：①起跳准备；②抬高球和起跳；③稳定球同时向上跳；④投篮并且下降；⑤随球动作和落地（图 3-1）。在这个阶段中最容易受伤的两个时刻发生在起跳和落地的时候。起跳发生在阶段 2 和阶段 3 之间，落地发生在阶段 4 和阶段 5 之间。地面反应力量反映了当身体接触地面时可以承受的压力持续时间和强度。起跳时纵向的地面反应力量可以达到身体重量的 3 倍，而落地时可以达到身体重量的 5 ～ 6 倍。落地可以分为硬落地或软落地。硬落地的最后膝关节更加伸展，而软落地的最后膝关节是弯曲的。硬落地时高冲击比和落地对抗力的结合可能会导致下肢负荷过大，有时可超过体重，导致肌肉、肌腱和韧带的超负荷损伤。为了防止这样的撞击损伤，运动员在落地时保持弯曲的下肢避免双腿伸直以吸收落地时的冲击力是十分重要的。落地时身体减轻冲击力的主要机制是从远端到近端，从踝关节背屈开始，然后是屈膝，最后是屈髋。

总的来说，踝是篮球运动中全身最容易受伤的部位。因为在做一些动作时，踝外侧副韧带会变得松弛。当切向和变向时转向、扭曲踝关节容易损伤。更常见的是，在篮球比赛中的运动员常处于腾空状态，在其从空中落地时踝关节受伤风险大大增加。这常出现在球员投篮时，他会跳起来上篮、扣篮、抢篮板球或试图盖帽。任何不正确的足落地方式都可能导致踝关节韧带受伤，一个运动员可能会踩到另一个运动员的足或在球场没有保持平衡。踝关节外侧损伤的风险很高，是因为踝关节在下降和落地时处于不稳定的位置。当踝关节处于跖屈的位置时对其施加一个内翻的力，这就是踝关节扭伤的一个常见机制。这可以导致距腓前韧带和跟腓韧带损伤。在轻微跖屈时突然的内翻和内旋会导致距腓前韧带和跟腓韧带扭伤，而在轻微跖屈时仅内翻无内旋时容易导致单纯的跟腓韧带损伤。

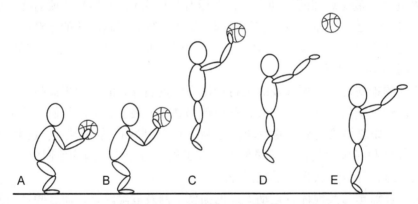

图 3-1　跳投的 5 个阶段

A. 阶段 1，起跳准备；B. 阶段 2，抬高球、起跳；C. 阶段 3，稳定球、向上跳；D. 阶段 4，投篮、下降；E. 阶段 5，随球、落地

突然的跳跃停止或当运球、带球和急减速切入时以固定足为轴旋转、在跑位和切球变向时急停再走会导致膝关节受伤。由这些动作导致的最常见的 2 种膝关节损伤是髌股疼痛综合征和 ACL 损伤。这两种损伤通常发生在非接触状态。当运动员在球场上做出这些动作时，容易导致一些特定的膝关节位置受伤。当膝关节外翻再加上小角度屈曲，MCL、内侧髌股韧带和 ACL 会试图阻止膝关节过度地向中线移动，因此三条韧带都会变得紧张和更容易受伤。在类似的动作中还有可能受伤的部位是跟腱。跟腱损伤发生在当足背屈和膝伸直的时候，此时会有一个很大的力量通过处于不恰当位置的跟腱。当篮球运动员试图突然移动或运球突破对手的第一步时，这种情况便会出现。这种强有力的偏心收缩对肌腱造成了很大的压力，导致这些运动员跟腱受伤的风险增加。运动员从跟腱损伤中恢复上篮和

扣篮能力发生量变是非常有可能的，因为这些动作需要下半身的爆发力。

虽然不太常见，但上肢在传球、接球、投篮和防守中也容易受伤。手和手臂受伤比肩肘部更常见，尤其是篮球运动员手指受伤的风险日益增加，他们更容易发生近端指间关节和掌指关节扭伤、脱位及槌状指。槌状指是由从球传向指头的轴向负荷所导致的。当主动伸出的远端指间关节受到外力导致的被迫屈曲时，其远端指间关节的伸肌机制会被打破，从而发生槌状指损伤。这种损伤最常发生在防守或接球时球戳在球员的指尖。

三、常见篮球运动损伤

（一）踝关节韧带扭伤

在篮球运动中，踝关节韧带损伤是最常见的损伤，占所有损伤的 14.7% ～ 35.9%。绝大多数的损伤累及踝关节外侧韧带复合体（80% ～ 90%），其余累及下胫腓联合（5% ～ 10%）或三角韧带复合体（5% ～ 10%）。当内翻、外翻、外旋时，踝关节外侧、下胫腓联合和三角韧带最容易受伤。由于踝关节的协调性，轴向负重的踝关节具有旋转和平移的稳定性。因此，踝关节韧带主要在受力和卸力时受伤。这通常发生在跳跃、变向或旋转的时候，而这些都经常发生在篮球运动中。在篮球运动中，踝关节扭伤有多种原因。损伤通常发生在跳跃落地时，如争抢篮板球（30% ～ 34%）或投篮（10% ～ 11%）。一般训练中，其余的踝部扭伤发生在运球、防守、争球或任何快速变向等活动中的切向或扭转动作。50% ～ 57% 的踝受伤发生在与另一名运动员接触的过程中。这可以是落地时或踩到另一名运动员的足踝，或另一名运动员落地踩到你的足踝，从而造成损伤。考虑到大部分运动都会使踝关节处于危险之中，因此踝关节扭伤是篮球运动中常见的伤病。

（二）膝扭伤

在篮球运动中影响最大的伤病是膝关节的损伤。跳跃、切向和轴向旋转都会造成膝关节的超负荷和软组织结构的潜在损伤，包括 ACL、PCL、MCL、LCL、内外侧半月板或这些结构的联合损伤，最常见的是 ACL 损伤。尽管与其他受伤相比，膝关节扭伤频率相对较低，但会导致运动员需要休息较长时间才能重返运动。例如，一项研究表明，膝关节扭伤占所有篮球伤病的 6% ～ 7%，但 18% ～ 21% 的伤病需要 10 天时间才能重回球场。另一项关于高中女性的研究发现，在所有需要进行手术的损伤中，47% 为 ACL 损伤。ACL 防止了胫骨相对于股骨的向前移位。ACL 在非接触和接触中都十分容易受伤，大多数是非接触性伤害。非接触性伤害通常发生在跳跃着地、快速减速或快速变向时。ACL 断裂最常发生在足部固定时的落地和切向运动，此时膝关节伸直外翻、胫骨外旋。这会使膝关节受到前移位力和外翻力的影响，导致 ACL 断裂和膝关节屈曲。在接触性损伤中，当与另一名运动员碰撞时膝关节处于被迫过伸和（或）外翻位，会导致 ACL 断裂。

众所周知，在同一运动项目里，女性与男性相比，ACL 受伤的风险更高。许多研究为这种差异提供了许多解释，例如体重指数（BMI）、全身韧带松弛度、Q 角、髁间窝宽度 /ACL 的大小、胫骨倾斜度、激素差异及神经肌肉（生物力学）差异。虽然这些因素中有很多可能会导致 ACL 损伤，但是广受认可的危险因素是神经肌肉控制差和随之而来的不良生物力学因素。

（三）挫伤

起初篮球规则禁止球员接触，随着时间的推移篮球已经成为一项越来越需要肢体碰撞的运动。虽然双方球员之间的强力接触会构成犯规，但这仍然经常发生在比赛中。高能量接触，特别是骨性突起处，如膝或肘部，可以造成肌肉或软组织挫伤。除了运动员间的接触，运动员也会因为接触球场表面而受到挫伤，如不受控制的坠落，或者碰到其他球场边界之外的物体。虽然球场有标准的边界，但在边界之外的布局多种多样。在许多情况下，球场附近可能会有观众、摄影师、椅子、记分设备或其他设备。当球员已经出界，但他试图救球时，他们可能与这些人或物体相撞造成伤害。虽然此类碰撞造成的挫伤较少，但在讨论篮球损伤时，认识到这些场外的混乱因素至关重要。运动员身体的任何部位都可以出现挫伤，但大多数挫伤常孤立存在于下肢，特别是大腿的区域。不是所有的挫伤都需要时间休养，但是当疼痛限制了球员的活动时，则需要暂停运动直到症状消失。

（四）脑震荡 / 头部外伤

由于篮球高速和肢体碰撞的特点，球员经常会遭受头部创伤。近年来，因为公众担心脑震荡的长期影响，这已成为一个改变规则的焦点。除了脑震荡，球员可能也有挫伤、面部或头皮撕裂、面部骨折或继发于头部外伤的牙齿损伤。头部外伤通常是由球员间的接触造成。这可以是头部与头部的接触，也可以是在卡位时肘部与头部的接触，或为了争球在扑向地板时头部与膝 / 足接触。头部创伤也可能发生在投篮、抢篮板球或者救球后不受控制坠落接触地板或其他设备时。

（五）手指（手部）损伤

篮球运动员在比赛中会受到各种各样的手部和手指受伤，可能仅仅是挫伤或扭伤，也可能是手指脱位、槌状指，甚至手指（腕）骨折。这些损伤经常发生在运球、传球或争球时对球的不当操作。手部受伤也可能发生于跌倒后用手掌支撑着地的情况。

（六）髌腱病

髌腱病或称"跳跃者膝"，在篮球运动员中非常普遍。这是一种退行性腱病，是在当肌腱负荷增加时导致黏液样退行性变，最常见的部位是髌下极肌腱的后部。研究显示，21% ～ 32% 的精英篮球运动员患有与髌腱病一致的症状。还有证据表明，33% ～ 76% 的精英篮球运动员在超声上显示有一定程度的髌腱异常，提示髌腱病常无症状。髌腱退行性变发生在肌腱反复超负荷的时候。考虑到这一点，髌腱病一般不是急性的损伤，而是与更高的训练量和竞争性相关的过度使用损伤。虽然在篮球运动中需要的高频率跳跃会增加运动员受伤的风险，但也有多种内在因素可能导致髌腱病的发展。这些因素包括肢体力线不良、髌骨高位、髌骨松弛或肌肉紧绷。

在青少年篮球运动员中，髌腱超负荷往往导致骨骺炎而不是退行性腱病。Osgood-Schlatter 综合征是髌腱在胫骨结节上止点的牵拉性骨骺炎。与髌腱病一样，髌腱超负荷是一个危险因素。然而，在快速成长的青少年运动员里，髌腱的远端止点是伸肌中最容易受到炎症影响的部位。儿童运动员需要考虑的另一个问题是胫骨结节骨折的风险。虽然这些骨折的总体发生率很低，但考虑到篮球运动员人数较多，骨折的人数并不少。青少年男性运动员因胫骨近端骨骺未闭易发生骨折。目前提出的机制包括跳跃时股四头肌强力收缩和落地时股四头肌的离心收缩。

（七）肌肉拉伤

由于大量的爆发性动作，在篮球运动中肌肉和肌腱的拉伤十分常见。拉伤常发生在跳跃、扭转和快速变向变速等运动中。研究表明，篮球运动所有报道的损伤中拉伤占 7.9% ～

21.8%。大部分的拉伤并不会进展成全层撕裂，然而它们仍然会使人们无法继续运动。拉伤最常发生在下肢和核心肌肉群。例如，一项对职业运动员的研究发现，最常见的肌肉拉伤部位分别为腰肌、腘绳肌、大腿内收肌和腓肠肌。

（八）跟腱病／撕裂

篮球运动员由于跳跃频率高、加速快，容易出现跟腱病变。这可能会导致不完全拉伤，也可能会造成全层断裂。损伤通常是由于肌腱的离心负荷，如跳跃或冲刺。典型的例子是一名中年男性在周末运动中当跳跃或奔跑时听到爆裂声。这个年龄组风险更高，与继发于和衰老相关的血流量减少及肌腱硬度增加相关。虽然传统上认为这种情况在老年人中最常见，但正处于壮年的精英篮球运动员也容易发生跟腱断裂。一项对 NBA 球员的研究发现，所有的跟腱断裂都是非接触性的，最常发生在突然起步或起跳时。

（九）心搏骤停

在篮球运动中，心搏骤停虽然罕见，但运动性突然劳力型心搏骤停在篮球运动中是一种严重的损伤。心搏骤停可能发生在任何有氧运动，但最常见的是篮球运动。有证据表明，男性比女性风险更高，非洲裔美国人比白种人运动员风险更高。导致心搏骤停最常见的潜在病因是梗阻性肥厚型心肌病，这是一种遗传性的心脏结构异常，导致左心室肥大，在高心排血量状态下易导致血流阻塞。心搏骤停的其他原因包括心脏的其他结构异常（如冠状动脉异常、马方综合征引起的主动脉扩张），心律失常（沃尔夫 - 帕金森 - 怀特综合征、先天性长 QT 综合征）或获得性异常（心肌炎、心脏震颤、药物相关、体温过低或过高因素）。

四、篮球损伤的流行病学

已有多项研究评估篮球损伤的流行病学。这些研究大多集中在特定水平的比赛上，如高中、大学或职业运动员的比赛。一些研究还包括按性别的亚组分析。然而，由于研究方法不一致，常见损伤的发生率有显著差异。例如，一些研究称损伤需要由训练人员或医务人员认定，而其他研究的损伤是指需要休息一段时间来恢复的损伤。此外，不同研究对损伤的分组方式也存在差异，有些研究按解剖位置分组，有些按类型分组（扭伤、拉伤、骨折等），有些则给出详细的诊断报告。鉴于这种差异，很难对不同年龄和比赛水平之间的损伤频率进行正式比较。然而，在多项研究中仍有多种损伤频率的趋势保持一致。在所有级别的比赛中，大多数损伤发生在下肢。踝关节扭伤是最常见的损伤。女性运动员 ACL 断裂和脑震荡的发生率一直高于男性运动员，在比赛中比在训练中更容易发生受伤。

（一）高中篮球

篮球是高中最受欢迎的运动之一，每年有超过 90 万名参赛者。需要休息的损伤发生率为（1.53 ～ 2.08）次 /1000 次运动员暴露。40.6% ～ 51.3% 的这种损伤需要患者少于 1 周的休养。另外，不需要休息的损伤发生率为（5.75 ～ 6.57）次 /1000 次运动员暴露，大部分损伤发生在下肢。在男孩中，踝关节是迄今为止最常见的受伤部位，其次是头面部和膝。在女孩中，最常见的受伤部位分别是踝、膝、头面部。女孩比男孩更容易遭受膝损伤、脑震荡或过度使用损伤，男孩比女孩更容易遭受踝、髋部、腹股沟或躯干损伤。在男孩和女孩中，在比赛中比在训练中更容易受伤。

（二）大学篮球

在 2015—2016 年中，超过 35 000 名学生运动员参加了 NCAA 的篮球比赛。损伤发生率为（4.96～5.30）次/1000 次运动员暴露，53.9%～62.2% 的损伤需要患者少于 1 周的休息时间。大多数损伤发生在下肢。在男性中，最常见的受伤部位是踝（24.3%～25%）、头面部（13.2%～14.3%）、髋部或大腿（13%）和膝（12.4%～18.6%）。在女性中，最常见的受伤部位是踝（21.2%～21.7%）、膝（17.8%～22.1%）和头面部（14.2%～19.2%）。在男性和女性中，最常见的损伤类型是韧带扭伤（30.2%～39.3%），其次是肌肉或肌腱拉伤（15.1%～16%）和脑震荡（12.4%～14.3%）。在比赛中受伤的发生率高于训练，分别为 9.9 次/1000 次运动员暴露和 4.3 次/1000 次运动员暴露。值得注意的是，在比赛中发生脑震荡的可能性是训练中的 3 倍，而肌肉或肌腱拉伤在训练中比在比赛中更常见。

（三）职业篮球

由于赛季较长、比赛次数较多，职业篮球运动员往往容易受伤。一项对 NBA 球员的长期研究表明，职业篮球受伤率为 19.1 次/1000 次运动员暴露。最常见的损伤部位是踝关节（14.7%）、腰椎（10.2%）、髌骨（10.1%）和膝关节（9.0%）。最常见的损伤类型是韧带扭伤（27.8%）、肌肉或肌腱拉伤（21.8%）、炎症（21.8%）、挫伤（15.3%）、皮肤损伤（4.2%）、骨折（4.1%）和脑震荡（2.0%）。对 WNBA 球员的评估显示，受伤率为 5.97 次/1000 次运动员暴露。最常见的损伤部位为膝关节（29%）、踝关节（22%）和头部（10%）。最常见的损伤是踝关节扭伤（20%）、脑震荡（10%）、ACL 撕裂（9%）和髌腱病（8%）。

（四）儿童篮球

很难量化儿童篮球运动员的受伤率，因为没有管理机构的记录和受伤的报道。仅有的少量数据是来自对急诊患者的综述。虽然青少年运动员的受伤情况与高中运动员相似，但在 5～10 岁的儿童中存在一些差异。总的来说，这一较年轻的患者群体比青少年患者受伤的概率更低。然而，幼儿上肢损伤的发生率较高，特别是手指骨折，以及创伤性脑损伤的发生率较高。男孩也比女孩更容易受伤及更容易发生骨折或撕裂。

（五）成人篮球

虽然竞技篮球比赛每队球场上有 5 名球员，但娱乐性的比赛只需要更少的球员即可开展。因为即使没有 10 名球员，篮球比赛仍然可以进行，篮球在业余的成人运动员中特别受欢迎。与儿童类似，很难量化成人业余运动员受伤的比例。然而，篮球相关的受伤已经在急诊科和门诊有相关记录。据估计，每年有超过 50 万名成人因篮球而受伤。成人篮球损伤主要发生在男性（88%）。就像竞技篮球一样，最常见的伤病是踝扭伤。然而，值得注意的是，12.2% 的损伤是骨折，其中 40% 涉及腕、手或手指。虽然篮球是成人娱乐保持身体健康的一个很好的途径，但有必要进行进一步的研究来量化这些成人容易受到的损伤。

五、避免和减少篮球受伤的预防计划

篮球是所有主要运动中受伤率最高的运动之一。鉴于此，制订预防策略以降低受伤发生率具有重要意义。预防受伤有多种途径，包括神经肌肉训练、外用支具、球员充分休息、规则改变和球员跟踪、筛查。

（一）神经肌肉训练

在多种运动中，神经肌肉训练预防损伤的作用已经有了广泛的研究。已开发和研究许多方案。一般来说，这些神经肌肉训练方案包括一系列的练习，这些练习通常出现在训练前的热身或团队身体素质训练中。它们包括柔韧性、平衡、力量和敏捷性的训练，目的是优化关节周围神经肌肉的控制，从而减小关节受伤的风险。理想情况下，专项练习应纳入方案中，以模拟在比赛中遇到的高风险运动。对于篮球来说，这包括抢篮板、切向和快速的左右移动。有证据支持神经肌肉训练对减少踝关节损伤的益处，以及减少篮球运动中一般的下肢损伤。然而，神经肌肉训练对减轻篮球运动员 ACL 损伤的作用尚不明确。

对于踝关节扭伤，神经肌肉训练的目标是增加姿势控制和加强踝关节力量的动态稳定性。腓骨肌尤其重要，因为它们是主要的动态稳定器，防止踝关节快速内翻。多项研究表明，神经肌肉训练可以降低踝关节扭伤的风险，这对于原发性和复发性踝关节扭伤的预防均适用。专门针对踝的方案，以及一般的下肢本体感觉方案已经证明，其可以降低踝关节扭伤的风险，但可能最大程度降低风险的方案是将单腿站姿和扰动式的动态平衡板与针对篮球的特定训练结合起来。

对于 ACL 损伤，神经肌肉训练的重点是避免对 ACL 造成高机械应力的姿势。由于 ACL 损伤通常是由膝落地或变向时膝关节和髋关节伸展、髋关节内收内旋时膝外翻造成的，预防方案应关注于避免这种体位。重点是落地时加大膝和髋部屈曲，同时加强髋外展肌和外旋肌力量。这些锻炼通常与篮球相关的训练相结合，以最好地模拟比赛中可能遇到的情况。ACL 预防方案在女子足球运动员中得到了最广泛的研究，但在篮球运动员中也得到了评估。虽然多项研究表明 ACL 预防方案可以降低损伤风险，但一些大型 Meta 分析显示，在篮球和足球中，与对照组相比，神经肌肉训练没有明显的益处。需要进一步的研究来更好地阐明哪些干预措施在降低损伤风险方面最有益。

（二）外用支具

预防篮球运动员踝关节损伤的另一种方法是使用外用支具来提供额外的踝关节稳定性。这可以通过使用高帮鞋、预防性足踝胶带或使用足踝支具实现。这些模式提供了一个刚性的支持，以防止踝关节过度内翻。虽然有研究显示高帮鞋对踝关节损伤率没有影响，但踝关节胶带和支具都证明可以减少踝关节扭伤。有证据表明，相比胶带，使用系带踝关节支具可能有更好的效果，并可能在长期更具成本效益。

（三）休息

随着训练和比赛频率及强度的增加，运动员更容易受伤，特别是过度使用损伤。有关 NBA 研究表明，连续比赛日会增加受伤的风险，而在休息后受伤风险会降低。出于对比赛量的考虑，近年来已经努力限制连续比赛日或 5 天打 4 场比赛这样的高强度赛程。过度的比赛量也是青少年运动员中存在的一个问题。全年的每个周末都有各种联赛的大量比赛，并且一位青少年运动员有可能同时在多个球队中打球。儿童运动员参与单一专项运动已证明会增加受伤率。虽然多个医学协会已经提出了关于儿童运动员参加单一专项运动的建议，如每年参加一项运动不超过 8 个月，或每周训练的小时数小于儿童的年龄，但迄今并没有相关法规。考虑到所有比赛级别的篮球运动中过度使用损伤的高发生率，应该在整个赛季中提供足够的休息以减少损伤风险。为了降低受伤风险，已经有了一些研究去量化比赛量，但对于篮球运动员的最佳比赛量并没有明确的答案。需要进一步的研究来提出以适当的比赛量来减少损伤风险的循证建议。

（四）规则的改变

篮球是一项不断发展的运动。比赛规则经常由各联赛的管理机构进行评估和调整。其中一些比赛规则的改变是为了增加运动的安全性并减少受伤风险。例如，随着近来对脑震荡后遗症严重性的关注，重点已经放在减少篮球运动中头部损伤上。这包括持球时肘部不能高于肩水平，并对涉及头部接触的击球实施视频审查，以评估恶意犯规；对于故意或非故意的绊人均进行犯规吹罚以减少下肢损伤；或者在篮筐下设置一个禁区来限制篮下的身体接触。此外，在 NBA，由于底线处障碍物和摄影师可对运动员造成伤害，规则增加了篮筐周围的空间并且限制底线无关人员的数量，以避免边界外这些伤害的发生。目前还不清楚这些规则的变化对受伤发生率的影响，但调整比赛规则以避免受伤风险增加是一个重要的预防措施。

（五）球员跟踪

自 2013—2014 赛季以来，所有的 NBA 球队都通过不同的供应商在他们的球场上使用球员跟踪来检测比赛期间的动作和比赛。例如，收集每位球员在每个比赛中所移动的速度和距离。平均速度、移动距离和禁区内接触可能是软组织损伤的预测指标。目前已经开发了一些模型，其中包括球员跟踪及其他变量，如球队时间表和球员训练及比赛量，以预测受伤风险。

（六）筛查

另一个预防篮球损伤的措施是对高危人群进行筛查。了解受伤史采取措施可能会防止复发。例如，曾经遭受过踝关节扭伤的人复发风险较高。这类运动员可能受益于预防性的支具、绑带或平衡和本体感觉练习。有髌腱病病史的患者可以监测复发的早期迹象，以减少进一步的损伤。此外，还应该尝试识别生物力学较差的运动员。有研究表明，落地时膝关节伸展和外翻增加的女性 ACL 持续损伤的风险更高。有这些高风险生物力学因素的运动员应该筛查出来，并进行神经肌肉训练以正确落地。应在运动员参与运动前体检时筛查既往医疗状况和心脏病病史，以尽量减少突发心搏骤停等并发症的风险。尽管这种情况很少见，但其结果是灾难性的，因此应谨慎识别有风险的个体。

六、残奥会：轮椅篮球

轮椅篮球最早是 1945 年由第二次世界大战美国退伍军人在美国开展。它是 1960 年首届罗马残奥会的比赛项目之一。在全球范围内，轮椅篮球已成为残疾人最广泛参与的运动之一，来自 80 个不同国家的超过 10 万名参与者在世界各地比赛。由于运动员的身体残疾和轮椅运动的生物力学性质，轮椅篮球运动员上半身受伤的风险更大，面临独特的医学问题方面的挑战。

与健全运动员的篮球运动类似，轮椅篮球运动员需要在球场上进行形式重复的高强度运动，包括快速加速和减速，以及动态的位置变化。然而，轮椅运动员通过操纵轮椅使用上半身来完成这些动作，这是这项运动独有的。因此，与非轮椅运动员容易受伤的下肢相比，轮椅篮球运动中最常见的损伤是上肢。由于运动员将下肢固定在轮椅上，因此下肢不易受伤。上肢损伤风险的增加与推动轮椅和重复性劳损有关。

轮椅运动员受伤最常见的部位是肩部。轮椅使用者肩痛和损伤的发生率可达 85%。有研究者发现，躯干稳定与肩膀受伤的风险相关。躯干控制力差的运动员发生肩部疼痛是躯干控制力好的运动员的 2 倍。这些发现可以归因于肩关节负荷的增加和坐姿的差异。骨盆控制差的选手不得不更多地依赖上肢，增加压力，尤其是肩关节负担过重。躯干控制能力较差的运动员坐着时骨盆向后倾斜，不利于肩胛、胸和盂肱关节的定位、运动和扭矩产生能力，这样增加了肩部损伤的风险。

　　肩峰下撞击是轮椅运动员常见的肩部损伤之一。肩峰下撞击综合征可由过度使用、不适当的热身、盂肱或肩胛胸运动障碍、腰 - 骨盆姿势控制差、肩关节柔韧性差、重复的手臂举过头顶和疲劳引起。其他肩部病症包括肩袖损伤、肩锁关节损伤、肱二头肌损伤、肩峰下和三角肌下积液和肩部劳损。推动轮椅也会导致腕的重复性劳损。推动轮椅需要高强度重复的腕关节屈伸，这最终会加剧腕管压力，导致腕管综合征。

　　与任何运动一样，适当的训练、技术、装备和营养是预防受伤的重要组成部分。研究发现，较差的内、外肩关节旋转活动度是肩关节疼痛和损伤的危险因素。有一些肩部损伤预防方案，侧重于灵活性和力量训练，可以改善肩部活动度，这能够降低受伤的风险。训练方案应以加强躯干肌肉、肩袖力量和稳定肩胛骨为目标。另一种常见的轮椅运动员损伤是运动引起的肌肉痉挛。预防此类痉挛的策略包括充分的补水、补充电解质和伸展运动。

　　在评估和治疗轮椅篮球运动员的脊髓损伤时需要特别注意，这些受伤的球员可能表现出独特的临床特征，包括自主神经反射障碍和温度调节功能受损。自主神经反射障碍是一种医学急症，定义为过度不受控制的交感神经输出的急性综合征，常见于第 6 胸椎神经水平或以上脊髓损伤。任何低于损伤水平的有害刺激都会引起周围交感神经的兴奋，导致血管收缩和高血压。然而，在脊髓损伤水平上，代偿性降压抑制性副交感信号被阻断。这导致交感神经兴奋，表现为头痛、潮红和高于损伤水平的发汗。常见的诱因包括膀胱或肠胀气、压疮、骨折或深静脉血栓形成。治疗方法包括消除有害刺激和对症治疗。"Boosting（是提升血压和改进身体性能的捷径）"是自主反射障碍有意识的自我诱导，目的是提高表现。"Boosting"定义为轮椅运动员使用的兴奋剂，是国际残奥委员会所禁止的。

　　身体的两个主要温度调节机制是出汗和血液再分配。轮椅运动员脊髓损伤时这两种反应均可能受损。体温调节障碍的发生是由于失去来自无感觉身体区域的反馈，以及由于低于脊髓损伤水平的出汗能力减少而无法进行血管舒缩调节。这导致运动员很难适应冷热环境，无法以内部产生热量的速度散热，导致核心温度升高，并使运动员处于与热相关疾病的风险中。采用冷却措施可以防止热损伤。运动前降温和运动中降温已证明可以降低脊髓损伤运动员的体温。

结论

　　在篮球运动中，复杂的下肢运动，如跑步时突然加速或减速，突然的多向变向，以及重复的跳跃和落地，会导致不同类型的下肢损伤，特别是踝和膝。上半身的损伤，特别是关节扭伤、脱位和槌状指，可以由于运球、传球和投篮而导致。头部创伤和心脏问题也是篮球运动员应当关注的问题。男女青年、高中、大学和职业篮球运动员的受伤率存在细微差异。职业篮球运动员往往比大学、高中球员有更高的受伤率。神经肌肉训练已证明可以减少踝关节损伤，但对 ACL 损伤的影响尚不清楚。管理比赛量有助于减少过度使用带来的伤害。NBA 赛程和规则的改变在防止伤病方面发挥了作用。运动员场上追踪也可以发挥作用。最后，通过赛前筛选，识别高危运动员，制订个性化的伤害预防方案。

（陈子怡　王逸然　华英汇　译）

第4章

曲 棍 球

一、概述

曲棍球是一种高速持续高强度的运动。因此疲劳损伤的风险很高，适当的换人是不受限制的。缺少"越位规则"会导致很多球员出现在球门区周围，这可能会增加受伤的风险。然而，大多数伤病都是轻微的，对运动员来说没有明显影响。曲棍球的受伤率与篮球、长曲棍球及垒球相当，低于足球和英式橄榄球。每1000运动小时的平均受伤率因比赛级别而异，业余球员是每1000运动小时15次，精英球员是33次，12岁以下的儿童不足1次。

虽然曲棍球本质上是一种非接触性运动，但运动员同样会因非接触和直接接触机制而受伤。据报道，曲棍球运动员在训练中的非接触性损伤占64%，而直接接触损伤只占36%。在直接接触损伤中，14%由接触球造成，10%是由球棍造成，7%由接触地面造成，5%由其他球员造成。同样的研究表明，球员在赛季比赛中受伤的概率是训练时的2倍。在比赛中，28%是非接触性损伤，72%是直接接触损伤。其中29%来自球员与球的接触，18%来自球员与球棍接触，14%来自球员与其他球员接触，9%来自球员与地面接触。

受伤率因球员的位置而异，守门员受伤率最低（4%～16%），这可能是因为其使用了更多的防护装备；然后是前锋和中场球员（22%～37%），主要是由于较高的球速；还有防守球员（24%～36%），主要与短角球有关。

关于身体损伤的部位，大多数损伤发生在下肢（54%）、上肢（13%）、脊柱和骨盆（12%）、面部及眼部（9%）、脑部（脑震荡，7%）。曲棍球运动员最常见的伤病是踝关节扭伤、膝关节损伤、头面部受伤、手和手指骨折及背部疼痛。在本章中，我们将详细综述前5名的与曲棍球运动相关的伤病。

二、运动规则

曲棍球是以单词"hocquet"（法语中的意思是牧羊人的弯头拐杖）来命名的，指的是运动员球棍的形状。历史证据表明，古代类似曲棍球的运动在4000年前的埃及、埃塞俄比亚（公元前1000年）和伊朗（公元前2000年）就已出现。现代曲棍球在19世纪中期出现在英格兰，并很快在英联邦国家中普及。现在，在全世界拥有超过3000万名曲棍球球员、137个国家曲棍球协会。男子项目于1928年在阿姆斯特丹成为奥运项目，女子项目于 1980 年在莫斯科成为奥运项目。

曲棍球可以在草地、人造草坪或浇水草地上进行，也可以在室内场地进行。曲棍球场为长方形（55m×91.4m），其距离底线的前 23m 由一个特定"区域"组成。球队由 10 名球员和 1 名守门员组成。所有球员使用一根球棍，它可以是木头、碳纤维、玻璃纤维材质，或这些材质的组合，用于击打硬塑料材质的圆球。国际曲棍球联合会代表并组织世界各地的曲棍球运动员，负责制订和完善比赛规则，并为了球员的安全和赛事观赏性而不断做出调整。

一项基本的比赛规则是球员只允许用棍子的扁平部分击球，但是守门员可以使用棍子的任何部分和他们整个身体表面来防御。比赛分为四"节"，每"节"15 分钟。在比赛时间内进球多的球队赢得比赛。当运动员违反规则时，给予处罚。如果一方球队在23m指定"区域"内犯规，将给予对方球队"点球"或"短角球"的机会。国际曲棍球联合会的大多数规则都是为了球员的安全而设计的，考虑到曲棍球拥有挥杆运动中最高球速（超过高尔夫球或棒球），最高时速可达 103mi（1mi ≈ 1.609km），因此，球员在比赛中允许和鼓励使用保护手、口和小腿的装备，并在短角球时佩戴面具或护目镜。守门员在任何时候都必须佩戴防护装备，包括头盔、护腿和护足。球员不得将球棍抬高到超过对手头顶的高度，也不能故意将球抬高，但在射门或推击球时除外。在与对手保持 5m 或 5m 以上的距离时并不会发生危险，球员可以使用推击球的方式将球抬起。

曲棍球是一项激烈的、非常消耗体能、速度快且需要多种技能的运动。这使得曲棍球运动独一无二，令每一个参与者或观众都兴奋不已。每四年举办一届的奥林匹克运动会（奥运会）和世界杯是世界上最重要的曲棍球赛事。

三、踝关节扭伤

踝关节韧带损伤是最常见的运动损伤，曲棍球运动也不例外，因其涉及变向和旋转动作，当不小心踩到球或对手的棍子时，还会有踝内翻的风险。

踝关节扭伤可分为内侧或外侧、高位（下胫腓联合损伤）或低位（下胫腓联合远端损伤）的损伤。最常见的踝关节扭伤是外侧损伤和低位损伤，由于足跖屈位内翻的机制，因而影响到距腓前韧带和跟腓韧带。

传统的踝关节扭伤分级体系包括：Ⅰ级，微观损伤，肉眼上韧带无拉伤，轻微瘀青肿胀，无负重疼痛；Ⅱ级，韧带拉伤但无断裂，中度淤血肿胀，轻度负重疼痛；Ⅲ级，完全断裂，重度淤血肿胀，重度负重疼痛。虽然还存在争议，但是这种分类在实际操作中还是有用的。

Hootman 报道了 16 年里 15 项大学运动（包括曲棍球）的受伤情况，其中踝关节扭伤占所有受伤的 15%。踝关节扭伤是女性曲棍球运动员最常见的单一损伤（39.7%）。据 Beynnon 等报道，首次踝关节损伤的发生率为 0.9 次 /（1000 人·天）。美国大学生体育协会持续 15 年的损伤监测数据显示，女子曲棍球运动员在赛季比赛中踝关节扭伤的风险是在训练中的 2 倍。踝关节扭伤占严重损伤（对于曲棍球运动员至少 10 天不能活动）的 9.1%。

曲棍球运动受伤的机制与突然的短距离冲刺和急速变向有关。一项研究表明，踝关节背屈肌扭矩的低峰值与踝关节扭伤风险增加相关。这是因为增加踝背屈力量可以帮助防止踝关节外侧扭伤。当踝关节呈内翻和跖屈位时，踝外翻和背屈的肌肉呈偏心性活动。背屈肌力量弱会导致过度移位，给踝关节外侧韧带造成额外的应力。

踝关节扭伤的一般治疗原则是休息、冰敷、加压包扎和抬高肢体。对于Ⅰ级和Ⅱ级损伤，初始固定需要短时间（1 周以内）穿戴矫形靴。在肿胀和疼痛消退后，应改用限制内翻和外翻的功能支具。对于Ⅲ级扭伤，给予 7 ～ 10 天的制动和非负重保护。

运动员踝关节扭伤的治疗策略有两个要点：①尽早开始康复治疗，以减少新损伤的风险，便于快速重返运动场；②通过平衡训练和神经肌肉训练计划（通常 3 个月）预防复发性损伤，重点是本体感觉康复和针对危险活动的预防性支具保护。证据表明，神经肌肉、平衡训练计划及预防性支具保护可将损伤发生率降低 50%。

预防这些损伤是非常重要的，要避免损伤的复发和慢性踝关节不稳，由于其长期的发病和功能障碍可成为运动员的潜在负担。其他运动中针对不同类型损伤的预防策略对预防踝关节损伤也是有效的。例如，"膝关节损伤预防计划"是一项为预防 ACL 损伤的神经肌肉热身计划，据报道，可以减少女子橄榄球和篮球运动员的踝关节和膝关节扭伤，以及下肢慢性的损伤。其他研究表明，使用针对排球运动员的本体感觉平衡板项目可以有效防止踝关节扭伤的复发。由于踝关节扭伤是曲棍球最常见的损伤，每次损伤平均损失 4 天训练时间，因此预防就显得非常重要。

能否恢复运动取决于扭伤的等级、合并损伤和对康复计划的执行情况。在Ⅰ～Ⅱ级踝关节扭伤后，在伤后平均 1 ～ 2 周恢复运动，而Ⅲ级扭伤则可达 4 周。高达 30% 的病例出现了疼痛和不稳定等并发症，这与未明确诊断的骨折、骨软骨损伤、撞击综合征等相关。

考虑到有证据支持预防性支具保护、平衡和神经肌肉训练计划的有效性，应该持续支持在曲棍球队实施这些措施。急性损伤应早发现早治疗，以减少复发和慢性不稳定的风险。要做到这一点，球员、教练和理疗师应该掌握踝关节扭伤的基本治疗方法，并严格遵循恢复周期，避免过早恢复运动。

踝关节扭伤应该受到重视，并且应该由专家对球员进行评估，在进行仔细的检查后获得准确的诊断，排除合并损伤，并开始早期康复治疗，以便迅速又安全地恢复运动，从而避免慢性踝关节不稳和疼痛，并降低再次受伤的风险。

四、膝关节损伤：ACL 撕裂

膝关节损伤排在踝关节扭伤之后，是曲棍球运动员第二常见的损伤，占所有损伤的 18%。Panagodage 发表了一份关于女性运动员在使用球棍的运动中受伤情况的系统评价，其中膝关节受伤是最常见的。

关于膝关节损伤的严重程度，一项前瞻性研究分析了整个德国曲棍球锦标赛赛季的所有损伤，报道称严重损伤（定义为超过 21 天没有训练和比赛）占 31.5%，17.6% 是膝关节损伤。另一项对 15 年来大学生曲棍球运动员受伤情况的研究表明，15% 是赛场严重损伤，其中 23% 的严重损伤是膝关节损伤，所有这些损伤都与非接触性损伤机制有关。

考虑到性别差异，与男性相比，女性更容易遭受膝关节损伤，特别是 ACL 损伤的风险是男性的 4 倍。

ACL 的损伤机制高达 78% 为非接触机制。损伤是由侧向移动或旋转时突然启动，以及突然减速和胫骨外旋引起，与膝外翻和膝半屈有关。女性 ACL 更容易损伤是多因素造成的，包括训练水平、股骨髁间窝大小、ACL 尺寸、松弛度和 Q 角等方面的差异。然而，跳跃后落地的生物力学和神经肌肉激活模式（股四头肌占主导地位）发挥了主要作用。由于膝关节和髋关节屈曲不足，女性在跳跃时往往比男性以更垂直的姿势落地，增加了 ACL 承受的张力。此外，与男性相比，她们的运动涉及更多的髋关节内旋和胫骨外旋，导致膝外翻增加。

足够的肌肉力量、适当的肌肉收缩募集和时机是膝关节稳定性的关键因素。已经有研究证实，ACL 损伤预防措施的因素包括肌肉强化和募集模式、着地和减速模式、本体感觉和肌肉增强训练。在文献中没有专门针对曲棍球运动中 ACL 损伤的预防计划，但在其他运动项目中，主要是足球运动中，预防计划已证明是有效的。Caraffa 报道了一个可以显著减少 ACL 损伤的本体感觉训练计划；但是随后的研究表明，其在减少损伤方面并没有显著的优势。平衡和本体感觉训练在 ACL 损伤的预防措施中可能是有用的，但仅有这些措施也是不够的。神经肌肉和生物力学的相互适应亟须解决。

在 2005 年，Mandelbaum 报道了在一位女子足球俱乐部实施"预防损伤和提高表现计划"的效果。干预措施是一个 20 分钟的专项运动方案，在赛季的 12 周内每周进行 2～3 次。运动员们观看了关于安全和不安全落地模式的教育视频，并参加了拉伸、强化、肌肉增强训练和足球专项敏捷性的团队训练，这取代了足球训练中的常规热身。他们报道说，试验组的 ACL 损伤率总体降低了 88%。

2011 年，LaBella 研究了神经肌肉热身项目对高中女子足球和篮球运动员 ACL 损伤率的影响。试验组的教练在赛季前参加了一个 2 小时的培训课程，学习了如何实施 20 分钟的热身计划，以减少 ACL 损伤。热身包括肌肉增强训练、平衡、渐进强化和敏捷性练习，以及如何避免运动时膝外翻和如何在膝关节和髋关节处于屈曲情况下落地。在赛季结束时，与对照组相比，试验组的非接触性下肢损伤总数降低了 56%。

在 2018 年，Webster 和 Hewett 发表了一项对 ACL 损伤预防方案的 Meta 分析并得出结论，在女性运动员中 ACL 损伤减少方案可以将所有 ACL 损伤的风险降低 50%，将非接触性 ACL 损伤风险降低 75%，但对于预防男性运动员 ACL 损伤的有效性还没有足够的数据。

为了在曲棍球运动中预防 ACL 损伤，重要的是要认真考虑这些干预措施的效果，对教练进行培训，并将这些常规措施纳入到他们的训练计划中去。

考虑到术后康复期很长，重返运动场时间晚，且通常竞技水平会下降，因此这种损伤的预防是至关重要的，因为它会影响运动员的职业生涯。

五、头面部损伤

使用球棍的运动（如曲棍球运动）会增加头面部受伤的风险，因为需要用球棍高速击球，球速高达 80km/h。曲棍球是一项激烈的快节奏的运动，在过去几十年中变得更快。在过去的几年里，越位规则的取消、体能训练投入的增加、更有力的射门技术、更好的球棍技术，以及更频繁地在人造草坪上进行的比赛都提高了曲棍球比赛的速度。这些变化让这项运动更加刺激，但也伴随着很高的受伤风险。运动员参加使用球棍的运动，如曲棍球、冰球和长曲棍球，有更高的受伤风险，因为高速球棍运动需要击中一个球体。与冰球（男性 10%，女性 18%）和长曲棍球（男性 10%，女性 20%）相比，曲棍球运动员面部受伤的比例更高（男性 25%，女性 20%）。

根据一项国际曲棍球受伤情况的研究，女性运动员比男性运动员有更多的头面部受伤，并且脑震荡的发生率最高。与女性运动员相比，男性运动员出现口腔损伤的风险更高（比值比为 1.4）。

运动相关的头面部损伤可能很严重，而且往往被漏诊，导致神经系统或气道阻塞的损伤可能会危及生命，但幸运的是这些损伤罕见。国家严重运动损伤研究中心报道了 1982 年至 2006 年间仅有 2 例曲棍球运动员发生颅骨骨折。

根据第五届脑震荡共识会议（2016），"运动相关性脑震荡"是一种创伤性脑损伤，定义为一种影响大脑的复杂的病理生理过程，它是由生物力学的力量引起的，具有几个共同的特点，有助于确定其性质。这个定义在临床上具有重要意义，目前还没有一个标准用来评估他们的诊断。

与运动性脑震荡有关的主要问题是，它可能会增加随后发生头部或肌肉骨骼损伤的可能性，在这种情况下反复的脑震荡与神经退行性疾病、抑郁症或持续性脑震荡后综合征等长期的后果有关。这与曲棍球运动密切相关，因为脑震荡占其严重运动损伤的 5%，脑震荡意味着会损失运动 10 天或更长时间。

在一系列曲棍球比赛中，头面部损伤占 34%。Gardner 报道称，在美国大学生女子曲棍球运动员中，除嘴、鼻和眼睛外，头面部受伤占 75.3%。最常见的损伤是脑震荡，每 1000 次运动员暴露中有 0.4 次受伤。Dick 报道说，脑震荡的发生率为 9.4%，并得出结论：一名运动员在一场比赛中遭受脑震荡的风险是在训练中的 6 倍，这可能是由于比赛的强度与训练相比有差别，特别是在比赛时运动员之间有更多的身体接触。在距球门 25yd（1yd=0.914 4m）以内的球场球员密度高，这认为是经常造成头部和面部受伤的潜在因素。此外，中场球员和进攻前锋比其他位置更容易出现脑震荡。

脑震荡的"危险信号"是：意识水平下降、超过 5 秒不能活动、头晕、恶心、健忘、眼神呆滞、躁狂等。当怀疑发生与运动有关的脑震荡时，运动员应立即离开赛场，由医师或其他医务人员进行评估，并对运动员进行密切观察。一旦出现任何危险信号，球员必须转移到急诊并由专家进行评估。评估球员的医师将进行多个系列的评估，包括评估是否需要神经成像，并确定其恢复运动的可能性。

脑震荡后最常见的症状是头痛和注意力难以集中。根据脑震荡的严重程度，运动恢复时间从 48 小时到 1 个月不等。

因为有二次创伤综合征的风险，所以球员及其家人和教练应严格遵守休息时间，这是非常重要的。这种综合征发生在球员上一次脑震荡还没有消除的情况下会遭受新的脑震荡，产生灾难性的脑水肿，导致大脑自我调节能力的丧失。这种情况被称为创伤性脑病综合征，是一种进行性的神经退行性疾病，死亡率为 50%，并且可导致长期功能障碍。

在口腔颌面损伤中，56.5% 是由曲棍球击打造成的，37.7% 与曲棍球棒击打有关，许多研究中都有类似的百分比。

为了防止头部和面部受伤，从 2007 年开始允许使用面罩，但球员并不常规佩戴。而且除非医疗需求，这种护具在国际比赛中是不允许使用的。对于国际比赛来说，只有在罚短角球时才允许防守球员使用面罩，但短角球结束后必须马上取掉面罩。作为曲棍球规则的一部分，面罩的广泛使用可能会降低颅面损伤的发生率，从年轻人中开始推广使用，以利于以后常规使用。

防止口腔损伤，护齿是很有效的。护齿的使用率从 20 世纪 80 年代的 27%～36% 上升到 21 世纪前十年的 77%～91%。佩戴护齿的运动员所受伤害比不佩戴护齿的运动员更轻（比值比为 2.1）。在比赛中，女子比男子更经常佩戴护齿，而且以前有过口腔颌面损伤的运动员也更多佩戴护齿的报道。尽管证据确凿，但仍有 55% 的球员认为佩戴护齿没有必要。

有不同类型的护齿。普通护齿提供的保护不足，且可能导致呼吸和说话问题。口型护齿提供了更好的保护，但是由于太薄以至于突出的牙齿暴露而更容易受伤。由牙科技术人员定制的护齿防护效果更好，不会出现呼吸和说话问题，使用时间也更长。

在最近的一项关于荷兰曲棍球比赛中使用口型护齿的研究中，球员们对定制护齿的抱怨比口型护齿少，该研究还报道说口型护齿的使用与嘴唇割伤有关。

比赛的另一个重要方面是，唯一戴头盔的球员是守门员，因为这是强制性的。一些专家建议，头盔应该成为曲棍球的标准装备，但反对者认为，这将改变比赛的性质，可能会增加球员之间的身体接触，最终会增加受伤率。

在曲棍球比赛中推广和使用护齿是很重要的，因为在橄榄球和冰球等其他运动中强制使用护齿可以减少口腔损伤。需要更多的研究来明确头盔在比赛中可能产生的作用，以推荐其广泛使用。

六、手和手指骨折

Murthaugh 报道了在女性曲棍球运动员中有 14% 出现上肢受伤，在最常见受伤中上肢受伤排名第三。最近的一项研究表明，上肢损伤占所有损伤的 19.4%，手 / 手指是接触损伤最容易受影响的部位，也是损伤最严重的部位。

在大型国际曲棍球锦标赛中，上肢受伤率为每场比赛 0.2 例，男子比赛每 1000 个比赛小时中有 7.5 次损伤。

Bowers 的研究表明，大学生曲棍球运动员上肢损伤的发生率明显较高。曲棍球运动员的受伤率为 0.48 次 /1000 次运动员暴露，而冰球运动员受伤率为 0.26 次 /1000 次运动员暴露，男子长曲棍球运动员为 0.27 次 /1000 次运动员暴露，女子长曲棍球运动员受伤率为 0.11 次 /1000 次运动员暴露。曲棍球运动员发生手部受伤（比值比为 2.12）、手部骨折（比值比为 1.93）、指骨损伤（比值比为 4.19）或指骨骨折（比值比为 4.04）的概率显著高于佩戴手套的运动员。

由于手在棍子上的抓握位置及球棍和手离得较近，所以手部受伤比较常见。标准的曲棍球棒长 35 ～ 37in（1in=2.54cm），有一个短的弯曲的棍尖，其击球面是平的，背面是圆的。所有的曲棍球棒都设计成左手抓住棍子的顶部，右手在左手的远端，通常是在杆的中间位置，更靠近地面，以实现对球的良好控制。因此，手指和拇指，特别是右手和惯用的手指，很容易因接触球或对手的球棍而受伤。

根据一项对全国大学生女子曲棍球运动的监测，手指和手受伤占所有比赛受伤的 10%，几乎占严重比赛受伤的 15%。大部分是由接触球或球棍引起的。他们还报道说，68% 的伤病发生在球员接近球门或在 25yd 线内。最容易受伤的位置是后卫（39% 是手受伤）。

在曲棍球中，弯腰的姿势用于运球和射门。这种姿势可能会使球员的手更靠近地面，以致更容易承受来自其他球员的球棍或鞋，以及球在比赛中造成的创伤。在球员拥挤的区域，比如在门前或者球门附近，球员的手很容易被压在两根球棍之间、一个球员和球棍之间，或者一个球员和地面之间。在 2003 年以前，比赛规则要求在发短角球时，球在射向球门前应完全停在圈外，这就导致球员会用球棍将球"困"在地上来阻止它。这种技术仍然可以在比赛的其他环节使用，并使手和手指有相当大的潜在受伤风险。

曲棍球相关的上肢损伤也可以是非创伤性的，继发于过度使用或重复操作。Broekstra提供了一个由169名60岁以上的男性曲棍球运动员组成的队列，与来自相同年龄的普通人群的男性相匹配，他们在51.7%的曲棍球运动员中观察到掌腱膜挛缩症（比值比为9.42）。这可以用曲棍球运动员频繁的手臂振动来解释。

按照目前曲棍球的规则，唯一需要强制佩戴护手的球员是守门员。重要的是不要低估伤势的严重性和潜在的后遗症。手损伤的结局是永久性的运动和功能丧失、骨关节炎等。预防手和手指损伤具有非常重要的短期和长期意义。在任何位置上的所有曲棍球运动员都应强制和保证使用防护手套。

七、背部疼痛

年轻精英运动员的背部疼痛患病率是普通人群的 3 ~ 5 倍。根据文献报道，运动员背部疼痛的患病率从1%到30%不等，在所有运动损伤中有10%～15%是腰部损伤。严重的病理表现在腰痛中占不到5%。参照文献，根据体力活动和腰痛之间的"U"形暴露影响曲线，过度活动可能会增加腰痛的风险。

尽管背部疼痛不一定与急性创伤有关，但它似乎是曲棍球运动员常有的病症。

Murtaugh对高中、大学和国家级女子曲棍球运动员进行了问卷调查研究，发现59%的运动员在某个时候经历过背部疼痛，50%的人报告在曲棍球赛季期间背痛影响了他们。这种疼痛严重到足以导致12%的运动员停止一场曲棍球比赛，耽误上学或工作的时间。在同一项研究中，创伤性背部损伤仅占1%。

在大学生女子曲棍球运动员中，背部 / 躯干受伤占训练伤的16.2%，仅次于下肢受伤，排在第二位。

随着曲棍球运动中弯腰姿势的普及，使运动员容易受到腰椎损伤的概率明显高于一般人群。曲棍球中的蹲姿与侧屈和旋转相结合可能是腰部问题发生率高的原因。

根据Ogurkowska的说法，曲棍球训练中的非人体工程学体位与腰椎退行性改变的出现有关。过度的腰椎前凸会导致椎体后侧的重力力矩负荷更高，使椎体变成楔形。此外，由于过度负重，曲棍球运动员的椎间盘发生了重要的变化。多年来重复最大前屈会导致纤维环后部的微破裂，从而导致腰椎节段发生椎间盘突出的概率更高。

在一组针对曲棍球精英运动员的前瞻性队列研究中，55%的伤病是由劳损造成的，其中腰痛占8%。

那些因劳损而增加受伤风险的球员是拖弹者（比值比为1.564，与非拖弹者相比）。拖弹是曲棍球中短角球得分的首选方法。在一次拖弹中，球员要进行一次跑动，然后在击球前进时行一次强有力的"拖曳"。球以弹拨的方式射向球门。这可能与为发展和保持拖弹技能的专业性所需要的专门技能训练量有关。

曲棍球运动员避免背部疼痛的关键是实施预防措施，及早发现症状，及时治疗。运动员应进行预防性的核心力量强化和肌肉拉伸，以减少椎体后侧的压力，并进行稳定腰椎的锻炼。与腰痛发生率较低的相关因素是他们对自己的表现和教练组的满意度。

（郭　林　左席珍　傅德杰　译）

第5章

体操：竞技体操、艺术体操、蹦床

一、概述

体操是一种竞技性体育运动，拥有悠久的历史，它于1896年成为奥运会项目，并在世界范围流行至今。国际体操联合会有148个附属机构或相关组织，约有5000万人参加体操俱乐部，他们有老有少，来自全世界各地。体操是最受年轻人欢迎的运动项目之一。体操运动包括竞技体操和艺术体操，其包含不同的比赛项目。此外，蹦床等技巧运动也归属体操管理机构组织管理。竞技体操女子有4个项目，即高低杠、平衡木、跳马、自由体操；男子有6个项目，即跳马、自由体操（前两项与女子项目相同）、双杠、单杠、吊环、鞍马（后四项运动的负荷、生物力学机制与高低杠、平衡木相去甚远）。艺术体操包括个人赛和团体赛，在体操垫上进行比赛，比赛时需使用绳、圈、球、棒、带中的一种器械，团体赛可使用几种器械的组合。艺术体操注重舞动器械时的平衡、优雅、协调、灵活。蹦床运动中，运动员弹跳至30ft（1ft=0.304 8m）高，并在空中完成转体、空翻。落地失误或掉出比赛区域可能对蹦床运动员造成严重或灾难性的损伤。虽然在各个体操项目之间存在具有共通性的损伤，但也会因每个体操项目要求的不同，而出现特异性的损伤。

大多体操训练都是从小开始（一般五六岁）。精英少年体操运动员平均每周训练21～37小时，而年龄大点的每周训练时间可达40小时。骨骼发育未成熟的少年体操运动员在快速生长发育的时期受伤风险较高。体操运动需要力量、协调性、平衡性及柔韧性，才能在各种技巧上出类拔萃。这些运动员经常全年无休训练，并在训练的同时逐渐提高竞技等级。由于体操比赛的形式多样，许多运动员可能训练了一套技巧，比赛时却要使用另一套。如果他们尚未完全掌握某一技巧的基本要领就贸然进行下一个，他们跌倒或受伤的风险就会增加。最常见的损伤一般继发于反复的过度使用，往往是在轻度拉伤和扭伤后缺少足够的时间恢复而进一步发生的。受伤后继续比赛或训练会给运动员带来更严重损伤的风险，因伤病缺席比赛或训练的时间也更久。在治疗体操运动员损伤时，很重要的一点就是在他们的高强度训练需求和受伤风险之间找到平衡。

二、体操运动的特异受伤风险和机制

竞技体操包含一系列爆发性、平衡性、艺术性技巧。以可控方式跃起和着地都需要承受相当大的冲击负荷和肌肉快速的重复性收缩，因此下肢受伤风险较高。除着地以外的技巧，各关节承受的压缩、牵张和旋转的力也可能会增加受伤风险。如大回环技巧需要绕杆360°旋转、抓杆、脱手的技术动作，需要肩关节提供极大的扭矩及力量，增加了肩关节盂唇、肩袖或韧带损伤的风险。许多技巧需要脊柱、肩、髋以极大范围活动，同样会增加这些结构损伤的风险。对于竞技体操运动员来说，要考虑的一个关键点是运动时所处的高度。受伤时的能量、严重损伤的风险与高度、跌落时的动能大小直接相关。男子项目中单杠距地面9ft高，运动员会在此高度基础上再向上空跃2～3ft。女子高低杠项目的高杠距地面8ft高，平衡木距地面4ft高。

损伤因运动员的性别、年龄、竞技等级的不同而不同。骺板未闭合的年轻运动员反复创伤（尤其见于腕部）可能引起生长板损伤。下肢损伤较常见于女性运动员而上肢损伤更常见于男性，这可能归因于上肢力量和负重需求的不同。表面接触（尤其是与地面接触）是最常见的受伤机制。平衡木是女性运动员的常见受伤项目，于男性而言则是单杠。着地是受伤率最高的动作（49%～76%），其次是跌倒和碰撞（27.8%），这与表面接触的风险有关。运动员在比赛中受伤的风险更高，但受伤的类型也因训练或比赛而有所不同。训练损伤一般涉及慢性的过度使用损伤，而急性的不稳型损伤往往发生于比赛。考虑到比赛时的心理因素，这点不难理解。

虽然下肢是最常见的受伤部位，但竞技体操涉及大量的上肢负重，这是该运动独有的特点。大部分的时间用于静态或动态的上肢动作。文献记载受伤率达50%，尤其是对男性运动员而言。男性和女性运动员最常见的上肢受伤部位分别是肩和腕。一些研究认为，超过80%的运动员在赛季中会出现一定程度的腕部和肘部疼痛。另外，Grapton等发现前臂损伤与蹦床技巧独立相关。

艺术体操运动的受伤机制则常与反复的过度使用及运动所需的极大柔韧性有关。运动员会抛接道具，做出特定姿态，并重复数百次练习以达到精益求精的目的。如果没有劳逸结合给身体充足的时间恢复，劳损性损伤的风险会升高。艺术体操（某种程度上女子竞技体操也一样）是一种审美运动，注重视觉上的展现，身材纤瘦的运动员较有优势。这给运动员带来了控制体重的压力，同时也增加了罹患相对能量缺乏综合征或女运动员三联征的风险。

对于蹦床及技巧运动，技巧等级是影响受伤模式的关键因素。在完成循序渐进的技巧提升前贸然尝试高难度技巧会增加严重损伤的风险。损伤最常与过度使用相关，然而蹦床及技巧运动中严重损伤的发生率相对偏高。

三、流行病学

体操参与率很高，相应地受伤发生率也很高。每年有86 000多起体操损伤需要治疗。奥运会项目包括竞技、艺术体操和蹦床，每届奥运会注册参加的体操运动员约有320名，占到所有注册参赛运动员的3%。Edouard等报道了连续三届奥运会963名注册参赛体操运动员的伤病率，在最高等级的竞赛中为81次损伤/1000名体操运动员。其中竞技体操运动伤病率最高（60.4%），其次是艺术体操（29.7%），最后是蹦床（9.9%）。美国大学体育系统中，女子竞技体操的伤病率排第二，仅次于美式橄榄球。大多数流行病学数据都是有关女子竞技体操运动，而对于男子体操或艺术、蹦床体操的受伤发生率却知之甚少。

　　竞技体操的伤病率为 (1.6～4.1) 次 /1000 训练小时，精英等级的运动员的损伤更为严重，女性损伤的年发病率高于男性，分别为 3.7 次 /1000 小时、1.0 次 /1000 小时。也有文献报道男女运动员损伤的年患病率相等，为 2.0 次 /1000 暴露小时。艺术体操的受伤风险为 1.08 次 /1000 训练小时。下肢损伤更常见于女性运动员，上肢损伤更常见于男性，这可能与上身力量与负重需求有关。最常报道的受伤位置是踝，其次是腰椎和膝。Westermann 等在一项为期 10 年的观察性研究中发现，男子体操运动员手和腕损伤风险较高，接下来依次是踝、足、膝、肩、背和肘（图 5-1）。头颈部损伤占比 10%～15%。女性运动员最常见的受伤部位是足踝，接下来依次是膝、腰背部、肩、肘、髋和腹股沟（图 5-2）。当比较男性和女性竞技体操运动员时，男性更容易发生上肢、头颈部损伤。体操运动的损伤类型中扭伤最常见（34%），其次是关节病损（17%）、挫伤（9%）、骨折（7%）。艺术体操与此类似，最常见的损伤部位是踝或足（26%～39%），接下来是腰背部（22%～25%）和膝（15%～20%）（图 5-3）。在艺术体操中，腿部疼痛占 15%～20%，之后是髋 / 大腿和腕 / 手的损伤，肩 / 肘和头 / 颈的损伤相对少见。相比于其他技巧运动，蹦床运动中膝和前臂的损伤率明显更高。

　　比赛中的伤病率约是训练期间的 2 倍，并且损伤程度更为严重，会使运动员缺席运动时间更长。这些损伤多为急性。Campbell 等报道急性损伤的发生率为 55%～83%，过度使用损伤的发生率为 26%～41%。复发性损伤的发生率相较偏低，但也不能忽视，为 8%～32%。

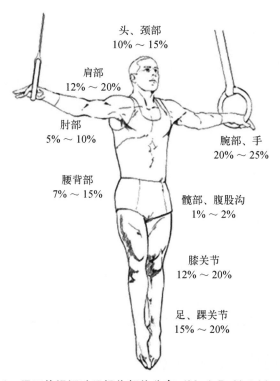

头、颈部
10%～15%

肩部
12%～20%

肘部
5%～10%

腕部、手
20%～25%

腰背部
7%～15%

髋部、腹股沟
1%～2%

膝关节
12%～20%

足、踝关节
15%～20%

图 5-1　男子体操运动员损伤部位分布（Mark R. Hutchinson 提供）

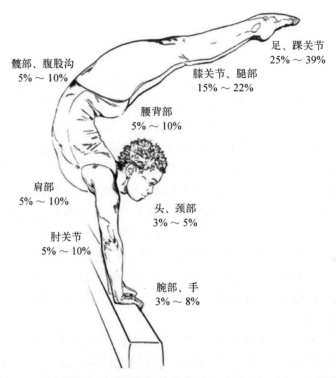

髋部、腹股沟
5%～10%

足、踝关节
25%～39%

膝关节、腿部
15%～22%

腰背部
5%～10%

肩部
5%～10%

头、颈部
3%～5%

肘关节
5%～10%

腕部、手
3%～8%

图 5-2　女子体操运动员损伤部位分布（Mark R. Hutchinson 提供）

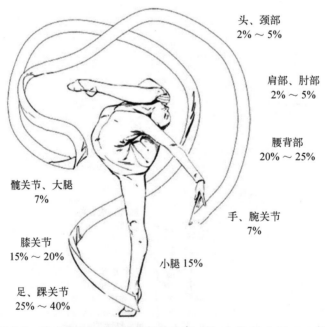

头、颈部
2%～5%

肩部、肘部
2%～5%

腰背部
20%～25%

髋关节、大腿
7%

手、腕关节
7%

膝关节
15%～20%

小腿 15%

足、踝关节
25%～40%

图 5-3　艺术体操运动员损伤部位分布（Mark R. Hutchinson 提供）

四、5 种最常见的体操相关损伤

（一）踝扭伤和拉伤

总体来说，竞技体操和艺术体操最常见的损伤部位为下肢，尤其是踝扭伤，其次是膝关节损伤。踝扭伤在所有损伤中最为常见，而膝关节损伤则是最常见的需要手术干预的严重损伤。研究发现，蹦床技巧与膝关节损伤（包括骨性损伤）高度相关。踝扭伤与膝关节损伤的机制常源于着地不当，这可能发生于地面上的翻滚技巧、蹦床上技巧、从跳马上着地或从平衡木、杠类运动上脱离时。如果没有适当地使用核心肌群稳定身体，或是没有通过膝关节和髋关节正确的缓冲，则可能发生损伤。较不常见的下肢损伤包括距骨骨软骨损伤、Osgood-Schlatter 病、髌-股综合征或髋部损伤（如髋关节软骨盂唇病损）。

下肢常见的损伤，如拉伤和扭伤，尤其发生于踝关节时以非手术治疗处理：休息、理疗、在指导下逐步恢复运动。我们所推荐的治疗与恢复运动流程参见图 5-4。在任何阶段，若运动员没有按预期恢复则可能需要进一步检查、摄片以排除骨折、软骨损伤、腓骨肌腱损伤、跗骨桥或更严重的韧带或下胫腓联合损伤。如果进一步检查没有阳性发现，运动员可能只是单纯在上一步流程花了更多的时间后再进入下一步。急性期阶段，运动员需要休息肢体，根据受伤的严重程度限制负重。加压包扎或佩戴支具有助于更好地恢复。肿胀减退后运动员可以开始康复锻炼，先进行活动度练习。有研究表明，早期活动度练习有助于达到更好的功能结果。接下来进行肌力和本体感觉训练，并锻炼耐力、协调性及动作控制能力。最后运动员可开始着地练习。一旦运动员准备重返体操运动，应从已经完全掌握的技巧开始，之后再过渡到更复杂的动作。

大部分踝扭伤非手术治疗有效，然而有 20% 的患者可能进展为慢性踝关节不稳。踝扭伤一般不需要进行手术治疗，但出现慢性不稳时应考虑手术，根据患者和损伤的情况可选择不同的术式。

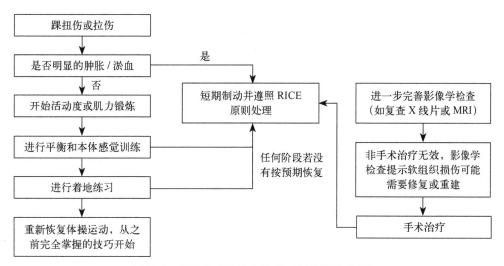

图 5-4　踝扭伤或拉伤的治疗（摄片排除骨折）

（二）腕

腕关节是男女体操运动员的易损伤部位。鞍马和自由体操是引起男性体操运动员手腕疼痛的常见项目，而女子则是自由体操和跳马。艺术体操运动员可能会因过度使用出现肌腱炎，继发于用丝带反复盘旋或在垫子上翻滚。表演特定体操技巧时，腕关节会承受 16 倍体重的负荷，容易损伤。文献报道，竞技体操运动腕部疼痛患病率为 88%。体操运动的腕部损伤包括桡骨远端骨骺损伤、舟骨应力性骨折、三角纤维软骨复合体（TFCC）撕裂、握杆锁定损伤、尺骨撞击综合征及舟月骨分离。

　　桡骨远端骨骺损伤和握杆锁定损伤几乎是竞技体操运动特有的损伤。桡骨远端骨骺损伤发生于骺板未闭的年轻运动员。它是由腕关节处于伸腕位置时反复受到挤压负荷和剪切力引起的。进行上肢负重活动时，桡骨远端承受了80%的轴向负荷。在骨骼发育尚未成熟时，负向尺骨差异会导致这个年龄段的体操运动员的桡骨远端承受更大的轴向负荷，患者表现为腕背侧的慢性钝痛。与运动相关的活动，如自由体操、跳马或鞍马，可引起该症状。休息后疼痛往往可缓解。评估时应明确症状是否为慢性，静息痛的出现提示病情严重。

　　通过影像学改变将其严重程度分为3个阶段：第一阶段，可无X线片影像学改变；第二阶段，出现干骺端囊性变及骨骺增宽；第三阶段，出现额外的尺骨变异。Caine等发现，10%～85%患有桡骨远端骨骺损伤的体操运动员可有X线片影像学异常。X线片没有阳性发现时建议行MRI以排除其他病损。处理流程参见图5-5。第一和第二阶段损伤应行非手术治疗，包括休息、理疗。双上肢都应进行康复锻炼，并强调肌力及本体感觉训练。若患者症状很重，使用Gibson支具制动或有裨益。治疗6周后需再次评估病损情况，建议复查X线片，并根据复查结果决定是否逐渐增加训练负荷。尽管影像学改变转阴需要较长时间，对于初次摄片即发现骨骺明显病变的患者，定期检查非常重要。第三阶段损伤伴有正向尺骨变异是手术治疗的指征。生长停滞是这部分患者的严重并发症。因此，建议对这些患者在受伤后至少进行1年的连续X线片检查。

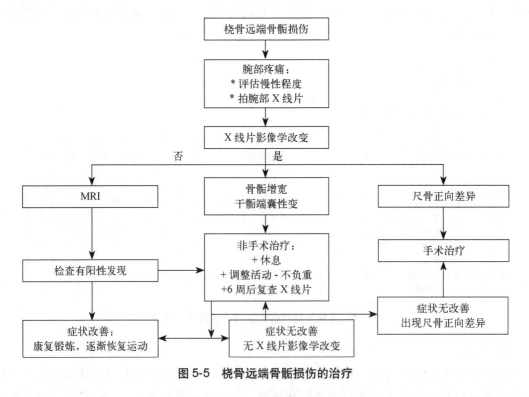

图5-5　桡骨远端骨骺损伤的治疗

　　体操运动员使用皮革或塑料/木制握杆可避免磨伤、增加握力。这些握杆的使用会导致腕部握杆锁定损伤。当这些握杆缠绕在杠杆上时或部分握杆嵌夹在手掌和杠杆之间时就会发生该部位损伤。体操运动员的手停止旋转，而躯体继续绕杠杆运动，导致扭伤、肌腱损伤或骨折。根据损伤情况选择治疗方式，包括休息等非手术治疗或手术治疗。研究表明，几乎所有患者经治疗后都能重回赛场。

舟骨应力性骨折最常见于精英级别的体操运动员，尤其是快速提升训练等级者。腕部过度被动背伸、桡偏、旋转会对舟骨产生极大负荷。骨折最常发生于舟骨腰部，此处弯矩最大。舟骨应力性骨折分为急性和慢性。患者背伸腕部时会引出鼻烟窝部位疼痛。诊断的"金标准"是 MRI 检查。非手术治疗需使用拇指人字形石膏或短臂石膏固定腕部 8～12 周，对多数损伤疗效良好，然而对于高层次的运动员，需要快速康复、早期恢复运动，应考虑经皮舟骨骨折固定术。

（三）肘

在进行杠杆、地板上或蹦床上的翻滚及落地训练时，上肢的高强度负荷会在运动过程中产生肘关节的高外翻和内翻应力。肘部反复的外翻和内翻应力会分别对内侧和外侧结构产生牵张力和挤压力。最常见的肘部损伤是肱桡关节剥脱性骨软骨炎、UCL 扭伤及撕裂、内上髁骨炎、撕脱性骨折。

发生于竞技体操运动的剥脱性骨软骨炎通常累及肱骨小头，一般出现于 10～14 岁。症状为隐匿性的肘外侧疼痛。更严重的病例可出现肘关节卡锁、交锁、活动度降低。查体可出现活动时捻发音，肱桡关节挤压试验阳性。肱骨小头剥脱性骨软骨炎的早期诊断很重要，可避免关节过早退变。初步评估应拍摄 3 种角度的 X 线片，即伸肘正位、45° 屈肘正位及侧位。阳性表现包括肱骨小头透光、破裂，更为严重的病例可出现关节内游离体。MRI 是评估剥脱性骨软骨炎的最佳检查，尤其在病损早期 X 线片无阳性改变的情况下。应根据病损处的稳定性制订治疗方案（图 5-6）。稳定的病损可出现关节面局灶性变平、骨骺开放，活动度不受影响。此时应采取非手术治疗，包括休息、减少活动量，持续 6 个月。治疗效果很好，成功率达 80%。不稳定的病损包括关节内游离体，应手术治疗。运动员恢复达到无痛性全范围活动度及恢复基础肌力后可恢复运动。

文献表明，竞技体操运动员（尤其是提携角较大的运动员）可出现 UCL 损伤。内侧反复拉伸应力会导致 UCL 功能不全或撕裂。初步影像学检查应拍摄屈肘 110° 的前后位、侧位、内／外斜位及斜轴位 X 线片。若怀疑内侧不稳，应行 MRI 关节造影检查以评估 UCL 的完整性。UCL 部分撕裂可采取非手术治疗，包括休息和渐进的肌力训练，至少持续 2 个月。UCL 完全撕裂或部分撕裂但非手术治疗无效建议进行手术治疗。一般来说手术后运动员需要 1 年的恢复周期，达到无痛性全范围活动度，肌力恢复后可重新开始运动。

（四）肩

肩部损伤常见于男子体操运动员，与双杠、单杠、鞍马、吊环所需的力量及重复性负荷直接相关。肩部损伤包括急性和慢性的肩袖损伤（一般为撞击症或部分撕裂）、不稳定。肩关节多向不稳定是一种特殊的过度使用损伤，在体操运动员中发病率较高。体操运动员关节过度松弛、肩部的极端姿态及承力会导致持续性微创伤及韧带的塑性变形。对肩痛运动员进行检查时，应评估全身的松弛程度，如 Beighton 评分。其他特殊的体格检查包括恐惧试验、复位试验、负荷与移位试验、Jerk 和 Kim 试验。许多肩部症状先行非手术治疗，包括一段时期的休息和限制过顶活动。运动员达到无痛性全范围活动度且肌力恢复后可重新开始训练或比赛。

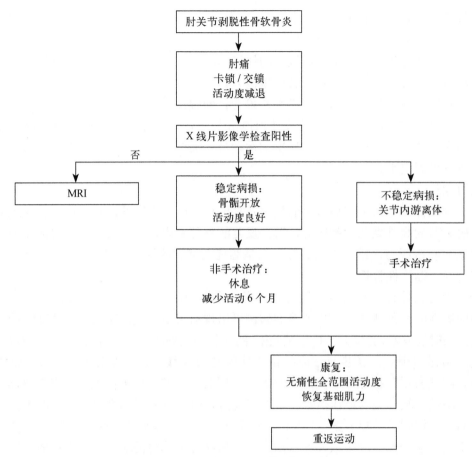

图 5-6 肘关节剥脱性骨软骨炎的治疗

(五) 腰部损伤

研究表明，50% 的竞技体操运动员和 86% 的艺术体操运动员会出现腰痛。腰痛是艺术体操中最常见或第二常见的损伤。一项前瞻性研究表明，精英级艺术体操运动员出现腰痛的风险较其他运动员更高。在年轻体操运动员中发病率较高的结构性病损与腰痛相关，如骨骼发育快于软组织（包括肌肉和韧带）可导致生长软骨和次级骨化中心易损伤区域的损伤。由于重复进行的极端运动（特别是过度伸展）及施加在腰椎上的应力，脊柱承受了自身体重 6.5 ～ 9.2 倍的力量，因此竞技体操和艺术体操运动员都面临脊椎关节病和脊椎滑脱的风险。其他引起体操运动员背痛的原因不太常见，可能包括肌肉拉伤、椎体损伤、椎间盘损伤、关节突 / 棘突 / 棘间韧带 / 环状突损伤。

通过体格检查可鉴别诊断脊椎关节病 / 脊椎滑脱与其他引起腰痛的病损，包括单足站立伸展痛和压痛点，但需通过影像学检查确诊。有研究证明，脊椎关节病的影像学诊断的发病率为 11% ～ 16%。腰痛、脊椎关节病和低级别的脊椎滑脱通常采取非手术治疗：休息 3 ～ 6 个月、支具固定、理疗。理疗应加强训练腰伸肌、腹肌的肌力及腰椎、下肢的活动度。年轻患者可能还需要定期复查 X 线片，确保滑脱没有加重。腰痛的治疗流程参见图 5-7。治疗流程在腰痛是否伴有神经症状时即出现区别。任何时候一旦出现神经症状，应进一步进行 SPECT、CT 或 MRI 检查。SPECT 是早期诊断脊椎关节病的最佳检查，而 CT 是评估恢复情况的最佳选择。运动员在症状完全消失后可重新开始训练和比赛。此外，在重返赛场时应考虑社会心理因素，特别是对于年纪轻、要求高的患者。

少数情况下，如果疼痛持续、滑脱加重或出现神经系统症状，则可能需要手术干预。运动员因椎间盘疾病引发的背痛极少行脊柱融合术，该手术也往往难以被患者接受，因此关于术后恢复运动情况的数据很少。治疗脊椎关节病或脊椎滑脱的手术为原位融合及自体骨植骨，大部分患者通过大量的术后康复治疗可以恢复运动。

更严重或灾难性的腰部、颈椎或头部损伤虽然相对少见，但是必须做好每一项安全防范措施以避免发生这些损伤。女性运动员的许多灾难性损伤来自大学体操运动和啦啦队表演。当学习新的技巧，尤其是缺乏足够监督时受伤风险最高，而在训练时（尤其是学习新技巧）使用泡沫缓冲池，穿戴安全带，有陪练监护可降低风险。如果怀疑出现急性头颈部损伤，运动员需立即停止训练或比赛。应立即进行影像学检查和脑震荡试验，根据检查结果和患者症状决定进一步检查。脑震荡是体操运动最常见的头颈部损伤，发生脑震荡后运动员需停止训练和比赛，运动员需要完成特定的关于脑震荡的重返运动方案。运动员必须完全恢复平衡能力和前庭 - 眼功能才能重返运动，尤其是进行运动中的转体和倒立动作。

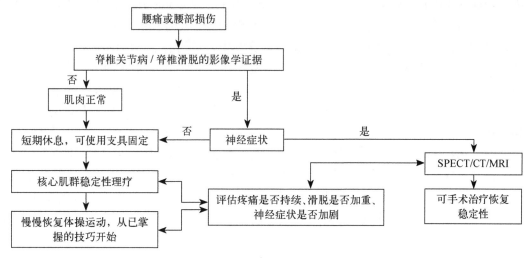

图 5-7 腰痛或腰部损伤的治疗

五、预防

竞技体操、艺术体操、蹦床运动的目标伤病预防需要遵照一个富有逻辑的、循序渐进的方法，该方法以循证为基础，并平衡运动员在最高水平上比赛的需要与受伤造成时间损失的风险。让教练相信预防受伤很重要，这通常取决于他们对在比赛最关键时刻失去运动员的风险的理解。1992 年，Willem van Mechelen 提出一个逻辑模型，在之后的近 30 年内一直指导着预防策略。第一步应确立伤病的范围、发生率和严重程度。对于体操运动，在前述的"流行病学"和"受伤风险和机制"部分中对这一点有过讨论。第二步，应了解病因学和损伤的基本机制，这对建立预防流程至关重要。无论是竞技体操还是艺术体操，与训练、比赛相关的动作重复次数、负荷的时机和强度都是重要的危险因素。另一个关键的危险因素与急性外伤有关，跌倒、着地、姿态不佳时躯体失控都会导致受伤。蹦床运动员训练时陪练应一直在场，当运动员落出蹦床区域时可以使用减速垫保护或是直接接住下落的运动员。van Mechelen 模型的第三步是根据第一步、第二步得到的信息进行目标预防。第四步是评估每一种干预策略的作用。为了避免缺席运动和比赛的时间损失，减少病损治疗开支，降低长期功能障碍的风险，必须采取预防措施。

体操装备一直都在更新完善。然而，由于这项运动的巨大费用和全世界流行性，这一过程进展非常缓慢。女子竞技体操比赛4个项目为自由体操、跳马、平衡木、高低杠。其中自由体操项目最容易引起损伤。自由体操的场地由铺设在弹簧上的纤维玻璃或木制板制成，其上还覆盖有约5cm厚的泡沫垫。较薄的地垫、落地时泡沫垫之间存在的空隙、坚硬的翻滚地面都容易造成损伤。跳马也经过改良，包括更多的缓冲垫和高度提升，为上肢支撑提供更理想的平台。以往高低杠的杠杆由实木制成，使用过程中破损相对频繁。较新型的杠杆由木制外层和纤维玻璃内层组成，更加坚固，弹性更好。蹦床需要定期进行安全性检查。低质量或有设计缺陷的训练用具会导致较高的受伤风险。加用训练辅助装置，如泡沫池、弹簧垫、定位安全带、蹦极装置，可降低受伤风险，提升掌握新技巧的效率。

精英级体操运动员每周训练30～40小时，全年12个月无休。国家级体操运动员每天练习700～1300次项目动作，也就是每年220 000～400 000次。训练应由系统化的阶段组成，包括全身准备活动、专项准备活动、赛前训练、比赛训练。研究表明，以下3个情形容易发生损伤：强制休息后的首次训练，比赛中，最初的准备活动阶段。这可能是由突然提升的训练负荷及强度造成。Pettrone等发现在俱乐部中每周训练时间超过20小时，说明疲劳是损伤的主要原因。为了降低过度损伤及负荷相关的损伤风险，应给予体操运动员充分机会进行交叉训练和休息，每周应仔细监测基线体能和训练强度，应避免训练强度增加过快。

若一名体操运动员潜在的受伤风险发生于尝试新技巧或高难度技巧时，则这些技巧运动员可能没有完全充足的准备。如果运动员有潜在的动作失衡、协调性不足、既往病损未完全康复等情况，或仅仅是现有技术等级不足以尝试新技巧，他们会面临较高的受伤风险。为了降低受伤率，建议对每一名体操运动员进行细微运动技巧或平衡功能不全的预筛查，这些功能不全可能是运动员的基本情况，也可能和训练或既往损伤有关。一旦发现，应通过目标性的康复锻炼对这些异常情况进行治疗。平衡功能受限一旦矫正，运动员可逐渐恢复运动，教练应与运动医学专家相互沟通，制订、实施训练策略，指导运动员逐步掌握技巧。

从器械上离开着地时、在地面或蹦床翻滚及跳马动作会在下肢动力链的每个环节施加较高的负荷。表现对线完美地着地能序贯地分散负荷，从而安全着地。然而，运动员着地动作不佳时，踝、膝或髋部承受负荷过大，会导致跌倒或损伤。预防损伤不仅包括循序渐进地掌握技巧，还应确保优化单肢平衡、神经肌肉和本体感觉训练。一般踝部扭伤的预防包括在准备活动中加入本体感觉练习，以及偶发轻微扭伤时的早发现早治疗。蹦床运动中学习新的技巧会伴有较高受伤风险，因此，安全练习和伤害预防指导应包括尝试新技巧前由资深教练进行仔细指导、在资深教练监护下尝试新技巧及运动员一次练习一个技巧。良好的核心肌肉控制和下肢灵活性对于预防下肢及腰椎损伤非常重要。处理腰痛不仅包括优化核心力量和平衡，还可以通过与教练合作，尽可能减少腰椎过伸的技术练习次数，或者逐渐将过伸动作引入日常训练中，必要时控制动作的重复次数。

此外，通过优化体操运动员的能量平衡，以及通过适当的干预和治疗早期发现相对能量不足，也可以将过度使用和更严重伤害的风险降至最低。所有体操运动员应定期自我评估能量平衡，确保其热量需求能得到适当的能量摄入，避免能量相对缺乏和女运动员三联征相关的应力性骨折等肌肉骨骼损伤的发生。

评估基线体能并定期再次评估是预防损伤的重要工具。优化整体体能结合技巧训练有助于体操运动员做好高容量体操训练的准备。体操功能测量工具（gymnastics functional measurement tool，GFMT）为一系列（十个）运动特异性试验，用以评估女子竞技体操运动员的体能。这些试验包括绳索攀爬、垂直跳跃、敏捷短跑时间和倒立保持时间等。Ling等在 NCAA 女子竞技体操部门进行一项研究，旨在确定 GFMT 总分能否决定运动员的伤病风险。垂直跳跃高分与较低的躯干损伤率相关。垂直跳跃评分每提高 1 分，躯干损伤率降低 30%。与之相似的，一个研究艺术体操的项目采用一套跳跃训练计划用以训练精英运动员，提高其弹跳力。这项研究中，完成训练计划（包括水中训练和普拉提）的运动员提高了弹跳力（包括高度、地面反应时间、爆发力）而没有出现损伤。

建议进行进一步研究，包括在季前赛及后续受伤时进行体操特异性试验，以明确运动的危险因素和预防策略，最终创建表现优化流程来提升或建立运动员的技巧，同时做到伤病预防。应为不同的技巧建立并测试流程或训练计划，提升体操运动员的能力，同时保证其安全。

结论

体操是一项激动人心但要求甚高的运动，在世界范围内广受欢迎。竞技体操的特点是爆发力、力量和扭力需结合极端的柔韧性和平衡性。艺术体操突出优雅、平衡、协调、灵巧。蹦床则展现激动人心的花式动作与腾空。每个种类的体操运动都有其特有的损伤模式，而反复性的过度使用则是所有类型的体操普遍具有的机制。竞技体操与艺术体操都可出现严重的下肢损伤，如扭伤和腰部损伤。竞技体操（尤其是男性运动员）相比其他运动上肢损伤风险更高。蹦床中的损伤模式与竞技体操中的损伤模式相似，但由于运动员在空中达到高度相关的势能更大，导致前臂损伤或灾难性损伤的风险更高。体操运动员年龄相对较小，因此生长板损伤风险较高。伤病预防计划应富有逻辑，基于循证且有效针对给定运动最常见的损伤类型或造成时间损失的损伤。对所有体操运动员，预防措施应包括：旧伤完全、完好康复；训练及比赛环境安全、维护良好；注意负荷、训练强度、疲劳，避免过度使用；针对常见损伤有预防性训练计划，包括着地机制及本体感觉训练（避免踝和下肢损伤）、练习核心力量及灵活性（避免腰椎损伤）。

（戚文潇　蒋　佳　赵金忠　译）

第**6**章

手 球

一、概述

手球，也称为团队手球，是一项团队运动，两支队伍每队 7 名队员用手传球，将球投到对方球门。一场标准的比赛分为两个 30 分钟的上下半场，进球得分最多的球队获胜。自 1972 年以来，手球一直是奥运会项目。这项最初在丹麦形成的运动，在欧洲最为流行，同时在东亚、北非和南美洲的部分地区也很受欢迎。

场上阵型由 4 个不同位置的 7 名球员组成：3 名后卫，2 名边锋，1 名前锋和 1 名守门员。它是一种旋转接触和投掷运动，需要体力和速度。

这项比赛是通过运球、传球和投掷来尽可能多地进球，而对方球员则试图阻止这些动作。因此，运动员需要特殊的身体素质来产生能量和速度。

二、体能需求和损伤机制

手球运动员普遍身材高。身高因种族和国籍存在差异，男性平均身高为 180 ~ 195cm，女性一般为 165 ~ 180cm。那些打高水平比赛的运动员通常更高，有研究表明，一个更高的手球运动员更有可能打高水平的比赛。男性运动员的体重为 78 ~ 100kg 以上，女性运动员的体重为 60 ~ 75kg。不论男女，前锋比边锋、后卫和守门员体重更重。

手球是一项高强度的团队运动，同时有大量动作需要技巧、爆发力和耐力。这项运动需要断续的耐力跑、穿插频繁且短时间的高强度跑步及大量非常激烈的比赛动作。这些动作包括有力的上半身动作（如高速抛球、抢断）及下肢肌肉动作，还包括垂直跳跃、侧跑和后跑、加速和减速、向前冲刺和急停转向。这些动作发生在允许快速停止和启动的地板上。球员必须接住、击打和投掷 475g（男性）或 375g（女性）的球，同时进行跳跃、落地和旋转，通常在单腿支撑时与对手进行接触和抢断。

对体能的需求因球员所处位置而异。控球员在球场上跑得距离最短，但由于对抗次数较多，他们的活动强度较高。边锋球员是跑动强度最高的球员，他们比控球员对抗更少，体格上的需求更低。后卫球员的体能要求介于两者之间，但他们传球和投球的频率很高。

手球是一项高强度的团队运动，有很多接触性对抗。这些运动方式表明了这项运动存在高的受伤风险。由于比赛方式的不同，许多损伤都有可能发生，但对于手球运动员来说，有 3 种主要的高风险损伤机制，即投掷、对抗和落地。这些损伤机制可导致急性损伤或因过度使用而导致重复性微损伤。

（一）投掷

据估计，职业手球运动员每个赛季至少投掷 45 000 次。这些重复运动会影响优势侧肢体肩部和肘部的软组织、骨骼和关节结构，可能会导致一些生理性或病理性的，有症状或无症状的后果。与某些体育项目不同，投掷动作根据比赛进程的不同而变化，包括向上、向下投掷，点球等，除点球外，其他动作都需要在非常短的准备时间内完成。投掷的 3 个阶段（挥臂、加速和减速阶段）可能导致肩部和肘部过度使用损伤，这是由于剧烈移动、快速同心机械力和施加在解剖结构上的偏心力，尤其是存在肌肉无力、活动受限或肩胛运动障碍等风险因素时。除了这些投掷动作外，守门员还会反复承受肘关节过伸应力。

（二）球员对抗

手球是一项接触性运动，这意味着在某些规则和限制下，身体对抗是允许的。当一队防守时，另一队球员进攻并向对方球门移动。在这些动作中，即使球员已经习惯了这种情况，也有可能发生激烈对抗。这些对抗要么导致直接创伤（如挫伤、头部和面部直接创伤），要么身体失衡导致间接创伤（如身体失衡导致非控制着地，可能导致踝关节扭伤或膝 ACL 损伤）。

（三）落地

落地是手球比赛的重要组成部分，尤其是在进攻和射门时很多动作都需要跳跃技巧。落地可以是射门技术的一部分，也可以是在攻击或防御动作中或多或少受到控制的落地。

在手球运动中，球员尤其是进攻球员，通过跃起来提高射门的威力，突破对方的防守，更接近球门。对抗之后的落地可以通过或多或少的身体旋转来完成（有或没有俯冲）。在这些动作中可能出现的创伤是多重的、直接的或间接的。

另外一种众所周知的损伤情况是单腿受力。这是一种非接触性伤害，通常这种受力会受到接触或先前动作的干扰，从而失去平衡。在这过程中如果肌肉控制和本体感觉控制不佳，就会发生 ACL 断裂或踝关节扭伤。这些损伤也可能发生于比赛中的侧移动作。

三、手球损伤的流行病学

手球流行病学的挑战之一是对损伤的定义达成一致。重要的是，不要只考虑影响缺勤的损伤，因为许多损伤是慢性的，不一定会导致停止运动，但会影响运动员的表现。同时，考虑这些病变的严重程度也很重要，（训练／比赛）缺勤时间是一个很好的评价方式。

（一）手球运动中的受伤风险

手球是奥运会中受伤风险最高的运动项目之一（北京、伦敦和里约热内卢奥运会的所有运动员中有 13% ～ 17% 受伤）。在 2012 年伦敦奥运会上，手球的受伤率（22%）排在跆拳道（39%）、足球（35%）和自行车越野（31%）之后，排名第四，领先于篮球（11%）和排球（6.9%）等团体项目。一些人甚至认为手球是风险最高的球类运动。

受伤风险通常用暴露在训练或竞技比赛中每 1000 小时发生的受伤数量表示。这在文献中的结果是不一致的，可能因为一些文献仅报道导致停赛的损伤，而其他文献同时也报道包括过度使用的损伤。在一项收集来自 6 个主要锦标赛的高水平手球运动员受伤情况的前瞻性研究中，其结果表明，男性运动员停训停赛损伤的发生率高达每 1000 小时比赛时间 40 起受伤，女性为每 1000 小时比赛时间 36 起，但受伤的总发病率（不仅停训停赛性伤害）平均为每 1000 打球小时 108 次受伤。最近在德国联赛（750 名球员）的一项大型研究中证实了这种高比率。在一个赛季中，发病率约为 80 次损伤 /1000 小时。80% 的球员在赛季中受伤，每支球队有 52 次受伤。

损伤在比赛中比在训练中更容易发生，尤其是在高水平的比赛中。例如，ACL 断裂在比赛中比在训练中发生的更频繁。在比赛中，损伤经常发生在控球进攻中。对于比赛中受伤更容易发生的确切时间是上半场还是下半场，目前还没有共识。

前锋受伤风险最高，因为这些球员打球的强度高，有很多变向、接触和反击。其他研究报道称后卫球员受伤风险最高，证实了直接对抗和接触有受伤的风险。

在 2017 年世界锦标赛期间进行的一项流行病学研究中，45.3% 的伤害是由于球员之间的接触造成的，10.8% 是由于非接触性创伤（突然发作），26.9% 是过度使用损伤（逐渐发作）。在同一项研究中，年龄较大的球员受伤的风险更高，判罚 2 分钟的球员受伤的风险也较高，这表明了比赛进攻性对受伤风险的重要性。

（二）受伤的严重程度

手球不仅造成了高比率的伤害，也造成了严重的伤害。通常损伤的严重程度是根据创伤引起的缺训缺赛时间长短来分类的：包括轻伤（缺训缺赛 1 ～ 7 天）、中度损伤（8 ～ 21 天）和重度损伤（> 21 天）。在文献中，重度损伤的发生率从 5% 到 50% 不等，再损伤也很常见。膝、踝和头部受伤导致缺训缺赛时间最长。

（三）手球损伤的解剖位置

对于每个身体部位创伤的准确百分比没有共识，因为数据取决于如何收集、训练和比赛或仅仅比赛、一个或几个赛季或锦标赛期间等。尽管如此，不同学者报道的受伤比例分布基本一致（图 6-1）。

据报道，手球中最常见的急性损伤类型是挫伤、拉伤和扭伤。骨折和脱位不太常见。膝和踝是最常见的急性损伤部位，而过度使用问题主要影响膝、小腿和肩。

急性创伤性损伤多发生在下肢，踝关节损伤最为常见，膝关节损伤最为严重，尤其是 ACL 断裂。事实上，大多数踝关节经常是扭伤，需要几天甚至 2 ～ 3 周停止打球。相比之下，ACL 断裂需要 6 ～ 12 个月才能恢复运动和比赛。在上肢，急性病变主要影响手和肩。

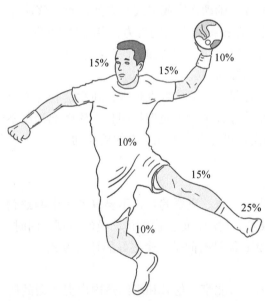

图 6-1　手球损伤部位分布百分率。这些百分比在不同的研究中是不同的，但大多数流行病学出版物都报道了相同的比例

慢性损伤占所有手球损伤的 20% ～ 35%。这些数字无疑被低估了，因为大多数研究收集的都是导致停训停赛的伤害。小腿疼痛（胫骨疼痛）似乎是最常见的慢性病变。跳跃者膝是手球运动员的一种常见疾病，男性占 30%，女性占 10%。肩部损伤是上肢最常见的慢性损伤，其次是肘部损伤，无论是场上球员还是守门员。

另一个值得关注的问题是手球运动员再次受伤的风险和中长期后遗症的风险。有关手球这方面的研究比足球还少。然而，一些研究表明2次或2次以上损伤后再次损伤的风险增加。ACL重建后发生膝关节骨关节炎的风险更大，即使在没有特定病变的情况下，这种风险似乎也存在于某些其他关节，如髋关节。

四、常见专项手球相关损伤

手球运动中可发生急性或慢性多处损伤。

在大多数流行病学系列中，足踝是最常见的受伤部位。除与球鞋相关的皮肤病和指甲病外，人工草皮趾（第一跖趾关节扭伤）、跖骨骨折和脱位、Lisfranc损伤、应力性骨折、足底筋膜炎、籽骨功能障碍和踇趾僵直都可能发生。它们不是特别特异性，大多数不会产生重大的时间损失。在手球比赛中，球鞋的质量非常重要，必须考虑到所有与手球有关的急性或慢性足部问题。

手和腕也是经常受伤的部位。在手球运动中，手必须在接触和激烈运动的条件下接住、握住和投掷一个直径为19cm（男性）和17.5cm（女性）的球。因此，可能发生骨折（舟骨或三角骨）、韧带损伤（TFCC和拇指掌指关节尺侧副韧带）、关节损伤（关节囊韧带结构和掌板）和肌腱损伤（屈肌和伸肌肌腱）。

本章专门研究膝关节损伤和肩、肘损伤。第一种是因为它们是手球运动中最严重的损伤，另外两种是因为它们代表了手球运动中的特定损伤和不同机制，尤其是相关过度使用损伤。

（一）膝关节损伤

在手球运动中，膝受伤最常见，并且是最严重的损伤，这既是因为经常需要较长时间才能恢复运动，也是因为长期的潜在后果。

一些研究比较了手球和其他运动中的膝关节损伤。Majewski等记录了17 397名患者在10年时间里在26种不同的运动中发生了19 530起运动损伤，他们报道了39.8%的膝关节损伤。当他们报道特定膝关节结构时，手球和排球中的ACL及手球中的后交叉韧带（PCL）出现结构损伤的风险最高。

手球训练中可能会发生不同的急性损伤，包括ACL和PCL损伤。MCL损伤、LCL和后外侧结构的急性损伤可单独发生，也可与交叉韧带损伤合并发生。半月板损伤是常见的，当与ACL损伤一起发生时可以修复，并且通常不会延迟恢复运动的时间。当半月板损伤单独发生时，如果可能的话，对于年轻患者应该进行修复，以免损害他们长期的运动生涯。半月板修复的恢复期比单纯的半月板切除术要长，并且会影响球员在一个赛季中的表现。髌腱断裂和髌骨不稳定也会影响手球活动。髌腱断裂可能是慢性髌腱病变的最终结果。

膝关节过度劳损很常见，通常排在肩关节过度劳损后，处于第二位。股四头肌和髌腱病（跳跃者膝）是常见病，在男性运动员中高达30%。外在和内在因素都可能在股四头肌和髌腱肌腱病的发病率中起作用。似乎场地类型和运动员较高的爆发力可能是跳跃者膝的危险因素。

ACL损伤是最主要也是最严重的损伤之一，需要特别考虑。文献的统计数据受ACL损伤数量众多的影响，ACL重建后恢复时间为6～12个月。

ACL 损伤通常发生在进行切向移动的动作时或者在没有直接身体接触的情况下从跳跃中落地。特别是在那些分析损伤机制视频的研究中发现，在团队手球中，ACL 损伤主要有 2 种机制，即非接触性驻 - 切运动和跳投落地。驻 - 切运动通常是一种假动作（如改变方向绕过一名对手）或跳投时的单腿落地。在这两种情况中，损伤机制似乎是相同的。有一个一致的模式，就是在膝关节接近伸直的情况下同时受到强大的外翻旋转应力。在小腿受到强迫内旋的外翻过程中，股骨外髁向后滑动，导致 ACL 损伤。这个非常短促的运动之后是小腿的反射式外旋，减少了解剖位置上的骨骼参与（图 6-2）。ACL 损伤发生在足部固定在地板上的时候。大部分受伤发生在之前多次执行的动作中，但对手互动的一些干扰可能有助于解释受伤原因。不充分的准备、不良的下肢对线及神经肌肉控制不良都可能导致损伤。

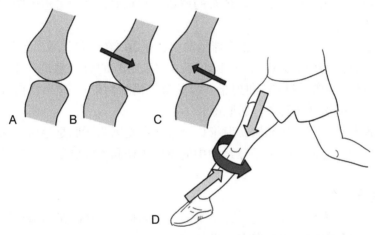

图 6-2　在小腿强迫内旋的外翻过程中，凸出的股骨外髁向后滑动到凸出的胫骨外侧平台上，导致 ACL 损伤。这个非常短的运动之后是小腿的反射式外旋，减少了解剖位置上的骨骼参与

在全部的损伤情况中，损伤发生在足被牢牢固定在地板上的时候——可以假设，鞋子和地板表面之间的摩擦力也会导致损伤机制。有研究表明，手球队员在人造地板上（通常有更高的摩擦力）比在木地板上发生 ACL 损伤的风险更高。

手球运动中 ACL 损伤的发生率存在性别差异，女性运动员遭受损伤的概率是男性运动员的 4～6 倍。性别差异的原因是多方面的，可能包括解剖学因素，如膝外翻和髁间窝宽度指数降低、荷尔蒙差异和神经肌肉不同，以及在膝周围更多前向和外翻的生物力学模式。

在 70% 的病例中，ACL 损伤同时合并膝关节其他几个解剖结构损伤，如半月板、软骨、PCL、MCL、LCL 和后外侧结构、前外侧韧带（anterolateral ligament，ALL）或髂胫束，这些合并伤必须同时治疗。

ACL 损伤后的明显旋转松弛必须准确解决，特别是在高要求和旋转运动的手球运动中。在过去的 10 年里，旋转松弛控制不当的风险和 ACL 再断裂的风险引起了更多的关注，特别是在手球运动中。即使仍然没有证据表明外侧手术（ALL 重建或外侧肌腱固定术）的确切适应证，也应该考虑外侧关节外手术在某些选择性病例中的实施，如高度旋转松弛（轴移试验 3 级）或全身韧带松弛。

在急性期很少有手术指征，因为它会增加关节纤维粘连的风险。然而在某些必须尽快处理合并伤的情况下，手术治疗无疑是不能延误的，这些损伤包括半月板桶柄样撕裂移位，后外侧和多发韧带损伤或骨软骨片状骨折。

手球人群通常需要手术治疗，因为这项运动在旋转和接触方面有很高需求，非手术治疗存在半月板和软骨损伤进一步不稳定的高风险。采用自体移植物重建 ACL 是常用的治疗方法。可用不同的移植物，如腘绳肌腱、骨 - 髌腱 - 骨和股四头肌肌腱是最常使用的。

（二）肩关节损伤

一名职业手球运动员在一个赛季中进行约 50 000 次投球动作，速度高达 130km/h，角速度为 7000 度（1 度≈0.017 5 弧度），这意味着投掷手臂的旋转速度为 20 圈 / 分钟，投球速度为 150 ~ 170km/h。研究表明，投掷过程中施加在肩部的力最大可达 1.5 倍体重。因此肩部受伤在手球练习中非常常见。损伤可以是急性的，影响优势或非优势肩，但是大多数情况下，由于优势侧肩部重复投掷动作而过度使用，会导致解剖结构的进行性损害。为了以最快的速度投球，肩部必须达到肌肉收缩的最大极限位置，同时保持肱骨头在关节盂前面，达到灵活性和稳定性的折中，这就是"投手悖论"。这些剧烈的运动会对解剖结构施加反复的应力。手球运动员肩关节的确切生物力学尚无定论，但最近的研究带来了一些改善治疗和预防肩部损伤的信息。

从流行病学的角度来看，重要的是要注意评估手球运动的肩部损伤；仅仅收集运动员无法上场的损伤是不够的，因为一些球员不顾伤痛继续比赛，而表现下降影响了他们的参赛。肩部损伤占创伤性手球损伤的 4% ~ 27%。这种差异与一些研究只收集急性损伤有关。众所周知，约 50% 的手球运动员报告慢性肩部问题对他们的比赛和表现有不同程度的影响。

事实框

● 肩部损伤在手球训练中很常见。它们是由重复的过顶活动导致过度使用损伤造成的，而不是单一的创伤机制。

与文献中研究最多的慢性肩部损伤模型的棒球投手不同，手球肩部损伤在生物力学模型上是独一无二的，因为它结合了不同位置的重复投球（各种各样的肩上和肩下技术）及直接接触，包括挡球。这些特点在投掷的不同阶段是相同的：挥臂、提举早期、提举后期、加速、减速和随球阶段。前三个阶段持续约 1.5 秒（图 6-3）。尽管加速阶段很短，只有 0.05 秒，但正是在这一阶段速度和旋转变化最大。在投掷过程中任何时候都可能发生解剖学损伤，尤其是在加速过程中。投掷动作实际上是整个身体的一个复杂动作，能量通过"动力链"从下肢传递到球，经过躯干、肩胛骨、肩、肘，最后是手。

这个"动力链"的完整分析对于理解和治疗手球运动员肩部的损伤是必不可少的。肩胛骨起着连接躯干和上肢的关键作用。手球的投掷动作快而短，准备时间比棒球少，因为它经常发生在比赛的快速动作中。出于同样的原因，最后一个阶段也较短，以避免与其他运动员接触。挡球也是手球的一个特点，根据动作类型的不同，可以在手臂抬起、水平移动甚至在髋部水平进行。因此，手球的投掷速度快、短、多变，而且往往比棒球更难预测。因此，引起的解剖损伤可能是多种多样的。

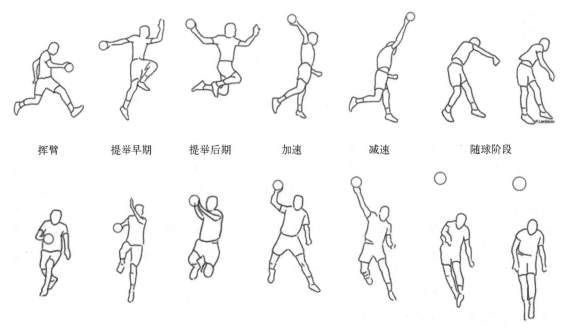

挥臂　　　　提举早期　　　提举后期　　　加速　　　　减速　　　　随球阶段

图6-3　手球投掷的不同阶段：挥臂阶段、提举早期阶段、提举后期阶段、加速阶段、减速阶段和随球阶段（改编自 P.Kaczmarek 和 P.Lubiatowski）

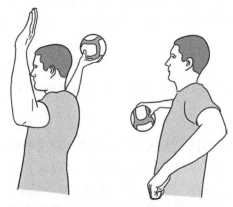

图6-4　职业手球运动员优势肩的运动弧线通常后移，外展时增加外旋而减少内旋（盂肱关节内旋障碍）

肩部的反复运动，以及施加在这个关节上的强大力量可导致肩关节解剖学上的改变。这些变化不仅会影响软组织，还会影响骨骼结构。在职业手球运动员的优势肩上，运动弧线（定义为外展手臂的最大内旋到最大外旋的角度）通常后移，就像其他投掷运动员一样，在外展时外旋增加而内旋减少。这是盂肱关节内旋障碍（glenohumeral internal rotation deficit，GIRD）（图6-4）。肩部松弛程度也随着运动弧度的增加而增加。外旋的增加也可能是由于肱骨后倾的适应性增加，内旋的限制在这种情况下是由于软组织的改变。肌力也会发生改变，有时会丢失一些外旋力量，同时增加内旋和内收力量。

　　在手球运动员的优势肩上经常可观察到内撞击或后上方撞击。它描述为肩袖关节面和关节盂后上部之间的撞击。这会导致肩袖 [冈上肌肌腱关节囊侧的部分撕脱（partial articular supraspinatus tendon avulsion，PASTA）] 和邻近肱骨头的深度损伤及后上盂唇的损伤。对其机制和原因进行讨论，对一些人来说，可能是由于微小的不稳定或 GIRD 继发于后下方关节囊挛缩的后果，这产生了盂肱关节旋转中心移位，导致内撞击。这种后下方关节囊挛缩可能是减速阶段重复投掷的结果。后上撞击的治疗主要是基于休息和理疗的非手术治疗。伸展技术（"睡眠者伸展"和"水平内收伸展"）改善了受限的动作，如 GIRD。肌肉强化是在疼痛和炎症减轻及运动改善之后进行的，主要集中在旋转肌肉的平衡上。恢复训练，然后正常练习，根据疼痛和进展逐步完成。

　　值得注意的是，复发性肩前脱位在手球运动员的优势肩并不常见。如果我们考虑到外展外旋的重复运动，这一事实是令人惊讶的。对这一临床疑问的解释仍然不确切，可能与重复投掷姿势有关的关节囊解剖的变化有关。尽管如此，在重复投掷的过程中可能会出现一些松弛，这可能是投掷"动力链"改变导致疼痛和表现下降的潜在原因。

　　肩袖损伤可表现为无撕裂的腱病，这与过度使用和反复投掷有关。肩袖撕裂可能是慢性内撞击的结果，在这种情况下损伤通常位于冈上肌、冈下肌交界处，但也可能是张力反复过载和离心激活时微损伤的结果。这也会影响肩胛下肌。这些肩袖损伤通常是关节囊侧病变，很少是全层。治疗取决于多种因素，包括撕裂的大小、深度、位置及患者的身体状况。许多部分损伤可以从恢复运动的非手术治疗中获益。研究表明，高水平的手球运动员优势肩在 MRI 上可表现出不同的病变（肩袖部分撕裂、骨挫伤、SLAP 损伤），但不一定有症状。因此，应注意不要将手术指征仅基于 MRI 病变。在肩袖部分损伤的情况下，如果非手术治疗失败，大多数情况下需要进行手术修复，简单的清理结果并不理想。完全断裂必须修复，但预后不良。

　　在投掷运动员特别是手球运动员中，SLAP 损伤是一种常见的损伤。重复的外旋可能是导致 SLAP 损伤的原因，SLAP 损伤具有"剥离机制"，这种机制导致投掷运动员的 SLAP 损伤。Ⅱ型 SLAP 损伤单纯的手术治疗越来越受到争议，因为必须优先考虑病因治疗。另外，修复 SLAP 好还是行肱二头肌肌腱固定术好也存在争议，这对年轻投掷运动员来说一直是个问题。对于投掷运动员的Ⅲ型和Ⅳ型 SLAP 损伤，如有"桶柄样"撕裂及撕裂延伸到肱二头肌，需要手术治疗。

　　肱二头肌长头腱损伤可能是投掷时疼痛和无力的根源，特别是当有肩袖、冈上肌前部或肩胛下肌上部病变时。肩关节可能变得不稳，并发展为慢性病变，如滑膜炎或腱病。功能性治疗中或多或少联合类固醇注射的物理治疗是首选治疗方案。严重和顽固性病变可选择肌腱固定术。

　　肩胛运动障碍在手球运动员中很常见。严格地说，它不是一种病变，但它的存在增加了肩部受伤的风险。因此，在手球运动员中检测和预防肩胛运动障碍是很重要的。肩胛运动障碍是其他疾病的原因还是结果，目前存在一些争议。首先在网球运动员中描述它已经成为一些出版物的主题，包括描述 SICK 肩胛骨综合征 [肩胛骨错位（scapula malposition）、下内侧缘突起（inferior medial border prominence）、喙突疼痛和错位（coracoid pain and malposition）、肩胛骨运动障碍（dyskinesia of scapular movement）]。不同的肌肉功能障碍可以解释这种现象，即触诊胸小肌肌腱在喙突附着处疼痛。由于肩胛骨是胸腔和上肢之间的一个重要连接，它的功能障碍会对运动员的肩功能产生重大影响。预防措施是必不可少的，现在已成为手球运动员日常准备工作的一部分。

（三）肘部损伤

　　由于手球运动的性质，结合了速度和接触，肘可能是急性创伤的部位，这和许多运动一样。然而，慢性病变在这个关节是常见的。"手球肘"汇集了在重复投掷和由内侧张力、外侧压力、伸肘超负荷和肌腱疾病引起的损伤中的不同病理。

　　就像肩伤一样，流行病学研究只报道了手球运动员有赛时损失的损伤，可能低估了肘部的伤病情况。过去和现在肘部问题的患病率在门将中高达 51%，在场上球员中发生率高达 32%。有 2 种肘部损伤模式，即场上球员重复投掷和守门员重复过伸（图 6-5）。

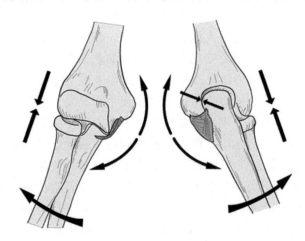

图 6-5　肘关节反复外翻应力导致内侧结构明显紧张，并伴有外侧受压现象和鹰嘴窝后内侧撞击

1. 场上运动员肘部损伤　在每次投掷运动中，肩部向肘关节传递较大的旋转扭矩，导致肘关节外翻应力，造成内侧结构出现明显的张力，并伴有外侧受到压力现象，尤其是肱桡关节。这些现象在后期手臂提举阶段和早期加速阶段特别明显。MCL 因张力出现进行性损伤，可导致慢性不稳，特别是当肱骨上髁附着肌肉也因肌腱病变和无力而受损时。对外侧间室的重复压力，特别是在内侧牵拉力不足的情况下，可导致软骨的进行性损伤，引起软骨或骨软骨游离体及后来的骨关节炎，也可发生缺血性坏死或剥脱性骨软骨炎。

出于与反复外翻应力相关的相同原因，鹰嘴会在鹰嘴窝中产生后向内侧压力并伴有撞击。它可能会发展为局部炎症和滑膜炎、游离体，最终导致软骨软化、骨赘形成和退行性软骨病变。这些病理的发展会导致伸展受限和疼痛。

现场球员的这些损伤也可能因暴力创伤而加重，例如，在挡球期间 MCL 出现急性损伤并使情况恶化。

2. 守门员肘部损伤　男子手球的重量为 475g（女子手球的重量为 375g）。当守门员挡球时，手球以 100 ～ 130km/h 的速度进行撞击。75% 的手球守门员在职业生涯中都有肘部问题。病变可为急性或慢性，在大多数情况下，这些都是在阻挡射门时过度伸肘的创伤。球的冲击引起外翻应力，特别是前关节囊处 MCL 前束的承受应力很大。肘关节周围的软组织发生微破裂（旋前屈肌起点和关节囊前部病变的横向和纵向破裂），鹰嘴和鹰嘴窝的后方受压病变，包括骨刺、骨赘、游离体和钙化。这些病变可见于优势侧，但也可见于非优势侧。

绝大多数病例肘部慢性损伤采用非手术治疗，包括适当休息、理疗，并逐渐恢复活动。即便在非手术治疗失败且不能恢复运动的情况下，也很少考虑手术治疗内侧松弛。

五、手球运动损伤的预防

急性损伤和过度劳损都是手球运动中的主要问题。对于预防手球损伤，ACL 断裂和慢性肩部损伤方面的研究成为最近特别关注的两个领域。

（一）手球 ACL 断裂的预防

有多种因素被认为是 ACL 断裂的危险因素，例如，膝外翻（较高的膝外翻力矩）就是 ACL 断裂的重要危险因素之一。因此，相应的预防技术动作包括注重足趾着地、着地时膝超过足趾的姿势及窄距侧移（图 6-6）。运动员腘绳肌的使用能力也是非常关键的，特别是腘绳肌的内侧是控制胫骨向前平移的一个要素。另一个重要因素是手球鞋和场地表面之间的摩擦。手球的比赛场地有两种类型，即镶木地板（木地板）和人造地板。尽管近年来比赛场地已经有过升级和改进，人造地板的摩擦系数相较之前增加，然而在人造地板的场地上比赛的 ACL 断裂的风险却是在木地板上比赛的 2.4 倍。因此，建议球员至少准备 2 种球鞋，一种更"滑"的球鞋适用于高摩擦力的场地，另一种摩擦系数高的球鞋适用于光滑的场地。

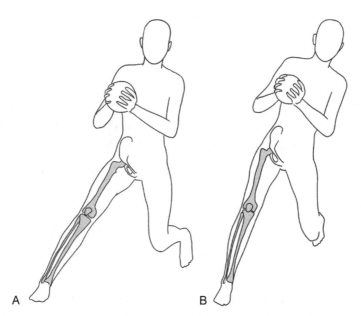

图 6-6　A. 宽距侧移，是 ACL 断裂的高风险因素；B. 预防技术动作，包括注重足趾着地、着地时膝超过足趾的姿势及窄距侧移（改编自 Kristianslund 等）

ACL 断裂发生率存在着性别差异，女性运动员 ACL 断裂的风险更高。年龄也是一个风险因素，青少年末期和 20 岁出头的运动员 ACL 断裂的风险更高。必须着重强调，在这些运动员群体中可通过改善神经肌肉功能进行预防，尤其是青少年女性。

预防措施已证明可以有效地将 ACL 断裂减少 50%。这些神经肌肉训练项目的目标是增加肌肉力量，提高非接触性 ACL 损伤中高危动作的姿势平衡控制和肌肉协调能力。预防措施包括在医务人员监督下的多种锻炼方式，如核心肌力训练、平衡 / 协调、跳跃训练和肌肉增强。

（二）肩关节劳损的预防

肩关节的慢性损伤在手球运动中极为常见。已有研究表明，超过 90% 的投掷肩存在异常的磁共振影像学表现（37% 存在临床症状）。在高水平运动员中，50% 的球员在一个赛季中会经历肩关节问题，一般来说，23% ～ 28% 的球员会因为肩关节问题而影响他们的竞技状态和出场率。

手球优势肩内旋减少（GIRD）和外旋增加是常见的，这认为是软组织和骨骼的适应性改变。然而，已有研究表明，内旋活动度和整体关节活动度的减少可能与肩部问题存在相关性。盂肱关节受到的旋转力量也认为是一个危险因素。关于肩胛骨运动障碍与肩关节损伤相关性的认识尚存在争议，但似乎在一些手球运动员群体中，肩胛骨运动障碍可能导致了肩关节的疲劳性损伤。除上述因素外，球体的负荷，特别是球体处于快速运动状态所产生的负荷，可能会导致肩部损伤。

手球运动中预防肩关节损伤的措施包括：针对增加盂肱关节内旋力量的训练（睡眠者牵伸和水平内收伸展）、外旋转力量和肩胛肌肉力量的练习。

这些预防计划通常包括神经肌肉训练和系统化的热身计划，必须在年轻运动员中实施，并结合相关信息和教育，使运动员更好地坚持这些计划，避免长期的慢性损伤。这些计划必须在锦标赛和其他赛事等高参与度之前和期间特别实施。此外，由于身体需求明显不同，因此必须针对团队中每位球员的位置进行针对性预防。

要点

手球是一种需要身体力量和速度的旋转接触和投掷运动，是一项需要大量技术动作、爆发力及耐力的高强度的团队运动，也是奥林匹克运动中受伤风险最高的项目之一。在手球运动中，膝和踝是最常见的急性损伤部位，而过度使用性损伤问题主要集中在膝、小腿和肩关节。急性创伤性损伤多发生在下肢，踝关节损伤最为常见，膝关节损伤最为严重，尤其是 ACL 断裂。ACL 损伤通常发生在侧向移动时或在没有直接身体接触的起跳后着地过程。在手球训练中肩关节损伤是最常见的过度使用性损伤。肩关节的重复性运动及反复作用于关节的应力，会导致解剖学上的结构适应性改变、关节活动度改变，以及与症状不相符的病理学改变。由于场上球员的受重复性肘外翻和守门员的肘过伸应力，肘关节也经常受到过度使用性损伤的影响。

手球损伤的预防，特别是在 ACL 断裂和慢性肩部损伤领域，近年来有了相当大的发展，并已经通过实施神经肌肉训练和系统化的热身计划显示了其有效性。随着手球运动负荷和强度的增加，未来需要更好的训练和训练计划来提高这些损伤的预防。

（雷鸣鸣　译）

第 7 章

冰 球

一、概述

目前，超过 76 个国家开展了冰球运动，而且这项运动越来越受到人们欢迎。在美国，每年有超过 12 590 名 19 岁以下的冰球运动员因受到冰球运动相关损伤而到急诊就诊。在 1990—2006 年，9 ～ 14 岁的冰球运动员的受伤人数增加了 163%，并且在持续上升。此年龄段受伤人数的增加可能是由于越来越多的青少年参加冰球运动。

在精英水平的比赛中，运动员受伤的频率甚至更高。首先，装备规则的不同，如缺乏封闭式面罩的保护，会导致面部和牙齿的创伤增加。其次，相对宽松的身体阻挡（卡位）与竞技规则会造成运动员之间更多的身体对抗，从而导致更高的受伤风险。最后，壮硕的球员体型、极快的滑冰速度和冰球速度使比赛的性质更激烈，增加了球员受伤的风险。

冰球是一项接触性运动，会给人体造成很多类型的损伤，包括严重的肌肉骨骼创伤，甚至是灾难性的损伤。目前有研究证明，规则上允许并鼓励更激烈的身体对抗的比赛会显著增加球员受伤风险。由于冰球运动的日益普及和该运动对抗性的本质，与冰球运动相关的损伤一直是一个重大的健康问题。

冰球以其技巧性强、变化性多的快节奏打法而闻名，10 名球员穿着刀形溜冰鞋在冰上以接近每小时 30mi 的速度移动，球员使用复合材料制成的球棒以超过 100mi/h 的速度推进硬质橡胶冰球。球员之间的身体对抗、身体阻挡（卡位）和跌倒都会导致高速碰撞，让球员撞倒在硬塑料复合板和玻璃制造的比赛场地上。在一些青少年联赛和职业联赛中，球员间的争斗仍然存在，甚至受到鼓励。由于这些原因，冰球是竞技体育中受伤率最高的运动之一。

冰球运动员常见损伤的流行病学研究是至关重要的。队医可以利用这些信息更好地为常见的损伤做好准备。此外，这些信息有助于指导相关领域预防策略的制订，包括训练、规则的执行和修改、设备改进和体育精神的培养。

二、运动特异性损伤风险及机制

了解冰球运动员受伤的常见机制和特异的危险因素对于有针对性地干预和降低损伤风

险至关重要。虽然在所有级别的比赛中，大多数损伤机制都是相似的，但由于装备、比赛规则和比赛水平的不同，存在一些特殊的差异。多项研究发现，球员间的碰撞是所有年龄组的主要受伤机制，而与挡板、球棒和冰球之间的碰撞是另一类常见的受伤机制。运动表现提升专家的目标是培养出更大、更快、更强、更健壮的运动员，从而让球员能够更快地滑冰、更用力地击球、以更高速度射门，但这也提高了球员受伤的风险和严重程度。

（一）青少年和高中冰球

在青少年和高中阶段，身体阻挡已确认为主要的伤害机制。Matic 等报道，在参加高中冰球比赛的运动员中，46.0% 的受伤是由身体阻挡造成的。Bartley 等在一项类似的研究中发现，41.1% 的高中运动员受伤与主动阻挡对手或被动身体阻挡有关，所造成的损伤通常发生在头部、面部和肩部。

Emery 等证明，允许身体阻挡的联赛与不允许身体阻挡的联赛相比，青年运动员受伤的风险明显增加，其中脑震荡的风险增加了 3 倍。有研究对不允许在任何级别的比赛中进行身体阻挡的女子冰球比赛也做了类似的观察。Decloe 等发现，同年龄段的青少年女性运动员所遭受的伤害比男性运动员少，这在一定程度上是因为禁止身体阻挡。

Forward 等在一项对 33 233 名青少年曲棍球运动员的研究中发现，男女运动员中第二常见的损伤机制都是跌倒（分别为 14.8% 和 25.3%）。虽然在高水平的比赛中跌倒是一种较少见的受伤机制，但应考虑到较年轻群体相对缺乏协调性和敏捷性。相反，与棍棒或冰球接触和打架是一种较少发生的伤害机制，可以预见，这是因为正规比赛的规则禁止打架斗殴，同时也需要全面的面部保护，以减轻眼、面部和牙齿创伤。

（二）青年 / 初级冰球

青年冰球运动员一般为基于经验和技巧的各级别比赛的 16 ~ 21 岁运动员。与青少年曲棍球相似，与另一名球员和（或）挡板的碰撞是最常见的受伤机制。随着对封闭式面部保护的要求越来越不一致，以及比赛速度越来越快，球棒和冰球相关的伤害越来越普遍。此外，一些青年冰球联盟允许打架斗殴，这就引入了一种新的伤害机制。

Tuominen 等报道了在国际冰球联合会（International Ice Hockey Federation，IIHF）前瞻性收集 20 岁以下和 18 岁以下青年世界锦标赛 9 年间的 633 起受伤病例，其中身体阻挡是最常见的伤害机制，占所有伤害的 32%。对头部和身体的阻挡所产生的冲击是脑震荡的最常见机制。63% 的脑震荡是由违规击打造成的，却只有 53% 判罚。30% 的肩部损伤和 18% 的头部损伤是由挡板的撞击导致的，虽然这是一种不太常见的损伤机制；其次是球棒（13%）或冰球（13%）的打击伤。冰球（31%）和球棒（18%）的打击是手指、手和腕损伤最常见的机制。此外，在 20 岁以下青年世界锦标赛中，球棒打击伤造成了 20% 的伤害，其中大多数是头部面部（78%），占面部撕裂伤确诊病例的近 50%。

Stuart 等也报道了类似的结果，他们发表了一项为期 3 年的前瞻性研究，对美国青年 A 级联赛中的 142 次损伤进行了研究，最常见的伤害机制是碰撞，占 51% 的损伤。与另一名球员（24%）和挡板（22%）的碰撞比与冰面（4%）或球门（1%）的碰撞更常见。在所有伤害中，因球棒打击而造成的伤害占 14%，这比被冰球（11%）或溜冰鞋（3%）击中更常见。在一些联赛中发生打架斗殴，造成了 3% 的损伤。此外，已报道损伤中的 6% 继发于过度使用机制。随着比赛水平的提高，由于单项运动的参与和全年的比赛，过度使用造成的伤害变得更加普遍。

（三）大学冰球

与其他级别的比赛类似，与其他选手或地面的碰撞仍是大学冰球运动员最常见的损伤机制。这一级别的不同之处在于，与更年轻的运动员相比，过度使用和打架斗殴导致损伤率略高。此外，与球棒相关的损伤不太常见，可能是因为现在的比赛规则要求全面的面部保护。值得注意的是，训练损伤的受伤率更高且多数是由非接触机制造成的。

Agel 等报道了一项大学男子冰球损伤的描述性流行病学研究，该研究来自 1988—2004 年的美国大学体育协会损伤监测系统（National Collegiate Athletic Association Injury Surveillance System，NCAA ISS）。在所有报道的比赛损伤中，47.7% 的损伤与球员间的对抗相关，而 21.6% 的损伤是由撞击挡板或玻璃造成的。冰球（7.0%）或球棒（6.4%）的打击是少见的损伤机制。球员间身体对抗（60.2%）和撞击挡板或玻璃（26.3%）是造成脑震荡最常见的损伤机制。非接触性损伤机制在训练中（32.0%）明显多于比赛中（9.7%）。

在一项针对女子冰球的类似研究中，Agel 等报道了 NCAA ISS 2000—2004 年的数据。与男性运动员相比，球员接触（46.8%）和接触挡板或玻璃（17.1%）是最常见的损伤机制。只有 6.5% 的损伤是由冰球棒的打击造成的，3.0% 的损伤是由冰球打击造成的。与男性运动员一样，造成脑震荡最常见的原因是与其他球员接触（42.1%），然而，第二常见的原因是与冰面接触（28.1%）。与男性相似，非接触性损伤机制在训练中（41.0%）明显多于比赛中（11.0%）。

Flik 等报道了美国大学男子冰球运动员中的 113 次损伤，发现与对手（32.8%）和挡板（18.6%）的碰撞是最常见的损伤机制。过度使用（8.0%）是第二常见的损伤机制。冰球（6.2%）和球棒（1.8%）的打击伤较少见。在一项为期 6 年的加拿大大学间的损伤研究中，Pelletier 等报道 6.5% 的损伤来自打架斗殴。这并不令人惊讶，因为在加拿大联赛中打架斗殴比较盛行。

（四）职业冰球

在精英级别的参赛选手中损伤经常发生，这可能是由于比赛的高速进攻性，以及装备规定和规则的差异。虽然身体阻挡仍然是最常见的损伤机制，但球棒和冰球相关的损伤出现的频率更高。在职业水平上，球员不需要佩戴封闭式面部护具。此外，冰球射出的速度更快，经常导致受伤。

Tuominen 等报道了 7 年间在 IIHF 世界成人锦标赛和冬季奥运会上的 528 次损伤。3 种最常见的损伤机制分别是身体阻挡（27.2%）、球棒打击（21.1%）和冰球打击伤（12.3%）。Molsa 等在芬兰的一项队列研究中也发现了类似的结果，其中 29.7% 的损伤来自阻挡，14.6% 的损伤来自球棒打击伤，7.9% 的损伤来自冰球打击伤。Lorentzon 等对瑞典精英队的损伤进行了 3 年以上的研究，发现最常见的损伤机制是阻挡（32.9%）、球员间对抗（25.0%）、冰球打击伤（14.5%）和球棒打击伤（11.8%）。

Pettersson 等发表了一项对瑞典精英队 376 次损伤病例进行的为期 4 年的前瞻性研究。在该队列中，球棒打击伤是最常见的损伤机制（26.1%），占头、面部损伤的 56.9%。球员间对抗是第二常见的损伤机制（23.9%），占头面部损伤的 22.9%。其次是冰球打击伤，造成的损伤占所有损伤的 16.0%，占头面部损伤的 14.7%。

三、常见的冰球相关损伤

临床医师和教练应熟悉常见的冰球损伤，以便进行熟练地评估和治疗。肩锁关节损伤在碰撞中极为常见。髋臼股骨撞击（femoroacetabular impingement，FAI）综合征和核心肌肉损伤是 2 种最常见的过度使用损伤，尤其是在精英水平的球员中。MCL 是膝关节最常见的损伤结构。股四头肌挫伤很常见，需要早期识别和急诊治疗，以防恢复时间延长。

（一）肩锁关节

肩锁关节损伤在冰球运动员中很常见。这些损伤通常是由与另一名球员或挡板接触造成的。直接打击运动员的肩部会使肩峰向下移位，导致肩锁关节囊和（或）喙锁韧带损伤。

疑似肩锁关节损伤时，检查需要去除肩垫，以暴露受伤侧和对侧肩部进行比较。应触诊肩锁关节有无压痛，检查有无畸形。应检查肩关节活动度，其在更严重的情况下可能会受限。交叉肩检查通常呈阳性。应进行完整的肩部体格检查，以排除合并损伤和神经血管损伤。

肩锁关节损伤根据 Rockwood 分型分为：Ⅰ型，肩锁韧带损伤扭伤，X 线正常（图 7-1A、B）；Ⅱ型，肩锁韧带断裂，喙锁韧带完好，喙锁距离升高 ＜ 25%（图 7-1C）；Ⅲ型，肩锁和喙锁韧带断裂，喙锁距离升高 25% ～ 100%（图 7-1D）；Ⅳ型，肩锁和喙锁韧带断裂，后向脱位至斜方肌；Ⅴ型，肩锁和喙锁韧带断裂，三角斜方筋膜断裂，喙锁距离升高 100% ～ 300%；Ⅵ型，肩锁和喙锁韧带断裂，向下脱位。

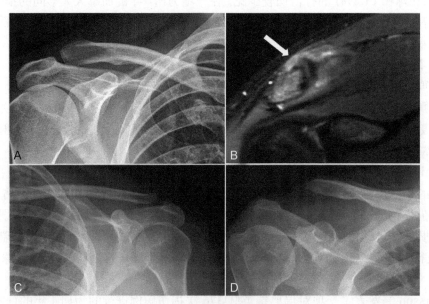

图 7-1 肩锁关节损伤

A. 右侧肩锁关节正位 X 线片显示正常；B. 冠状面 MRI 显示关节囊水肿（箭头），关节间隙未增宽，符合Ⅰ型损伤；C. 左肩锁关节正位 X 线片显示关节间隙增宽，锁骨无向上移位，符合Ⅱ型损伤；D. 右肩锁关节正位 X 线片显示锁骨向上移位，符合Ⅲ型损伤

应进行肩部和肩锁关节的 X 线检查以排除骨折和评估损伤的严重程度。X 线片应包括：双侧肩锁关节的正位片，以评估相对于对侧的移位程度；腋侧位片，这是诊断 IV 型损伤所必需的。MRI 用于诊断运动员 IV～VI 型损伤，可评估三角肌 - 斜方肌筋膜断裂与合并损伤。冰球运动员肩锁关节损伤多为 I～III 型。

治疗和重返赛场取决于损伤的严重程度。非手术治疗在 I 型和 II 型损伤中表现良好，包括悬吊、冷疗和早期肩关节活动度锻炼。虽然在精英运动员中 III 型损伤的治疗仍存在争议，但最近的研究表明，冰球运动员的非手术治疗取得了成功。IV～VI 型损伤需要手术干预，采用喙锁韧带重建。

重返赛场的情况各不相同，根据具体情况而定。对怀疑有轻度损伤的运动员，他们报告有能力重返赛场，可以谨慎考虑立即复出。重返赛场的标准包括恢复完全无痛的肩关节活动度、恢复正常的力量，以及不受限制地执行特定运动技能的能力。通常，精英运动员在 I 型和 II 型损伤 0～4 周后，III 型损伤 4～8 周后，IV～VI 型损伤 4～6 个月后恢复运动。

（二）髋臼撞击

在冰球运动损伤中，髋关节相关损伤占很大比例，包括急性和慢性损伤。冰球在 NCAA 项目中髋部和腹股沟伤害率位居第二。运动员患 FAI 的风险增高，尤其是守门员，因为蝶式站位时关节位置异常。此外，在冲刺开始阶段，冰球运动员在推动下肢时外旋外展髋关节，在收回下肢时通过增加髋关节屈曲来进行内旋，这使运动员处于"危险"的髋关节位置。事实上，与年龄相近的年轻滑雪者相比，年轻冰球运动员的 α 角要大得多。FAI 是由发育异常引起的，包括股骨头 - 颈部偏心距下降（凸轮损伤）、局灶性或整体髋臼过度覆盖（钳夹损伤）或两者的组合。股骨近端和髋臼之间的异常接触，以及凸轮病变反复撞击髋关节，通常伴有髋关节屈曲和内旋，导致盂唇退变 / 撕裂和移行区及邻近软骨的剪切损伤。

FAI 通常表现为过度使用损伤；然而在极少数情况下也可在急性损伤后出现。运动员通常报告髋关节前方或腹股沟疼痛，并可能通过将手绕在腹股沟周围呈"C 字征"来证明疼痛的位置。应检查受伤的髋关节并以对侧髋关节作为对照。相关发现包括髋关节活动受限，特别是屈曲和内旋时。髋关节屈曲内收内旋撞击试验（flexion，adduction and internal rotation；FADIR）包括通过屈曲、内收和内旋髋关节来再现症状。需要对髋部、腹股沟和腹部进行广泛的检查，因为有多种与 FAI 和（或）常见的继发性损伤症状相似的诊断需要进行鉴别（图 7-2）。由于 FAI 通常表现为渐进性隐匿性的发作，所以除急性损伤的情况外，比赛中的影像学检查很少用到。X 线片应包括骨盆正位片和髋关节正侧位片，以评估 FAI 的形态学特征（图 7-3A）。CT 有助于确认骨骼形态（图 7-3B）。还应进行髋关节 MRI 检查，以评估盂唇、软骨和相关软组织病变（图 7-3C、D）。

初期治疗应包括非手术治疗。非手术治疗包括物理治疗、深部组织按摩，尽可能避免加重活动及非甾体抗炎药。关节内注射皮质类固醇可用于非手术治疗效果不满意或有更严重症状的运动员，特别是在赛季中。通常建议对赛季末有持续性症状的患者进行手术治疗，以达到解决症状和保髋的目的。

能否重返赛场取决于运动员的临床情况。对于过度使用损伤的运动员，比赛的限制取决于运动员的症状水平和有效发挥的能力。对于急性损伤，应行 X 线片以排除骨折或撕脱，根据患者 X 线片是否阴性、有无相关检查体检阳性发现及球员的恢复能力决定是否重返赛场。对于接受手术干预的运动员，允许在术后 4 个月左右恢复冰上训练。

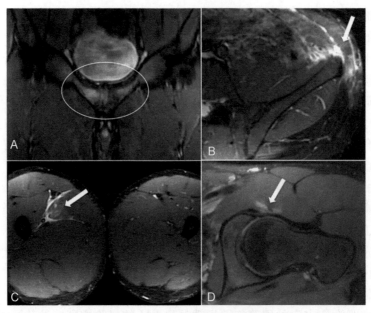

图 7-2　FAI 相关损伤和鉴别诊断

A. 斜冠位 MRI 显示耻骨联合处（圆圈）水肿和软骨下硬化，符合耻骨骨关节炎；B. 腹部轴位 MRI 显示左侧广泛水肿（箭头），符合髋部挫伤；C. 轴位 MRI 显示右侧内收肌水肿（箭头），符合内收肌损伤；D. 左侧髋关节斜轴位 T_2 脂肪抑制 MRI 显示髂腰肌腱周围水肿（箭头），符合髂腰肌腱炎

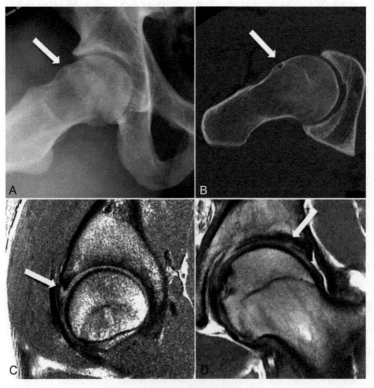

图 7-3　凸轮型 FAI

A. 右髋变长的股骨颈侧位 X 线片显示前方一个大的凸轮（箭头）；B. 右髋的径向重排轴位 CT 显示前凸轮病变伴骨内囊肿形成（箭头）；C. 左髋矢状位质子密度 MRI 成像显示前上盂唇全层撕裂（箭头）；D. 冠状质子密度成像 MRI 显示软骨盂唇连接处分离（箭头）

（三）内侧副韧带

冰球运动中最常见的膝关节损伤结构是 MCL。MCL 损伤是 NCAA 运动员中仅次于脑震荡的第二常见损伤。在冰上碰撞中常见膝关节扭转外翻导致 MCL 损伤。此外，它们可能是由溜冰者在冰上抓住边缘造成的。据报道，MCL 损伤占精英冰球运动员所有损伤的 9.2%。

检查需要暴露双侧膝关节，对比检查。在 MCL 起点和止点的近端和远端触诊可能会触发疼痛。单独的 MCL 损伤通常会导致局部疼痛和软组织肿胀。外翻应力试验应分别在完全伸膝和屈曲 30° 时进行，并以对侧膝关节为对照。根据美国医学会（american medical association，AMA）的分类，损伤根据内侧关节与对侧膝关节间隙增宽的程度分为 I 级（0 ~ 5mm）、II 级（5 ~ 10mm）、III 级（> 10mm）。应该完成完整的膝关节检查，包括全面的韧带评估，以排除合并损伤。

影像学检查包括膝关节的正侧位 X 线片和斜位 X 线片，以排除骨折。可以使用屈膝 20° 外翻应力位 X 线片，与对侧膝关节相比，内侧间隙大于 3.2 mm 提示为 III 级 MCL 损伤。对于有较严重损伤的运动员，MRI 可以用来评估损伤的程度，并排除合并损伤。冰球运动员的 MCL 损伤大多为 I 级或 II 级（图 7-4A）。III 级损伤和远端 MCL 病损可能预后较差（图 7-4B ~ D）。

单纯的 I 级和 II 级 MCL 损伤非手术治疗通常反应良好。最初的治疗包括冰敷、加压和抬高，以减少软组织肿胀。早期康复的重点应该是开始主动膝关节活动以防止僵硬，加强力量锻炼以恢复股四头肌功能，避免侧身活动，并在症状允许的情况下进行运动专项训练。建议使用铰链式膝关节支具，特别是对于 II 级和 III 级损伤，但在比赛赛季结束后可能会停止使用。III 级和远端 MCL 损伤采用非手术治疗预后较差（图 7-4B ~ D）。患有慢性外翻不稳或旋转不稳影响比赛的运动员可能需要手术治疗。富血小板血浆在高级别 MCL 损伤中的使用和疗效仍然存在争议。

根据受伤程度的不同，重返比赛的情况也有很大差异。对于疑似轻度受伤的运动员，如果他们报告有能力有效恢复比赛，可以谨慎考虑重返比赛。复出标准包括恢复完整关节活动刚度、力量、无肿胀及体检时 MCL 愈合的证据。一般来说，精英运动员在 I 级受伤 0 ~ 2 周、II 级受伤 2 ~ 4 周和 III 级受伤 4 ~ 8 周后可重返赛场。

（四）核心肌肉损伤

研究表明，冰球运动员髋部和腹股沟损伤的发生率很高，尤其是职业运动人员。核心肌肉损伤在过去 10 年才在体育界得到广泛的认识，因此经常被误诊。冰球运动员因为需要重复地突然改变方向和进行剧烈的扭转运动，它们通常表现为过度使用损伤，然而在极少数情况下可以是急性损伤。

运动员经常主诉难以扭转和转向患侧。通常在下腹耻骨处触诊有压痛。在对抗肌肉收缩检查时应评估疼痛等状况，因为这种动作引发的疼痛在核心肌肉损伤的运动员中最常见。此外，在患侧行单腿抬高抗阻试验也可引发疼痛症状。需检查髋关节、腹股沟区和腹部，以排除与核心肌肉损伤症状相似的常见病变（图 7-2 和图 7-3）。

由于核心肌肉损伤通常是渐进的，所以运动中损伤很少需要即刻行影像学检查。影像学检查首选髋关节和骨盆的 X 线片，主要是为了排除核心肌肉的损伤。MRI 在明确运动员腹股沟疼痛原因方面具有较好的敏感性和特异性，可以评估腹直肌 / 长收肌腱膜损伤的严重程度，同时鉴别骨盆内的其他病变（图 7-5）。

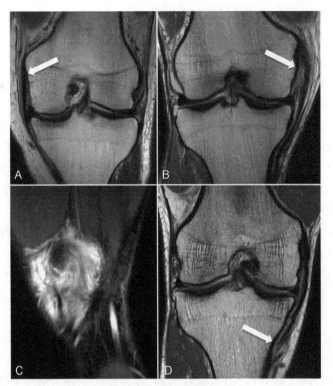

图 7-4 MCL 损伤

A. 冠状面质子密度 MRI 显示左膝近端 I 级 MCL 损伤（箭头）；B. 冠状面质子密度（箭头）；C. 矢状位 MRI 序列，显示右膝近端Ⅲ级 MCL 损伤；D. 质子密度冠状位 MRI 序列显示右膝远端 MCL 损伤（箭头）

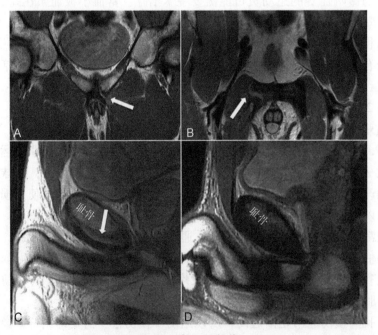

图 7-5 核心肌损伤

A. 斜冠状位质子密度 MRI 显示上裂征（箭头），表明内收肌腱膜的撕裂，与核心肌轻度损伤一致；B. 斜冠状位质子密度 MRI 显示腱膜高度撕裂（箭头）蔓延至内收肌起点；C. 矢状位质子密度 MRI 显示耻骨腱膜板的高度向后剥离（箭头）；D. 正常对侧矢状位 MRI 显示完整的内收肌腱膜

核心肌肉的损伤在比赛中很难处理。非手术治疗包括运动模式的矫正，非甾体抗炎药和加强核心、对侧下肢的力量训练。皮质类固醇注射治疗存在争议，在严重损伤的情况下可以尝试进行，如运动员希望推迟手术并完成赛事。对于非手术治疗无效的病例，常需要手术治疗。

能否重返赛场取决于运动员的临床表现。对于有过度使用损伤的运动员，参赛的限制取决于运动员的症状水平和对参赛的意愿。当出现急性损伤时，应行 X 线片检查以明确是否发生骨折或撕脱性骨折，如 X 线片无异常且无阳性体检结果，运动员可恢复比赛。对于接受手术的运动员，术后 3 个月左右可以重返冰上训练。

（五）股四头肌挫伤

股四头肌挫伤很常见，软组织损伤认为是男女青年运动员中最常见的损伤类型。Engebretsen 等报道了 2010 年冬季奥运会期间的损伤发生情况，发现挫伤是最常见的损伤类型，大腿是第二常见的损伤部位。防守队员很容易受到此种伤害，因为当运动员俯身去阻拦冰球时易被冰球击中大腿前部。肌肉组织在短时间内发生明显出血，导致即刻出现疼痛和继发于血肿的膝关节活动度受限。

检查包括摘除运动员防护装具，对大腿进行检查和触诊。通常表现为局部压痛和不同程度的肿胀，严重的情况下可触到血肿。评估膝关节的主动和被动活动度。主动屈膝活动度是股四头肌挫伤的预后指征。膝关节屈曲角度＞ 90°为轻度，45°～ 90°为中度，＜ 45°为严重。在严重的病例中，观察骨筋膜室综合征是必要的。

在更严重的病例中，可能需要进行 X 线片检查以排除股骨骨折。很少需要进一步的影像学检查，但在严重的病例中行 MRI 检查可显示损伤的程度和血肿（图 7-6）。后续的 X 线片检查可以评估是否发生损伤后的异位骨化。

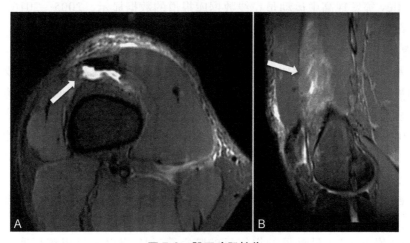

图 7-6　股四头肌挫伤
A. 大腿轴位 MRI 显示股直肌后方的血肿（箭头）；B. 矢状位 MRI 显示大腿内侧肌筋膜周围的水肿（箭头）

股四头肌挫伤治疗的重点是减少肌肉出血和最大限度地减少膝关节僵硬。立即压迫和冰敷有助于限制大腿肌肉出血和肿胀。有些学者提倡严重病例使用铰链式膝关节支具，将膝锁定在 120°，限制血肿的形成。伤后 24 小时，开始进行膝关节活动度的训练，伸展和加强股四头肌锻炼及低强度的运动，如在小范围内的慢跑或使用固定单车。

如运动员的股四头肌力量和膝关节活动度恢复正常，就可重返赛场。Ryan 等报道了因挫伤而停赛的平均时间：轻度为 13 天，中度为 19 天，重度为 21 天。一般来说，伤后能够立即接受治疗的患者往往能够早于这一时间范围返回赛事，在轻度和中度病例中数天即可返回赛事。伤后 1 周内患肢力量和活动度难以恢复的运动员可能需要进一步的影像学检查。

四、损伤流行病学

了解冰球运动损伤的流行病学对指导预防策略至关重要。尽管所有级别比赛的受伤率相似，但由于设备、比赛规则和水平的不同，受伤率也存在差异。与所有年龄段的其他运动相比，冰球比赛中运动员之间接触受伤的比例较训练差异明显，损伤发生率随着比赛级别的升高而持续增加。

（一）青少年和高中冰球

即使在青少年中，损伤发生率也随着参与比赛级别的不断提高而增加。Stuart 等报道了 8 岁以下的运动员每 1000 运动小时有 0.8 次损伤，而高中运动员的损伤数量为 9.3 次每 1000 运动小时。这种观察结果很可能是由于运动员体型、力量、速度和对抗强度的增加。此外，伤病风险受到不同级别和不同联赛之间不同规则的影响。Emery 等报道与不允许身体阻挡的联赛相比，在允许身体阻挡的联赛中参加比赛的青年运动员脑震荡的风险增加了 3 倍，总体受伤的风险显著增加。

比赛中受伤的风险比训练中要高得多。Stuart 等研究发现，在"矮脚鸡"级别运动员比赛中的受伤率为 10.9 次 /1000 运动小时，而训练受伤率为 2.5 次 /1000 运动小时。相似的是，运动医学和健身协会研究发现，在 2008—2012 年，男性高中运动员的受伤率在（2.03 ~ 2.56）次 /1000 次运动员暴露，而比赛受伤率为（4.18 ~ 6.08 次）/1000 次运动员暴露。Bartley 等发现高中运动员在线数据库报道的数据显示，2005—2016 年每 1000 次运动员暴露在比赛中平均 5.35 次受伤，而训练期间为 0.65 次受伤。

（二）青年（初级）冰球

在青年水平，由于体型和体能的增加，加上对面部封闭保护的不一致要求，宽松的打架规则和更快的比赛节奏，导致受伤率高于青年水平的比赛。Stuart 等报道了一项关于美国联赛伤病率的 3 年前瞻性研究，总受伤率为 9.4 次 /1000 运动小时，比赛中受伤率为 96.1 次 /1000 比赛小时，比训练时（3.9 次 /1000 训练小时）高出 25 倍。相比前锋的受伤率为 134 次 /1000 比赛小时，防守球员的受伤率更低，为 87 次 /1000 比赛小时。大多数伤情评定为轻度（58%），36% 为中度，6% 为重度。

Tuominen 等对 IIHF 18 岁以下和 20 岁以下世界锦标赛的伤病情况进行了为期 9 年的前瞻性研究。男运动员的总受伤率为 11.0 次 /1000 比赛小时（18 岁以下）和 39.8 次 /1000 比赛小时（20 岁以下）。最常见的损伤是的脑震荡（18 岁以下世界锦标赛），每 1000 比赛小时发生 4.2 次脑震荡。头部和身体的阻挡是脑震荡最常见的发生原因，63% 的脑震荡是由犯规撞击引起的。肩部 / 锁骨受伤率为 6.7 次 /1000 比赛小时，膝关节受伤率为 3.1 次 /1000 比赛小时，大腿受伤率为 2.1 次 /1000 比赛小时。

（三）大学冰球

冰球比赛中的受伤率是大学运动中最高的项目之一，而训练中受伤率反而最低。Flik 等报道了美国大学男运动员的 113 次损伤，总受伤率为 4.9 次 /1000 次运动员暴露，其中比赛受伤比训练受伤高 6.3 倍（每 1000 次运动员暴露受伤分别为 13.8 次、2.2 次）。作者发现不同球员位置或不同比赛阶段的受伤率没有显著差异。与后半赛季（43%）相比，前半赛季的比赛受伤率（57%）略高，但这种差异并不显著。

类似的研究报道了 16.27 ～ 18.69 次损伤的略高的比赛受伤率。Agel 和 Harvey 报道称，与女子大学冰球（受伤率 12.10 次 /1000 次运动员暴露）相比，男子（18.69 次 /1000 次运动员暴露）在比赛中受伤率更高。男性脑震荡的发生率为 0.72 次 /1000 次运动员暴露，女性为 0.82 次 /1000 次运动员暴露。Agel 等通过 NCAA ISS 研究认为，女子大学冰球比赛中受伤率与男子比赛相似，比赛中受伤率（12.6 次 /1000 次运动员暴露）比训练中受伤率（2.5 次 /1000 次运动员暴露）高出 5 倍。

（四）职业冰球

大多数精英级别的伤病很常见，部分原因是装备和规则的差异及比赛的高速度、高对抗性。在 2010 年冬季奥运会上，冰球运动员的受伤率最高，23% 的女运动员和 16% 的男运动员在比赛中受伤。Tuominen 等报道了 2006—2013 年男子 IIHF 成人世界锦标赛的伤病情况，发现受伤率为 52.1 次 /1000 比赛小时。装有柔性挡板和玻璃的竞技场将受伤风险降低了 29%。

其他研究报道的受伤率为（53 ～ 84）次 /1000 比赛小时。Molsa 等根据严重程度对伤情进行分类，5% 属于严重损伤。据报道，女运动员在国际比赛中受伤的风险要远低于 20 次 /1000 比赛小时。这种差异反映了男女运动员在比赛之间的许多差异，包括运动员的身体素质，以及身体阻挡和面部保护规则的不同。

五、不同解剖部位的损伤

尽管各年龄段伤病的解剖位置分布相似，但由于运动装备和比赛规则的不同，以及身体素质和比赛水平的差异，病损的解剖分布依旧存在细微的差异。了解损伤的解剖分布对于有针对性地干预和降低风险至关重要。例如，研究发现头部 / 面部是最常见的受伤部位，身体阻挡是最常见的受伤机制。竞技联盟已经开始着手实施规则，限制身体阻挡、打架，以及对部分面部或全面部保护的要求。

（一）青少年和中学冰球运动

在青少年的冰球运动中，头 / 面部、肩关节 / 锁骨、膝关节及髋关节 / 腹股沟 / 大腿的损伤最为常见。Emery 等报道了一个赛季中两个不同联赛的 2154 名青少年运动员的受伤部位的分布情况，在允许身体阻挡的联赛中，每 1000 运动小时中受伤最多的部位依次是头 / 面部（1.59）、膝关节（0.62）、肩关节 / 锁骨（0.44）和髋关节 / 腹股沟 / 大腿（0.42）。在不允许身体阻挡的联赛中，分布略有不同：头 / 面部为 0.41，膝关节为 0.39，髋关节 /腹股沟 / 大腿为 0.16，小腿 / 踝关节 / 足部为 0.14。他们得出的结论是，在允许身体阻挡的比赛中，受伤的风险会增加 3 倍。

Bartley 等通过对 2005—2016 年高中在线报道数据分析发现，在允许身体阻挡的联赛中，最常发生损伤的部位依次为头 / 面部（37.1%）、肩关节（20.6%）、手及腕关节（7.4%）、锁骨（6.9%）。Hammer 等在一项针对 2008—2013 年高中男性运动员受伤的研究中也报道了类似的发现，他们报告冰球损伤最常见的部位依次是头 / 面部（32.2%）、肩关节 / 锁骨（20.0%）、髋关节 / 腿（11.4%）和膝关节（8.8%）。其中严重损伤（停赛 > 28 天）占

19.4%，常见的损伤部位是肩关节 / 锁骨（30.7%）、头 / 面部（20.0%）、手腕（15.7%）和膝关节（11.4%）。

（二）青年 / 初级冰球

Stuart 等报道了一项为期 3 年的前瞻性研究，研究对象为美国冰球联赛中的 142 次损伤。研究显示，最常受伤的部位是面部（26.1%），在比赛中的发生率（38.0 次 /1000 比赛小时）显著高于训练中的发生率（0.6 次 /1000 比赛小时）。其次是肩关节（20.4%），再次是髋关节（10.6%），而腰椎（6.3%）、膝关节（5.6%）、手（4.9%）、足（4.9%）和大腿（4.2%）的损伤较少。

Tuominen 等对 2006—2015 年 IIHF 的 18 岁以下和 20 岁以下运动员世界锦标赛的损伤情况，进行了一项前瞻性研究。在每 1000 比赛小时中，最常见的受伤部位依次是面部（8.9 次）、肩关节 / 锁骨（6.7 次）、头部（4.9 次）和膝关节（3.1 次）。在世界 20 岁以下青年锦标赛中，面部创伤占头部 / 面部损伤的 76%，受伤率为 4.4 次 /1000 比赛小时，其中 80% 为撕裂伤（3.6 次 /1000 比赛小时）。在世界 18 岁以下少年锦标赛中，脑震荡占头部 / 面部损伤的 46%，受伤率为 1.2/1000 比赛小时，撕裂伤占 44%（受伤率为 1.1 次 /1000 比赛小时）。

（三）大学冰球

Agel 等报道 1988—2004 年 NCAA ISS 男子冰球运动的损伤情况，每 1000 比赛小时最常见的解剖部位和损伤类型的发生次数为膝关节功能障碍 2.2 次、脑震荡 1.5 次，肩锁关节损伤 1.5 次，大腿挫伤 1.0 次。在 Agel 等另一项类似的研究报道 2000—2004 年 NCAA ISS 女子冰球运动创伤，每 1000 比赛小时的损伤发生次数依次为：脑震荡 2.7 次，膝关节功能障碍 1.6 次，肩锁关节损伤 0.9 次，踝关节韧带扭伤 0.5 次。

各研究均显示，大学冰球运动受伤最常见的部位依次是头部、面部、肩关节和膝关节。McKnight 等报道了每 1000 次运动员暴露的损伤率，最常见的损伤部位依次是肩关节（1.9 次）、膝关节（1.6 次）、上肢（1.2 次）和头 / 面 / 颈部（1.13 次）。Pelletier 等评估了 188 次损伤的部位分布，其中 18.6% 的损伤发生在膝关节，17.6% 的损伤发生在面部，14.9% 的损伤发生在肩关节及锁骨，10.6% 的损伤发生在头颈部。

（四）职业冰球运动

Tuominen 等报道了一项为期 7 年的研究，研究对象是 IIHF 的男子冰球世界锦标赛和冬季奥运会上的损伤情况。据报道，每 1000 比赛小时中最常见的受伤部位包括面部（12.7 次）、膝关节（7.5 次）、肩关节 / 锁骨（5.8 次）和头部（5.7 次）。在一项类似的研究中，Tuominen 等报道了一项为期 8 年的在 IIHF 的女子冰球世界锦赛和冬季奥运会中的损伤研究，每 1000 比赛小时中最常见的受伤部位包括膝关节（4.6 次）、头部（3.8 次）、踝关节 / 小腿（2.7 次）、颈部 / 上背部 / 腰部（2.0 次）。在女子冰球比赛规则中，任何级别的选手都不能进行身体阻挡，因此，男女选手的受伤情况也不同。

McKay 等报道了 1685 名全国冰球联盟（National Hockey League，NHL）运动员在 6 个赛季中的受伤情况。最常见的损伤部位包括头部（17%）、大腿（14%）、膝关节（13%）和肩关节（12%）。Nordstrom 等报道了 2017—2018 赛季 225 名挪威职业联赛运动员的受伤情况，并按严重程度和受伤部位对伤情进行了分类。对于轻度损伤（停赛 1 ~ 7 天），最常见的损伤部位是头 / 面部、肩关节 / 锁骨、膝关节、踝关节和腕关节。对于严重损伤（停赛＞ 28 天），最常见的损伤部位是肩关节 / 锁骨、踝关节、头 / 面部和膝关节。

六、损伤的预防

冰球是一项极易受伤的运动，通过对冰球运动中受伤情况的流行病学研究，突出显示了多层面预防冰球运动损伤的必要性。最初的工作重点放在了一些严重的损伤上，包括脊柱创伤、脑震荡、眼损伤和终身性残疾。通过对一般损伤机制的深入研究，联盟进行了监督和禁止危险犯规的行为，如进攻冲撞、背后冲撞、从后面阻挡、头部撞击和打架斗殴。进行素质教育和训练、改进防护装备、严格实施和进一步改良现有规则是预防损伤和保障运动员安全的关键。

头部和面部是所有年龄组中最常见的受伤部位，凸显了高质量头盔和封闭式面部保护的重要性。充分的面部保护已经被证明可以降低面部和牙齿创伤的风险。Stuart 等发现，在青年冰球运动员中，封闭的面部保护完全消除了对眼的伤害，而不进行面部保护的运动员眼受伤的风险比进行部分面部保护的运动员高 4.7 倍。此外，添加面部保护可以减少面部伤害：无面部保护（158.9 次 /1000 比赛小时）、部分面部保护（73.5 次 /1000 比赛小时），使用网笼或盾牌进行全面面部保护（23.2 次 /1000 比赛小时）。联盟已经开始实施更严格的面部防护规定，甚至是在职业比赛中。

身体阻挡是冰球运动员最常见的受伤机制，对此，美国冰球协会制订了名为"抬起头来，不要躲避"（"Heads Up，Don't Duck"）的方案，指导运动员如何与挡板接触，如果头部接触不可避免，应抬起头部，以避免轴向的冲击力。随着这些措施与规则的修订和装备的改进一起实施，使得美国冰球运动员遭受严重创伤和潜在严重损伤的数量持续下降。

在比赛中强制使用面部防护和禁止 13 岁前的运动员进行身体阻挡，有效地降低了面部受伤和脑震荡的风险。Emery 等证实，在允许进行身体阻挡的联赛中，参赛的青年运动员受伤的总体风险显著增加，其中脑震荡的发生风险是不允许进行身体阻挡联赛的 3 倍。在一项后续研究中发现，在允许提前 2 年即可进行身体阻挡的联赛中，比按规定执行允许身体阻挡年龄的联赛，那些"矮脚鸡"球员受到需要恢复 7 天以上的创伤的发生率降低了33%。这些数据显示，尽管身体阻挡会增加全身受伤和脑震荡的风险，但关于允许进行身体阻挡合适的年龄，还需要进一步的调查。

脑震荡的预防是冰球运动中最重要的措施之一，被美国冰球协会列为重点措施。已经采取措施有：指导运动员进行安全的身体阻挡，将允许身体阻挡的年龄推迟到 13 岁，对头部撞击采取更严厉的惩罚。此外，还开展了改进装备的工作，包括防护更有效的头盔以防止头部受伤。头盔设计和使用更新的技术，通过加强外壳和能量吸收内衬，降低线性和旋转加速度，来减轻大脑受到的冲击力。降低脑震荡发生风险的其他措施还包括训练冰上认知、提高身体控制技能、增强颈部肌肉力量和本体感觉，以及对年轻运动员强调公平竞争原则、倡议奖励表现出公平比赛和良好运动精神的球队。此外，吸能板和玻璃的使用，也能降低脑震荡和肩关节损伤的风险。最后，目前职业联赛和一些青年联赛的规则允许打架斗殴，虽然规则的改变导致此类行为受到严厉地惩罚，但一些学者建议禁止所有联赛的打架斗殴行为。

要点

冰球是一项危险性很高的国际运动。与其他球员或挡板的碰撞是最常见的受伤机制。损伤常发生于头面部、肩关节/锁骨、膝关节和髋关节/腹股沟/大腿部位，尤其是在精英水平比赛中。损伤的预防一直是许多冰球联赛关注的焦点，通过不断修订规则和改进装备，以保障运动员的安全。

（李春宝　张　鹏　吴毅东　于康康　张　佳　肇　刚　滕立佳　译）

第**8**章

英式橄榄球

一、概述

英式橄榄球是一项全接触对抗的团队运动，从学生比赛到精英级的职业锦标赛，全世界参与广泛。在这项运动中，运动员的身体素质（包括体格指标和生理指标）对球队的成功至关重要。它是唯一的一项男子与女子采用相同规则的"接触 - 碰撞"运动。要详细地描述橄榄球的历史沿革将会是一个很大的话题。然而，了解这项运动中的一些关键历史事件应该有助于读者更好地理解当前比赛的不同形式及其相关的运动损伤。

二、历史

这项运动的起源可以追溯到 1823 年英格兰中部地区的 Rugby 镇。William Webb Ellis 是一名学生，他在一场足球比赛中捡起球，带着球跑，从而创造了一项全新的运动，这个传奇故事被广泛报道。

联盟制橄榄球运动起源于 19 世纪 90 年代中期英格兰北部，当时橄榄球联合会的球员们要求联合会补偿他们因为参加比赛导致的收入损失。1895 年，由于橄榄球联合会拒绝了他们的要求，21 个北方俱乐部退出了联合会，建立了他们自己的新橄榄球运动。这项新运动将橄榄球联合会的规则进行了彻底的改变，包括废除边线出界，将球员从 15 人减少到 13 人，并引入在发生擒抱后立即开始"打球"的规则。这些早期的修改沿用至今，构成了现代联盟制橄榄球运动的基础。20 世纪初，这项运动引入新西兰，不久之后又引入澳大利亚。一场类似于英国的职业化之争也促成了法国的橄榄球联盟。近年来这项运动在世界上许多国家都有发展，包括俄罗斯、南太平洋岛国和南非等。

三、主要模式

橄榄球运动有两种主要模式（代码），即每队 15 人的橄榄球联合会制（Rugby Union，RU）和每队 13 人的橄榄球联盟制（Rugby League，RL）。世界橄榄球联盟和国际橄榄球联盟分别是 RU 和 RL 的最高管理机构。在 2018 年的报道中，世界橄榄球联盟指出有来自 123 个国家的 960 万联合会制参与者；而国际橄榄球联盟指出，联盟制赛事在 50 多个国家开展。由此可见，橄榄球是一项越来越受欢迎的全球性大型运动项目。由 7 名队员组成的 7 人制橄榄球也被广泛推广。

四、团队组成

(一) 橄榄球联合会：每队 15 名球员

前锋位置由以下几部分组成：①勾球锋（2 号）；②松头和紧头支柱（1 号和 3 号）；③锁球锋（4 号和 5 号）；④侧翼边锋（6 号和 7 号）；⑤8 号前锋（8 号）。

钩球锋和支柱（松头和紧头）构成前排前锋。两个锁球锋也称为第二排锋线，同时他们帮助将司克兰（正集团冲锋，scrum）阵形锁定牢固。8 号前锋和 2 名侧翼边锋组成后排前锋。

后卫位置包括：①传球前卫（9 号）；②接球前卫（10 号）；③边卫（11 号和 14 号）；④内侧和外侧中卫（12 号和 13 号）；⑤殿卫/最后卫（15 号）。处于传球前卫和接球前卫位置的球员也称为半后卫。内侧和外侧中卫以及 2 名边卫球员统称为 3/4 后卫。

(二) 橄榄球联盟：每队 13 名球员

前锋位置包括以下内容：①支柱（8 号）；②勾球锋（9 号）；③前排前锋（10 号）；④第二排前锋（11 号和 12 号）；⑤盯人锋（13 号）。

后卫位置包括：①殿卫/最后卫（1 号）；②右边卫（2 号）；③右中卫（3 号）；④左中卫（4 号）；⑤左边卫（5 号）；⑥接卫（6 号）；⑦传球前卫（7 号）。

五、联合会制和联盟制橄榄球的异同

RU 和 RL 在比赛持续时间、场地大小和球门等方面有相似之处。然而，他们在规则和评分方法上也有明显的差异。有关目前的竞赛规则和规范的信息，包括规定的比赛场地尺寸、用球、编号和不同形式橄榄球的运动员位置，可从官方监管机构获得。一般情况下，比赛分为两个半场，上下半场各持续 40 分钟，中场休息时间为 10 分钟。球通过踢或跑的方式向前推进，否则只能通过向后或侧向抛传的方式在队友之间传递。得分由每支球队在将球推进到对方球队的球门线时实现。根据橄榄球比赛的形式，达阵（持球触地）、转换追加或射门将获得不同的分数。球队中的每位球员都分配了一个特定的号码（根据场上位置分配较为固定的号码）。球员的位置可大致分为前锋和后卫。在比赛过程中，前锋球员多在参与争夺并保持球权（进攻权）。

如上所述，RU 制球队由 15 名球员组成；而 RL 制球队要少 2 名前锋，由 13 名球员组成。在这两种橄榄球形式中，当球员遭擒抱成功，场上局面会发生很大的不同。当一名球员在 RU 比赛中被擒抱成功，球权将由勒克（a ruck）或冒尔（a maul）重新分配，不受进攻阶段数的限制；而在 RL 比赛中进攻球员被擒抱会停止比赛，在控球队伍重复进攻阶段达 6 次后再做攻防转换。两种橄榄球形式的另一个显著区别出现在当球出界或"越过达阵线"时。在 RU 比赛中，比赛通过争界外球重新开始；而在 RL 比赛中，比赛通过司克兰、滞留或转换球权重新开始。

随着 RU 和 RL 的流行程度不断提高，已有大量的球员同时参与了这两种形式的橄榄球。这些技术娴熟的球员被一些作者冠以"双代码橄榄球国际选手"或"代码转换者"的称谓，包括前锋和后卫球员。

必须注意的是，尽管 RU 和 RL 之间存在许多的相同和相似之处，但这两种橄榄球形式之间的差异也可导致运动员遭受不同的运动损伤。虽然我们使用"橄榄球"一词来涵盖这两种代码的运动，但与 RU 和 RL 相关的运动损伤差异将酌情强调。

六、损伤的特异机制和风险因素

橄榄球运动所特有的竞技运动形式和全接触／碰撞对抗的结合使运动员容易遭受不同的运动损伤。此外，球员的因素，如年龄组、体格、生理水平、场上位置、性别和比赛水平等，会影响对抗的特点和导致特有的橄榄球运动损伤。一般来说，橄榄球比赛中的运动员动作为间歇性的；在比赛的两个半场中，运动员会不规则交替进行高强度活动（对抗、冲刺、低速和高速跑动）和低强度恢复（站立、行走和慢跑）。以下将讨论与橄榄球运动员损伤病因病理学相关的一些显著特征和因素。

（一）比赛的阶段

在橄榄球比赛的不同阶段中，可能会出现各种对抗情况。在 RU 比赛中，擒抱、勒克和司克兰是主要的对抗场景，分别导致占比 50%、9% 和 4% 的运动损伤。同样，在 RL 比赛中，38% ～ 77% 的球员损伤是由擒抱造成的。

（二）擒抱

擒抱是橄榄球竞赛的重要组成部分。然而，无论比赛水平如何，它都与运动损伤相关。橄榄球比赛独特的碰撞对抗形式，要求选手具有必备的力量素质，只有这样方能有效承受来自擒抱碰撞时的冲击钝力和倒地时的压力。擒抱发生在开放式比赛中，通常会有较高的冲击速度；在多数情况下，与其他运动项目相比，擒抱队员和持球队员都没有多少准备时间。目前的证据显示，运动员的速度、质量、身体对抗方式、动量和对抗过程中的能量转移是与损伤相关的关键因素。

擒抱前最频繁的动作是跨步，其次是冲刺。在一项深入研究中，Quarrie 等分析了 434 场职业 RU 比赛中的 140 249 次擒抱。他们观察到，损伤最常见的原因是来自前方或侧方的中上段擒抱；但来自后方单次擒抱的损伤率高于前方或侧方。此外，持球球员头颈部遭擒抱时的损伤风险最高，而擒抱球员在做低位擒抱时的风险最高。擒抱产生的冲撞是最常见的损伤原因，创伤最常见于头部，诱发下肢损伤的重要机制是承受对抗中另一方球员的体重。

Roberts 等报道，擒抱是最主要的橄榄球运动损伤诱发因素 [2.3（2.2 ～ 2.4）次损伤 /1000 场次] 并导致最严重损伤后果 [16（15 ～ 17）个缺赛周 /1000 场次]。此外，擒抱碰撞（涉及顶肩撞击的犯规擒抱）的伤害发生率为每 1000 场次损伤 15.0（12.4 ～ 18.3）次，严重程度可达每 1000 场次 92 个缺赛周，两者都高于比赛中的其他损伤事件。与擒抱相比，被擒抱时受伤的风险更高。已有研究表明，大多数持球球员是在遭到防守球员从视野外或后方发起的擒抱时受伤。

Garraway 等发现，85% 的被擒抱损伤发生在 3/4 后卫身上，52% 的损伤发生在来自身后或视野外方向的擒抱。所有的伤害事件都在擒抱球员或被擒抱球员的冲刺或跑动中发生。1/3 的运动损伤发生在攻防双方处于不同跑速的擒抱中，即其中一名球员的速度比另一名球员的速度快得多的时候。在这些案例中，处于较低动量的球员损伤的概率为 80%。

2010 年，McIntosh 等评价了 RU 的擒抱特征，将肩顶擒抱描述为擒抱者以肩部为第一个碰撞接触点。最近，Tanabe 等研究了擒抱时肩部的位置及由此产生的肩部运动学和损伤。他们报道说，与肩顶擒抱相比，手臂和头在前的擒抱受力肩的外展更高，而单纯头在前的擒抱其受力肩外展更低。他们的结论是手臂擒抱和头在前擒抱的运动学机制与肩顶擒抱有显著的差异。他们认为，这可能是诱发肩关节脱位的一个明显危险因素。

Seminati 团队基于球员的优势肩及非优势肩情况，研究了 RU 球员在擒抱过程中肩部的生物力学特征。他们注意到，静止优势侧的峰值冲击力 [（2.84±0.74）kN] 大大高于静止非优势侧下的峰值冲击力 [（2.44±0.64）kN]，但低于移动状态下的峰值冲击力 [（3.40±0.86）kN]。此外，肌肉的激活平均始于撞击前 300 毫秒，其中撞击侧的斜方肌和非撞击侧竖脊肌和臀大肌的激活程度尤其明显。他们的研究同时说明，球员们在非优势侧擒抱时的技术发挥受限，由此带来潜在的损伤风险。年轻球员（15 岁以下）比经验丰富的球员更倾向于被动擒抱，而且往往处于站立姿势。有报道称，与精英球员（31%）相比，他们在比赛中擒抱环节损伤的概率（13%）明显更低。

1. 勒克和冒尔　勒克和冒尔是 RU 里特有的比赛阶段，而 RL 比赛中没有。勒克是指攻防双方均有一名或多名球员在地面争球，而冒尔是指当持球球员处于站立位时与至少 2 名非持球球员直接对抗的阶段。勒克和冒尔是一场比赛中非高速跑动情况下的激烈对抗情况。当勒克或冒尔出现时，动作自持球员开始有目的地与另一方球员身体接触算起，以他们的分开结束。自从引入职业赛以来，每场比赛的勒克数量几乎增加了 4 倍，而冒尔的数量同期呈下降趋势。这两个变化可能与 1994 年引入的"要么使用，要么丢球"规则有关。此条规则增加了在冒尔中失去控球权的风险，而让勒克与之相比成了获得控球权的更好选择。有报道称，在后职业赛时代，比赛的时间明显延长，橄榄球已经从冒尔占主导地位转变为勒克占主导地位。此外，McLean 等指出，在他们的研究中，勒克和冒尔的出现频率比司克兰多 56%，比争边球多 44%。

在勒克中球员需要扭转和紧绷上半身，以膝关节承受超常的压力，尤其是当勒克即将被打破时。超过 1/3 的损伤发生在勒克和冒尔中的锋线球员身上，其中超过 50% 的损伤发生在松头的锋线球员。70% 的伤害来源于足踢和踩踏。15% 的损伤部位是头部、颈部和手，虽然其总体不过身体表面积的 15%。勒克导致的损伤率为 1.6 次/1000 比赛小时和 0.5 次/1000 场比赛。必须指出的是勒克导致脑震荡的比例位居第二。Roberts 等观察到勒克中的防守球员们更容易患脑震荡。

脊髓损伤也与勒克和冒尔相关。Scher 等阐述了在勒克和冒尔中导致脊髓损伤的三种不同机制：①持球人的颈部被迫屈曲；②球员在勒克中处于最底部时颈部被迫屈曲；③群体对抗时球员的头颈部损伤。

2. 司克兰　在 RU 比赛中，司克兰是指重新开球时，每队各 8 名队员，以前倾半蹲姿势集结，互相对抗争夺球权的阶段（图 8-1）。这是一个相对可控的高度动态对抗活动，它具有中度的急性损伤风险，但造成的损伤危险性都很高。约 40% 的橄榄球相关的脊髓损伤由司克兰引发。司克兰在 RL 里也有，但是由于是非竞争性的，涉及的对抗力量小，因此它在 RL 里通常不引起严重损伤。

Clayton 等报道这种对阵争球对球员的生物力学要求很高，在冲击时轴向压缩力约为 1.8 kN，在冲击时持续推力约为 1.1 kN。他们观察到在司克兰过程中，股四头肌疲劳会导致颈椎屈曲增加，以及躯干肌肉的募集减少。他们提出猜想，颈椎的屈曲、躯干肌肉激活减少、高轴向压力等因素的结合可能会诱发包括导致椎间盘突出在内的颈椎脊髓损伤风险。

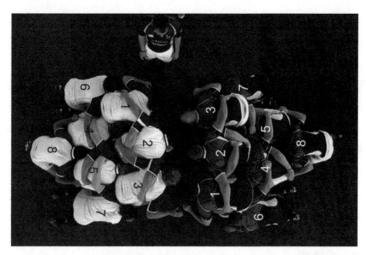

图 8-1　橄榄球比赛中司克兰的形成（Hendricks 提供）

Milburn 等研究了大学一年级 RU 球员使用司克兰训练机时的动力学。他们观察到第二排锋线的主要作用是提供推进力，而后排前锋（"8号"）并没有实质性地施加任何额外的推进力。然而，侧面球员贡献了额外的 20% ～ 27% 推进力，但以增加对前排锋线队员的垂直受力为代价。持续的司克兰过程中产生大量的力（5761 N）。值得注意的是，单个球员的最大推进力之和为 17 725N（约 1750kg），或者超过整个司克兰中所记录到的力的 3 倍。Yaghoubi 等利用肌电图分析了 RU 前排锋线球员的下肢肌肉功能。他们注意到职业支柱球员同步募集激活的肌肉比业余选手更多。此外，真实司克兰对抗中所有的球员都比在司克兰训练机上产生了更多的肌肉同步募集激活。

Roberts 等在他们的研究中观察到仅少量（5%）的司克兰会崩溃。与未崩溃的司克兰相比，崩溃的司克兰中损伤的发生率高出 4 倍 [2.9（1.5 ～ 5.4）次 /1000 场比赛]，严重程度高出 6 倍 [22（12 ～ 42）个缺赛周 /1000 场比赛]。Taylor 等报道，比赛中 31% 的司克兰会崩溃。然而他们指出，与之前的研究类似，崩溃的司克兰中创伤发生率（8.6 次 /1000 次司克兰）明显高于未崩溃的司克兰发生率（4.1 次 /1000 次司克兰）。

司克兰是相对可控的。因此，研究人员建议，应该进一步尝试减少司克兰崩溃的频率和与之相关的损伤。2007 年 1 月，国际橄榄球理事会颁布实施了一项新的关于司克兰的规则，旨在最小化司克兰崩溃和由此产生的损伤。Fuller 等将司克兰过程中颈椎损伤的显著减少归功于该项保障球员整体福利规则的积极实施。

3. 跑动　有报道，跑动在橄榄球中是一种非对抗性损伤的常见机制。橄榄球前锋通常会在一场比赛中进行 10 ～ 15 次短距离（10 ～ 20m）冲刺，因此，冲刺前 10m 的初始加速度可能是决定他们运动表现的关键因素。突破对手并保持最高速度的能力，是橄榄球锋线球员的重要表现要求。

Gabbett 等证明，大量高速跑动（如冲刺）与下肢软组织损伤的风险增加有关，而中低速的跑动距离对软组织损伤可起到一定保护作用。冲刺活动（比如由球员完成的持续时间高达甚至有时超过 120 秒的反复高强度运动，它们之间只有 25 秒的间隙时间）带来很高的生理负荷。长时间高强度间歇跑的能力是预测对抗损伤风险的重要因素。在上半场精英球员更多的体能消耗，可能导致比赛临近结束时更早出现身体疲劳。运动员的体重和身高是冲刺能力的影响因素。疲劳和肌肉损伤会随高强度竞争而加剧，这可能会导致比赛期间高强度活动和做功效率的降低。整体来说，跑动导致的腘绳肌损伤占比为68%～93%。

4. 踢球　踢定位球在 RU 里是一项很重要的技术，罚球和达阵后追加射门可以为球队贡献总得分的45%～77%。善远射的球员可以在较大场地范围内尝试罚踢或达阵后追加射门，因此有更大的得分机会。踢是一个常见的伸缩循环（stretch-shortening cycle，SSC）动作。这一动作认为与腘绳肌损伤最为相关。此外，由踢球导致的腘绳肌损伤往往较为严重，导致球员的长时间缺赛（36 天）。

必须指出，司克兰、勒克、冒尔、擒抱对能量的需求不同于冲刺或高强度跑动。尽管如此，正如 Austin 等提出，它们也会产生很高的生理功能消耗。这一事实加上上述因素复杂交互作用共同导致了橄榄球球员特殊的运动损伤模式。

（三）球员的生理需求

橄榄球比赛一般分为两个半场，每半场40分钟，间隔5～10分钟的休息。运动员需要进行低强度的有氧运动与间歇性高强度的无氧运动。每位球员在一场比赛中需要完成5000～8000m 跑动距离，20～40 次阻截。有报道，RL 球员们的最大摄氧量约为56ml/（kg·min），前锋和后卫没有差别。前锋有更大的体重，皮下脂肪和去脂体重水平也高于后卫。研究发现，由于去脂体重更低，后卫们比前锋们更快，腿部爆发力更好。

数据显示，RU 球员有47%的场上时间在走动和慢跑，38%的时间站立，15%的时间为各种形式的高强度活动。对 RL 球员的研究也发现了类似的结果。后卫的平均跑动距离（7336m）比前锋更大（6647m）。RL 球员在一场80分钟的比赛中跑动5000～7000m。尽管每位球员的低强度活动时间超过高强度运动时间，但高强度运动（包括冲刺，下半身和上半身的碰撞对抗和高强度发力）的本质导致比赛的整体强度会极大增加。因此，橄榄球比赛中和训练期间，对球员的各种苛刻的生理需求会影响他们的疲劳程度和对创伤的易感性。

（四）球员位置

场上位置是对比赛中的体能和技术水平要求的重要决定因素。

RU 前锋会更多地参与勒克、冒尔、争边线球和司克兰，这需要更大的体重、身高、绝对力量和爆发力。相较之下，后卫们在比赛运动战中的主要任务是击败对手，需要速度、变速能力和敏捷动作的结合。Sirotic 等报道了5个位置组的 RL 职业球员的表现，包括后卫（$n=8$）、前锋（$n=8$）、殿卫（$n=7$）、勾球锋（$n=8$）和发球队员（$n=8$）。他们注意到，与所有其他位置组相比，殿卫球员完成超高强度跑动（very high-intensity running，VHIR）的比例明显更高（$P=0.017$）。此外，殿卫球员的 VHIR（$P=0.004$）和冲刺指数（$P < 0.002$）在比赛的下半场也显著高于其他球员。勾球锋处于慢跑上的时间比前锋和后卫更多。后卫走动的时间比前锋、勾球锋和发球队员多。前锋、勾球锋和发球队员在一场比赛中，每分钟擒抱次数比后卫和殿卫多。对于前锋而言，考虑到他们在比赛中较多的直接身体对抗，加速能力可能并没那么重要。较短距离（10～15m）的冲刺成绩对于前锋和后卫来说都是一个关键指标。因此，球员的位置影响了他们在比赛中的竞技表现和对不同创伤的易感性。

一些研究者已经研究了 RU 的球员特征。比赛中在某些位置上的球员的一些特征描述如下。

1. 前锋

（1）前锋一般比后卫更高、更重和有着更高的体脂含量，分别高出 5%、15% 和 25%。

（2）通常，前锋比后卫有更典型的内胚层 - 中胚层体格。

（3）前锋往往比后卫有更多的内胚层型、更少的外胚层型体格，这可能是由于在碰撞对抗情况下对他们的力量要求更高。

（4）前锋的上半身和下半身一般都比后卫更壮，因为司克兰、高频率的擒抱和勒克要求他们有更强的体格。

（5）前锋参与勒克、冒尔和擒抱等对抗的持续时间和频率都比后卫更高。

（6）相比后卫，前锋涉及静态对抗的频率比后卫高 33%。

2. 后卫

（1）这些球员在球赛中击败对手方面起着至关重要的作用，他们需要速度、加速能力和敏捷度。

（2）在后卫位置的 RU 球员需要爆发性的腿部力量来加速以为边卫创造机会。

（3）在一场比赛中，后卫的跑动距离比前锋长。

七、5 种最常见的橄榄球相关损伤

一些研究人员研究了橄榄球运动员所受损伤的普遍类型。Williams 等地 Meta 分析对已发表的文献进行了研究，并报道了以下橄榄球运动员常见损伤类型及合并分析其发病率。

（一）肌肉和肌腱损伤（40 次 / 每 1000 比赛小时，95% CI：21 ～ 76）

1. 肌肉损伤　多名研究人员报道了与挫伤 / 血肿相关的髋关节、腹股沟、大腿和小腿肌肉损伤。肌肉损伤是橄榄球运动员损伤的主要形式，不论业余还是职业，均可达总创伤负担的 20% ～ 32%。有报道，司克兰中小腿肌肉创伤最常见。

腘绳肌损伤是橄榄球运动员的一个常见问题，报道显示其发生率为 5.6 次 /1000 比赛小时。虽然大多数（93%）腘绳肌损伤是新发损伤，但据估计其复发率高达 25% ～ 34%。腘绳肌拉伤很可能影响股二头肌，且通常发生在远端肌筋膜连接处。腘绳肌拉伤最常发生在跑动中，接近 60% 的复发性损伤发生在原发损伤后的第一个月内。由于后卫球员与前锋相比，需要进行更多的高速跑动，他们有更高的损伤率（8.6 次 /1000 比赛小时）。此外，肌肉疲劳、柔韧性差、热身不足、股四头肌 / 腘绳肌力量不平衡和不适当的姿势被认为是腘绳肌拉伤的诱因。

2. 肌腱损伤　橄榄球运动中司克兰、冒尔、冲刺、擒抱和起跳落地的高负荷状态认为是诱发肌腱部分或全部断裂的原因。据一项研究表明，跟腱损伤占所有比赛损伤中的 9% 和所有训练损伤的 19%。此外，这些损伤中的 35% 会复发，进而加重伤情负担。有研究表明，前排锋线球员在司克兰时经历的爆发性的和过载的肌肉离心负荷模式易导致跟腱损伤。近来 Brazier 等提出这些损伤存在遗传因素，不同橄榄球球员的肌腱特性存在个体性差异，因此会导致截然不同的结果。跟腱断裂是特别严重的损伤，可能对球员产生很大的影响，研究显示，其完全康复平均需要 176 天。

总的来说，膝关节是青年 RL 球员最常见的损伤部位。在职业 RL 球员中膝关节损伤可达 183 例次 /1000 球员。在一篇最近的综述中，Awwad 等提出，不同于其他的膝关节损伤，职业 RL 球员的大部分伸肌装置损伤（73%）发生在训练中，并且存在潜在的诱因。然而，伸膝机制损伤的球员往往是最年轻的，并且体重指数最高。

在橄榄球球员中，手部肌腱和软组织损伤、锤状指和指深屈肌断裂（球衣指）也有报道。

（二）韧带和关节（非骨性）损伤（34 次 /1000 比赛小时，95% CI：18 ～ 65）

此组是橄榄球球员中第二常见的损伤，包括如下。

1. 韧带损伤　踝关节和膝关节韧带损伤在文献中广泛提及。

踝关节外侧副韧带复合体损伤是一种常见损伤，占所有比赛损伤中的 11% 和所有训练损伤中的 15%，研究显示其发生率为 10 次 /1000 比赛小时。这种损伤在经历内翻 / 跖屈后引发。随后，距腓前韧带和（或）跟腓韧带就会经历一系列损伤，从扭伤到完全撕裂。Sankey 等提到他们的研究队列（男子职业 RU 球员）中，多数（25%）的外侧副韧带复合损伤为 Ⅰ 度扭伤，而 Ⅲ 度扭伤相对较少，只占 2.4%。在该队列中，踝关节损伤在第二排锋线中最多，在后排锋线中最少。

Roberts 等提出，膝关节是社区级橄榄球球员中最常见的损伤部位，发生率为 2.4 次 /1000 比赛小时。职业男子 RL 和 RU 球员的膝关节损伤模式（包括重返赛场的时间）都是相似的。常见膝关节韧带损伤包括 MCL 损伤和 ACL 损伤。

MCL 损伤约占总损伤的 8%，研究显示其发生率为 3.1 次 /1000 比赛小时。MCL 最常见的损伤机制是对膝关节外侧的直接撞击。由此产生的 MCL 损伤的严重程度不一，可能发生从扭挫伤到股骨附着处的完全撕脱。对抗时明显的外翻应力可导致 MCL 和 ACL 联合损伤。

研究显示 ACL 损伤约占总伤病率的 3%。ACL 损伤发生率相对较低，约为 50 次 /1000 名球员。不过 ACL 损伤后重返赛场需要的时间最长，中位数为 236 天。Dallalana 等研究发现，RU 球员 ACL 损伤的主要机制是接触性对抗（被擒抱、擒抱或直接碰撞），约占 86%。剩余的 14% ACL 损伤是非对抗性的，如扭转和转身。球员双足固定在地面但身体扭转是非接触对抗损伤的常见机制。不过，球员 ACL 损伤后，跌倒时可能以膝外翻姿势着地并导致 MCL 撕裂。使用视频分析技术，Montgomery 等发现 57% 的 ACL 损伤发生在接触性对抗的情况下。他们由此认为进攻跑动和被擒抱是导致 ACL 损伤的 2 种主要场景，对持球球员风险尤其高。在非接触性损伤中，侧向步伐时膝屈曲的角度较小和足跟先落地的步态都与 ACL 损伤相关。

2. 关节损伤（非骨性损伤）　肩关节损伤占所有损伤的 9% ～ 17%。其发生率为 13 次 /1000 比赛小时。橄榄球球员肩部损伤类型包括血肿、肩锁关节损伤、盂肱关节不稳 / 脱位和肩袖撕裂等。常见的损伤机制包括：①肩部 / 手臂在水平内收、屈曲和内旋位触地；②屈肘位在身体侧方承受侧向撞击。另外，Crichton 等对精英橄榄球球员进行视频分析，得出"达阵得分球员"（在达阵得分时，外展的手臂过曲）及"擒抱球员"（擒抱时使用围抱，将手臂外展伸到对方球员身后）2 种机制会导致肩部损伤的结论。近期 Montgomery 等记述了一种新的损伤机制，即被践踏姿势，其在肩关节脱位损伤中占比 18%。处于此姿势时，球员处于蹲伏位勒克姿态且手臂屈曲超过 90°，同时肩关节直接承受来自对方球员向后下方的直接压力。

Usman 等采用新西兰橄榄球医疗损伤数据库评估了精英 RU 球赛中的肩部损伤。除损伤发生率（每 1000 小时）外，他们还估测了不同肩部损伤中的损伤负担（发生率乘以严重程度），呈现为每 1000 比赛小时的损伤缺赛天数。肩锁关节损伤发生率为 3.7 次 /1000 小时。盂肱关节脱位相对较少发生（损伤率为 1.8 次 /1000 小时）。不过，这种损伤对球员的影响更大（每 1000 比赛小时 373 个缺赛日）。

多个研究都记录了橄榄球球员的手部指间关节脱位的情况。这些损伤发生在接触性对抗的情况下，比如擒抱、勒克、冒尔和接球时的球 - 手碰撞。其中大多数情况属于闭合性损伤，只有少部分是开放性脱位，需寻求医疗处置。文献中还提到了膝关节软骨和半月板损伤。

（三）中枢和周围神经系统损伤（8 次 /1000 比赛小时，95% CI：4 ～ 15）

中枢和周围神经系统的损伤并不常见。然而，他们可能会导致运动员的严重后果。此组常见损伤包括如下。

1. 中枢神经系统　脑震荡是橄榄球球员中的常见损伤。研究显示，橄榄球中的擒抱是脑震荡最常见的原因，其中被擒抱的球员比发起动作的球员更容易受伤。King 等使用无线头部撞击传感器得知 11 岁以下的青少年橄榄球联盟球员头部受撞击时，线性加速度范围为 10 ～ 123g，旋转加速度范围为（89 ～ 22 928）rad/s^2，平均每场比赛每位球员受到 13 次撞击，在这些撞击过程中球员头部均需承受暴力。

Gardner 等对这个话题进行系统评价，报道 RU 和 RL 中脑震荡的发病率。在男子橄榄球 15 人比赛和训练的发生率分别为每 4.73 次 /1000 小时和 0.07 次 /1000 小时。然而 7 人制和女子 15 人赛制中的发生率相对较低，分别为 3.01 次 /1000 小时和 0.55 次 / 小时。此外，脑震荡的发生率在不同级别的比赛之间差异很大，其中亚精英级别比赛中损伤发生率最高（2.08 次 /1000 小时）。他们发现男子 15 人赛中前锋和后卫有相似的脑震荡发生率，分别为 4.02 次 /1000 比赛小时和 4.85 次 /1000 比赛小时。研究显示在 RL 比赛中脑震荡发生率为（0 ～ 40）次 /1000 比赛小时。

在 RU 比赛中，儿童和青少年球员的脑震荡发生率为（0.2 ～ 6.9）次 /1000 比赛小时，而在 RL 比赛中此数值为（4.6 ～ 14.7）次 /1000 比赛小时。同样，在 RU 和 RL 中，一名球员在一个赛季中在同一队列中发生脑震荡的概率分别为 0.3% ～ 11.4% 和 7.7% ～ 22.7%。半职业 RL 球员的脑震荡风险分别是业余球员和职业球员的 3 倍和 600 倍。

脑震荡发生率的巨大差异是由多种因素造成的，包括损伤定义的不一致（有时间损失与无时间损失）、纳入研究的样本和方法学不同。因此根据国际橄榄球理事会的先导试验研究，紧接着推出了一项指南，其中包含三阶诊断流程和评估标准，旨在于损伤 48 小时内识别或排除脑震荡。

2. 周围神经系统　常见外周的脊柱损伤包括关节突骨折、椎间盘损伤和神经根压迫。另外，急性脊髓损伤也有多项报道。

与其他伤病相比，颈椎损伤很少见。Carmody 等报道在 RU 和 RL 中，平均每年急性脊髓损伤发生率分别为每 100 000 名球员 3.2 次和 1.5 次。然而，它们是橄榄球球员中最严重的伤病之一，并且预后很差。最常见的损伤机制是颈椎过度屈曲，引发 C_4 ～ C_5 或 C_5 ～ C_6 骨折脱位。有学者回顾了一些外部因素（比赛阶段、赛季时间、教练投入、裁判控制比赛、球场和环境条件）及球员相关因素（年龄、性别、种族、位置、技巧、人体测量参数、视力、生理和心理特征）以评估脊柱损伤。这些损伤大部分发生在赛季开始早期，此时场地较硬而球员往往缺乏充分的条件，不足以应对赛时发生的身体接触。早前的研究表明，这些损伤往往是前锋球员（主要是勾球锋）在参与司克兰时发生。另外，司克兰也是导致橄榄球球员其他脊柱损伤的原因（56% 的胸椎，71% 的腰椎）。然而，随着规则的改变，通过控制对撞来减少司克兰的对抗强度，现在司克兰造成颈椎损伤的风险已经下降到低于擒抱动作。

（四）骨应力和骨折造成的损伤（4 次 /1000 比赛小时，95% CI：2 ～ 8）

此组损伤虽然发生率相对较低，但在缺赛时间方面造成的后果更严重（42 天，95% CI：32 ～ 51）。此组损伤包括骨折在内涉及中轴脊柱、上肢和下肢。

橄榄球运动中与颈椎骨折相关的脊髓损伤发病率很高，在极少的病例中造成死亡。Holsgrove 等在猪生物力学模型演示了颈椎前凸是椎体前部骨折和双侧关节突骨折脱位的关键因素。他们观察到前部骨折是由颈椎在伸展时屈曲引起的颈椎体压缩导致的。此外，他们认为，由头部向躯干的轴向大载荷力的传导，加上司克兰过程中的不当冲撞导致身体活动的严重受限，就可能导致此类损伤。有学者也报道了橄榄球球员胸椎和腰骶椎损伤，包括应力性骨折等。

涉及前臂、腕和手 / 手指的骨折占所有上肢骨折的 90%。类似的发现也在 RU 损伤监测研究中的一个跨多级别橄榄球球赛的前瞻性队列研究报道。此外，骨折是上肢损伤中最常见的一种，占病例的 17%。60% 的上肢骨折发生在擒抱动作中，常见于侧翼前锋或支柱前锋。但是这些损伤的预后相对较好，据 Robertson 等称，94% 的初次上肢骨折的球员在 6 个月内能够恢复运动。

下肢骨折相对少见，只占 0.8% ～ 1.8%。不过，它们造成的后果严重，且缺赛时长较长（118 ～ 471 天）。

（五）撕裂伤和皮肤损伤（1 次 /1000 比赛小时，95% CI：1 ～ 3）

头面部撕裂伤是橄榄球球员的常见伤病，包括螺旋鞋钉在内的多个因素都被认为是造成皮肤撕裂伤的原因。Oudshoorn 等 Meta 分析发现，在比赛和训练期间平均皮肤损伤患病率分别为 2.4 次 /1000 暴露小时和 0.06 次 /1000 暴露小时。他们指出，与职业 RU 球员相比，业余球员在训练期间更容易遭受皮肤损伤。

八、流行病学

在各种团队运动中，橄榄球的总损伤率（69 次 /1000 比赛小时）与足球（28 次 /1000 比赛小时）和冰球（53 次 /1000 比赛小时）相比更高。这是由更大的球员体型、高速多向性的运动特点、更强的竞争性和侵略性，以及更多的犯规等多种因素导致的。再者橄榄球是一项拥有完善的伤病监测系统的运动，能够定期记录球员与训练和比赛相关的伤病。

现有研究的局限性之一是，不同研究人员所采用的对损伤的定义差异很大。回顾了橄榄球伤病流行病学数据后，有学者强调，定义损伤应包括现场评估和（或）治疗的需求评估、赛后医疗机构评估、因伤错过比赛和（或）训练评估。每个定义都在改变"损伤"的特点。因此纳入一些比赛中的损伤会增加包括很多轻微软组织伤和脑震荡在内的发病率。相反，排除一些比赛中的损伤，更多地关注造成缺赛停训的损伤会导致运动损伤的记录偏向一些更严重的伤病范围，如肌肉骨骼和神经损伤。

国际橄榄球理事会建立了橄榄球损伤共识小组（Rugby Injury Consensus Group，RICG），就适当的损伤定义和方法学达成共识，以标准化 RU 中损伤的记录和研究进行报道。随后，Fuller 团队发表了一份共识声明，提供了损伤、复发性损伤和非致命严重损伤的定义，以及根据损伤的严重程度、位置、类型、诊断和病因制定了分类标准。损伤的定义如下。

在橄榄球比赛或训练期间，由超过身体维持其结构和（或）功能完整性能力的能量转移引起的任何身体不适，无论其是否需要就医或造成橄榄球竞赛 / 训练时间的损失。导致球员就医的损伤称为"就医"损伤，导致球员无法全面参加未来橄榄球训练或比赛的损伤被称为"时间损失"损伤。

不考虑橄榄球损伤流行病学研究中方法学的差异，一些要点概括如下：①总的来说，与其他团队运动相比，RU 和 RL 中报道的损伤发生率更高。②研究显示，业余球员和职业球员损伤风险不同（表 8-2、表 8-3、表 8-5 和表 8-6）。③随着比赛水平的提高，RL 损伤的发生率通常会增加。在最近一项评价 RU 的 Meta 分析中，Yeomans 等提出，比赛损伤率在业余和职业比赛中分别是 46.8 次 /1000 比赛小时和 81 次 /1000 比赛小时。④在女子比赛和男子比赛中，7 人制损伤率均高于 15 人制赛事。⑤损伤最常发生于擒抱过程中。⑥球员疲劳和过度运动是训练中损伤的最常见原因。

由上明显可见，在两种流行的橄榄球形式中，如 RU 和 RL，比赛的动态及其对球员造成损伤的风险有很大的区别。因此，描述不同竞技水平的 RU 球员和 RL 球员的损伤发生率的研究分别简要总结如表 8-1 ～表 8-6。

表 8-1　RU- 在校 / 未成年球员损伤发生率总结（＜ 19 岁）

作者	地点	研究时间（年）	年龄组 / 运动类型	损伤发生率（每 1000 比赛小时的损伤率）
Sparks	英格兰	1950—1979	13 ～ 18	19.8
Davidson	澳大利亚	1969—1986	11 ～ 19	17.6
Nathan 等	南非	1982	10 ～ 19	8.2
Garraway	苏格兰	1993—1994	小于 16 18 ～ 19	3.4 8.67
Garraway 等	苏格兰	1993—1994 1997—1998	小于 16、16 ～ 19 小于 16、16 ～ 19	4.6、10.4 10.8、16.8
McManus 等	澳大利亚	1997	小于 16	13.26
Durie	新西兰	1998	小于 19	27.5
McIntosh 等	澳大利亚	2002	小于 15 小于 18	40.4 52.6
Palmer-Green 等	英格兰	2006—2008	16 ～ 18（学院） 16 ～ 18（学校）	47 35
Nicol 等	苏格兰	2008—2009	11 ～ 18	10.8
Leung 等	澳大利亚	2016	全部 17 ～ 18 14 ～ 16 10 ～ 13	23.7 14.8 34.9 ～ 49.2 9.1 ～ 15.5
Pringle	新西兰	未报道	6 ～ 15	15.5

未报道：没有记录

表 8-2   RU- 业余 / 半职业球员损伤发生率总结

作者	地点	研究时间（年）	年龄组 / 比赛类型	损伤发生率（每 1000 比赛小时的损伤率）
Bird 等	新西兰	1993	业余	
			半职业组 A	14
			半职业组 B	10.7
Garraway 等	苏格兰	1993—1994	业余	13.95
Schneiders 等	新西兰	2002	业余	52
Chalmers 等	新西兰	2004	业余	
			半职业组 A	15.4
			半职业组 B	10.5
Roberts 等	英格兰	2009—2012	业余	16.6
Lopez 等	美国	2010	7 人赛	55.4
Swain 等	澳大利亚	2012	业余	52.3
Falkenmire 等	澳大利亚	2016	业余	164

表 8-3   RU- 职业球员损伤发生率总结

作者	地点	研究时间（年）	年龄组 / 比赛类型	损伤发生率（每 1000 比赛小时的损伤率）
Bathgate 等	澳大利亚	1994—2000	精英 –15	74
Jakoet 等	国际	1995	精英 –15	32
Targett 等	新西兰	1997	精英 –15	120
Garraway 等	苏格兰	1997—1998	精英 –15	68
Holtzhausen 等	南非	1999	精英 –15	
			竞赛	55.4
			训练	4.3
Best 等	国际	2003	精英 –15	97.9
Brooks 等	英格兰	2003	精英 –15	
			竞赛	218
			训练	6
Brooks 等	英格兰	2003	精英 –15	
			竞赛	91
Brooks 等	英格兰	2003	精英 –15	
			训练	2

续表

作者	地点	研究时间（年）	年龄组 / 比赛类型	损伤发生率（每 1000 比赛小时的损伤率）
Fuller 等	国际	2007	精英 −15	
			竞赛	84
			训练	4
Cruz-Ferreira 等	国际	2010—2013	7 人赛	101.5 ～ 119.8
Fuller 等	国际	2011	精英 −15	
			竞赛	89
			训练	2
Fuller 等	国际	2015	精英 −15	
			竞赛	90.1
			训练	1

表 8-4　RL—学校 / 未成年球员损伤发生率总结 （＜ 19 岁）

作者	地点	研究时间（年）	年龄组 / 比赛类型	损伤发生率（每 1000 比赛小时的损伤率）
Gabbett 等	澳大利亚	未报道	17 ～ 19	56.8
King 等	新西兰	2005	16 岁以下	217.9
King 等	新西兰	2005	18 岁以下	216
Estell 等	澳大利亚	未报道	19 岁以下	405.6
Estell 等	澳大利亚	未报道	17 岁以下	343.2
Estell 等	澳大利亚	未报道	15 岁以下	197.8

表 8-5　RL- 业余 / 半职业球员损伤发生率总结

作者	地点	研究时间（年）	年龄组 / 比赛类型	损伤发生率（每 1000 比赛小时的损伤率）
Gabbett 等	澳大利亚	2000—2001	半职业	
			训练	105.9
			竞赛	917.3
Gabbett 等	澳大利亚	1995—1997	业余	160.6
Gabbett 等	澳大利亚	2000—2001	半职业	824.7
King 等	新西兰	未报道	业余训练	22.4
Gabbett 等	澳大利亚	2000—2003	半职业	55.4
Babic 等	克罗地亚	未报道	业余	18.22

表 8-6 RL- 职业球员损伤发生率总结

作者	地点	研究时间（年）	年龄组 / 比赛类型	损伤发生率（每 1000 比赛小时的伤害率）
Gibbs 等	澳大利亚	1989—1991	职业	44.9
Stephenson 等	英格兰	1990—1994	职业	114.3
Seward 等	澳大利亚	1992	职业	139
Hodgson Phillips 等	英国	1993—1996	职业	462.7
Gissane 等	欧洲	1996	职业	50.3
Gissane 等	国际	1990—2000	职业	
			一线	40.8
			后备	38.9
			总体	40.3
Estell 等	澳大利亚	未报道	职业	210.7

九、常见橄榄球损伤的解剖位置

橄榄球运动员的大部分损伤（30% ~ 55% 的损伤）影响的是下肢。头和脊柱（14% ~ 30%）、上肢（15% ~ 20%）和躯干（10% ~ 14%）是其他常见的损伤部位（图 8-2）。

在职业球员中，身体最常受影响的部位是头部（包括脑震荡）（25%），其次是膝关节（14% ~ 20%）、大腿（13% ~ 19%）和踝关节（11%）。Roberts 等指出，在职业 RL 运动员中，下肢是勒克、冒尔、争边线球、司克兰及擒抱中最常见的损伤部位。然而，上肢是擒抱损伤的最常见部位。此外，与被擒抱球员相比，实施擒抱的球员上肢损伤的发生率更高（$P < 0.001$），被擒抱的球员下肢和躯干损伤的发生率更高（$P < 0.001$）。

下肢损伤在损伤中占了很高的比例，因为该比赛的基本元素包括了跑动和下肢活动，如加速、减速、擒抱和冲撞。

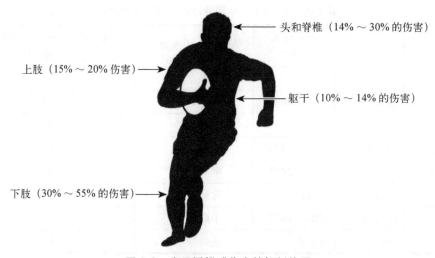

头和脊椎（14% ~ 30% 的伤害）

上肢（15% ~ 20% 伤害）

躯干（10% ~ 14% 的伤害）

下肢（30% ~ 55% 的伤害）

图 8-2 常见橄榄球伤害的解剖位置

十、避免最常见损伤的特异预防方案

在不同形式的橄榄球比赛中预防损伤一直是官方和研究者都关心的焦点。预防橄榄球伤害的一些最显著措施如下。

（一）国际 / 国家管理机构的贡献

橄榄球的伤害预防公认为优先研究的领域，包括世界橄榄球理事会和联盟制橄榄球国际联合会在内的主要管理机构已经审查了比赛法规，并推动了该领域的系统研究。

在国家层面，采取了以下举措，对预防灾难性损伤和后续方案进行了系统研究。

1. 南非　在 2009 年推出 BokSmart 计划，这个方案包含了针对教练和裁判的强制性的每 2 年一次的培训课程。它与球员的伤害预防行为和南非青少年橄榄球运动员灾难性损伤的总体减少相关。

2. 新西兰　RugbySmart 作为新西兰 RU 和意外事故伤害赔偿局推出的联合项目，在 2001 年启动。所有教练和裁判必须每年要达到 RugbySmart 的要求才能继续工作。此方案与脊柱损伤、颈部和背部损伤的数量减少有关，随之实施的安全性司克兰约定为此方案的一部分。

3. 英格兰　FMC：RUGBY 项目，是由 RU 和巴斯大学之间合作的项目，旨在通过热身和训练方案的开发，以最大限度地减少损伤风险。

4. 澳大利亚　SmartRugby 是由澳大利亚 RU 运营的职业健康和安全方案。

Van Mechelen 和同事在 1992 年提出了一种运动损伤预防模型。它包括 4 个步骤：①确定损伤的严重程度；②确定运动损伤的病因和机制；③引入预防措施；④通过重复第一步来评估预防策略的有效性。必须指出的是，在之前提到的方案中，只有 BokSmart 和 RugbySmart 完成了所有这 4 个步骤。因此，这仍是需要进一步研究和开发的领域。

（二）基于防护设备的研究及其证据

研究防护装备作为橄榄球伤害预防策略的一部分，一些研究人员评估了其可行性和有效性。然而，目前的证据表明，防护装备（头盔）并不能明显降低包括脑震荡或脊柱损伤在内的损伤风险。一些研究发现，护齿是有帮助的，而其他研究却发现其在减少口面部损伤方面没有显著差异。鉴于文献报道的差异，一些作者认为这种设备可能在损伤中发挥"保护"作用而不一定是"预防"作用，同时需要鼓励它们的使用。作为球员福利的一部分，世界橄榄球理事会已经收集了身体护具、头盔和护目镜及其他装备的一般要求和性能规格的信息。

（三）具体伤害的方案和计划

1. 脑震荡　在一个赛季中，RU 中儿童或青少年橄榄球运动员脑震荡的概率为 0.3% ～ 11.4%，而 RL 中的概率为 7.7% 或 22.7%。有证据支持 RU 中教练和裁判接受了预防脑震荡的培训方案。必须指出的是，目前的大部分证据仅来自 4 个打橄榄球的国家（澳大利亚、新西兰、南非和英国）。此外，鉴于两类橄榄球的流行程度不同，当前的大部分文献都是基于 RU 的。尽管如此，有针对性的损伤预防方案的适用范围及此类方案在限制脑震荡损伤方面的有益影响是显而易见的。

在国际橄榄球理事会初步研究之后，世界橄榄球理事会随后提出了一项指南，包含 3 个阶段的诊断过程和评估标准，以识别或排除受伤 48 小时内的脑震荡。目前，运动脑震荡评估工具第 5 版（the fifth edition of the sport concussion assessment Tool，SCAT5）推荐用于 13 岁或更大的球员，而儿童 SCAT5 则适用于 5～12 岁的球员。在近期的一篇系统评价中，Patricios 等报道检验辅助筛查工具的证据整体强度很低。因此，鉴于缺乏证实辅助筛查测试诊断准确性的确切证据，建议使用共识衍生的多模式评估工具，如 SCAT。

2. 颈椎损伤　在过去的 RU 比赛中，司克兰一直是与颈椎损伤相关的比赛环节。2007 年 1 月，国际橄榄球理事会实施了一项新的司克兰法规，旨在最大限度地减少司克兰崩溃和由此带来的伤害。Fuller 等将司克兰中颈椎损伤的显著减少归因于该法规的积极实施。此后，它就被纳入针对新西兰教练和裁判的强制性 RugbySmart 计划。颈部肌肉等长锻炼强化方案已证实可以提高 RU 运动员的颈部力量，且有可能将颈椎损伤的风险降至最低。

与 RU 相比，RL 运动员的大部分颈椎损伤是在比赛中由被擒抱导致。随着规则的变化，司克兰在 RL 比赛中已经减少对抗强度，这导致了 RL 中严重颈椎损伤发生率的显著降低。

3. 肩部损伤　鉴于橄榄球运动员易遭受肩部损伤，肩部肌肉强化一直是个焦点领域。研究人员已经探索了肩垫的使用。目前，未有明确证据支持使用它们可将伤害风险降至最低。

4. 踝关节损伤　Sankey 等注意到 35% 的踝关节损伤是在非接触活动中发生的。有充分的证据表明，以本体感觉为基础的训练方案有助于降低踝关节损伤的风险。因此，这种训练方案的采用可在最大限度地减少橄榄球运动员的踝关节损伤风险方面发挥作用。

（四）基于训练的计划

鉴于擒抱或被擒抱是比赛中造成损伤的主因，研究人员则将重点放在识别与积极的擒抱结果相关的擒抱球员特点，从而最大限度地降低损伤风险。Hendricks 等证实对球员进行适当的擒抱训练与减少比赛期间严重损伤风险的行为有关。头部向上向前并面向持球者，对抗持球者，瞄准持球者躯干中部的肩部擒抱，用手臂包裹或拉持球者，并在接触后靠腿驱动，这些都与积极的擒抱结果相关。

已建议每周每个肌肉群进行 2～4 次阻力训练的训练频率，以加强上半身和下半身的力量和爆发力。据报道，在两种比赛形式下，与擒抱相关的机制是导致橄榄球运动员损伤的主要原因之一。因此，这一直是一个持续研究的领域，并且已经开发出了训练方案来教授球员安全的擒抱方法，以最大限度地减少损伤风险。

一些研究人员已进行了基于模拟模型的研究，以增强我们对橄榄球中复杂损伤模式的理解，并帮助研发更好的损伤预防策略和训练方案。

（五）其他的伤害预防策略

据报道，在同龄儿童中观察到的正常发育的差异性会导致身体特征的显著差异，进而引发身材比例的不匹配。有学者认为，由于身材比例的不一致，仅根据实际年龄对儿童橄榄球运动员进行分组可能会造成潜在的损伤风险。因此，在新西兰，儿童橄榄球运动员的匹配靠身材比例而不是按实际年龄和技巧，这被作为一种有助于减少严重伤害的策略而被采纳。其他的机制，比如有学者提议并在一些竞赛里使用了按体重规则从而允许实际年龄较大而体重低于特定年龄组比赛商定的门槛的球员加入到年龄较小的组别。

十一、残奥会橄榄球

轮椅橄榄球作为残奥会运动员的一项团队运动，自 1976 年起源以来越来越受欢迎，并成为 2000 年澳大利亚悉尼夏季残奥会的奖牌项目。参加轮椅橄榄球比赛的运动员可能是患有四肢功能丧失或因颈椎脊髓损伤、多次截肢、脑瘫、肌肉萎缩症和脊髓灰质炎等神经系统疾病。对这项运动规则的详细描述超出了本章的讨论范围，但其内容可以在国际轮椅橄榄球联合会网站 （www.iwrf.com）上找到。然而，值得注意的是，这是一项由具有上述的某些疾病的男性和女性运动员进行的竞技性团队运动。这项运动的一些独特之处包括：①团队由 12 名球员组成，其中任何时候只有 4 人可以在场上；②允许轮椅之间的接触对抗，但不允许球员之间的直接身体接触；③轮椅橄榄球在室内的硬木球场上进行，球场的尺寸大小与篮球场相似。

参加轮椅橄榄球比赛的残奥会运动员根据在这项运动中造成活动限制的损伤分为 7 组（从 0.5 到 3.5 分）。为确保功能级别的公平和队伍的平衡，每个队伍中所有球员的总价值评分不能超过 8 分。这是至关重要的，因为已经注意到不同的推进方法、不对称性、速度和活动存在于手臂损伤的不同分组中，相比躯干损伤的运动员对表现的影响更大。此外，这些球员由于散热能力降低而要承受更强烈的热应变。然而，轮椅橄榄球训练使运动员能够改善心肺功能。

轮椅处方的类型，包括如座椅深度、座椅角度、车轮外倾角和车轮直径等，其设计特征可以显著提高这些球员的表现。

参加轮椅橄榄球的残奥会运动员的运动损伤可能会产生严重后果并影响他们独立进行日常活动的能力。尽管如此，当前文献中关于轮椅橄榄球的残奥会运动员损伤模式的信息仍是有限的。在一项初步研究中，Bauerfeind 等在 9 个月的时间里研究了来自国家队的 14 名男运动员，并报道每位运动员每个训练日的事故发生率为 0.3。然而，大多数伤害本质上是轻微的，不需要医疗干预。此外，进攻球员损伤发生率要高于防守球员。

结论

橄榄球是一项接触性对抗运动，与其他团队运动相比，联合会制橄榄球和联盟制橄榄球的 2 种流行的模式与相对较高的球员损伤风险相关。这项运动的独特机制涉及不同的接触对抗情况和球员特征，这可能会导致不同的损伤模式。这些损伤中的大多数是下肢的软组织损伤，包括肌肉、肌腱或韧带损伤，而头部和颈部损伤较少见，但其发生率也足以引起持续的重点关注。流行病学数据和伤病相关研究有助于研发和实施旨在最大限度降低球员损伤风险的规则和方案，有证据表明，有效的训练方案和规则的改进可以降低损伤风险。在未来，各种不断发展的技术相结合有可能增强我们对复杂损伤机制的理解，并能够帮助研发出更有力的损伤预防策略和方案。

（查宇亮 译）

第 9 章

足 球

一、概述

足球在美国和加拿大称为"soccer"，而在世界其他地区称为"football"。全世界注册球员超过 2.65 亿，其受欢迎的程度可见一斑。1863 年足球的第一个正式规则在伦敦制订，并逐渐发展至今。1904 年足球的管理机构国际足联（Fédération Internationale de Football Association，FIFA）成立，此后其发展成为世界上最大的国际组织之一，现拥有 211 个成员国。虽然足球受众人群已经很广泛了，但其参与度仍在持续增长，女性人群增长更为迅速。在短短 6 年间（2000—2006 年），女性足球运动员的数量增长了 54%，达到 410 万人。

足球赛场上，两支各由 11 名队员组成的球队进行比赛。除了守门员，10 名球员互相配合，争夺并保持球权，以将球踢入对方球门为目的。除守门员以外的其他队员只能用足传球和带球，用手触球则视作犯规。守门员 1 名，可在禁区内用手阻挡或干扰进球。足球规则会根据参加人员的不同进行变化，如针对低龄或残疾队员就有不同的规则，比如允许较小的场地面积和球门及较少的参赛队员数量。足球的另一个变种是室内足球，其不受天气的影响。

全世界足球运动员数量众多，足球运动的项目特点会导致相应的过度使用劳损和急性损伤，因此足球运动损伤很常见。运动员的竞技水平会因为运动损伤而降低，因此需要医疗团队参与处理。足球运动要求运动员频繁地加速和快速的转向，还包括跳跃和扑救动作，这些动作均是增加肌肉拉伤和韧带扭伤风险的因素。虽然规则规定双方队员间的暴力肢体接触会构成犯规，并被禁止，但比赛中队员之间的碰撞不可避免，严重撞击会导致脑震荡、挫伤、骨折等。

二、足球特异的力学特点和损伤风险

足球是一项非常激烈的体育运动，并且拥有独特的受伤力学机制和危险因素。队员常做冲刺、跳跃、踢球、变向、铲球等动作，守门员还会做扑救、伸展和抛投动作。由于需要同时控制足球或争夺球权，这些动作难度会被加大。与使用上肢的运动相比，下肢的肌肉和关节在足球运动过程中负荷较大，这也是下肢损伤发病率更高的原因。同时，上肢和头颈部也存在特有的损伤风险，特别是多在掷界外球和争夺头球时发生。最常见的足球运动损伤包括韧带扭伤、肌肉拉伤、挫伤、脑震荡，这些损伤常由慢性劳损或急性损伤导致。

"踢"是必不可少的足球动作，其目的有传球、射门、进攻、带球等。踢球动作分为五个阶段，即接近球、大腿后摆、小腿后摆、加速和击球。运动损伤常在小腿后摆、加速、击球阶段产生。在小腿后摆阶段，股四头肌和屈髋肌群被拉伸到极限，该肌群拉伤的风险增加。在紧随其后的加速阶段中，通过上述肌肉的向心收缩，踢球腿有力加速而击球，这种快速收缩是肌肉拉伤或撕裂的风险因素。在击球阶段，由于该动作使用频率高、击球力量大，队员足部会受到直接创伤。根据足部触球位置不同，或球员出现失误导致足在击球前先触及地面，均会给踝关节损伤带来风险。如果足部远端击球，则踝关节受到外旋应力，会使踝关节内侧三角韧带和外侧韧带复合体损伤的风险增加。如果是足部中段在触球前先触及地面，此时踝关节主要受到外翻应力，其三角韧带存在损伤的风险。

铲球是另一个足球特有的防守动作，动作特点是倒地滑行以抢截对手的控球。铲球通常视为阻止对手进攻的最后努力，有时也用于对手带球过大的抢断。在这个动作中，队员一侧肢体屈曲以支撑身体，另一侧肢体伸展用以抢断足球。该动作常造成触地侧膝关节和髋关节的直接创伤。同时，动作不当或落地姿势问题会使踝关节和膝关节产生异常旋转应力，造成韧带损伤。此外，球员试图击球的小腿存在与对手小腿直接碰撞的风险，可导致其挫伤甚至骨折。

头球是足球项目特点之一，并具有高损伤风险。队员在进攻或防守时跳起用头击球，用以改变足球的运动轨迹。该动作的风险可分为与跳跃相关和与击球相关两类。跳跃是一种爆发性运动，主要依靠下肢的离心和向心收缩。落地时足部的不良姿势或踩到对手球员足上均是受伤的特定风险因素。争夺头球时的身体对抗常会使队员失去平衡，落地不平稳，增加受伤的风险。上述动作通常造成踝关节内翻，导致外侧韧带复合体受损。另外一种风险与头部击球相关，该动作在比赛和训练时都经常用到，会使队员发生不同程度的头部创伤。在严重情况下，如头部被高速运动的足球撞击，或者争夺头球时头部与对手头部直接撞击，可能会造成脑震荡。有证据表明，频繁的头球会影响神经认知功能，也有少数足球运动员患慢性创伤性脑病的报道。但是反复头球是否对认知功能和大脑会造成长期影响尚不清楚。

守门员场上位置特殊，因此其潜在损伤风险也具有相应特点。由于守门员可以用手触球，所以他们发生上肢损伤的风险增加。扑救是守门员损伤风险最高的动作。为了阻止进球，守门员有时需完全伸展手臂做鱼跃动作，以阻挡或截获快速射门。球对手指的直接创伤可导致手指扭伤、脱位或骨折。若处于过顶位用伸展的肩膀着地，则有可能造成肩关节半脱位、脱位或盂唇损伤。若肩峰外侧缘着地，则有可能造成肩关节挫伤、肩锁关节损伤、锁骨骨折或胸锁关节损伤。门柱也可能对守门员造成运动创伤。当在比赛中接球时，守门员会意外跑跳与门柱相撞，可能导致头部或四肢损伤。曾有报道，少年足球比赛中，由于球门固定不牢被风吹倒，导致运动员被严重压伤。

总的来说，足球是一项安全的运动。然而，由于其独特的运动方式和要求，存在特定的损伤模式，主要是下肢运动损伤，在某些特殊情况下会累及头部和上肢。掌握足球常见或严重运动损伤的发生机制和损伤模式，能够降低足球队员运动损伤的发病率。

三、常见足球运动损伤

（一）大腿损伤

大腿损伤（包括股骨、股四头肌、腘绳肌、内收肌）是足球运动员中最常见的主诉或受伤部位，约占足球运动损伤的 31%。大多数损伤是肌肉拉伤，以腘绳肌最为多见。除肌肉拉伤外，肌肉挫伤也较为常见。

对各种足球运动下肢损伤进行细分，腘绳肌拉伤是职业足球运动员中最常见的损伤。绝大多数是非接触性损伤，发生在快跑或冲刺过程中；小部分拉伤发生在腘绳肌强力收缩过程中，如跳跃、急转、射门、伸展动作或铲球时。腘绳肌在整个步态周期中均处在活动状态，其最大收缩力和最大长度出现在摆动末期，此时腘绳肌离心收缩以拮抗摆动期的屈髋伸膝。支撑期初即足跟着地时，腘绳肌变为强力地向心收缩，伸髋屈膝，使身体向前推进。步态周期的这些过程最容易导致腘绳肌受损，特别是经常发生在足球运动的冲刺跑时。有证据表明，足球运动损伤好发于半场结束前，说明疲劳是腘绳肌损伤的重要风险因素。腘绳肌拉伤存在很多风险因素，高龄和腘绳肌损伤史是公认的最主要因素，其他风险因素包括肌肉失衡、腘绳肌柔韧性差和下肢功能性不等长。

股四头肌拉伤是另一种常见的足球运动损伤，损伤原因包括高频率的冲刺、变向和射门。与其他运动相比，足球运动员股四头肌拉伤的发病率最高。与腘绳肌拉伤一样，股四头肌拉伤常发生在冲刺过程中。股四头肌拉伤常发生于用于射门的优势腿，说明比赛中频繁踢球动作也是股四头肌损伤的风险因素。在冲刺期间，股直肌的最大长度出现在摆动早期阶段，此时髋关节处于最大伸展状态，膝关节屈曲。摆动早期股四头肌的离心收缩使其容易受到损伤。在减速过程中，身体必须快速吸收大量的动能，以迅速停止或改变方向。这相当于对股四头肌施加了大量偏心力，极大程度导致损伤。在踢球动作的最后阶段，随着髋关节进入最大伸展和膝关节屈曲，股四头肌偏心收缩，这会造成对股四头肌尤其是股直肌的张力增大，容易导致肌肉损伤。与腘绳肌拉伤相似，股四头肌拉伤的风险因素包括股四头肌旧伤、高龄和柔韧性差。

内收肌或腹股沟拉伤均可产生大腿内侧内收肌肌群损伤症状。与股四头肌或腘绳肌不同，内收肌常在快速侧向运动或变向时受损。当身体侧向左右移动时，髋关节外展，内收肌离心收缩。虽然急性强力收缩可导致急性损伤，但相比大腿其他肌肉拉伤，内收肌慢性劳损可能是急性损伤的根本原因。频繁的变向和侧向运动使内收肌群反复牵拉，导致疼痛并影响运动功能。与其他拉伤一样，损伤史和高龄是已知内收肌或腹股沟拉伤的主要风险因素。此外，内收肌力相对较弱和髋关节外展活动度小也证实为损伤风险因素。

挫伤在足球运动损伤中很常见，可发生在身体的任何部位，其中大腿肌肉挫伤最常见。大腿挫伤为接触性，不同于非接触性的大腿拉伤。大多数情况下是与另一队员直接接触，少数情况下是与球、门柱或场外设备等物体接触。大多数挫伤是由与对手队争夺球权时身体碰撞产生，高达 42% 为犯规动作。大腿挫伤约占大腿所有损伤的 12%。与肌肉拉伤相比，挫伤恢复时间短，复发概率小。对于严重的股四头肌挫伤，临床医师应警惕骨化性肌炎的发生。热敷和超声不应用于股四头肌挫伤的急性期，因为这些治疗措施可增加肌炎发生的风险。

（二）腹股沟痛：腹股沟拉伤、运动性疝气、耻骨炎、髋臼股骨撞击综合征

与大多数运动相比，足球运动员的腹股沟损伤或疼痛的发生率更高。事实上，足球运动员中一定比例的腹股沟痛是内收肌拉伤导致的。腹股沟痛是一种症状，需要准确地诊断，以便于对运动员开展治疗。这些诊断包括耻骨应力性骨折、耻骨炎、耻骨联合退变、内收肌拉伤、闭孔神经卡压综合征、运动性疝、腹股沟疝和 FAI。由于这种复杂性，诊断性治疗通常会延误诊断，所以由临床经验丰富的医师结合影像学诊断进行细致的体格检查必不可少。对损伤机制的深刻理解也是治疗成功的关键。优秀足球运动员的核心肌群具有较好的灵活度和敏捷性，他们在控球或射门时常单腿撑地并外展、旋转，控制躯干。这种需求使维持核心稳定性的骨和韧带重复地承受高强度负荷，以及使收缩或伸展的肌肉 - 肌腱结构单元重复地承受负荷。事实上，动力链上任一点的力量减弱或功能障碍，都可能导致整条链的负荷增加，损伤风险也随之增加。准确诊断和精准治疗是足球运动员损伤早期重返赛场的前提。

（三）踝关节扭伤

踝关节扭伤是指一个或多个踝关节韧带复合体的部分或完全撕裂，包括外侧韧带复合体、三角韧带和下胫腓联合韧带。绝大多数踝关节扭伤累及外侧韧带复合体的距腓前韧带和（或）跟腓韧带，这些损伤发生在踝关节受到内翻和（或）内旋应力时。其他踝关节扭伤累及三角韧带或下胫腓联合韧带，分别继发于踝关节受到外翻和外旋应力时。

与其他运动一样，足球运动员常在变向和跳跃时受损伤。损伤原因通常是踝关节在负重或非负重状态下受到旋转应力。在许多运动中，踝关节扭伤主要是由于足意外踩空或落在另一个队员身上。虽然这样的跳跃和变向损伤可在足球中发生，但值得注意的是，因为足球运动主要靠足，队员也易受到直接暴力损伤。很多研究表明，足球中的大多数踝关节扭伤是由于与其他队员接触。最常见的损伤机制发生在抢断过程中，据报道其中的 40% ～ 60% 是由犯规导致。对于接触损伤，队员单足固定时，被对手撞击或踩压，产生旋转应力从而导致损伤。从侧方抢断比前方或后方抢断，更容易导致损伤。还有一种足球运动独有的踝关节损伤机制是发生在踢球瞬间，此时腿和足部高速移动以将力量传导到球。如果队员在击球之前或之后，足部被他人阻挡，就会产生踝关节的快速扭转暴力，导致韧带扭伤。上述几种直接球员接触损伤机制主要见于非守门员球员。守门员的踝关节扭伤发病率较低，发病原因主要是进行变向、落地和扑救动作时导致的非接触性损伤。

（四）膝关节损伤：韧带、半月板

膝关节扭伤是指膝关节软组织结构部分或完全撕裂。文献中常见于内侧副韧带（medial collateral ligaments，MCL）或外侧副韧带（lateral collateral ligaments，LCL）、前交叉韧带（anterior cruciate ligaments，ACL）或后交叉韧带（posterior cruciate ligaments，PCL）及内侧或外侧的半月板损伤。扭伤会造成膝关节一种或多种结构的损伤，MCL 损伤最为常见。然而，文献对 ACL 损伤的关注较多，这可能和 ACL 损伤大多需要手术治疗且重返赛场所需时间更长有关。与其他韧带损伤相比，MCL 损伤大多不必手术治疗。

ACL 是限制胫骨相对股骨前移的主要结构。由于 ACL 愈合能力较差，其断裂通常会导致膝关节不稳，需要手术治疗重建韧带。任何能使胫骨前移的旋转或平移力都可能造成 ACL 损伤。大量研究证实了 ACL 的损伤机制：大多数 ACL 损伤是非接触性的，此时全部或大部分体重施加到伤侧下肢，同时足部相对固定、膝关节处于伸直位并有外翻、胫骨外旋。对于足球运动来说，ACL 的损伤机制包括抢球、踢球后控制平衡、头球后落地或铲球时肢体接触。在争夺球权时，最常见的动作是在断球或铲球时的快速侧步，此时髋关节外展膝关节外翻，容易造成 ACL 损伤。队员在踢球后处于失衡状态时，落地瞬间膝关节处于伸直位且受到外翻应力，也容易造成 ACL 损伤。与跳跃有关的 ACL 损伤最常见于头球后落地，主要发生在单腿落地时，尤其是在与其他队员有肢体接触的情况下。膝关节被对手从后方铲球产生过度外翻是最常见的接触性损伤发生机制。

MCL 损伤是膝关节最常见的韧带损伤。MCL 损伤通常无须手术干预，因此其重返运动时间比 ACL 损伤更快。膝关节受外翻应力是 MCL 损伤最主要致伤原因。在足球运动中，大部分 MCL 损伤是由于与对手的直接接触而产生的外翻应力，对方队员的侧方断球动作是主要损伤机制。

LCL 损伤的发病率显著低于 MCL 损伤，约占足球运动损伤的 0.7%，其致伤原因是膝关节受到内翻应力。最常见的机制是接触性损伤，此时大腿内侧受到撞击，产生内翻应力。LCL 扭伤也可以由造成内翻应力的变向或扭转等非接触性的损伤机制导致。轻度损伤或部分拉伤的预后通常较好，类似于 MCL 损伤。然而，更严重的损伤可能导致慢性后外侧旋转不稳定。当 LCL 损伤合并后外侧角损伤时，应评估腓总神经的功能，并注意合并 ACL 或 PCL 损伤的可能性，手术治疗有利于运动员重返赛场。

PCL 损伤在膝关节韧带损伤中发病率最低，在所有运动损伤中仅约占 0.2%。PCL 完全断裂通常合并多发韧带损伤。胫骨相对股骨后移是 PCL 的损伤机制。接触性损伤占绝大多数，多发生于被其他队员踢伤或在铲球时双方小腿的暴力接触。膝关节过伸是非接触性损伤的发生机制。

半月板损伤最常发生于膝关节扭转、变向、过屈时或合并于主要韧带的损伤，如 ACL 或 MCL。足球运动员可发生半月板的部分损伤或关节周围附着结构的损伤，需密切观察并逐渐重返运动。半月板的完全撕裂或撕裂伴移位则需进行手术治疗，以尽可能地保留半月板。一般来说，当半月板修复与 ACL 重建同时进行时，半月板修复的成功率更高。

（五）脑震荡（轻度创伤性脑损伤）

近年来，随着人们对反复头部创伤所造成的长期后遗症的认识和理解逐步加深，运动员脑震荡和轻度创伤性脑损伤受到广泛关注。足球与橄榄球或曲棍球等对抗性运动相比，头部损伤的风险看似较低，但流行病学研究表明，足球造成的脑震荡的发病率实际比较高，占所有损伤的 2%～24%。发病率之间差异较大有诸多因素，包括：并非所有的研究数据都报道；发病率会随年龄增长而降低；方法的差异。多项研究证明脑震荡的漏诊率很高。事实上，多达 80% 的脑震荡运动员被漏诊。虽然过去认为脑震荡主要的发病机制是反复头球，但研究表明，最常见的损伤机制其实是与其他队员相撞，占 38%～85%。主要损伤机制是在争抢头球时双方头部相撞，其他接触性损伤包括争抢头球时碰撞手臂或肘部，在比赛中碰撞肘部或膝部。除双方队员相撞外，脑震荡也有其他损伤机制，其中超过 95% 与队员和球碰撞相关，也可见头部坠地或头撞球门柱而造成头部损伤的病例。主动实施的头球动作极少发生脑震荡，相反，意外性地被球近距离击中头部则容易发生脑震荡。多种因素与足球运动员脑震荡的发病率和严重程度有关。现已证实，女性脑震荡患者多于男性，且女性患者的症状持续时间较长。由于守门员和防守队员多位于对方射门的区域，因此其赛场上的脑震荡发病率较高。

四、足球运动损伤的流行病学

（一）高中足球

在最受欢迎的高中体育项目中，足球排在前五位，每年有超过85万名的足球参与者。据报道，每1000场足球比赛中，运动损伤发生1.83～2.39次，即每年发病375 000～422 000次。大部分运动损伤部位是下肢或头部，最常见的踝关节占17.3%～24.7%、膝关节占13.8%～21.8%、髋关节或大腿占13.1%～25.6%，头面部占13.7%～27.7%。以损伤类型划分，韧带扭伤占22.5%～34.5%，肌肉拉伤占16.1%～31.9%，脑震荡占10.8%～24.5%，挫伤占10.1%～18.7%（图9-1）。37.7%～57.9%的损伤所致缺赛时间短于1周。然而，多达8.7%的运动员因伤停整个赛季，5.6%～6.1%的运动员需要手术治疗。导致赛季伤停或需要手术治疗的最常见损伤是ACL撕裂和骨折。发病率比赛期间明显高于训练期，在训练过程中，肌肉拉伤和非接触性损伤的发病率较高；在比赛中，脑震荡、骨折等与其他队员接触所造成的损伤发病率更高。研究表明，女性运动员的总体发病率及膝关节扭伤的概率比男性更高（尤其是ACL损伤）（图9-2）。相比而言，男性运动员骨折、髋关节或大腿损伤的发病率较女性更高。

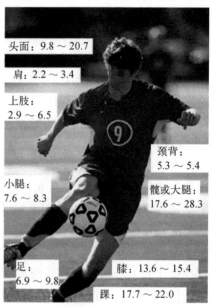

图9-1 高中和大学生足球赛中男性队员运动损伤部位的构成百分比

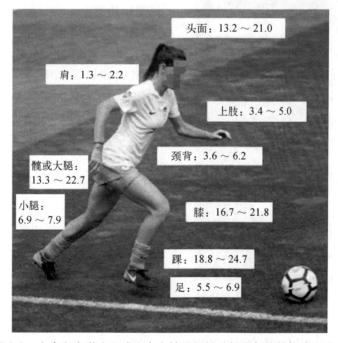

图9-2 高中和大学生足球赛中女性队员运动损伤部位的构成百分比

（二）大学生足球

在全美大学体育协会的统计数据中，足球拥有人数排名第二的女运动员和排名第五的男运动员，2018—2019赛季的参赛人数超过5.3万。据报道，每1000场比赛中发生6.6～6.94次运动损伤。57.6%～62.4%的损伤所致缺赛时间短于1周。与高中运动员类似，大学生足球的运动损伤部位同样是下肢居多。最常见的发病部位是髋部或大腿（15.1%～31.3%）、踝关节（16.6%～21.2%）、膝关节（12%～18%）、头面部（7.9%～19.2%）。比赛时的损伤风险比训练多4倍。与训练相比，比赛中队员发生踝关节扭伤的可能性多4倍，发生膝关节损伤的可能性多6倍，发生脑震荡的可能性多13倍。因为比赛中的接触性损伤（53.6%～61%）多于训练中的接触性损伤（19%～28.2%），所以比赛中运动损伤发病率较高的原因可能是较高程度的运动强度和身体对抗。而在训练中，队员更容易产生非接触性损伤，最常见的是肌肉拉伤。

（三）职业足球

多项研究评估了职业足球运动员的运动损伤发病率及其影响。近期的一篇综述估计，比赛每进行1000小时会有8.1次运动损伤。比赛发病率（36次/1000小时）几乎是训练中发病率（3.7次/1000小时）的10倍。考虑到职业联赛的赛程，相当于每位队员每年受伤2次。与其他级别的比赛类似，大多数损伤发生在下肢，最常见的损伤部位依次是大腿、膝关节、踝关节、髋关节、小腿或跟腱。有趣的是，头面部损伤（如脑震荡）的发病率最低，排在躯干和上肢之后。就损伤类型而言，肌肉或肌腱拉伤最常见，其次是挫伤、关节或韧带损伤、骨折。最常见的运动损伤是腘绳肌拉伤，占所有损伤的12%。约50%的损伤较轻，不足1周即可重返运动，严重损伤占15%，通常会缺赛1个月以上，再损伤率约占12%，其治疗时间比初次损伤更长。

（四）儿童

少量针对儿童的足球运动损伤流行病学研究表明，儿童和青少年的状况相似，如下肢是主要损伤部位、比赛中的发病率较高。但也存在一些明显的区别。儿童的发病率低于年龄更大的运动员，即每1000小时发生0.1～1.6次损伤。7～12岁的儿童中，发病率和年龄呈正相关。相比年龄更大的运动员，儿童发生上肢损伤（15%～29%）和骨折（15%）的概率较高（图9-3），其主要原因是比赛时跌倒导致前臂、腕部或手部骨折。儿童中缺赛多于28天的严重损伤发生的可能性更大（23%），可能的原因是其骨折的发病率更高。不难理解，对于骨骼发育不成熟（即骨骺未闭）的运动员，应该高度关注损伤风险较高的骺板部位。

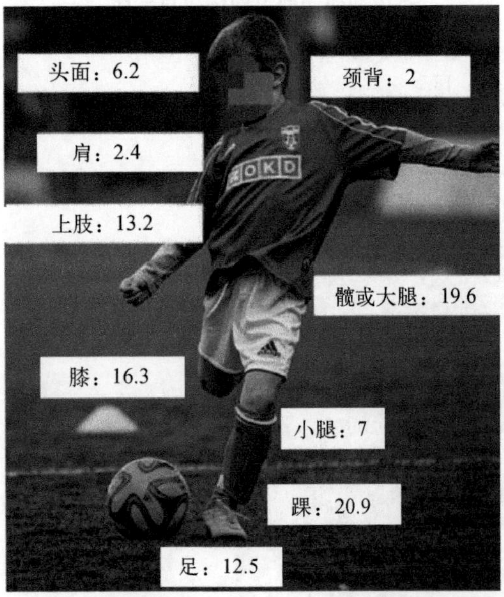

头面：6.2
颈背：2
肩：2.4
上肢：13.2
髋或大腿：19.6
膝：16.3
小腿：7
踝：20.9
足：12.5

图 9-3　儿童运动员（7～12岁）运动损伤部位的构成百分比

五、足球运动损伤的预防策略

现有多种针对足球运动员运动损伤的预防方案。根据足球运动损伤的流行病学特征，许多方案更强调下肢运动损伤的预防。作为足球的最高管理机构，FIFA 投入大量资源制订并落实这些方案以预防运动损伤，其中最具代表性的是"FIFA 11+"预防指南。该指南包括 3 个阶段、15 种动作，在 20 分钟内完成。第一个阶段是 8 分钟的跑步训练，强调变向、加减速和姿势；第二个阶段是以提升核心力量、本体感觉和神经肌肉控制为目标的一系列力量、平衡和爆发力训练；第三个阶段是快速跑步训练，强调速度和变向。根据运动水平的不同，指南有 3 个难度等级。

多项研究证实了该指南的优势，每周至少 2 次训练效果最佳，损伤风险随指南训练实施依从性的增加而降低。该指南可以减少运动损伤的发病率，特别是如 ACL 撕裂的非接触性损伤，也可减少其他常见运动损伤，包括踝关节扭伤和腘绳肌损伤。指南的可行性先后在女性和男性运动员中得到证实，并证明具有广泛的应用价值，不同年龄阶段或是不同运动等级的运动员（青少年、大学生、半职业等）都可从中受益。

FIFA 11+ 指南不仅可以减少运动损伤，还可以提高运动员竞技水平。一项研究表明，该指南提高了男性业余足球爱好者的冲刺速度和跳跃高度。多项研究证实，该指南改善了运动员的身体控制能力和本体感觉。这些神经肌肉方面的改善是运动损伤减少的原因之一。总之，FIFA 11+ 应用广泛，是保障足球运动员安全的权威指南。

FIFA 颁布的另一个运动损伤的预防指南是"FIFA 11+S"，其目的是降低肩部损伤的发病率。如前所述，由于守门员的特殊性，需要做扑救或掷球动作，其发生肩部损伤的风险更大。尽管该指南是最近一段时间才制订出来的，但其内容和目标与针对下肢的指南相似。指南分为 3 个阶段，即热身、上肢力量训练和核心稳定性训练。其目标是增强肩袖肌力、肩胛骨稳定性和落地时的神经肌肉控制。该指南同样是在 20 分钟内完成，每周进行 3 次。目前尚缺乏该指南在减少运动损伤方面有效性的研究，关于足球运动损伤预防的研究前景十分广阔。

筛查是预防足球运动损伤的另一种方式。功能性动作筛查（functional movement screening，FMS）是该运动人群中最常用的测试方法，该系统含有针对平衡力、灵活性、稳定性和神经肌肉控制的 7 项测试，这些测试包括深蹲、跨栏步和直线前蹲等。这些测试能反映出可导致运动损伤的身体因素，可以根据这些身体因素制订针对性的方案以降低损伤风险。FMS 预测损伤风险的能力尚存在争议，尽管如此，该系统在检测风险因素和优化神经肌肉控制方面仍然具有实用性。

追踪运动员的活动形式和活动量为预防损伤提供了很大的可能性。Ehrmann 等利用 GPS 测量了专业足球运动员在训练和比赛中的强度和距离。他们平均测量了 1 周和 4 周的时间段及整个赛季。最终，他们发现运动强度和距离的增加会导致非接触性损伤。GPS 追踪是监测运动员活动量的有力工具。根据监测到的信息，运动员可进一步优化训练方案，以降低损伤风险并提高竞技水平。

防护装备是降低足球运动损伤发病率的另一措施。护腿是足球的标准防护装备，其作用是保护下肢免受队员间小腿的直接暴力撞击。可以通过护具或弹力绷带保护踝关节，它们通过提供坚固支撑以防止踝关节过度内翻或外翻。两种方式都可以减少踝关节扭伤，护具也可用于膝关节以预防和治疗多种疾病。髌骨护具提供内侧牵制力以提高髌骨稳定性并改善其运动轨迹。其他膝关节支具可提供坚固支撑以抵抗膝关节的内翻和外翻应力。守门员的手套也是避免手掌或手指损伤的防护装备，手套内部有衬垫和支撑，可以保护守门员的手部免受球的剧烈撞击，此外，手套还会增强接球时的摩擦力。

比赛规则的变化也可以预防运动损伤。随着对高风险运动项目的深入分析，各级体育管理机构可以优化比赛规则以减少损伤，可以是改变规则的执行力度，也可以改变规则本身。例如，2006 年 FIFA 颁布了比赛规则的变化，即故意用手臂或肘部撞击对方的队员会被取消当场比赛资格，这会降低颅脑损伤和脑震荡的发病率。

六、残奥会足球

残奥会项目中，视力障碍队员参加 5 人制足球赛，有神经系统疾病（如脑瘫、脑卒中或创伤性脑损伤）的身体残疾队员参加 7 人制足球赛。这两种残奥会足球赛事比赛场地较小，比赛时间较短。

关于残奥会足球运动损伤的研究相对较少，其运动损伤的数据也相当有限。2012 年伦敦残奥会足球运动损伤（包括 5 人制和 7 人制）的流行病学调查表明，5 人制足球的运动损伤发病率为 22.4 次 /1000 天，是所有残奥会运动项目中最高的；而 7 人制足球的运动损伤发病率为 10.4 次 /1000 天。调查还发现，急性创伤性损伤比慢性过度使用性损伤更为常见。对于 5 人制足球，大多数运动损伤累及下肢，膝关节是最常见的损伤部位；7 人制足球的运动损伤同样主要累及下肢，膝关节和踝关节是最常见的损伤部位。

值得关注的是，相较于传统足球，残奥会足球有不同的损伤类型，这种差异在 5 人制足球赛中更为明显，视力障碍的队员在比赛中身体更直立，易于发生头部外伤。此外，视力障碍导致他们预判冲撞的能力降低。2012 年残奥会的 5 人制足球比赛中，60% 的运动损伤与犯规动作相关，通常是队员未能按照比赛规则向队友传达其击球意图。对于 7 人制足球，由于大多数队员有中枢神经系统损伤（如脑瘫），因此他们发生继发痉挛和力弱侧肌肉拉伤或损伤的风险更大；相比其他身体残疾，脑瘫队员发生软组织损伤或撕裂的风险相对较高。

残奥会运动员的研究文献相对较少，为此，2016 年制订发布了残奥运动损伤前瞻性纵向研究方案，该相关研究称为"残奥运动伤病研究（sports-related injuries and illnesses in paralympic sport study， SRIIPSS）"，为首次针对残疾人运动员致力于循证预防措施的研究，保障了其在参与运动过程中的安全和健康。

结论

足球是世界上最受欢迎的运动，其参与人员持续增长。足球简单易学，不论年龄、技术水平或身体功能，都可以参与到足球运动中来。足球赛场激烈，很多专项动作是运动员受伤的风险因素。足球运动大部分损伤是下肢的扭伤和拉伤，但也经常发生其他严重的损伤，如脑震荡、挫伤、骨折。尽管足球历史悠久，但其仍然在不断发展。我们也应坚持探索新的方法，去进一步针对运动损伤进行治疗、康复和预防。

（周敬滨　巩亚伟　译）

第 *10* 章

排球：室内、沙滩

一、排球的历史

排球运动在全球的普及非常广泛，约有 2 亿人参与其中。1895 年排球运动起源于霍利约克（马萨诸塞州），创始人是基督教青年会（YMCA）体育部负责人 William G. Morgan。最初，排球是一项室内运动，尤其吸引了一些觉得篮球运动过于复杂且容易受伤的人们参与其中。Morgan 本人制订了第一版规则，印制在第一版《北美基督教青年会运动联盟官方指南》（1897）上。在美国，排球运动很快就吸引了来自学校、体育锻炼场馆、军队及其他组织的男女参与者，并随后传播到了其他国家。官方比赛用球的第一次使用时间目前还有争议，部分学者认为 Spalding 在 1896 年发明了比赛用球，另外一种观点则认为其诞生在 1900 年。1916 年，基督教青年会联合全美大学体育协会对第一版规则进行了修订。1920 年，建立了"三击过网"和后排球员不能进攻规则。第一届全美锦标赛于 1922 年在纽约举行。随后第一次世界大战期间，美国军队将排球引入欧洲。在此期间世界各地皆成立了早期的国家排球组织。1947 年，国际排球联合会（Fédération Internationale de Volleyball，FIVB）在巴黎成立，并在 1984 年将总部迁至瑞士洛桑。国际排球比赛始于 1913 年在马尼拉（菲律宾）举办的首届远东运动会。在亚洲范围，从 20 世纪初至第二次世界大战后这段时间，排球场地变得更大，球网更低，每队有 9 名队员。1949 年，FIVB 主办了世界男子排球锦标赛，并于 1952 年举办了世界男子、女子排球锦标赛。1964 年的东京奥运会上，男子、女子排球正式成为奥运会运动项目。

二、排球比赛规则

排球比赛在宽 9m（30ft）、长 18m（60ft）的场地上进行。一条中线将其分为两个相同的比赛场地分别供两支队伍使用。在中线上方，男子比赛网高 2.43m，女子比赛网高 2.24m。在球场每一侧边线正上方的网上都有一个直立的标志带，方便裁判判断发球或拦网球在界内或出界，一个可活动的标志杆沿着每个标志带的外缘在网上方延伸 1m（3ft）。比赛用球重 268 ~ 280g（9 ~ 10oz，1oz=28.3495g），周长约 65cm（25.6in）。球必须完全通过标志杆之间的网。

比赛期间，球员不能完全跨过中线。每半边场地均有一条线位于中心线 3m（10ft）以外并相互平行，称为进攻线，它将前排球员和后排球员分开。这意味着后排球员不能在 3m 线内将球从网顶部以上的位置将球击入对方场地，这种进攻动作称为扣球。最有效的扣球方式是由前排球员在离网很近的位置利用极大力量来完成。后排球员远网扣球时仅可以在 3m 线后起跳。发球区长 9m，在每边场地端线之外。发球必须在此区域之内或之后进行。场地周围至少有 2m 的空间，用来方便球员活动、消除障碍物引发的危险、安装球网支柱，并供裁判员站立执裁。球场上方至少有 8m 的空间，以使得双方发球和接球不受干扰。在比赛中，每队 6 名球员，其中 3 名靠近并面对球网的为前排队员，另外 3 名为后排队员。

2000 年奥运会对国际比赛的规则做出了重大调整，引入自由人这一新角色。自由人专门负责防守，可以与后排所有球员转换，自由人穿着与其他队员不同颜色的球衣，不允许发球或转换到前排。另一个重要的规则变化是允许防守一方得分，而以前只有发球方才可以得分。

三、排球的生物力学

排球是一项对运动能力要求很高的运动，损伤情况主要分为两类，即扭伤和过度使用综合征。其中踝、膝关节及手指容易发生急性创伤，而肩、膝多发生过度使用综合征。准确理解排球运动中特定技术动作的生物力学，可以帮助运动员有更好的运动表现，并且可以降低损伤的风险。

跳是排球最重要的动作，因为它影响着发球、扣球、拦网以及落地。跳得更高意味着运动表现更好。个体肌肉特性、跳跃动作技术及比赛场地均可影响跳跃的高度，因此在寻求如何防止运动损伤时，必须对这些因素进行分析。

首先要考虑的是肌肉功能。肌肉产生的力通过肌腱传递到骨，并最终传导至地面。发力的过程受肌肉特性、肌腱组成、起跳技术及比赛场地（包括鞋和地板类型）的影响。肌肉内在特性（如神经激活能力、力 - 速度关系和力 - 长度关系）可以通过训练改变（在个体限度内）。但训练应遵循个性化的原则以提高或改善特定神经肌肉系统的不足，例如，有些球员需要提升最大力量，而有些球员则需要提高最大肌肉收缩速度或最大容量。重复跳跃训练对提升运动表现意义重大，并且不会影响不同比赛期间的跳跃姿势和强度，但也有研究对此观念持不同意见，Wnorowski 等研究发现波兰精英运动员跳跃能力在一场比赛不同局间有所下降。既往研究结果表明，肌肉增强训练可提升排球运动员的跳跃高度。最近 Krističević 等发现完成为期 5 周的肌肉增强训练计划可以提高青年女子排球运动员的专项垂直跳跃能力。值得注意的是，在肌肉增强训练后，扣球、拦网跳跃高度没有显著性差异。

其次要考虑的是跳跃技术。反向移动、摆臂等几个方面可能会显著影响起跳扣球高度。反向移动，即在蹬离地面阶段开始之前降低重心，可增加跳跃的高度。起跳扣球高度通常高于站立位蹲踞跳和下蹲跳的高度。据报道，起跳扣球高度比下蹲跳高约 25%，而下蹲跳比蹲踞跳高约 7%。

起跳更高的原因在于拉长 - 收缩周期肌电活动的增加、弹性能量的储存和反弹、更活跃的状态，即在肌肉缩短开始之前运动神经元活动就已经增加了。还有研究人员报道，手臂摆动可使跳跃高度增加 19% ～ 23%。高度增加的原因有重心变高（由于起跳时手臂抬高）和腿部肌肉收缩速度降低（通过力 - 速度关系使肌力产生增加）。因此，训练对于最大限度提高起跳扣球高度至关重要，因为其是一种复杂且独特的运动姿势。事实上，尽管起跳扣球是双腿跳跃，只有右膝（屈伸）活动范围和左肩（非优势侧）过伸的最大角速度与跳跃高度显著相关。这可能是因为起跳扣球是一个非常不对称的动作。Sheppard 等研究表明，助跑可以使下肢伸肌收缩速度变快，长期训练能提高跳跃能力。

最后要考虑的方面是比赛场地。实验表明，在沙地上跳跃高度平均比坚硬表面低 14%，原因是沙地吸收了能量。此外，由于最低身体位置的不同身体形态和下肢关节运动范围的差异，沙子的不稳定性降低了峰值功率的输出。Lesiniski 等发现比赛场地条件与疲劳无相关性。他们的研究结果是：疲劳会降低精英排球运动员跳绳和下蹲跳的神经肌肉表现，但场地的不稳定仅影响跳绳时的神经肌肉表现。进行跳跃训练的运动员在稳定和不稳定场地上因疲劳引起的跳跃成绩变化相似。

不同的鞋底或室内表面材料可能会产生类似但不太明显的效果。虽然硬质材料在起跳过程中具有优势，但在着地阶段也会吸收较少的能量，这可能导致运动员下肢关节受到较高的应力。Hosseininezhad 等研究了聚氯乙烯鞋底和丁苯橡胶鞋底对下蹲跳和蹲踞跳的影响。结果表明，无论鞋底类型如何，下蹲跳的纵跳高度均高于蹲踞跳。使用硬度较低的聚氯乙烯鞋比丁苯橡胶鞋更能储存拉伸能量和恢复能量。因此，鞋底的材质和硬度等特征可以通过影响能量的储存和恢复来改变纵跳的高度。

四、排球损伤的流行病学

排球损伤的流行病学因分析的运动员水平而异。2015 年 FIVB 损伤监测系统对 2710 份报道进行了一项调查。总共报道了 440 例损伤，其中 275 例发生在比赛期间（62.5%），165 例发生在训练期间（37.5%）。比赛损伤的发生率为 10.7 次 /（1000 名球员·小时）；资深球员的发生率高于少儿球员（RR：1.32，95% CI：1.03 ~ 1.69），而男性和女性之间无差异（RR：1.09，95% CI：0.86 ~ 1.38）。对中场球员来说，比赛中受伤的发生率高于其他位置。大多数损伤为轻至中度，罕见严重损伤。10/440 例损伤导致停止训练超过 4 周。其中，8 例发生在比赛期间，相当于每 1000 名球员每小时就有 0.3 人严重损伤（95% CI：0.1 ~ 0.5）。最常见的损伤类型为关节扭伤（32.5%，$n=143$），其次为肌肉拉伤（14.1%，$n=62$）和挫伤（12.7%，$n=56$）。

整体而言，踝关节是最常见的受伤身体部位（25.9%），其次是膝关节（15.2%）、手指 / 拇指（10.7%）和腰椎 / 腰部（8.9%）。损伤发生率在比赛（踝：31.3%，膝：15.6%，手指 / 拇指：10.2%）和训练（踝：17.0%，膝：13.2%，腰部：11.9%）中基本相似。在所有损伤中，比赛发生率与训练发生率无差异（分别为 7.48 与 6.91/1000 例运动员）；此外，男性和女性的损伤率分别为 4.69/1000 例运动员和 7.07/1000 例运动员。女性的损伤率高于男性（IRR：1.51，95% CI：1.19 ~ 1.90）。此外，训练比赛缺席时间（TL）（导致至少 24 小时的停赛）在男性和女性中的发生率分别为 1.75/1000 例运动员和 2.62/1000 例运动员。

在分析扭伤时，踝是最常见受累部位（$n=87$，19.8%），其次是手指 / 拇指（$n=26$）和膝关节（$n=17$）。当考虑肌肉拉伤时，主要位于腰部（$n=19$）和大腿（$n=10$）。共有 23.0% 的损伤（$n=101$）是由运动员之间的创伤性接触导致的，而 20.7%（$n=91$）是过度使用损伤，17.3%（$n=76$）报道为非接触性创伤。

中国台北男子排球队运动员损伤调查显示，随着训练次数的增加，损伤发生率也增加。每日进行 2 次训练时，第二次训练的受伤比例大于第一次训练的受伤比例。在第一次训练中，膝、腰、手指和踝损伤分别占所有损伤的 24%、16%、16% 和 16%。在第二次训练中，膝和腰是最常见的受伤部位，分别占所有损伤的 33.3% 和 23.8%。这是疲劳、肌肉性能下降和本体感觉下降的结果。综上，膝关节损伤是最严重和最常见的下肢损伤，占所有损伤的 33.3%，其次是腰部（23.8%）、足踝（16%）、手指（16%）和肩部（12%）。

根据不同的比赛阶段记录到的损伤数据也有差异。作者报道了 144 名排球运动员中有 121 人受伤，共计 178 处损伤。最常见的位置是踝（23.03%），其次是膝（21.91%）、肩（11.79%）、背部（10.67%）、腘绳肌（9.55%）、腹股沟（6.74%）、手指（6.17%）、手部（3.93%）和其他（5.61%）。

最常见的损伤原因为扣球（33.70%），其次是拦网（24.15%）、扑救（17.41%）、传球（11.23%）和其他（14.04%）。受伤累及肌肉的发生率最高（32.40%），其次是韧带（24.71%）、肌腱（9.55%）、骨（骨折）（2.80%）、骨骼（6.17%）和其他（7.40%）。

在膝关节损伤中，髌腱病也称为"跳跃者膝"，据报道在男性室内排球运动员中发生率约为 50%，是最常见的损伤。精英运动员的发生率略低（约 40%），男性比女性更常见。它更常见于在硬质地面上训练的排球运动员，因此在沙滩排球运动员中不太常见。与其他位置的球员相比，副攻更容易出现"跳跃者膝"。

相反，急性创伤导致 ACL 创伤的情况并不常见。据报道，美国女大学生排球运动员中 ACL 损伤的发生率约为 0.1/1000 例运动员（而足球和篮球的发生率分别为 0.4/1000 例运动员和 0.27/1000 例运动员）。同时这些数据已得到挪威和荷兰回顾性队列研究的证实。

五、6 种最常见的运动相关损伤

女性的过度使用损伤率通常较高，而男性的接触性相关的运动损伤率较高。

（一）踝关节扭伤

踝关节扭伤是排球运动中最常见的急性损伤，据报道其发生率高达所有排球相关损伤的 41%。踝关节扭伤通常发生在球员落地踩在另一个球员的足上时，通常是对方球队的球员，更常见于前排球员。出现外侧间室韧带损伤伴肿胀和压痛等迹象表明，踝关节损伤通常是足处于旋后位置时导致。

反复扭伤是很常见的，一项研究显示，排球运动员在初次扭伤后 6 个月内发生再次扭伤的风险为 42%。

（二）膝关节扭伤

膝关节是无时间损失损伤中第二常见的损伤部位（男性为 25.5%，女性为 16.3%）。然而，大多数已发表文献表明，女性的膝关节损伤在落地和切向运动中的发生率远高于男性。除女性性别和既往 ACL 撕裂外，还有许多风险因素，包括髁间窝宽度、全身韧带松弛和体重指数增加。在排球运动中，ACL 撕裂的机制通常是由跳跃落地不协调和切向移位造成的。

（三）投掷肩和肩胛上神经病变

肩关节损伤的精确发生率难以评估。据报道，创伤性损伤不常见，相对而言过度使用综合征更常见，发生率约为 12%。扣球和发球阶段容易使肩关节发生过度外旋，造成盂肱内旋缺陷、内在撞击、盂唇撕裂、肩袖撕裂和神经血管结构卡压等一系列损伤，从而导致疼痛综合征和功能障碍。

外旋增加和盂肱内旋缺陷是最先出现的变化。反复外展和外旋运动在击球手和发球手中很常见；它增加了前方关节囊的松弛，同时引起后方关节囊的回缩。因此，静态下肱骨头平移到更靠前上的位置，并且这种趋势可能会加重。

这种前部半脱位加重的另一种病理状态是内在撞击。这是由投掷运动时冈上肌肌腱深面与后盂唇撞击所致。

肩胛上神经病变是在接发球和击球时，由于在挥臂预备或手臂摆动的随挥阶段时极大幅度运动，神经受到牵拉和（或）压迫而发生的。神经可在不同位置被卡压，但以冈盂切迹处多见。据报道，在 12% ～ 30% 的顶级排球运动员中，出现神经卡压导致冈下肌无力和萎缩。肱二头肌牵拉导致 SLAP 损伤和滑车病变通常与减速 / 击球后随挥阶段相关。

（四）腰痛

腰痛是排球运动员第四常见损伤。一项研究报道表明，63% 的排球运动员出现腰痛。超过 50% 的排球运动员在运动生涯中会出现腰痛，但只有不足 20% 的运动员会向物理治疗师寻求治疗。

此外，47.4% 发生腰痛的排球运动员在运动生涯的剩余时间内一直持续腰痛。这种持续的疼痛会影响肌肉表现，阻碍运动员发挥最大潜力。

排球运动员腰痛的一个常见原因是稳定腰背肌肉的耐力不平衡。一切运动都由核心肌肉为腰背和脊柱提供稳定性。如果核心肌肉存在不平衡，那么球员可能会在扣球或发球时出现脊柱的转向和弯曲增加。由脊柱稳定性降低引起的这些额外运动将导致脊柱下段关节压力增加。随着时间的推移，这种反复的压力会导致腰痛。

同时，其他肌肉也会影响脊柱的稳定性。臀肌防止躯干和髋部在着地时过度向前弯曲。如果臀肌没有发挥其稳定作用，那么上半身将在落地时向前弯曲得更多。这种不良的落地姿势导致脊柱的稳定性下降，增加了排球运动员腰痛的风险。研究表明，静息状态下，患有腰痛的排球运动员站立时存在骨盆前倾。有研究表明，落地时骨盆前倾与排球运动员腰痛存在相关性。

（五）髌腱病

髌腱病是一种过度使用性损伤；据报道，瑞典精英少年排球运动员的患病率为 11%，男性资深职业排球运动员患病率为 36%。症状发作通常出现在累积损伤逐渐超过组织阈值后。肌腱样本的组织学检查显示出肌腱变性和纤维瘢痕，尤其是在骨 - 腱交界处。原本正常平行排列的胶原纤维束排列紊乱，同时观察到肌腱细胞形态发生改变，推测是肌腱过度负荷诱导肌腱细胞凋亡（程序性细胞死亡）所致。据报道，在跳得最高的运动员和扣球起跳落地时膝关节屈曲角度最大的运动员中，"跳跃者膝"发生率会增加。另一项研究表明，在扣球起跳的离心负荷阶段，膝关节外翻张力可能导致髌腱病不对称发作。

（六）脑震荡

脑震荡分别占男女排球运动员时间损失损伤的 19.4% 和 14.8%。由于排球限制身体接触的规则，以上结果可能出乎意料。然而，脑震荡最主要发生机制不是由于球员之间接触，而是由于球员与球接触，特别容易发生在拦网和垫球过程中。

六、损伤的预防

（一）踝关节扭伤

踝关节扭伤是排球项目中最常见的创伤。初次创伤后的 6 个月内复发的运动员数目之大令人难以忽视。因此，在重返运动前完成系统的康复计划尤为重要。已有证据表明，平衡板训练恢复本体感觉不仅能有效预防排球运动员踝关节扭伤复发，同时能预防新的创伤发生。在赛季期间，佩戴系带式踝关节支具或用胶带固定踝关节也可能有助于降低反复扭伤的发生率。

（二）膝关节扭伤

一项研究表明，在 ACL 重建后 2 ～ 7 年进行调查，仅有不足 50% 的运动员恢复至伤前运动水平或参加竞技项目。由于一些运动员在 ACL 重建后无法恢复高水平运动，并且 ACL 断裂后骨关节炎的风险增加，因此不少学者将关注点集中在损伤预防方面。已经有不少研究观察本体感觉和肌肉增强训练是否能降低切向运动、跳跃和短跑运动的运动员的 ACL 损伤风险，其中许多研究显示了令人鼓舞的结果。一项以女性排球运动员为受试者的研究表明，神经肌肉训练可显著减少 ACL 损伤。

（三）投掷肩和肩胛上神经卡压综合征

注意投掷力学和适当的伸展、肌肉力量增强及健身方案可能会降低排球项目中的损伤风险。早期发现症状后，辅以休息和康复等非手术治疗并科学训练，可降低手术干预的必要。相对手术修复，损伤预防对于保持球员的长期健康更加重要。通常包括选择性的关节囊后部牵拉和加强前方"防护墙"力量（肩胛下肌、背阔肌和大圆肌）。此外，肩胛骨位置异常会导致撞击，并且肩周肌力薄弱会改变肩关节运动学特性而导致肩痛，因此治疗肩部问题应始终包含稳定肩胛骨的练习。

（四）腰痛

要预防和（或）治疗腰痛，首要应加强核心肌肉的锻炼，有助于稳定脊柱下段。此外，在任何过头顶的动作（扣球、发球、传球）或是在落地前，收缩腹肌都是有利于损伤预防的。在腹肌收缩过程中，核心肌肉向后旋转骨盆，减少腰背部关节的压迫，可防止球员在落地时骨盆前倾。加强附着于骨盆并为脊柱提供稳定性的下肢肌群力量（比如臀肌）的练习都是有益的。

（五）髌腱病

潜在的预防策略包括跳跃技术、训练和康复的改变。

改变跳跃技术可防止膝关节受到外翻应力，并在落地时将膝关节屈曲保持在最低限度，可能有利于降低髌腱病的发生率及严重程度。必须要强调跳跃落地阶段的重要性，因为它是排球运动员膝关节损伤的最常见原因，但目前尚无确切研究数据支持这一观点。

在硬质运动场地上的训练量不应超过髌腱再生的能力。然而，在一定的时间段内，跳跃训练量可以安全增加的频率和百分比仍存在争议。有研究表明，当青年球员从初级提升为高级时，就会迈出生涯里的关键一步。在这段时间里，球员们会突然从一个相对安全的训练环境转移到一个精英俱乐部或体育学校，他们会每天训练并执行一个结构化的举重训练计划。因此，要特别注意肌肉拉伸并增加休息。此外，核心肌肉力量和灵活性的缺乏，以及跳跃和落地时身体缺乏平衡或控制，都可以引起运动员跳跃时的不良姿势，从而导致受伤和表现下降。

离心训练方案（尤其是使用下蹲的方案）已证明对治疗髌腱病有效。然而，另有研究报道称，在比赛期间，股四头肌离心训练对治疗排球运动员症状性"跳跃者膝"无效。有初步证据表明，预防性使用这种伸膝离心训练方案，可有效预防髌腱病引起的运动相关膝前痛。特定的康复训练和加强核心肌肉锻炼可防止下肢无力导致的功能失衡，从而可治疗膝前痛。此外，在治疗"跳跃者膝"时，重要的是要在没有症状的情况下进行康复训练，在运动员得到充分康复之前，要避免过早重返赛场，以便最大限度地对复发性损伤进行二级预防，从而将慢性化的风险降至最低。

最后，尽管关于外部矫形器优点的报道比比皆是，但没有证据支持常规使用髌骨带（表面上看起来可以重新分配作用在髌腱上的力）可治疗或预防"跳跃者膝"。

结论

排球是最常见的运动项目之一。虽然它是一项非接触性运动，但它对运动能力的要求很高。球员可能遭受两种类型的伤害，即扭伤和过度使用综合征。在扭伤中，踝关节和膝关节通常受累；在过度使用综合征中，髌腱和跟腱病很常见。踝关节和膝关节扭伤通常发生在跳跃落地后。排球不是一项接触性运动，但球员经常跳起，落地时可能会与队友或对手发生接触，从而导致损伤的发生。过度使用综合征会逐渐发病，它们是由外在（硬质场地、鞋子、训练方法）或内在（肌肉表现、跳跃技术、核心肌无力）因素引起的。预防对于降低这些损伤的严重程度至关重要；然而，当这些损伤发生时，必须制订具体特异的康复策略和调整训练计划，以达到良好的疗效并重返比赛。

（赵盈绮 詹 晖 译）

第 11 章

水 球

一、概述

水球是一项混合运动，同时涵盖游泳、全接触、过顶投掷等。水球中有一系列非常高强度的短暂运动需求（15 秒）和低强度的间隔，这使得它对体能要求很高。比赛场地为 20 ～ 30m 长、10 ～ 20m 宽，具体取决于比赛的水平，最小池深为 2m。球队场上有 6 名队员和 1 名守门员。男子用球的直径为 68 ～ 71cm，重量为 400 ～ 450g，这使得球很难握持，也难以击打。比赛目的是把球投进对方的球网得分。你可以拼抢任何持球球员（不能在水下攻击），这是一项冲撞剧烈的运动。为缓和身体接触，如果一名球员在没有持球的情况下受到侵犯，则侵犯球员被罚离场 20 秒。连续 3 次被罚离场，这意味着不能再上场。精英级别的比赛分为 4 节，每节 8 分钟，间隔 2 分钟。每队的控球时间是 30 秒，如果控球期间球队没有射门，那么对方将获得一次罚球机会，这让比赛节奏非常快速，要求也很高。

水球起源于 1860 年，最初被描述为一种水上橄榄球，是奥运会中最古老的团体运动。自 1900 年以来，一直只有男子赛事，但最近在 2000 年悉尼奥运会开始举办女子比赛。

水球比赛中的游泳是不同的，因为运动员在比赛中要么带球，要么"观察"场上情况，所以总是保持伸颈抬头。转身不灵活，划水较短。游泳姿势需要更大的肩关节外展角度，更高的肘部位置，这使关节承受更大的负荷，也更降低了划水效率。

过顶射门也不一样：首先球更大更重，其次运动员在水中没有固定的支撑物。尽管如此，水球射门的速度仍可以达到每小时 70km。另一个肩部动作是传球，这是肩关节的低强度运动，必须训练至可以由非优势手完成。所有这些动作都可能在任何时候被对手阻拦，例如当一个球员持球时，任何部位都可能受到冲撞。因此，射门或传球几乎总是会受到对方防守队员的干扰，使得这些动作容易发生接触性损伤，而且总比常规射门更短更快。

水球另一个明显的特点是一种称为"搅蛋式踩水"的旋转踩水动作。水球运动员特别是守门员必须保持身体露出水面的姿势，以在不同高度的水面上横向移动来执行特定动作。任何球员在任何时候都不得触碰池底。这种特殊的训练是通过在两腿以相反的方式顺时针和逆时针旋转来进行的，在腹股沟内收肌和髋关节上产生高负荷，尤其是在膝关节内侧。其动力学可能导致内侧松弛和髌股关节疼痛，类似于蛙泳。

二、流行病学

水球运动员在 2016 年奥运会受伤运动员的比例中排名第五，平均每 100 名运动员有 9.6 ～ 12.9 名受伤，而在国际泳联世界锦标赛上，这个数字是 15.9。这让我们知道这是一项身体接触剧烈的运动。从 2008—2016 年，受伤率一直在增加，一项对国际泳联世界赛事和奥运会 8904 场比赛的回顾性研究发现受伤率翻了一番。头部受伤占总数的 25.6%，其次是手、手指、躯干和肩。57% 以上是运动员之间的接触性损伤，13% 是与物体接触，因此总共有 70% 是急性损伤。然而，这是一组非常特殊的伤病，让我们关注到需要控制身体接触，以及公平竞争的可能。患病率的总体概况尚无相关研究。

关于对运动员更长时间的监测结果，一份关于亚精英水球运动员的 4 年流行病学报告表明，肩关节受影响最大（25%），其次是胸部、腰部（17%），再次是手、手指、腕，最后是髋关节、腹股沟、膝和肘关节。这一差异是由这项运动的性质造成的，这项运动可能有一个典型的训练周，每周多至 5 次的水球专项训练、2 ～ 3 次的游泳专项训练和 3 次的举重训练。比赛需要高负荷的训练，使得运动过度造成的损伤时常发生。

三、运动特异性疾病

水球运动易导致与任何水上运动相同的易感疾病，如传染性呼吸道或胃肠道疾病，但最常见的是中耳炎和过敏 / 皮肤问题。由于水球不允许使用泳镜，眼受到刺激导致的疾病也很常见。

四、头部受伤

水球是一项运动员之间大量身体接触，而保护装备最少的体育运动。根据国际泳联的规定，运动员只能佩戴有可延展性护耳器的泳帽。头部和面部是最常见的受伤部位，通常由身体接触造成。挫伤和撕裂很常见，眼也常会受伤。面部或眶骨也有骨折的风险。水球运动会造成 3 种主要的眼部损伤，即角膜擦伤、前房积血和爆裂性骨折。

尽管使用了护耳器，外伤性耳膜穿孔也很常见。这通常发生在中空掌打击头部侧面，导致耳道内压力突然升高时。使用模制耳塞和泳帽可以帮助这些运动员继续训练和比赛，同时最大限度地减少水中暴露和感染的风险。

根据国际牙科联合会建议，水球被列为牙齿损伤的中等风险运动。然而一项调查显示只有 7.7% 的运动员戴护牙托。近 50% 的运动员表示曾目睹过与水球相关的牙齿损伤，21% 的运动员表示曾因水球运动而遭受牙齿损伤，其中最常见的是牙齿骨折。在另一项研究中，一项对 415 名瑞士水球运动员的调查报告称，21% 的受访者在职业生涯中曾在比赛中遭遇牙齿损伤。

五、脑震荡

水球运动是一项身体接触很剧烈的运动。这项运动中脑震荡的发病率和患病率尚不清楚。近期对美国水球队员进行的一项调查显示，多达 36% 的运动员曾发生脑震荡，每人有 2 次以上，这让脑震荡在水球损伤中受到特别关注。风险特别高的仍然是守门员，47% 的守门员表示至少有过一次脑震荡。守门员遭受的头部撞击模式与其他位置球员完全不同，大多数头部撞击来自球而不是球员身体接触。相比之下，其他位置球员头部撞击则是由球和其他球员的击打联合造成的。

脑震荡的平均次数随着比赛水平的提高和比赛年限的增加而增加。一项对大学男子水球队的调查发现，一支球队每场比赛平均承受 18.4 次头部撞击。Cecchi 等通过智能冲击监测传感器监测一个校际比赛赛季中的大学俱乐部水球队发现，相对于前方、右侧或顶部，男子比赛中头部后方受到的碰撞更频繁，碰撞的来源则更多为对方球员的肢体或躯干，而非对方球员的头部或球；女子比赛中头部后方受到撞击的频率也很高。

越来越多的证据表明，与运动相关的慢性头部撞击会损害大脑功能整合及大脑结构和功能。在一项研究中，使用戴帽式传感器测量了 18 名校际水球运动员在一个赛季的比赛中受到的头部撞击的频率和幅度，发现在水球的一个赛季比赛中，头部撞击的频率和幅度与全脑功能连接的变化密切相关，特别是与抑制控制丧失有关的慢波同步模式相关。

六、肩关节损伤

水球是一项要求极高的运动，涉及多种可能导致肩部受伤的情况，泳姿也不同于自由泳。由于肩关节损伤的多样性，其数据统计极其困难。

关于肩关节损伤，球员因为必须将球持于身体前方或观察场上情况，所以身体不可能完全翻滚。因此，与普通游泳运动员的运动学不同，水球运动员需要频繁地将头伸出水面，常以短时间爆发的速度外展肩关节抬肘等。

过顶投掷也存在动力学的特异性。球更大更重，而投球时不像棒球场上可以利用地面的反作用力投掷，水球的投掷速度由"搅蛋式踩水"的方式使身体保持悬浮的运动链中助推产生。躯干从过伸到 20°前屈和侧偏，肩关节在身体后方达到最大的外旋，在保持高度的同时释放球。水球投掷释放时的速度低于棒球（分别为 16.5 m/s 和 33 m/s），但仍然达到 70 km/h 的速度。任何投掷动作都可能被对方阻挡，造成额外的身体接触。对于投球的运动员来说，在投掷的任何时刻，身体接触都是合法的，并且都可能会造成损伤，如 SLAP 或肩关节失稳。对于防守队员来说，由于处于拦截的特殊姿势，完全向前伸展的肩关节常被撞向后方，也可能导致这些损伤。

投球可以是 7m 的快速射门或 20m 的精准传球。

运动员的双侧肩关节外旋增加通常见于游泳运动员，单侧肩关节内旋减少见于投掷运动员。内旋与外旋的强度比值显示了投手常存在的不平衡。这解释了几乎所有运动员在超声图像和 MRI 中发现的异常，尽管只有 29% 有症状。Galluccio 等在 2017 年进行的一项研究中分析了 42 名运动员的肩关节损伤超声，发现只有 4 名球员没有肩关节改变。最常见的双侧肩关节病变是冈上肌肌腱病变（38.10%），第二是肩胛下肌肌腱病变（30.95%）。单独分析投掷肩关节时，最常见的损伤是冈上肌撕裂（21.43%）和冈上肌撞击（21.43%），其次是冈上肌肌腱病（19.05%）。

MRI 报告的改变包括后上盂唇、肩胛下肌撕裂和冈下肌腱的肌腱病变。

如果我们参考国际游泳联合会世界锦标赛和奥运会期间水球的损伤报告，肩关节损伤的统计数据则令人困惑：肩关节损伤发生率排名为第四位（11%）。但这只是急性冲撞中的肩关节损伤（70%）。如果我们将受伤的定义时间延长而不仅仅局限在比赛期间，那么肩关节损伤在 1 年内占总受伤人数的 51%，在 13 年内占 24%，在以往报道中高达 80%。

Wheeler 等报道，在所有运动员中，肩部"酸痛"在 10 分制中的平均得分为 2.9 分，解释为疼痛与在球队选拔和基于团队比赛的训练营中总的射门次数或更少的休息时间相关，这不算损伤的报道，但这是一个让球员考虑是否继续比赛的警钟。

预防应该是最重要的。然而该在什么方面采取措施还未有定论。在棒球运动中赛季内肩关节损伤风险有较好的定义，在停赛季内旋和外旋强度较低，可以作为赛季内受伤的预测因素，这是水球比赛中要注意到的关键点之一，但尚不明确。如前所述，射门总量和休息时间可能是其他关键因素。除此之外，有关游泳、"搅蛋式踩水"、核心肌肉锻炼、肩胛骨平衡等也是预防感兴趣的领域。

七、肘关节损伤

肘关节是一个由肱骨、尺骨和桡骨组成的复杂关节，即肱尺关节、肱桡关节和上尺桡关节。前两个负责肘关节的屈曲和伸展，桡尺关节负责旋转。关节的稳定性是由骨头整体连续性及其韧带复合体决定的。稳定装置分为静力学装置（关节面、关节囊和韧带）和动力学装置（肱二头肌、肱三头肌、前方肱肌、肱桡肌和肱骨髁、内上髁附着的肌肉）。

肘关节损伤是诊断和治疗的挑战，其发生率约占水球总损伤率的 6.6%。最常见的是劳损、尺侧副韧带撕裂（外翻不稳）和剥脱性骨软骨炎。

尺侧副韧带损伤可发生在守门员的急性创伤，或由尝试挡球及重复微创伤引起。

在水球比赛中，投球的球员没有站在固定的支撑物或坚实的地面上，因此上肢在投掷时负责产生所需的大部分力量。此外球的大小比其他运动更大更重，因此会增加肘关节的应力。投球分为 4 个阶段，即准备阶段、起球阶段、加速阶段和跟进阶段。在起球和加速阶段，外翻产生的力超过尺侧韧带的固有拉伸应力，并可能导致重复性微撕裂。如果这些重复的微撕裂没有得到充分的治疗，可能会导致内侧韧带不稳。疼痛位于内侧，肘关节屈曲 30° 前臂旋前时外翻来加剧。

优势侧肢体重复性外翻应力可能是发生剥脱性骨软骨炎的主要原因。临床表现为疼痛、水肿和关节机械性卡锁。守门员在反复的过度伸展和外翻创伤后很可能遭受剥脱性骨软骨炎。X 线片可显示骨的碎裂，同时可见硬化边缘和游离体形成。MRI 可以在更早期发现剥脱性骨软骨炎的存在，因此应作为早期筛查的一部分。

投掷技术和训练负荷是处理和预防这些损伤的重要因素。屈肌和旋前肌的力量应该得到增强，肱二头肌的偏心动作也必须得到改善。提高"搅蛋式踩水"的效率和击球时机的把握，使肘关节处于相对于身体更高的位置（外展 90° ~ 110°），这是水球损伤预防管理的重要因素。

八、手和腕损伤

水球运动员手和腕受伤的发生率为 18%。腕部具有将手伸入空中抓球的功能。最常见的腕部损伤是三角纤维软骨复合体的急性损伤，发生在拦截其他球员或阻挡射门时。临床表现为腕关节尺侧疼痛，可听到该区域的咔嗒声，运动员在旋前旋后或尺骨远端突起时可能表现为不稳定。采用 X 线检查以发现骨损伤，MRI 或 MRI 关节造影检查将确定严重程度和治疗方案。

第一背侧筋膜室的肌腱（拇长展肌和拇短伸肌）在腱鞘下和桡骨茎突上方的重复滑动

会导致桡骨茎突狭窄性腱鞘炎以及具有类似机制的尺侧腕伸肌损伤。初始治疗包括夹板固定和休息、封闭治疗，如果没有效果，可能需要手术松解（年轻运动员不太常见）。

手指损伤发生在拦截、接球或手指被其他运动员泳衣拉伤时。在这种情况下，经常发生掌指关节的松动和脱位。此时不仅必须在适当位置复位，而且还必须用 X 线进行评估以排除骨折。可以用夹板固定受伤的手指，也可以用夹板或与邻近手指一起固定。

拇指最常见的损伤是守门员拇指，由掌指关节的尺侧韧带扭伤造成。球直径过大是其发生的原因，球员试图用手握持球，尽量张开手指，拇指处于最大外展位置时容易扭伤。

九、下肢损伤

下肢损伤可能是创伤性损伤或与"搅蛋式踩水"有关的损伤。下肢损伤可能是在与其他运动员对抗时或试图抢球或游泳抢球时产生的。

"搅蛋式踩水"用于水球运动员长时间支撑身体处于较高位置，然后以爆发式动作将身体抬出水面，进行防守、抢断、传球或射门。这是一项极其复杂的运动，涉及双下肢的协调。它结合了髋关节屈曲、外展和内旋及重复的髋关节运动。当射门、拦截或抢断时，运动员会做一个助推动作以抬高躯干并进入动作姿势。进行"搅蛋式踩水"时，膝关节反复的外翻应力和负荷（训练和比赛期间）会导致膝关节内侧疼痛。它会引起膝内侧的退行性改变，并沿内侧副韧带的止点或其上方产生疼痛（过劳综合征）。外翻应力产生的原因之一是髋关节外展和内旋的运动范围减小。因此，治疗方案不仅要包括膝关节疼痛及其研究，还要对"搅蛋式踩水"和髋关节的全范围运动进行彻底的再次教学。

髋关节和腹股沟疼痛也是水球运动员常见的过劳性疼痛。"搅蛋式踩水"可引起慢性内收肌相关腹股沟疼痛和急性内收肌拉伤。为了预防这些损伤，医疗团队及教练必须保持髋关节的活动范围，并锻炼外展肌的力量、核心稳定性及髋关节的内旋和外旋肌群。

优化动作是预防损伤的一个重要方面，不仅下肢（膝和髋关节），对于肘和肩关节也是如此，因为这些身体部位需进行水上的运动特殊动作。

要点

- 水球是一项碰撞剧烈的运动。
- 脑震荡是一个主要问题，其医务监督至关重要。
- 肩关节过劳性损伤很常见。内旋缺陷和内旋/外旋强度平衡是避免这些损伤的关键。控制射门量是必要的。
- "搅蛋式踩水"可能导致腹股沟和髋关节疼痛，也可能导致内侧膝盖疼痛。训练是必不可少的。
- 肘关节内侧损伤很常见。投掷时的肘关节力学是避免损伤的关键。

（郑小飞   黄志宇   译）

第二部分

个 人 运 动

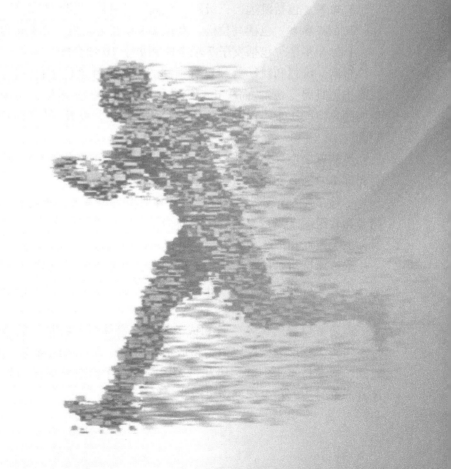

第 *12* 章

田径：短跑、跨栏、跳高、跳远、三级跳远、长跑

一、概述

田径运动或称田赛和径赛，是一组运动项目的总称，包括跑步、跳跃和投掷。田径运动在 1896 年的首届现代奥运会中即被纳入，目前可分为四个大类。

1. **径赛** 包括短跑（100、200 和 400m）、中距离跑（800 和 1500m）、长跑（5000 和 10 000m）、跨栏（女子 100m、男子 110m 和男女 400m）、接力（4×100m 和 4×400m）和 3000m 障碍赛。

2. **田赛** 包括跳远、三级跳、跳高、撑杆跳、铅球和铁饼、标枪和链球。

3. **公路赛事** 包括马拉松，女子 20km 竞走，男子 20km 和 50km 竞走。

4. **综合赛事** 包括女子 7 项全能和男子 10 项全能。

短跑、跨栏和跳跃等项目有很高的发生急性创伤事件风险（如 100m 短跑中发生腘绳肌或小腿肌肉受伤），而中长跑等项目通常容易发生过度使用损伤，如疲劳骨折和肌腱病。受伤的风险取决于不同的生物力学和技术动作，以及所使用的工具、训练的强度和持续的时间。

虽然每个项目对体能、力学、技术和心理的要求各不相同，但事实上，田径项目在比赛和训练中都有受伤的风险。

尽管存在差异，所有田径项目都和肌肉骨骼系统密不可分，包括肌肉、肌腱、骨、软骨、韧带和软组织。当重复的机械载荷力学负荷超过了肌肉骨骼系统结构在应力下的重塑能力时，加上恢复和训练条件不足，就极可能出现过度使用损伤。

跑步项目对肌肉骨骼系统造成长期且重复的应力负荷，因此过度使用损伤的发生率很高。田赛项目的特征是肌肉在瞬间就达到最大收缩，而因此对肌肉骨骼系统产生最大应力负荷。

运动员自身的体格生长和成熟过程、身体解剖特征、肌肉-肌腱失衡、既往损伤史、月经失调、心理因素等应作为造成损伤的内在因素加以考虑。而训练量、比赛赛程、休息时间、运动特点、训练环境和设备影响等则作为造成损伤的外部因素。在撑杆跳比赛中，还有严重的头部和颈部损伤风险。

二、损伤流行病学

在精英级田径锦标赛中，每 1000 名注册选手中就有接近 130 人受伤。

髌腱病、跟腱病、胫骨内侧应力综合征、腘绳肌拉伤、足底筋膜炎、跖骨应力性骨折、小腿和踝扭伤是田径项目中最常见的损伤。

众所周知,过度使用造成的伤害占田径运动中所有伤害的绝大多数,损伤通常累及下肢,比例高达 60% ～ 100%。

肌肉 - 肌腱损伤通常和力量爆发有关,如短跑和跳跃时,间接力作用在肌肉 - 肌腱结合处的薄弱结构。

大腿拉伤是最常见的诊断,尤其是腘绳肌拉伤。有几个因素在此类伤害的发生中起作用,如短跑阶段腘绳肌的生物力学、力量失衡、柔韧性、疲劳、年龄、种族和既往受伤的严重程度。

其他主要受伤情况如下:小腿拉伤、踝扭伤和躯干肌肉抽筋,最常见的原因都是过度使用。腰部损伤也很常见,特别是短跑、跳跃和投掷运动员。因为田径项目都需要良好的背部和腹部核心力量来有效地将力量传递到下肢。

据报道,年轻未成年运动员参加比赛发生伤害的风险高于成人,尤其是中长跑。对青少年运动员这一点尤为重要。事实上,尚处于生长发育期运动员的肌肉骨骼系统更易受到特定类型的伤害,如骨骺外伤或隆起、骨骺过度使用损伤等。然而,我们对青少年精英级运动员发生的运动损伤和疾病仍然知之甚少。

在田径赛季,只有一小部分损伤可归入创伤性损伤。考虑到总的发病率,损伤比率与训练负荷似成正比。

此外,据报道,训练期间发生的受伤率（60% ～ 91%）较比赛期间（9% ～ 30%）更高。事实上,运动员赛季中的大部分时间都花在了训练上而不是比赛。

在田径锦标赛期间,运动员参加综合项目、障碍赛及中长跑项目有更高的发生过度使用损伤的风险。据报道,在比赛中发生损伤的风险比训练时高 3 倍。事实上,在锦标赛期间,运动员花在训练上的时间比赛季少。此外,在比赛中极限拼搏更易造成伤害,同时也更不容易在早期察觉疾病的发生。

三、径赛项目

（一）短跑

短跑需要大量的肌肉参与来完成下肢爆发性动作。因此,最常报道的伤害累及下肢,尤其是腘绳肌和股直肌拉伤、跟腱断裂和（或）背部损伤。

腘绳肌损伤在短跑运动员中很常见,尤其股二头肌更容易损伤,该损伤男运动员较女运动员更常见。有学者认为腘绳肌在短跑摆腿后期和冲刺早期这 2 个阶段更容易受伤。关于间接肌肉损伤,离心收缩在肌肉拉伤的发病机制中起着关键作用。过度拉伸的力学因素可能导致肌节纤维断裂、血管损伤、细胞骨架蛋白和肌质网损伤。快速收缩的肌肉纤维、双关节肌和肌肉 - 肌腱结合部视为最易受伤结构。

跟腱病变通常与爆发性项目有关,如短跑、跨栏和跳跃,但也见于中长跑运动员。在短跑和跨栏运动员中最常见的是过度使用损伤。值得注意的是,进行适当的负荷和适应性调整,可能会增加跟腱横截面积和抗拉强度。相反,制动和不适当的适应性调整可能导致肌腱退变及发展为跟腱病。组织适应性改变，不论是生理性或病理性的，实际上都是周围神经系统及其信使对外部力量（如加载在跟腱上的机械负荷）的反应。跟腱病变发生的生物力学原因可能是内在的(如没有血管、对线不良、过度旋前、主动肌-拮抗肌动作的不平衡、不恰当的跑步姿势、运动前热身和拉伸不足、年龄和足背屈下的跟腱离心负荷）或外在的(地面情况、过度增加运动强度、反复的力学负荷或老旧的鞋导致的力线改变）。当炎症主要累及肌腱周围腱鞘而肌腱本身无任何病理改变时，"跟腱周围病变"的说法更为确切。

（二）跨栏

跨栏和障碍赛跑运动员经常在参加比赛时被障碍物所伤。相比其他项目，障碍赛及中长跑运动员更容易受伤。尽管这些项目仅需较低强度的运动，但其所花费在训练和（或）比赛中的时间较长，因而容易发生过度使用损伤。

在男性和女性跨栏运动员中，大多数受伤部位位于大腿（尤其是大腿肌肉拉伤），髋关节和腹股沟疾病多见于男性，膝受伤多见于女性。

就腹股沟痛而言，通常发生在需要髋部爆发动作的运动，这涉及髋内收肌和腹部肌肉。主要危险因素包括髋内收肌无力，髋内收肌／外展肌值过大，髋部运动训练的特殊性及赛季前运动专项训练的练习量。在参与运动的肌肉群的止点处反复施加扭转和牵引力量将导致功能性的过度使用伤和反复的微创伤。髋内收肌和腹直肌肌腱末端病是最常见的腹股沟痛原因。

如上所述，跟腱病是运动员（包括跨栏运动员）的常见损伤。风险因素可能是内在的(例如前足或内翻畸形、弓形足、下肢不等长、距下关节活动受限)和外在的(过度超载训练、离心负载过大、硬质地面、减震性差)。

需要爆发加速的活动、突然的变向、跳跃和短跑均易诱发此种损伤。

就跟腱末端病而言，特别是肌腱-肌肉结合部的僵硬疲劳或腓肠肌、比目鱼肌和胫前肌的挛缩／失衡将导致肌腱止点应力增大。

（三）距离跑

中长跑运动员通常更瘦，有更大的耐力要求，较参加其他项目的运动员更容易受到慢性损伤。实际上，长跑项目最常被诊断的疾病是髌股关节综合征、胫骨内侧应力综合征、跟腱病、髂胫束摩擦综合征、足底筋膜炎及距骨、籽骨和胫骨的应力性骨折（图12-1和图12-2）。其次常见的疾病是踝扭伤、腘绳肌损伤和腱病、腓肠肌损伤、转子滑囊炎、腰痛、胫后肌和髋内收肌腱病、髌下滑囊炎和膝扭伤。

受伤的总体发病率范围波动在每1000小时跑步有6.8～59次受伤。这种巨大的波动范围是由对损伤定义不同及研究人群、跑步类型和随访周期的不同造成的。

急性损伤在这些项目中很少见，主要是肌肉损伤、扭伤或皮肤损伤。80%的跑步疾病是过度使用机制造成的，主要累及下肢，尤其是膝。

据报道，在中长跑运动员中，胫骨内侧应力综合征是最常见的肌肉骨骼损伤。主要的病理力学过程与在跑步的着地和推进阶段胫后肌、比目鱼肌和（或）趾长屈肌的重复收缩有关。这种重复的过程会对胫骨造成过多的应力，导致胫骨的骨膜端发炎。造成胫骨内侧应力综合征的另一个原因是骨重塑能力不足，肌肉收缩和落地阶段地面反作用力造成对胫骨反复和持续性应力。此外，近来提出的胫骨内侧应力综合征发生的风险因素还有女性、高体重、较高的足舟骨下沉、既往跑步时受伤、屈髋外旋角度过大等。

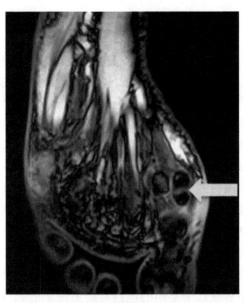

图 12-1　MRI 显示籽骨应力性骨折（箭头）

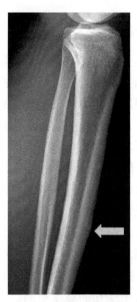

图 12-2　MRI 显示胫骨应力性骨折（箭头）

四、田赛项目

跳跃项目需要助跑，因此最常见的跳跃相关伤害也常见于跑步者。

田赛项目中，水平跳（跳远、三级跳）和垂直跳（跳高、撑杆跳）均需要运动员在短时间内爆发出最大力量。

这种极大的爆发力会对身体不同部位造成很高的力学负荷。事实上，涉及肌肉增强训练的项目，如跳跃和落地，常与不同部位和类型的肌肉骨骼损伤有关。

大多数伤病累及下肢，特别是大腿部位。膝、踝和髋关节也经常受累。

髌腱病也称为跳跃者膝，通常影响那些参与需要反复跳跃和高爆发力的运动员（图 12-3）。跳远起跳时的地面反作用力实际上可以达到体重的 10 倍，伸肌肌腱产生的力与地面反作用力成正比。因此，可以认为伸膝肌群承受负荷的模式与跳跃者膝发病率之间存在相关性。

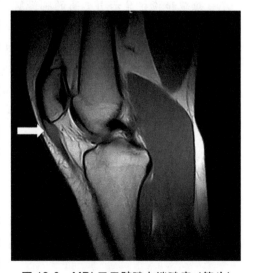

图 12-3　MRI 显示髌腱末端腱病（箭头）

发生髌股关节痛的主要危险因素可分为解剖因素（如股骨前倾过大、滑车发育不良、髌骨高位和低位、足过度旋前）和生物力学因素（肌肉紧张或无力、全身关节松弛和步态异常）。

撑杆跳被认为是最危险的跳跃项目。它还是死亡率最高的田径项目，主要是由于落地阶段头或颈部直接着地。头部损伤、脊柱骨折、脑干损伤和气胸是撑杆跳运动员可能经历的创伤事件。

由于这种潜在的伤害，撑杆跳赛场上驻派的医务人员必须非常精通急性创伤性头颈部伤害的处理。

五、预防

有几种方法确实可有效地预防田径运动员的损伤。一种预防策略侧重于关注最常见伤病的具体特征和风险因素：越了解问题，就能越好地处理它。以田径运动员最常见的损伤之一腘绳肌拉伤为例，短跑时的腘绳肌的力学、力量失衡、运动员的柔韧性、受力强度、年龄或种族、既往疾病的严重程度等因素都是导致此类损伤的重要因素。踝关节扭伤的发生及严重程度受到下列因素影响：既往损伤严重程度、踝关节本体感觉缺陷、神经肌肉控制改变、姿势不稳和力量缺乏等。另一种预防策略则侧重于关注损伤风险较高的田径项目，如综合项目、中长跑、撑杆跳和跨栏。通晓这些项目的生物力学和身体的代谢需求可能有助于预防最常见的相关损伤。在所有现存预防策略中，迅速治疗急性损伤、减少过度训练的风险、改善强化及恢复计划，以及在损伤最早期采取适当的治疗和康复认为是有效预防损伤的重点。

同时，运动员的专业技术知识对于预防运动损伤也是至关重要的。这可以解释为什么在综合项目中受伤的概率更高。在综合赛中，除掌握几个不同的项目需要更密集的训练负荷外，还应考虑到运动员在多项运动中可能不像在单项运动里那样经验丰富和准备充分。

结论

田径运动有悠久的历史背景，并且是一项最具魅力的单人运动兼竞技，也是对自我完善不断探索的一个过程。高水平的运动极有可能导致急性创伤或过度使用损伤。受伤率与训练负荷之间直接成正比。

未成年年轻运动员受伤的风险比成年运动员更高，尤其是中长跑运动员。未成年运动员其肌肉骨骼系统尚在发育更容易受到特定种类的伤害，进行谨慎细致的训练并精心策划比赛程序是非常必要的。

短跑和跨栏显示出更高的腘绳肌和股直肌拉伤，以及跟腱断裂的风险。长距离跑项目更容易导致膝前疼痛、胫骨内侧应力综合征、跟腱病变、髂胫束摩擦综合征、足底筋膜炎和疲劳骨折。膝前疼痛和髌腱病对跳高运动员的影响更大。撑杆跳认为是风险最高的跳高项目，也是死亡风险最高的田径项目，主要原因是落地阶段头部或颈部直接着地。对运动员的谨慎选拔和在适当的环境中进行训练是最佳预防策略，及时准确地处理急性创伤或过度使用损伤是使运动员安全地恢复到伤前甚至更高竞技水平的最好方法。

（何　宇　王　洪　译）

第*13*章

拳　击

一、概述

拳击是一项在全世界范围内都非常受欢迎的运动。格斗运动医学是一门新兴但发展迅速的学科，该学科主要致力于医治参与格斗运动的运动员。本章讨论的治疗原则适用于所有格斗运动，但聚焦于拳击运动损伤。拳击医师往往来自各个医疗科室，他们各自独特的专业技能和知识应用到比赛环境中。一个合格的拳击医师应该充分了解在拳赛过程中和拳赛结束后的短期内拳击手可能遇到的所有伤害，并能熟练地处理这些损伤。本章概述与拳击相关的格斗运动医学，内容包括常见的拳击损伤类型、损伤的及时识别和治疗。

由于格斗运动医学相关的循证医学研究数量有限，本章中的许多推荐都是基于经验丰富的拳击医师的大量实践经验。美国拳击医师协会（The Association of Ringside Physicians，ARP）（https：//ringsidearp.org/）是一个国际化的非营利性学术组织，致力于提供格斗运动员的医疗保障和安全，也是一个能不断提供关于格斗运动医学特异主题的专家意见和循证指南的重要组织。只有通过美国运动医学学会（American College of Sports Medicine，ACSM）和 ARP 联合举办的考试，方可以获得 ARP 拳击医师认证。

本章介绍适用于职业和业余拳击相关的损伤。由于这两个级别的赛事在规则和比赛形式方面存在差异，因此这两个级别赛事损伤的类型、流行病学特征及危险因素等方面都存在差异。如业余拳击比赛相较于职业拳赛的比赛时短（分别为每回合 2 分钟、3 分钟）及回合数均较短；业余赛中的选手通常头面部会佩戴头盔，而职业赛则没有；虽然在拳击比赛的两个级别上都存在与损伤相关的危险因素，但在 2007 年由 Loosemore 等完成的一项基于观察性研究的系统评价中得出结论，没有强有力的证据表明慢性创伤性脑损伤与业余拳击有关。

而且业余拳击比赛的赛前体检要求与职业拳击比赛委员会规范的体检要求相比有所不同。世界上大多数业余比赛只需要每年进行一次体检就可以参加。

二、职业拳击手的赛前体检

对职业拳击手的体检在选手真正进入拳击赛场之前就开始了，美国和世界各地的大多数拳击委员会都要求选手在获得初次参赛资格认证时就需进行强制体检。不同州的委员会对职业选手的体检方案略有不同，但一般都包括血液检查、眼科评估、神经影像学检查和心电图。但在某些国家，情况可能会不一样，甚至在不同司法管辖区的具体要求也可能有所不同。

（一）血液检查

美国的大多数拳击委员会要求选手在获得初次参赛资格认证时及之后的不同时间点需进行乙型肝炎、丙型肝炎和人类免疫缺陷病毒（艾滋病病毒）的检测，许多委员会还要求女拳击手在比赛前接受妊娠测试；一些委员会还要求选手在获得初次参赛资格认证时进行全血细胞计数（包括血小板计数等）检测。此外，一些委员会还需要检测选手的凝血酶原时间和国际标准化比值（PT/INR），目的是检测出任何可能使拳击手更容易出血的凝血障碍性疾病。鉴于当前的形势，各委员会可能会开始要求进行赛前新型冠状病毒（COVID-19）检测。在发生某种疾病大流行时，这可能还涉及检测特定病原体的其他项目。

（二）眼科评估

在美国，几乎所有拳击委员会都要求选手在获得初次参赛资格认证时由眼科医师进行评估，并在之后进行定期评估。其目标是确保选手眼足够健康，有条件进行正常比赛。不同委员会的眼科健康标准有所不同，但一般包括以下内容：①接受过影响眼球结构完整性手术的拳击手禁止参赛，此类手术包括但不限于白内障手术和人工晶体植入；②接受过放射状角膜切开术的拳击手禁止参加比赛；③拳击手不得罹患"主要眼部病变"，如前房角异常、青光眼、晶体异常、周边视网膜异常、黄斑异常、复视或眼外肌麻痹或活动性炎症；④拳击手每只眼的非矫正视力必须为20/200或以上；⑤拳击手每只眼的矫正视力必须达到20/40或以上。

（三）特别注意事项

1. 准分子激光原位角膜成形术（LASIK手术）　LASIK手术与公认的外伤性角膜损伤（角膜瓣移位）风险增加有关。由于拳击运动会增加角膜损伤的风险，不鼓励拳击手接受选择性的LASIK手术；如果他们决定参加拳击这项运动，就应了解潜在的并发症。一些拳击委员会甚至禁止接受过LASIK手术的拳击手参加比赛。

2. 内眼手术（如白内障和视网膜脱落）　如果选手有眼内手术史，这些情况应个体化针对处理，选手需要眼科医师的医疗许可才能进行比赛。

（四）神经影像学在拳击中的应用

神经影像学在拳击手的个体化医疗中扮演着三个不同的角色。

1. 获得参赛资格前的神经影像学检查有助于识别和排除临床疑似的脑病，这些脑病可能在比赛过程中造成脑实质破裂、脑出血或其他灾难性脑损伤的风险，这些检查的存在代表着对拳击手的个体化医疗和个体风险分层向前迈进了一步。

2. 赛后即刻的神经影像学检查主要用于排除危及生命的急性创伤性脑损伤。

3. 神经影像学还可以成为评估结构性脑损伤的证据，更容易发现可能使拳击手发生脑损伤后晚年神经心理后遗症的脑结构损伤/改变的证据，如慢性创伤性脑病或拳击痴呆、拳击-醉酒综合征。序列神经成像可能有助于识别这样一些高危运动员群体，其神经成像可随着时间的推移出现渐进性的结构和功能变化。对于这些运动员，结构和功能性神经成像有着提示预后的作用，有助于确定是否允许拳击手在未来继续参加比赛。

在职业拳击、跆拳道和 MMA 等格斗运动中，选手患急性和慢性创伤性脑损伤的风险都很高。而在业余拳击手职业生涯后，更易罹患慢性创伤性脑损伤的证据尚未得到证实，所以业余拳击和职业拳击的危险因素存在明显差异。话虽如此，所有参与者都应该意识到其中的风险，并应该被告知任何量级的拳击都不会对大脑有益。

目前，对于格斗运动还没有神经影像学检查的共识指南。对于获得参赛资格的选手，无论在役或退役，对其进行以筛查急性和慢性创伤性脑损伤为目标的标准神经影像学检查，会有助于保护拳击手的健康和安全。

（五）参赛资格认证前的神经影像学检查

获得参赛资格认证前的神经影像学检查有助于监督人员（拳击医师和委员会行政人员）对拳击手是否应该被允许未来参加比赛做出临床判断。同样有助于识别和排除巧合性或临床疑似的脑损伤；如果拳击手未来参加比赛，这些脑损伤可能会导致脑破裂、脑出血或其他灾难性损伤。这些结构性病变包括但不限于脑动脉瘤、脑动静脉畸形、海绵状血管瘤、混合畸形、Galen 静脉畸形、大静脉畸形、大蛛网膜囊肿、颅后窝蛛网膜囊肿、垂体大腺瘤和其他占位性病变或肿瘤。必须强调的是，上述疾病是一组具有异质性的脑和脑血管病变，具有不同的自然病史和不同程度的出血倾向。在获得参赛资格之前，神经影像学检查的一个不那么紧迫但同样重要的作用就是识别获取先前就已经存在的可能使拳手更易罹患脑损伤后晚年神经精神后遗症（如慢性创伤性脑病、拳击性痴呆、慢性脑震荡后综合征、创伤后痴呆、创伤后认知障碍、创伤后帕金森病和慢性创伤后头痛等）的脑结构损伤的证据。这些检查信息允许医师和拳击手共同就拳击手未来的脑健康、比赛对未来神经后遗症的影响和风险做出评估，特别是当运动员的临床病史不明确时。

目前，在美国和世界各地的一些司法管辖区，脑部 CT 或 MRI 检查已经成为拳击选手参加格斗类体育比赛许可证注册流程中的常规步骤。各委员会对选手行影像学检查的细节和频率差异也很大，一些委员会要求每 1 ～ 5 年进行一次脑部 MRI 扫描，而一些委员会仅要求选手在获得参赛资格时进行一次。还有一些委员会在选手获得参赛资格之前不需要任何影像学检查。其他委员会仅在拳击手达到一定年龄或被视为"高风险个体"时才需要进行影像学检查。格斗人员"高风险"的分类也因委员会而异，但通常与年龄（通常＞ 40 岁）、非现役期（通常＞ 1 年）和（或）最近的失败场次 / 累计多次失败场次（通常＞ 10）有关。一些委员会详细说明了检查所需的 MRI 成像序列，并特别要求敏感性加权成像和梯度回波成像等序列，这些序列对先前已存在的创伤性脑损伤（traumatic brain injury，TBI）具有高灵敏度。一些委员会要求所有格斗运动的运动员在职业生涯开始时（即获得参赛资格时）除进行脑部 MRI 检查外，还需进行脑部磁共振血管造影（MRA），以主要排除任何意外存在的脑部血管畸形。

（六）心电图检查

一些委员会要求选手在最初获得参赛资格时进行心电图检查。拳击手通常是年轻且健康的个体，具有较低的心血管疾病风险。心电图检查的目的是筛查少部分可能患有恶性心律失常和有心脏猝死危险的格斗运动员。在业余拳击比赛中，通常不需要心电图检查。然而，如果业余拳击手的病史或体检表明可能存在不合格的情况或问题，则需要进行进一步的测试，如心电图。

三、对拳击手的赛前、赛中和赛后评估

（一）对拳击手的赛前评估

对拳击手的医学评估可以在赛前称重时进行，通常在比赛前一天（赛前体检）或在比赛当天（热身体检）。在进行身体称重时，拳击医师对拳击手进行全面的体格检查、神经系统检查及心肺部听诊。拳击医师需要回顾拳击手的病史及影像学、心电图、眼科评估和血液检测结果，需特别注意拳击手的身体水合状态和心血管状况。拳击手有时会通过剧烈的减肥将重量减至预先确定的重量级，这导致拳击手可能出现脱水的临床症状。如果让这样的拳击手进入拳击场就可能会威胁到他（她）的健康和安全。在体检期间，拳击医师还应检查选手是否有任何未愈合的撕裂伤、活动性皮肤感染和骨科损伤。

（二）对拳击手赛中的评估

拳击比赛期间，拳击医师需要对拳击手进行密切的医疗监督。有些拳击手在拳击场上或在赛后立即死亡，这些病例死亡的通常原因是神经系统损伤，而急性硬膜下血肿是神经系统相关损伤发病率和死亡率的最常见原因。在一场比赛中，拳击医师应该密切注意并记录下拳击手头部被击中的次数和击倒的次数。如果拳击手在比赛时表现出粗大运动不稳定（步态共济失调、跨步宽大）、不协调、混乱或定向障碍等迹象，从医学角度出发，应立即停止比赛。在某些委员会规定中，只有裁判员才能停止比赛，而在其他委员会则规定，裁判员或拳击医师都有权停止比赛。如果赛场中的状态不能保证拳击手的健康和安全，拳击医师应该积极考虑停止比赛。一个正确的医疗停赛是在正确的时间（既不太早，当然也不太迟）和正确的适应证下实现的，错误的医疗停赛是指在错误的时间（太早或太迟）和错误的适应证（如无生命威胁、不损害视力的头部撕裂伤）发生的。

（三）对拳击手的赛后评估

应对所有拳击手进行赛后的医学评估。在赛后医学评估中，对拳击手在比赛过程中可能遭受过的任何损伤都要进行评估。在进行赛后体检时，还应评估拳击手的面部骨折、撕裂伤、骨科损伤或眼外伤。神经学影像的评估是赛后评估中最为关键的项目，其主要目的是确定选手是否存在急性 TBI。无造影剂的头部 CT 扫描是最为推荐的检查方式，因为其在紧急情况下识别头部出血和骨折的敏感性和特异性相对较高，设备应用广泛，并且检查时间短。根据赛后体检的结果，对怀疑患有 TBI 的拳击手应立即由救护车送往指定的创伤中心，对可能的 TBI 进行紧急评估，对头部进行急诊 CT 扫描，以及创伤中心医师认为必要的进一步处理。指定的创伤中心一般是州或地方水平的，但如果怀疑拳击手患有急性TBI，则建议送往配置有神经病学和神经外科治疗专科的创伤中心。

（四）赛后神经成像推荐实践指南

1. 根据赛后拳击医师的体检评估，对怀疑患有 TBI 的拳击手应立即由救护车送往指定的一级创伤中心，对可能的 TBI/ 脑震荡进行急诊评估，对头部进行急诊 CT 扫描，以及创伤中心医师认为必要的进一步处理。如果拳击手在一次比赛后出现或报告头痛、视物模糊、复视、恶心、呕吐、平衡或步态问题，则应引起医师对 TBI 的关注。

2. 初次评估的格拉斯哥昏迷评分（Glasgow coma scale， GCS）低于 13 分、因为疑似头部创伤后癫痫发作、局灶性神经功能障碍和（或）超过一次呕吐，应通过现场救护车紧急送往指定的一级创伤中心进行头部 CT 扫描（根据国家卫生与临床卓越研究院关于确定

成人头部外伤后急性 CT 扫描需求指南）。

四、拳击损伤

（一）创伤性脑损伤

与拳击相关的神经损伤可能是急性的，也可能是慢性的。脑震荡是拳击运动中最常见的急性 TBI。轻度脑震荡不会导致意识丧失，恢复通常很快，拳击手通常在拳击场上可以恢复到正常意识。但在拳击运动中，检测轻微的脑震荡（亚脑震荡损伤）是很困难的，因为在这项运动中，每一次对头部打击的实质都是为了给对手造成脑震荡击倒（knockout，KO）而取得胜利。脑震荡或轻度 TBI 可能会出现各种各样的症状和体征，其认知功能可能受到影响，包括定向障碍、记忆问题、注意力不集中或意识丧失。行为改变包括睡眠问题、易怒、情绪不稳定、焦虑、精神运动性弛缓、冷漠、疲劳和注意力分散。急性 TBI 的临床表现包括头痛、头晕、眩晕、恶心、茫然凝视、运动技能受损、步态不稳、协调受损、复视、畏光、听觉过敏和震荡性惊厥 / 冲击性癫痫。GCS 评分对评估轻度脑震荡不敏感，在已确诊的脑震荡拳击手中也可能为 15 分。但是 GCS 评分低于 13 分的拳击手还是应转移到最近的一级创伤中心进行神经系统评估和神经影像学检查（通常是头部 CT 扫描）严重脑损伤的"危险信号"体征和症状如下：① GCS 评分 < 15；②疑似的开放性、凹陷性或颅底骨折；③脑脊液从鼻孔或耳道流出；④创伤后癫痫发作；⑤赛后检查局灶性神经功能障碍；⑥头部受伤后呕吐 > 1 次；⑦瞳孔异常；⑧脑震荡症状逐渐加重；⑨精神状态 / 整体状况恶化。

多发性脑震荡和亚脑震荡损伤可能导致的长期神经病学后果包括慢性创伤后头痛、慢性创伤后眩晕、创伤后记忆障碍、创伤后帕金森病和慢性创伤性脑病（chronic traumatic encephalopathy，CTE）。在拳击医学文献中，CTE 也称为拳击痴呆症或"拳击醉酒综合征"，其特征是一系列有关小脑和锥体外系的病征。慢性 TBI 可能在职业拳击手退出竞技拳击多年后才会出现，但这也可能发生在一个具有很长职业生涯，以及参加大量比赛场次的现役拳击手身上。

头部创伤也可能导致内分泌功能障碍。拳击过程中遭受的一些 TBI 可能会导致垂体功能减退，目前认为，目前已知的 TBI 导致垂体功能减退的发病率是被低估的。医师应怀疑 TBI 后出现的任何神经内分泌异常。如中枢性尿崩症是 TBI 的一种并发症，可由轻微脑震荡诱发，症状仅为头痛和多尿。

（二）脑震荡与重返运动

ARP 发布了一份关于格斗运动中脑震荡管理的共识声明，这应该是目前关于拳击中脑震荡管理的最新和最有力的证据共识。如果拳击手是因头部受到重击后导致的技术性击倒（technical knockout，TKO），则建议他（她）暂停比赛至少 30 天。此外，还建议拳击手在 30 天内也不要进行拳击练习。如果一名选手在头部受到重击后被 KO，但没有失去意识（loss of consciousness，LOC）的情况下，则建议他 / 她至少停赛 60 天，还建议选手在 60 天内也不要进行拳击练习。如果一名拳击手因头部受到重击而导致 KO 和 LOC，建议他 / 她暂停比赛至少 90 天。此外，还建议选手在 90 天内避免拳击练习。

拳击手在遭受脑震荡或因头部撞击导致的 TKO/KO 后 1 周，可参加非接触式训练和健身训练，前提是其症状正在改善且不会因活动而加重。建议从轻度有氧活动开始逐渐增加活动的强度，再逐渐进阶为更严格的对抗性运动或专项动作，最后在症状完全缓解后才能进行拳击训练。在任何情况下，如果一名拳击运动员出现脑震荡的迹象和症状，他或她都不应参再加比赛或参与拳击训练。在没有脑震荡专项管理的专科医师同意拳击手返回赛场之前，拳击手都应禁赛。脑震荡专项管理培训的专科医师包括神经病学家、神经外科医师和初级保健队医。

（三）撕裂伤

当皮肤被外力挤压并被牵拉至颅骨的骨性表面时，就会发生面部撕裂伤。最容易发生面部撕裂伤的区域是眉区和颧骨区域，这是因为其皮肤下面特殊的骨骼结构。由于面部和头皮有丰富的血供，裂伤出现时往往会大量出血。累及眼眶内侧鼻泪管和睑板的撕裂伤需要密切注意。如果鼻泪管受损，可能会对其导泪功能产生长期影响；睑板的损坏会永久影响眨眼。简单的裂伤可以在裂伤处原位缝合。复杂撕裂伤应在医院由认证的医师缝合。遭受撕裂伤的拳击手应停赛，以便有时间让撕裂伤愈合。

（四）骨科损伤

骨科损伤手部受伤在格斗运动中很常见。一种常见的手部损伤是手指掌指关节的断裂，有时通俗地称其为"拳击手的指关节"。最常见和最严重的情况是伸肌腱帽的断裂，当发生这种情况时，需要立即实施手术来固定伸肌单元，以防止永久性损伤并恢复功能，未经治疗的复发性的损伤可导致创伤性关节炎甚至功能障碍。另一种拳击手常见的手部损伤是手腕掌关节的脱位和不稳定，有时也被称为"腕突"，严重的病例需要行腕掌关节的部分融合术。骨科损伤中也会涉及上肢的损伤，如肩关节脱位、肩袖撕裂、掌骨骨折和肱二头肌肌腱远端断裂。常见的下肢损伤包括膝关节韧带断裂、半月板撕裂和踝关节扭伤。

（五）眼科损伤

拳击手可能会出现角膜擦伤和视网膜脱落，这两种情况都需要眼科医师进行评估和处理。如果怀疑存在眼眶骨折，拳击医师应排除眼球外肌受累的可能，这些拳击手应立即送往急诊室进行头部、面部和眼眶的CT扫描，并进行相关处理。

美国眼科学会（The American Academy of Ophthalmology，AAO）发布了关于预防拳击眼科伤的推荐，推荐如下：①拳击手在获得参赛资格前、1年后、6场比赛或2次败场后，或因眼受伤而停止比赛时均应实施眼科检查，或由拳击医师自行决定是否对拳击手进行眼科检查。②对于特定的眼部病变，必须强制暂停拳击或拳击比赛，如视网膜脱落，应暂停30天；对于治疗后的视网膜脱落，应暂停60天；或者在咨询体育委员会、医疗咨询委员会后，进行个体化治疗。③每只眼睛的最低视力要求为20/40或更高，每只眼的完整中心视野不小于30°。④每个州拳击医疗咨询委员会都需要一名眼科医师。⑤佩戴不露拇指的拳击手套，尽可能减少眼部伤害。⑥建立记录所有业余和职业拳击手的拳击比赛场次、击倒次数和严重眼外伤的国家登记系统。⑦培训和拳击医师再认证的项目。⑧统一的安全守则。

（六）泌尿系统损伤

血尿可能由不同的原因引起，肾脏或膀胱的直接创伤可能是与拳击等接触性运动相关的血尿的原因。每当看到血尿时，必须考虑非创伤性原因，如静脉受压综合征。运动性血尿是排除后的良性诊断，症状应在1周内消失。当在拳击手的尿液呈红色或棕色，而不是肉眼血尿时，必须排除横纹肌溶解引起的肌红蛋白尿。拳击手在比赛后尿中有血迹时，应仔细评估，如有必要，应将其送往创伤中心进行进一步治疗。

(七) 口腔及颌面部损伤

对于在任何情况下出现的下颌骨骨折，都应该注意其潜在的气道阻塞；咬合不正或安装护齿不畅可能是下颌骨骨折的迹象；水肿、出血和肌肉运动都可能导致上呼吸道阻塞。该区域的损伤也增加了上颌骨脱位游离的可能性，导致关节卡锁、牙齿撕脱、牙质吸入或不受控制的口咽出血，以上均可能阻塞气道。这些并发症强调了为什么一个好的"下巴"对拳击手的健康和安全至关重要。面部受伤的紧急情况包括开放性骨折或脑脊液鼻漏。

(八) 头颈损伤

喉部骨折的表现可以为皮下气肿、声音嘶哑、颈部中线可扪及骨折和呼吸窘迫。在拳击手出现急性呼吸窘迫时，使用球囊面罩技术进行通气始终是首选。只有在没有其他选择的情况下，才应考虑对拳击手进行气管插管，如果插管不成功，可以考虑急诊下环甲软骨切开术。只有在面罩通气、气囊通气和插管均失败、精神状态和呼吸状态持续恶化的紧急情况下才应进行环甲软骨切开术。在存在气道损伤的所有情况下，运动员应立即被送往医院；早期气道干预可以避免延迟性喉水肿或喉血肿引起的问题。如果运送到医院的时间较长，拳击医师必须预见随着时间的推移可能发生的情况，目前的非紧急情况可能转变为真正的呼吸急症。最危险的骨科损伤可能是头部或颈部直接遭受打击而导致颈椎骨折。对于丧失意识且呼吸暂停的拳击手需要建立人工气道，一旦建立了气道，立即进行通气和吸氧。

在拳击训练或比赛中，耳鼓膜破裂也是可能的。拳击手可能会注意到耳朵突然单侧听力丧失，并伴有头晕。如果破裂很小，常规耳镜镜检查可能看不到裂口，应立即评估是否有耳道或鼻道脑脊液漏；进一步的评估应包括基线听力检查和随访听力测试，以评估恢复情况。

(九) 胸部损伤

对肋骨骨折保持警惕是很重要的。虽然肋骨骨折本身不是紧急情况，但可能会影响呼吸，导致肺不张或肺炎。同时，肋骨骨折会导致脾脏破裂或张力性气胸，造成危及生命的紧急情况。如果是张力性气胸，不要等待转运，应将 12 或 14 号静脉留置针插入气胸一侧锁骨中线的第二肋间进行救治。因此医师应该在比赛期间准备一根 12 或 14 号针。针头减压后，拳击手应立即被送往创伤中心接受胸腔管引流；心脏震荡可由胸部钝性创伤引起，导致心律失常而引起心搏骤停。因此在所有拳击比赛中都应该有急救医务人员和自动体外除颤仪在场。

(十) 腹部损伤

至于腹部损伤，可能包括肝脏挫伤或破裂伤及脾脏破裂。在赛前评估期间，医师应查看选手凝血病或传染性单核细胞增多症的病史。脾脏损伤是一种紧急情况，需要采取"突击式"的抢救立即将患者转移到医院。肾脏挫伤可伴有或不伴有血尿；由于妊娠期子宫可能受到创伤，孕妇不能进行拳击，因此妊娠测试是女性运动员赛前评估的一部分。当有可能发生阴囊钝性挫伤时，应考虑阴囊血肿或睾丸扭转；睾丸扭转是一种紧急情况，拳击手需要去医院行双功能多普勒超声检查。

五、拳击损伤的预防

根据 Potter 等的一项研究，1990 年至 2008 年间，基于全美国医院急诊科就诊数据，拳击损伤的发生率为每 1000 名参与者中有 12.7 人受伤。受伤拳击手多为男性（90.9%）。

研究中最常见的诊断是骨折（27.5%），最常见的身体受伤部位是手（33.0%）和头颈部（22.5%）。在他们的研究中，与拳击沙袋相关的损伤占所有拳击损伤的36.8%。

拳击训练时应使用大一号的拳击手套；12个月以上未参加拳击比赛的拳击手不得参加超过10个回合的比赛；长期不活动后参赛的可引起条件反射降低，从而导致受伤的可能性和风险增加；每场拳击比赛至少应有2名拳击医师参加。

ARP支持并推荐使用定制的护颌，以帮助预防口面部创伤。此外，ARP发表了一项关于头盔在业余拳击比赛中作用的共识：在业余拳击中使用头盔时，头部和面部受伤较少，不佩戴头盔会降低业余拳击的安全性；头盔可有效保护拳击手在比赛和拳击训练中免受撕裂伤。

结论

拳击是一项格斗性运动，头部和四肢受伤的风险很高。如上所述的密切医疗监督有助于保护拳击手的健康和安全。

（毛云鹤　付维力　李　箭　译）

第 **14** 章

攀 岩

一、概述

攀岩是全世界增长最快的运动，依据 2019 年国际攀岩联合会的年度报告，全世界共有 4450 万人参与攀岩运动。随着 2020 年攀岩运动入选奥运会项目，这一运动的流行度也将持续增长。攀岩是一种老少皆宜的运动。许多攀岩运动员在孩童时期接触攀岩运动，最终可能坚持这一运动直到七十多岁或更久。参与者性别比例在不同的项目间是平衡的，而每一特定项目的难度差异非常大。攀岩运动员这一人群十分注重细节，他们像芭蕾舞者或小提琴演奏家那样需要让自己的身体高度协调，并且注重于最大激发身体的潜能。这一运动常需要身体处于极限且充满技巧性的身体姿态下，是对身体极限的挑战。

与其他那些环境条件容易控制的运动不同，攀岩运动员可能会面对难以想象的变化多端的气候及极端环境灾害。比如：一方面，多数攀岩竞技比赛都在室内举办，或者场地有保护措施、具备人工攀岩壁及握把，这样的竞技比赛中环境因素得到妥善控制，很少影响到比赛的进行；另一方面，高山攀登、攀冰及传统攀岩可能在严峻的环境中进行，在攀登过程中极端温度、海拔及偏远程度会增加运动的客观风险。此外，这一运动常在全球各地偏远的位置开展，缺少及时应急和救援力量。因此相比其他更传统的运动而言，攀岩运动需要参与者在受伤的场景下自救。事实上，许多攀岩运动员都是资深的第一急救者。

攀岩涉及若干不同的项目，这些项目均有其独特的伤病谱。这些不同的攀岩项目可以大致分为以下几类：运动攀岩与竞技、传统攀岩、攀冰、高山攀登及攀石。不同的攀岩类型有不同的风险。比如：在运动攀岩与室内攀岩中设备都被牢固地固定，并具有可控的攀爬表面。相较而言，传统项目（如高山攀登或者攀冰）由于地形和环境的不可预测性，具有更高的伤病风险。攀石运动尽管赛道离地面很近，由于运动中不系安全绳，会导致最高的跌落风险及更多的下肢创伤风险。此外，攀石运动需要更多的爆发性动作，对肌肉骨骼系统有更高的负荷，因此可导致更多的肌腱病及劳损性伤病。攀岩运动中通常会将安全绳系在另一攀登者身上或是器械上，从而在发生坠落事件时起到保护作用。因此与大众认知不同的是，大多数攀岩时发生的坠落通常是与壁面的撞击而不是坠地。壁面碰撞指攀岩运动中攀登者坠落一小段距离后，安全绳张紧，攀登者在空中摆动，侧面撞向壁面。与之相对，坠地如其名所述，就是由高处坠下撞击地面。

　　把攀岩视为鲁莽或者极度危险的运动是一种常见的误解。攀岩运动每 1000 小时会发生 4.2 次伤病，相较而言，足球和篮球运动每 1000 小时会发生 15.7 次和 9.8 次伤病。不同的攀岩环境也会影响这一比率，比如室内攀岩运动每 1000 小时发生 0.2 次伤病。

　　攀岩运动的伤病可以分为急性和慢性。虽然一些急性损伤的确是由坠落造成的，另外的一些伤病是由特定的应力及攀岩时的身体姿态导致的，但均与坠落无关。如攀登者攀爬时左肩常处于极度内旋外展后伸的加斯顿姿态（Gaston position），这一姿态可导致肩关节前方腱病及肩关节盂唇损伤。慢性或劳损性伤病在攀登者中非常常见，超过 2/3 的攀岩运动者在其职业生涯中汇报过需要治疗的劳损性伤病。在所有攀岩相关损伤中，多达 75% 的急慢性损伤累及上肢，其中 60% 累及手及手指。本章我们将总结常见的攀岩特定急慢性损伤，并强调攀岩运动员伤病的治疗要点。

二、急性损伤

（一）手

　　肌腱损伤占攀登者所有手 / 手指损伤的 52%。撕裂也较常见，占所有损伤的 15%。攀登者坠落时可发生骨折，腕关节骨折占 12%，手指骨折占 7%。

　　坠落与骨折之间的联系容易理解，而对急性肌腱损伤的认识则需要对攀岩运动更多的理解。攀登者在攀岩过程中为保持与攀登表面的接触与移动，需要用到多种特定的抓法。抓法依据可用握把的形状大小及攀登者的身体姿态有所不同。图 14-1 描述了一些常见的抓法。

　　滑车断裂在攀登者中很常见，约 25% 的精英攀登者受此影响。这一现象容易理解，研究显示，抓握及吊抓的姿势会使第二滑车（A2）及第四滑车（A4）的受力分别额外增加 450N 和 269N，而 A2 和 A4 滑车受力断裂分别需要 400N 和 137N。滑车断裂的感受通常是砰的一下之后感觉到的疼痛。攀登者常会主诉手指掌侧疼痛肿胀，受伤处有压痛点。如果 A2 和 A4 滑车完全断裂，手指抗阻屈曲时可以在掌侧看到弓弦状肌腱。

　　MRI 是检查滑车损伤的最常用方式，虽然超声在动态检查方面也有一定价值。在 MRI 上，滑车撕裂可表现为肌腱从所附着的指骨上向掌侧移位超过 2mm。

　　Ⅰ～Ⅲ级的滑车损伤通常适用非手术治疗，初始可用掌侧夹板制动 10～14 天，随后运用握力球进行功能锻炼，同时用胶贴或热塑夹板保护滑车。Ⅲ级损伤通常在 6～8 周后可以重返运动。仅Ⅳ级损伤有手术指征，文献中也报道了多种手术方法（表 14-1）。

表 14-1　攀岩运动员的滑车损伤

分级	损伤	治疗
Ⅰ级	滑车拉伤	2～4 周胶贴保护，4～6 周重返运动
Ⅱ级	A4 滑车完全断裂，或 A2 或 A3 滑车部分断裂	10 天制动，随后进行 2～4 周功能锻炼及胶贴保护，4～6 周保护下重返运动
Ⅲ级	A2 或 A3 滑车完全断裂	10～14 天制动，随后进行 4 周功能锻炼及热塑夹板保护，2～3 个月重返运动
Ⅳ级	多处撕裂，如 A2/A3、A2/A3/A4、或单一断裂（A2 或 A3）合并蚓状肌或侧副韧带损伤	手术修补，夹板保护 6 周，4～6 个月重返运动

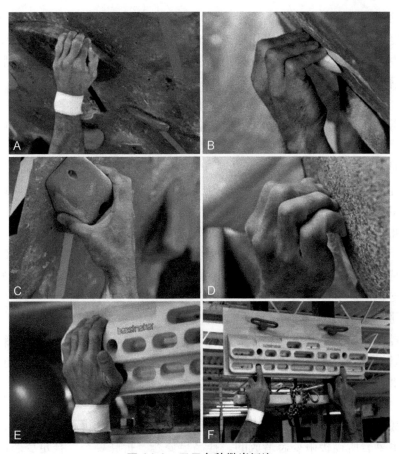

图 14-1　显示多种攀岩抓姿

A. 闭合抓法 / 斜坡抓点；B. 半抓法；C. 夹捏式抓法；D. 小抓点采用全抓法；E. 开放抓法 / 斜坡抓点；F. 单指 / 单吊

1. 肩　攀岩运动中可出现肩关节脱位，伴 Bankart 损伤、SLAP 撕裂或后盂唇撕裂。虽然这些损伤多数可以采取非手术治疗，但需要注意的是非手术治疗后会有极高的风险出现复发脱位及不稳。这会导致他们跌落，并且由于脱位肩关节的影响，他们无法再次抓持岩壁。我们称这类运动员为后果运动员，在这些运动员中，肩关节脱位造成的后果比肩关节脱位本身还要严重。

后盂唇撕裂与肩关节疼痛活动受限有关，开始可以接受短疗程的物理治疗，如 4 ～ 6 周不缓解应接受手术。初次脱位造成的 Bankart 损伤不伴骨性损伤通常更加积极地采用盂唇修复手术，以预防未来的脱位风险及可能的骨量丢失，因为这一人群对上肢的运动需求非常高。然而如果考虑有骨性损伤，我们推荐对这样的损伤积极采用 Latarjet 术式。据文献报道，关节镜下 Bankart 手术平均失败率在 10% ～ 20%，而 Latarjet 手术失败率在 2% ～ 5%。在上述复发脱位风险较高的攀岩人群中，Latarjet 的低失败率对他们尤其重要。在我们的实践中，该术式不影响活动功能，在精英攀岩运动员中也是如此。此外，该术式失败率也较低。

许多无症状的攀登者可能有 SLAP 损伤的 MRI 表现，在诊疗过程中医师应谨慎把疼痛归因于这一影像学发现。当然，攀爬者中也可以发生真正有症状的 SLAP 损伤。尽管部分 SLAP 损伤可以急性发生，多数损伤的发生机制与其他过顶运动员一样，由反复的微损伤造成。过顶运动员中 SLAP 损伤的手术治疗结果不尽相同，重返运动率在22% ～ 75%。相较盂唇修复，攀登者有 SLAP 损伤在一些情况下更应该接受肱二头肌长头腱固定术。在我们的实践中，对这一人群中更喜欢采用牢固的固定。我们通常采用小切口胸旁入路，用二头肌腱襻钢板固定，备肌腱固定螺钉。

其他攀登者中常见的肩关节疾病包括肩锁关节扭伤，背阔肌、菱形肌、斜方肌拉伤。这些疾病通常可通过功能锻炼治疗。肱二头肌长头腱断裂也有报道，通常最好采用开放切口腱固定术，当然一些患者采用非手术治疗也有效。

2. 肘　肘关节疼痛是精英攀岩运动员中第三常见的主诉。急性"攀岩肘"定义为肱肌在腱 - 肌结合处的撕裂。这一撕裂表现为肘窝处疼痛，可通过肘关节抗阻运动与肱二头肌远端撕裂相鉴别。前臂旋后抗阻屈曲引发疼痛为肱二头肌远端损伤，前臂旋前抗阻屈曲引发疼痛为肱肌损伤。攀登者在训练时应着重训练前臂旋前的引体向上运动，这样可以增强肱肌力量，避免这类损伤。肱肌的急性完全撕裂可以通过 MRI 诊断，应接受手术治疗。理想情况下应在 1 ～ 2 周完成修复，随后肘关节90°屈曲夹板固定1周，并在接下来8周内肘关节支具保护下逐渐增加伸直角度。

（二）下肢

虽然攀岩运动员中上肢损伤总体更常见，下肢更容易由于坠地或撞墙导致骨折。有时仅仅 8ft 的坠落即可导致跟骨、距骨或踝关节骨折。韧带损伤（如踝关节扭伤）也很常见。这些损伤在攀石中尤其常见，当然在室内或运动攀岩中如果运动员在到达第一处安全绳链接点前坠落，或者他们的安全员失手时，这些损伤也会发生。

1. 膝　膝关节损伤在攀岩中较少见。虽然坠落可以造成骨折和韧带损伤，许多膝关节相关损伤是由攀岩所需极限姿态造成的。挂高足姿态、折膝姿态、挂足姿态已认为是对攀登者膝关节危害最大的姿态。在挂高足姿态中，运动员的体重大多数集中于单腿，膝关节极度屈曲，髋关节屈曲内收外旋。折膝姿态中膝关节处于类似体位，髋关节内旋。挂足姿态运用足跟作为握把的支撑点，膝关节的腘绳肌强力收缩屈膝以足为支点牵拉身体向上。

内侧半月板撕裂是最常见的膝关节损伤，占比达28%。这一损伤主要发生于挂高足姿态及折膝姿态。髂胫束拉伤占膝关节损伤的19.5%，主要发生于挂足姿态。

挂足姿态是攀登者 PCL 损伤的原因之一。PCL 损伤通常继发于屈膝时作用于胫骨的直接后向冲击，挂足姿态可在膝关节微屈甚至伸直的情况下向胫骨施加极大的前向后应力，可造成 PCL 负荷过大。

除 PCL 损伤以外，上胫腓关节损伤也与挂足姿态有关。上胫腓关节损伤有多种表现，如显性脱位、活动时不适及腓总神经激惹症状等。上胫腓关节损伤的常见机制包括屈膝坠地或支撑腿的膝关节过度旋转。然而，挂足姿态可导致膝关节外侧巨大负荷，同时膝关节极度外旋也是最容易发生上胫腓关节损伤的姿态。体格检查可诊断上胫腓关节不稳。膝关节屈曲90°以放松外侧副韧带以及股二头肌，以拇指和示指抓持腓骨头向前外推移。前方不稳更常见，因为后方韧带复合体结构强度更弱，更容易损伤。正侧位 X 线片可以诊断显性上胫腓关节脱位；当然 MRI 可用于诊断隐匿性脱位。MRI 可显示上胫腓关节的渗出、胫骨近端的骨髓水肿或可见后胫腓韧带的撕裂。上胫腓关节不稳可行非手术治疗，在支具保护下负重。然而也有一些结论不一致的报道指出，非手术治疗的失败率达到23%。手术治疗的指征包括非手术治疗无效的显性脱位或难复性脱位。我们推荐的重建技术是在腓骨头及胫骨近端钻取骨道，引入自体或异体腘绳肌置入物，用肌腱固定螺钉固定，从而重建后胫腓韧带。

2. 踝（足）　攀登者中常见踝、跟、足部的骨折。这些损伤的处理应遵循标准骨科治疗指南。考虑到多数攀登者是活动量大的年轻人，有较高功能需求，多数损伤需要手术治疗。

腓骨肌腱脱位是较为罕见的损伤，但在攀登者中可见。患者表现为踝关节外侧疼痛，并且在足跖屈内翻时可闻及弹响，攀登者攀爬时将力放在踇趾时可诱发疼痛，弹响是由腓骨肌腱支持带创伤性断裂造成的。攀登者受伤通常无法忍受非手术治疗，有手术修复的指征。在急性的病例中，可以直接修复支持带，需要的话可以用骨膜瓣加强修补。术后制动6周，可以在第8周开始攀岩运动。

三、慢性损伤

攀岩运动中多数损伤是慢性劳损性损伤。多数损伤与攀岩训练过度有关，训练间隙没有适当休息与恢复。年长的攀登者可能更易受伤；然而随着攀岩运动的普及，年轻攀登者更早地接触攀岩训练，年轻人群的慢性损伤也在更多地出现。

（一）上肢

1. 手 / 腕　手及腕的肌腱炎是攀登者中最常报告的损伤。腕或前臂的疼痛可根据肌腱起止点的解剖知识检查诊断。最常累及的肌腱包括指深屈肌、指浅屈肌，此外，尺侧腕屈肌也常受累。慢性肌腱炎可导致肌腱增生，也常会导致腕管综合征，在顶尖攀岩运动员中患病率达25%。

手指侧副韧带拉伤在高频参加攀岩运动的人群中常见，这是由特定抓持姿势中过度的扭转造成的。一旦损伤，侧副韧带很少能恢复到伤前同等的张力水平及稳定性。邻指包扎可以为受损的侧副韧带提供支持，并避免手指处于容易再次受伤的姿势。慢性侧副韧带损伤及继发的指间关节不稳可导致攀登者中常见的早发指间关节骨关节炎（OA）。影像学上攀登者通常表现为指间关节渗出、早期骨赘生成及其他OA的表现。虽然总体人群中指间关节OA更多发生于远端指间关节，在攀登者中可早期出现近端指间关节的症状，表现为肿胀及伸直受限。

伸肌腱帽综合征是一组影响手指腱鞘的关节炎性改变的总称。过度的攀岩运动可导致手指OA，导致指间关节骨赘生成，激惹肌腱并进一步加重肌腱炎。该综合征通常表现为伸肌腱帽背侧触诊压痛，伴有关节肿胀及3°～5°的伸肌滞后。通常采用非手术治疗，如休息、非甾体抗炎药，有时也可以局部注射治疗。

年轻的攀登者，尤其是过度攀岩或者过度进行攀岩手指训练的人群，容易发生手指骺板骨折。骨折最常发生于近端指间关节，表现为疼痛及关节背侧的压痛。年轻的攀登者很少有急性的骺板骨折，这引出一个理论，即这一骨折与应力相关，并且与反复微损伤及施加在发育中关节上的过度载荷有关。4周以内的损伤可以夹板制动，3周后进行功能锻炼。4周以上的损伤中，畸形或纤维愈合可导致骺板完全分离并导致慢性畸形。如发现较晚，这些骺板骨折没有夹板固定的指征，应仅进行休息和功能锻炼。

2. 肘　在攀登者中，肱骨内、外上髁炎均很常见，尤其在年长的攀登者中是肘关节不适的常见原因。与普通人群类似，非手术治疗往往有效，如休息、支具保护及理疗等。慢性肱骨髁上炎可导致肘部增生，有时会导致肘关节的神经卡压症状。

前面讨论过急性"攀岩肘"，即急性肱肌撕裂。慢性"攀岩肘"也很常见，是由一系列肌腱病导致的。当进行剧烈快速的横向攀岩或者当攀岩路线需要肘关节强力长时间屈曲旋前时，肱二头肌活跃度不足，导致肱肌代偿性爆发式发力，可导致肱肌腱炎。疼痛表现为前臂屈曲旋前时肘关节前方的疼痛。治疗上可以采取非手术治疗，休息 2 ～ 4 周后恢复低强度的攀岩运动。当疼痛缓解后在耐受范围内逐渐增加活动强度。

肘关节 OA 较为常见，可在年轻的活跃攀登者中出现。损伤机制与攀登者指关节损伤类似，反复的微损伤导致了渐进性的软骨损伤及关节面的破坏。在这类活跃人群中，肘关节 OA 可导致肘关节屈曲挛缩活动度受限，在伸直末段可感到疼痛。与普通人群治疗相同，可先采取非手术治疗，主要包括休息、抗炎药物、物理治疗以增强周围肌肉力量。如关节炎较严重或者在大型攀岩旅程之前，可注射类固醇药物以控制疼痛。如果非手术治疗失败，或者关节活动度损失过多造成功能障碍，过度增生的骨质可以在关节镜下进行骨软骨成形术。

3. 肩　与肘关节相似，腱病在肩关节也很常见。肩袖腱病、内部撞击、肩峰下撞击及肱二头肌长头肌腱炎在攀登者中十分常见。以我们的经验，肩袖下表面及关节盂缘在反复外展外旋状态下接触引起的内部撞击在这一人群中尤其常见。这通常可以行非手术治疗，采取康复疗法即可，当然针对性靶向的类固醇注射也可以打破炎症循环，控制康复治疗中的疼痛。康复治疗重点在于肩胛骨稳定与本体感觉训练。上斜方肌过强也很常见，可以通过力量训练逆转。较少见的疾病，神经卡压病变（如肩胛上神经卡压、胸廓出口综合征）也在攀登者中出现。

喙突下撞击在普通人群中可见，在攀登者中该疾病有不同的病理机制。在普通人群中，喙突下撞击通常由于过短或者过弯的喙突导致喙肩弓与肩袖之间的间隙异常，造成激惹与疼痛。在攀登者中，喙突下空间狭小是由反复发力所致的肩胛下肌肥大及肌腱慢性炎症所致的增生造成的。此外，攀登者中常见无症状的肩关节前方过度松弛，这将进一步减少肩峰下间隙，导致挤压撞击。喙突撞击可由体格检查诊断，常用的方式包括交臂内收试验，手臂在身前交叉，上臂抬高内收内旋。可以进行非手术治疗，采用康复治疗及注射。如非手术治疗失败可采取关节镜下喙突下减压术进行治疗。

（二）下肢

1. 踝　虽然踝关节肌腱炎在攀登者中很常见，这一人群中更特异的损伤是剥脱性骨软骨炎（osteochondritis dissecans， OCD）。反复多次轻微坠落及踝关节扭伤可导致创伤后 OCD。这些损伤可能是扭伤或骨折的潜在并发症，在 X 线片上容易被忽视，医师应高度警惕，当考虑有此损伤时建议行 MRI 检查。距骨是攀登者 OCD 的常见好发部位。这样的损伤通常需要手术重建软骨，如自体软骨细胞移植、同种异体骨软骨移植或基质诱导的自体软骨细胞移植等。

2. 足　攀岩运动中慢性足部损伤主要是由攀岩鞋造成的。攀岩鞋经过精心的设计及制造，为攀登者在抓持时提供最大的帮助，保证其在小边缘精确落足时的稳定性。攀岩鞋通常比普通鞋小 2 号；这类鞋的前方通常设计成具有一定硬度的弹性部分，与芭蕾鞋类似。这样的设计导致第 1 及第 5 跖骨关节受压，并使跖筋膜紧张。攀登者们常会为了更好地表现甘愿忍受这样的不适。80% ～ 90% 的攀登者报告穿戴攀岩鞋时会感到疼痛。常见的疾病包括胼胝、甲床感染、甲下血肿及足部神经受压综合征。踇外翻在从业 5 年以上的攀岩运动员中常见。

四、治疗攀岩者的重要提醒

伤病预防及持续治疗对攀登者至关重要。过度攀岩却不进行强化训练可导致肌肉不平衡；加强拮抗肌群、维持柔韧性及低负荷、高频度的锻炼也非常重要。需要强调训练间休息的必要性。高强度攀岩训练间的适当休息有助于预防劳损性伤病。随着攀登者年龄的增长，他们必须注意在训练间保证更长的休息时间，以避免身体负荷过大。在治疗攀岩者时，一个重要的方面是需要意识到极端环境下攀岩运动进行时可能会出现医疗资源不可及。对攀岩运动医疗保障人员而言，也需要对冻伤、脑水肿、肺水肿、高原反应、雪盲症、失温、脱水等医疗紧急情况有所熟悉。

（戴雪松　译）

第 **15** 章

综合健身、动感单车、有氧操

一、概述

人们提倡的体育锻炼和有规律的健身运动能够促进身心健康。如今，越来越多的人在日常生活中开始健身运动，这表明他们越来越意识到健康习惯在确保生活质量和延长寿命方面的好处。

在这样的背景下，健身中心是一个具有吸引力和充满活力的地方，在这里既可以锻炼肌肉、分享训练方案和经验，也可以减肥和变得健康。这些健身中心在其场地结构、设计、体育锻炼新器材的开发、有氧运动和无氧运动的新模式及综合运动等方面进行了投资，为体育运动者提供了更多的选择。因此，全世界的体育运动人员数量呈指数级增长。

健身运动包括有氧运动、肌肉力量训练、拉伸运动、耐力训练和平衡训练。

一方面，在有氧运动方面，跑步仍然是运动员和运动人群用来运动前准备活动和改善心血管系统、呼吸系统和肌肉骨骼系统状况的主要方式。除了常规的基础运动，常用的训练项目包括举重、动感单车、跑步、跳跃，也有如上所述的综合运动项目，如综合健身（CrossFit®）。

动感单车或室内自行车也是一种很受欢迎的有氧运动，运动员在一辆加重的飞轮固定自行车上可以进行站立、跳跃、攀爬和冲刺等运动。动感单车教练利用音乐来调节健身人员运动强度的高低。每次训练时间持续 45 分钟到 1 小时，主要进行高强度下的耐力、速度、肌肉力量、间歇和恢复锻炼。

另一方面，在无氧运动中，如举重，运动员要做充满力量的爆发性运动。

综合健身是基于不断变化的功能性和高强度运动的一种身体和代谢调节的健身运动。这个训练项目的名字与创建 CrossFit 公司的 Greg Glassman 有关。它是一项综合运动，包括动感单车、跑步、蹲举、划船、举重和使用绳子、跳箱、哑铃杆、球、弹力带和轮胎的训练，以及用训练者自己的体重进行的训练。CrossFit® 适用于提高身体和心肺耐力、平衡、速度和肌肉力量的人群。此外，当增加训练强度时还有助于减肥和增强肌肉。它已经发展成为一种非单调的体育锻炼方式；然而，由于运动强度大，训练者必须意识到并且遵循自己的身体极限，从而制订相应的锻炼计划。

尽管运动员和运动人群竭尽全力地训练运动动作，然而解剖结构和身体功能的问题会对他们的生物力学效果有一定的影响。此外，运动员在试图提高成绩以赢得比赛或打破个人纪录时，更容易造成损伤。CrossFit® 相关的回顾性研究表明，根据训练时间的不同，肌肉骨骼系统损伤的发生率从 19% 到 73% 不等，预估发生率为每 1000 训练小时会出现 $2.1 \sim 3.1$ 次损伤。

本章主要探讨健身运动中最常见的损伤，重点是肩、髋和膝关节损伤、胫前痛和跟腱病，讨论损伤的诊断、预防措施及治疗方法。

二、肩关节

（一）肩关节特点

肩关节是全身最灵活的关节。这一特点与肩胛盂的形状相关。一方面，与其他关节相比，肩胛盂与肱骨头的接触面积更小。另一方面，为了获得足够的稳定性，肩关节周围有动态稳定结构（如肩袖、肩胛骨的运动）和静态稳定结构（如盂唇、盂肱韧带和关节内负压）。

只有在发生急性创伤时，有氧运动和其他下肢的运动才会导致肩部损伤，最常见的有肩锁关节脱位、肩关节脱位、肱骨近端骨折、锁骨骨折。

运动员或经常健身的人可能会经历一些没有急性创伤史的肩部损伤，多发生在极限活动范围下的反复运动。此外，大多数人肌肉群的力量都是不平衡的，如内旋肌比外旋肌力量更大。

（二）肩关节损伤

肩关节损伤类型包括炎症性损伤、肩袖损伤、盂唇损伤和肩胛骨运动障碍。

1. 炎症性损伤　炎症性损伤好发于以下部位：肱二头肌长头肌腱、肩袖滑囊或肌腱或肩关节周围肌肉组织。一般情况下，运动员感到炎症性疼痛，会导致成绩下滑或一段时间的训练中断。

详细的体格检查可以有助于做出准确的诊断。肌肉触诊有助于排除撞击征或肩袖疾病。然而，像超声检查、MRI 等影像学检查可以确诊损伤的解剖部位（图 15-1）。

治疗目的是减轻疼痛，找出导致损伤的运动并加以纠正。如果运动员不纠正导致疼痛的动作，则只能依靠过度使用抗炎药物来镇痛。当肱二头肌长头肌腱出现结构性损伤或半脱位时，则推荐进行手术治疗。

2. 肩撞击征　肩撞击征可分为两种类型，即外部（肩峰下）撞击征和内部撞击征。

肩袖肌腱撞击喙肩弓引起的外部撞击征最常见。在健身训练中，当肩关节前屈 90° 时，如举重，更容易引起肩关节撞击征，但这种情况下很少进展为肩袖撕裂。一项 CrossFit® 流行病学研究表明，在训练过程中，肩关节是最易受累的关节，尽管只有在少数情况下需要手术治疗。

当冈上肌腱的后上侧面撞击肩胛盂的上侧面时，就会发生内部撞击。通常发生在肩关节外展外旋位。在临床检查中，肩关节撞击征可通过 2 项临床试验进行评估，即 Neer 试

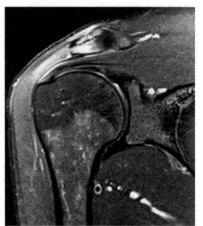

图 15-1　肩峰下撞击的 MRI 表现：冈上肌滑囊水肿（Guilherme Grisi Mouraria 提供）

验和 Hawkins 试验。这 2 项试验都是由检查者进行检测。Neer 试验由检查者内旋患者手臂，肩关节前屈或直至患者述疼痛；Hawkins 试验受试者肘关节屈曲 90°，手臂前屈 90°，检查者内旋患者手臂到活动极限，或诉疼痛即为阳性。

在投掷运动过程中易引起这种损伤，因此，投掷运动员需要拉伸后关节囊，加强内旋肌群的训练，避免盂肱关节内旋功能受限，从而预防和治疗内撞击综合征。

当肩关节不能充分拉伸或者冈上肌腱组织撕裂引起持续性疼痛被认为非手术治疗失败。当肌腱撕裂达到其横截面积的 50% 且非手术治疗失败时，建议手术治疗（图 15-2）。

3. 盂唇损伤　盂唇损伤常发生于引起肩关节脱位和盂唇撕脱（Bankart 损伤）的接触性运动中，在健身运动中不常见。然而，像内部撞击一样，极度外展和外旋运动 [又称为后倾（pell back）运动] 会引起肱二头肌长头肌腱止点牵拉伤。这种情况下，会引起前后盂唇和上盂唇的撕裂（SLAP 损伤）。投掷运动也会导致这种类型的损伤（图 15-3）。

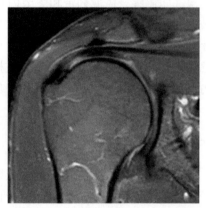

图 15-2　冈上肌腱部分撕裂的 MRI 表现（Guilherme Grisi Mouraria 提供）

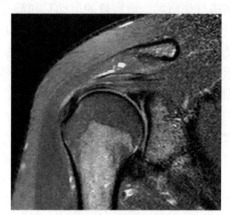

图 15-3　SLAP 损伤的 MRI 表现（Daniel Miranda Ferreira 提供）

目前对 SLAP 损伤的治疗倾向于非手术治疗。非手术治疗失败的患者最好采用手术治疗。同样地，当 SLAP 损伤伴有盂唇周围囊肿引起肩胛上神经压迫时，也需要手术治疗。肱二头肌长头肌腱固定术似乎比盂唇修复术能取得更好的临床效果和运动功能恢复。

4. 肩胛骨运动障碍　肩胛骨运动障碍是指肩胛骨的异常运动或位置异常，使得肩部容易出现损伤的一种疾病。有多种因素可以导致肩胛骨运动障碍。对于健身运动员来说，肌肉力量和肌肉张力关系的变化是主要原因。

健身运动员（如举重运动员）会出现类似游泳运动员的损伤。例如，游泳运动员在向前推进阶段，需要最大限度用力内旋。此时，前锯肌和斜方肌必须对抗肩胛骨的牵拉。然而，这些牵伸肌肉会疲劳，导致肩胛骨运动障碍。因此，肩胛运动障碍的病理生理学基础是肩胛骨前伸和回缩肌肉力量的不平衡。然而，临床上对肩胛骨运动障碍并不容易诊断。

临床上，健身运动者主诉关节疼痛和功能减退。从患者肩关节的后面观进行的体检评估可以帮助确定肩胛骨的异常位置，但触诊在诊断中起重要作用。一方面，阳性的触发点可能引起肌肉痉挛。另一方面，触诊力量减弱的肌肉可能表明肌肉疲劳。两者都显示激动肌或拮抗肌的不平衡。

肩胛骨运动障碍的治疗以非手术治疗为主，关键是充分了解运动员的运动表现。随后，适当的临床检查可提供有关肌肉痉挛和疲劳的相关信息。

综上所述有了这些信息，就有可能纠正肌肉之间的不平衡，治疗疼痛症状，并提高运动表现。

三、髋关节

骨盆和髋关节的解剖结构和生物力学及运动与它的要求相匹配。与人体其他关节相比，髋关节的活动范围更小。髋关节是一个适合吸收和传递力量的球窝关节，能够将地表作用力和中轴骨产生的动态能量传导至四肢。

在运动中，由于髋关节固有的关节稳定性和关节周围强大肌肉的影响，施加在髋关节上的负荷可能比直立姿势大 8 倍。此外，运动员需要进行重复的高强度运动，很少或没有恢复时间，使他们更容易受伤。

在健身锻炼中，体能训练包括在轴向负荷下髋过度外旋、持续进行过度外展和过度屈曲，如踢腿、改变方向。运动员出现髋关节疼痛与强有力的髋关节屈伸活动有关。

在临床中，运动医学医师必须意识到骨盆损伤可能来源于关节内和关节外。通常关节外损伤是由重复的超负荷运动引起的，进而导致炎症反应、肌肉损伤、肌腱疾病和滑囊炎。而关节内损伤则与髋臼股骨撞击征、髋臼盂唇损伤、软骨损伤、滑膜炎和圆韧带损伤有关。在一些病例中，这些病变可能同时存在，因为关节内病理改变也可能会导致关节外的病变。然而，大多数情况下，由于髋关节特有的解剖结构和生物力学特性，使得髋关节疾病的诊断非常困难。

（一）流行病学

文献报道，有 5% ～ 9% 的运动损伤发生在髋关节区域，多见于需要重复髋关节屈伸的运动中，如武术、综合健身、举重和足球运动。影像学诊断的进展表明，73% 的髋关节盂唇损伤与髋臼股骨撞击有关，而且在多数情况下，这是更为严重损伤的前兆。

运动损伤的发生率和严重程度与年龄、运动强度和运动的激烈程度是呈正相关的。

（二）损伤机制

在诸如综合健身、举重、健力、动感单车、搏击、有氧运动和跑步等健身运动中，髋关节和周围肌肉反复承受高强度的轴向、平移和（或）扭转负荷。在这种容易引起肌肉疲劳或运动不充分的力学负荷情况下，最容易引起肌肉损伤的发生。

运动员的髋关节疼痛或损伤也可能是由于举重技术差或髋关节超生理运动，如髋关节过度外展运动，长时间超负荷运动最终会引起关节内损伤，并且会引起髋臼和股骨头形态改变，导致髋臼股骨撞击征（femoroacetabular impingement，FAI），这是综合健身运动员、健力运动者和举重运动员髋关节疼痛的主要原因。

FAI 由骨过度增生引起，根据骨增生发生的部位可分为钳夹型（髋臼侧局部过度增生）、凸轮型（股骨头颈交界区过度增生）和混合型（髋臼、股骨头侧）（图 15-4）。

（三）髋关节肌肉损伤

根据肌肉、肌腱受力的速度和强度不同，髋部肌肉出现损伤的程度也不同，其中腘绳肌受影响最大，尤其是近端部分。这是由在跑跳、方向变化、加速和减速运动过程中肌肉的快速、高强度收缩时肌肉持续受力造成的。此外，髋关节屈肌和内收肌也可能发生损伤，主要出现在开始运动和突然变向时。

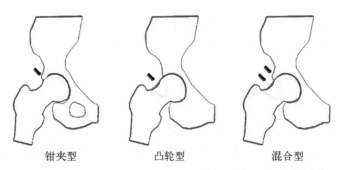

钳夹型 凸轮型 混合型

图 15-4 FAI 的类型，箭头显示骨赘生长的位置（Sergio Rocha Piedade 提供）

腹股沟痛是引起骨盆疼痛的另一种临床疾病。它与过度训练、内收肌和腹直肌不平衡有关，在男性、足球和跑步运动员中普遍存在。

髋关节和骨盆疼痛需要鉴别的诊断是病理性应力性骨折。这种情况下，最可能的人群是长跑运动员，尤其是女性。另一种情况是过度训练超过了骨骼应力极限。这类骨折病例中，8% 发生在股骨近端。

髋关节早期骨关节炎与 FAI 直接相关。最重要的预防措施是避免在不同的轴向上进行剧烈的运动（过度外展和过度屈曲），这种预防措施虽然并不痛苦，但是受限于每个运动员的个人特点。此外，预防还包括运动前的充分热身准备和降低运动强度，特别是在平衡和跳跃运动中，这会超出髋关节静态和动态稳定的负荷。因此，为满足完成体育活动所需要的运动强度，运动员必须意识到髋部肌肉的力量和伸展范围，适当监测训练的强度和频率，以避免出现受伤的情况。

（四）髋臼股骨撞击征的治疗

对于持续性疼痛的患者需要进行临床治疗，治疗原则包括物理治疗、改变姿势、镇痛、增强肌肉力量、抗炎和关节软骨保护剂，以避免临床症状和影像学表现进一步加重。手术治疗包括开放手术和关节镜下手术。开放性手术中，在一定程度的髋关节脱位状态下可以进行盂唇修复、游离体取出、髋臼和股骨近端成形术。关节镜手术是一种微创技术，有利于患者恢复，关节镜下可以进行盂唇修复（清理、缝合和重建）、股骨近端成形术和髋臼边缘修整术。

四、膝关节

膝关节疼痛是综合健身者和室内自行车（动感单车）运动者的常见症状，其主要生物力学原因是肌肉失衡、不当健身运动、过度训练、拉伸不足等。临床上这类人群的主要诊断是髌股关节功能紊乱、髂胫束综合征和髌腱炎。

（一）髌股关节功能紊乱

与膝关节韧带损伤不同，髌股关节功能紊乱表现为生物力学失衡，一般无外伤史。临床上早期阶段，运动员表现为训练中或训练后出现膝前疼痛和不适。但是，一开始可表现为髌骨活动时出现捻发音而没有疼痛。随着时间的推移，逐渐出现膝前不适，膝关节疼痛加重，伴有活动能力下降。

在临床检查中，医师应注意膝关节水肿或积液、髌骨活动轨迹、膝关节伸直受限、膝关节疼痛定位、肌力不平衡（如膝关节屈伸运动时肌肉痉挛）、腘绳肌伸展无力、髋关节内旋活动度减少。

　　预防和治疗的重点是股四头肌的肌肉平衡，这是实现良好的关节功能和髌骨活动轨迹的关键点。如有必要，应对训练的强度、频率、持续时间及训练计划发展的速度进行调查和审查。此外，主要的治疗策略包括缓解疼痛、物理疗法、调整训练计划和强调运动员的伸展训练。

（二）髂胫束综合征

　　劳损性肌腱炎在骑车运动中最为常见，主要是由于骑车运动时髂胫束对股骨外侧髁的重复应力刺激，长跑运动员也常有发生。大多数情况下，诊断需要结合病史、主诉和体格检查。

　　在最初阶段，疼痛多位于膝关节外侧，多由体育运动引起。体格检查时，膝关节屈伸活动时可诱发疼痛，以及屈膝 30° 和内旋膝关节时，在股骨外侧髁可触及痛点。此外，在一些慢性病例中，上下楼时膝关节外侧会有疼痛和不适。

　　治疗策略包括休息、以加强膝关节伸展和力量练习为主的物理治疗、镇痛和按摩。短期谨慎使用抗炎镇痛药物，最多 4 ～ 7 天，因为疼痛程度是制订训练计划的标准。非手术治疗无效时，可考虑手术治疗，手术方式为部分切除髂胫束的后束和滑囊。

（三）髌腱炎

　　肌腱是控制关节活动和应力吸收的特有组织结构。然而，在跑步、跳跃、下蹲、骑车等重复性活动中，可能会超过其生理阈值，使其结构受损，重塑细胞外基质，并因超负荷而导致髌腱炎。与其他劳损一样，在髌腱炎中，由于肌腱组织进行性退变，微撕裂的肌腱不能获得充分的组织修复而导致肌腱炎的发生。

　　髌腱炎的病因包括内在因素（如年龄、性别、肥胖、肌肉力量不平衡、伸展不充分、解剖因素）和外在因素（如训练强度、时间、器材、运动姿势不当）。此外，运动员必须意识到，肌肉的离心收缩（如下蹲）会使肌腱处于更高的张力，因此，为避免损伤，应该适当进行这些运动练习。

　　疼痛大多发生在髌腱体部和腱骨交界面，位于髌骨下极近端和胫骨结节远端。

　　超声和 MRI（图 15-5）在研究肌腱损伤和退变程度时很有用，特别是在慢性损伤中。

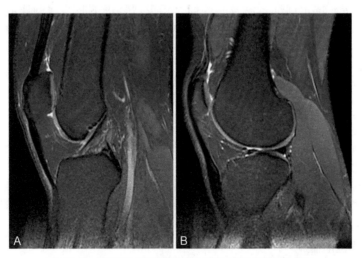

图 15-5　膝关节 MRI 质子密度脂肪饱和图像矢状位

A. 髌腱近端梭形增厚（髌腱病）；B. 髌腱远端段胫结节骨前止点处增厚（髌腱病）（Daniel Miranda Ferreira 提供）

大多数患者会选择非手术治疗，如理疗、伸展和加强运动、按摩、抗炎镇痛药物及改变训练计划。对于非手术治疗无效并有手术意愿的患者可以进行手术治疗。手术治疗包括肌腱切除术、退变性组织切除、髌骨下极切除术。

五、胫前痛

胫前痛是一种与高强度、高耐力体育运动相关的累积性损伤。运动员主诉胫骨干内侧、小腿前部外侧或内侧疼痛和不适，腿痛的病史多见于高强度训练和比赛后，其特征是与过度训练有关。鉴别诊断需要与肌腱炎、应力性骨折、慢性劳累性筋膜室综合征相鉴别。

一旦确定了胫前痛的诊断，而且症状仍然存在，并对他们的训练水平产生负面影响时，医师必须让运动员认识到减少甚至停止训练的重要性。治疗的重点是休息、理疗和伸展运动。此外，治疗目的还有防止损伤进一步加重而发展为严重的应力性骨折。因此，医师应该了解患者主诉的运动强度和频率。疼痛是指导治疗的临床指征。疼痛缓解是治疗进步的一个极佳标志，也是监测疗效的一个有用参数。

六、跟腱病

跟腱是人体最强壮的肌腱，和其他肌腱一样，它也有生物力学行为。由于个体差异，即使在适当的训练中，身体张力可能对肌腱产生积极的影响，但也可能对肌腱产生消极的有害影响，导致病理性退行性改变。

本病尤其与高水平运动、不同负荷的偏心运动和训练频率的个人或团队运动密切相关。损伤可累及肌腱组织、腱鞘组织或肌腱周围滑囊，又分为止点损伤和非止点（体部）损伤。

（一）跟腱体部肌腱病

这种临床综合征的特征是距跟腱跟骨止点 2～7cm 处的局部或弥漫性疼痛和肿胀，导致功能受损。必须对跟腱的病理改变进行仔细全面系统的临床评估。组织病理学诊断并不局限于肌腱病，应该注意的是肌腱病的基本病变是损伤后无法愈合。

1.跟腱体部肌腱病的治疗　非止点部位跟腱病的治疗以非手术治疗为主，开始采取休息、改变训练方案、特定训练，以及一些通过矫形器矫正下肢力线问题的治疗方式。偏心力量训练通常认为是治疗这种疾病的关键因素。定制的足部矫形器的使用有一定争议，因为这些似乎比假肢矫形器在患者进行偏心锻炼方案的效果更差。

注射治疗也是有效的治疗方法，富血小板血浆（PRP）注射也能产生良好的总体效果，在中长期随访中也得到了稳定的疗效。从脂肪组织中提取的血管基质组分也可以安全有效地治疗顽固性肌腱病。但腱旁自体血注射与偏心训练方案联合使用时并没有显示更佳的疗效。

2.传统的手术治疗　传统的外科治疗需要松解粘连组织，切除腱鞘旁组织。如果采用开放入路，可以进行纵向肌腱切开术，肉眼直视下切除肌腱病变区域的组织。额外多次肌腱组织的切除能够促进血管生长和组织愈合。通过剥离肌腱旁组织，去除病变肌腱组织周围新生血管和神经组织，能够取得较好疗效。

（二）跟腱周围肌腱病

跟腱周围肌腱病是指跟腱周围薄膜的急性或慢性炎症，伴或不伴退行性变。本病最重要的临床特征是运动引起的疼痛和肌腱体部的肿胀。急性病例会出现肿胀和捻发音，而后者在跟腱体段肌腱病中是不存在的。在慢性病例中，肿胀和捻发音不太明显。急性期的典型症状是当踝关节背伸时，肿胀和压痛区域不发生移动。应该注意的是，跟腱周围病变经常与腱体部病变同时存在。

早期的非手术治疗旨在识别和纠正发病因素，如肌腱病变病例的诱因。松解已证明对跟腱周围肌腱病的治疗有效。这个过程是将稀释的麻醉剂注射到腱鞘中以松解粘连组织。如果能够进行手术治疗，可以使用内镜方法进行粘连松解和腱周组织切除，类似于上面描述的跟腱体部跟腱病的治疗。

（三）跟腱止点肌腱病

这类疾病好发于爱好运动的人群。临床上触诊时，在肌腱止点部位有压痛、肿胀，并可触及骨刺。有些内在的危险因素，如足、踝和下肢结构异常或机械力学异常。尽管缺乏科学证据，外在的影响因素多是过度训练、不适当的拉伸 / 准备活动、不合适的鞋、肥胖、年龄和机械超负荷等。多数研究表明，这些病例中的钙化与应力遮挡有关。这种适应性改变增加了骨 - 腱连接处的表面积，从而保护该区域免受增加的应力负荷。

非手术治疗包括偏心拉伸、力量训练和提踵练习。PRP 和高分子量透明质酸注射也有益于跟腱止点病的治疗。当非手术治疗失败时，需要手术治疗。这可以通过一个中央切口完全切开跟腱，清除病变组织，去除骨刺，使用缝合桥技术进行缝合。选择合适肌腱损伤类型进行手术治疗，对跟腱止点损伤疾病进行手术能够取得满意的功能疗效，且并发症少。

（四）跟骨后滑囊炎

这是一种疼痛显著的软组织肿胀，发生在跟腱内侧和外侧与跟骨后上方同一水平处。后上跟骨结节突出的患者可能终生无症状，而跟骨正常的患者可能有顽固性症状。后足内翻和高弓足的患者更容易患这种疾病。反复的踝关节背伸会将跟腱向前推，挤压跟骨后方滑囊。有些病例会出现跟腱止点肌腱病。这种情况通常是特发性的，但也可由炎症性关节病或感染引起。

非手术治疗包括多种物理治疗方案。特别是运动员在比赛季时，需要更换或改装运动鞋。由于跟骨后滑囊和跟腱前方纤维之间紧密连接，跟骨后滑囊炎应避免类固醇皮质激素注射，以防止出现跟腱撕裂。

有学者提出了几种具有相似成功率的手术治疗方法，主要有内镜下跟骨成形术和背侧楔形截骨或 Zadek 截骨术及 Mariano de Prado 所描述的经皮微创入路术。当跟骨后滑囊炎和跟腱止点病同时存在时，采用中央肌腱劈开入路术是安全有效的。

（五）跟浅滑囊炎

跟浅滑囊炎是跟骨或跟腱后部与周围皮肤之间的一种不定形滑囊炎，通常与跟腱无关。这种黏液囊是在出生后由于摩擦而引起的，通常与坚硬的鞋垫或不合脚的鞋子有关。运动员必须特别谨慎选择合适的鞋子和装备。大多数微创伤性跟浅滑囊炎患者非手术治疗有效，包括冰敷、抬高、改变活动、适当的填充物、加压包扎和非处方镇痛药。

（六）跟腱断裂

跟腱断裂，尤其是高水平运动员的跟腱断裂，是一种严重的疾病，尽管有非手术、手术、微创等各种有效的治疗方式，但它仍然会加速运动员职业生涯的结束。年龄、运动员、期望值都会影响疗效。

跟腱断裂通常是运动员的严重损伤，重返运动率约为 70%，然而必须考虑损伤后运动水平下降的风险。由于非手术治疗会出现运动功能和力量的减退，对运动员进行手术治疗已经成为总体趋势。

最近我们看到了该领域的一些进展，包括微创治疗方法，如内镜下踇长屈肌转位，有望加强生物修复，并减少并发症，更快地恢复活动。

尽管受到外部因素的影响，如鞋子的磨损、训练条件、个体运动项目的具体情况等，但了解运动员在每个时刻的整体疲劳水平和他们在实施的训练计划中恢复的能力，对于降低受伤风险是至关重要的。

然而，我们必须知道，除了那些与内在解剖因素有关的因素（如腓肠肌 - 比目鱼肌灵活性差、过度内旋、肥胖、炎症性疾病）或外部因素 [如训练强度的突然增加，跑步 / 训练场地的改变，磨损或不合适的鞋子或药物（如喹诺酮类药物和他汀类药物）] 有关外，还没有有效的方法预测运动员罹患跟腱疾病的风险。在这些疾病的非手术治疗中，冲击波治疗、经皮组织内电针和生物制剂的应用越来越多。

后链拉伸训练可以增强腓肠肌 - 比目鱼肌的柔韧性，神经肌肉训练可以改善本体感觉、力量训练及适度训练是至关重要的预防和康复原则。

这些疾病的治疗大多选择非手术治疗。如果需要手术治疗，文献中描述了许多手术技术的选择。

要点

● 尽管综合健身、动感单车和有氧运动能促进身心健康，但由于在这些活动中进行的高强度功能训练，损伤也是不可避免的。

● 以下的这些情况是导致关节和肌肉疼痛、不适和损伤的主要原因肌肉不平衡、不适合的健身、过度训练及不充分的拉伸。

● 运动员必须意识到在高强度和高频率的训练中会快速进展出现疼痛和不适症状。

● 髋关节外损伤通常与反复负荷运动有关，而关节内损伤与 FAI、髋臼损伤、软骨病变、滑膜炎等有关。

● 即使在适当的训练期间，由于个体阈值不同，劳损也可能对肌腱（如跟腱）造成负面的有害影响。

● 运动员的主诉、体能训练、训练项目的强度、频率和变化的速度有助于确定治疗方法。

● 应根据运动员的生理阈值和心理期望制订运动训练方案。

（陈疾忏　译）

第 16 章

自行车：小轮车、山地车、公路车、场地车

一、运动特点

自行车是世界上最受欢迎的体育运动之一，既可用于交通、休闲锻炼，又可以作为体育运动项目。自行车包括许多不同的类型，其中最受欢迎的是公路自行车、场地自行车、山地自行车和小轮车。这4种类型都是奥运会比赛项目。公路自行车通常在人行道上进行；场地自行车在室外或室内赛车场进行；山地自行车是在山地越野地带进行；小轮车是在搭建的障碍赛道中进行。自行车比赛项目包括：公路自行车的公路个人赛、公路计时赛；场地自行车的竞速、耐力、混合赛；山地自行车的越野赛、速降赛；在专门搭建的障碍赛道上进行的小轮车竞速赛。随着自行车运动的普及，自行车运动相关的伤害也变得越来越普遍。

二、流行病学

参加体育活动对身体健康有很多好处，但是也不可避免地伴随着损伤风险。目前自行车相关损伤的流行病学少有文献可查。主要原因是缺少记录这些伤害的登记系统。大多数有用数据来自医院和急诊科。

自2011年至2014年，每年有560万儿童和青年人发生运动损伤。在美国，2010年至2016年期间，因运动损伤就诊于急诊科的5～24岁的患者平均每年约为270万人次。其中，自行车损伤（9.9%）列为仅次于足球和篮球的第三大急诊收治原因。此外，在20世纪末，美国学者发现骑自行车是最常见的与5～14岁儿童运动损伤相关的活动。山地自行车是导致奥运会整体受伤率较高的运动之一。

所有报道骑自行车受伤事件中，运动相关脑震荡占1.3%～9.1%。2015年Rivara等评估了在西雅图3854名自行车损伤运动员的头部损伤情况，发现35%诊断为面部损伤，22.3%为头皮损伤、颅骨损伤、前额损伤或轻度脑损伤，6%有更严重的脑损伤。此外，根据国家电子损伤监测系统2001年至2012年的所有损伤项目数据库，骑自行车引起的运动相关创伤性脑损伤是女性的最常见也是男性的第二常见就诊于急诊科的原因。

损伤根据其机制不同可分为创伤或劳损。劳损主要由于高强度训练影响专业或高水平运动员。受伤率因性别和年龄而异。在关于职业自行车手受伤发生率的第一项有据可查的研究中，Barrios等发现，最常见的病变是劳损（62%），而不是创伤，导致疼痛的主要原

因是髌腱病、跟腱病及膝前痛。在另一项研究中，Clarsen 等评估了 109 名专业自行车手的劳损病变，并报道腰痛（占 58%）和膝前痛（占 36%）是最普遍的问题。De Bernardo 等发现髂胫束摩擦综合征是最常见的劳损，大多数劳损会影响下肢尤其是膝关节。此外，大多数劳损是挛缩和慢性肌肉缩短。关于创伤性损伤，De Bernardo 等报道 56% 的病例与骨折相关，其中大部分位于锁骨（22%），其余的主要位于上肢和肋骨。

一项关于世界上最大最著名的自行车赛之一的环法自行车赛中车手受伤情况的流行病学研究显示，49% 的车手退赛是由于骨折，其中近一半（43%）最终需要手术治疗。锁骨骨折也是这项研究中最常见的骨折。

最近在挪威进行的一项关于 300 名自行车损伤后接受治疗患者的研究报告称，大部分为轻或中度损伤，但是以骨折和轻微的头部损伤为主，并且 45% 的患者需要手术治疗。就死亡率而言，根据荷兰的流行病学数据，需要住院治疗的自行车事故有较高死亡率，高达 5.7%。83.3% 的事故发生在骑自行车的普通人中，9.8% 发生在赛车手中，3.9% 发生在越野车手中，2.9% 发生在电动自行车中，报道中大多数（92.5%）受伤患者没有戴头盔。老年患者、复合伤和脑出血确定为自行车事故死亡的危险因素。

三、损伤原因

自行车损伤可以总结为以下主要原因。

1. **速度**　运动员在比赛中通常是高速骑行，一旦发生事故会导致严重受伤。
2. **道路条件**　急转弯或路况不佳可能会导致意外事故。
3. **疲劳**　经过激烈的和长时间的比赛后运动员出现精疲力竭和反应减慢。

四、损伤类型

自行车损伤实际上可以包括所有已知的骨科损伤，从轻微的到致命的各种各样的损伤。常见的损伤类型包括皮肤撕裂、骨突起损伤、擦伤、肌肉酸痛、膝痛、肢体骨折甚至颅骨骨折。此外，其他可能发生的情况是扭伤和眼内异物，有时还有运动员的疲惫和晕倒。

如前所述，损伤可分为两类，即创伤和劳损。前者大多数是由于跌倒、碰撞或意外。后者主要是由于反复的轻微病变或骨、关节、软组织等负荷恢复时间不足。

肌肉骨骼损伤包括四肢的肌肉拉伤、骨折和关节脱位。上肢病变主要集中在锁骨、腕部、肘部；下肢病变主要是骨盆、髋关节、股骨；躯干主要是肋骨病变。头、颈部和骨盆的创伤虽然不太常见，但可能是致命的。据报道，50%～73% 的创伤性自行车损伤会导致至少一处骨折。浅表软组织损伤（如皮肤擦伤或撕裂伤）也非常常见，有时因它们并不需要医疗评估或处理而常被低估。皮肤损伤的特征为挫伤、撕裂或擦伤（路疹）。有时候即使看起来只是伤及浅表软组织，伤口也可能会很深。比如软组织脱套伤（Morel-Lavallée 损伤）是一种严重的非常难处理的伤病，由于剪切力的作用使皮下组织与筋膜剥离形成潜在腔隙，常发生在大腿。

许多创伤性疾病特别容易出现在下肢。膝关节是自行车手最常见的过度使用损伤部位。据报道，40%～60% 的车手都遭受过膝关节疼痛。髌股关节主要受影响，而出现持续性膝前疼痛（自行车手膝）。髌股关节炎最重要的原因是爬坡或慢速骑行导致髌股关节负荷过重使软骨受压、损伤和髌骨轨迹不良。其他膝痛情况如股四头肌肌腱炎和鹅足滑囊炎，也并不罕见。股四头肌肌腱炎表现为膝关节外侧或内侧疼痛，以及股四头肌肌腱压痛。鹅足滑囊炎由反复摩擦和腘绳肌肌腱胫骨止点炎症引起，表现为在关节线以下 2 ~ 3cm 的鹅足滑囊压痛。髂胫束综合征也可以引起膝关节外侧疼痛，通常发生在股骨髁上方。骑自行车也会导致髋关节疼痛，但不如膝关节疼痛常见。髋关节疼痛通常是由于大转子滑囊炎或髂腰肌肌腱炎。小腿病变 [如骨筋膜室综合征、胫骨内侧应力综合征、急性骨折（图 16-1）或应力性骨折] 较少见。此外，跟腱炎也可能会发生，特别是当使用的自行车尺寸不合适时。

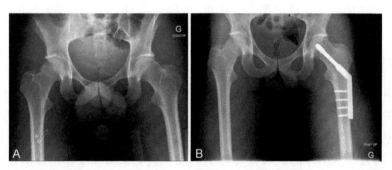

图 16-1 车手在比赛中发生髋关节转子间骨折（A），采用 DHS 内固定（B），3 个月后恢复高水平骑行

　　关于上肢，最常见的损伤是锁骨骨折。一般来说，锁骨骨折主要由体育运动引起（45.3%），而且最常见的就是骑自行车（16%）。这些骨折运动员为了能更快地恢复和更早地重返运动，在大多数情况下会进行手术治疗（图 16-2）。

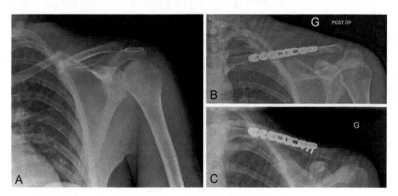

图 16-2 车手在自行车赛期间发生锁骨骨折（A），采用钢板螺钉内固定（B 和 C）

　　脊柱损伤在山地自行车损伤中最常见。Dodwell 等报道了山地自行车相关脊柱损伤几乎占所有脊柱损伤的 4%，其中颈椎损伤占 74%。

　　脑震荡在自行车比赛中也不容忽视。尽管脑震荡并不少见，但它还是被低估了。自行车手们往往不顾头部受伤，更想并且也觉得能再回来骑自行车。然而，他们可能会因此遭受动作障碍和反应迟钝，使他们面临进一步更严重的受伤风险。自从一名职业公路自行车手在巴黎—尼斯公路自行车赛中因脑损伤而死亡后，于是 2003 年职业自行车比赛中强制性要求佩戴头盔。头盔主要作用是预防颅骨骨折和颅内出血。

　　在极炎热的环境条件下比赛，比赛中可能会发生与高温相关的伤害，如抽筋、脱水和中暑。根据调查，对参加 2016 年卡塔尔国际自行车联盟世界公路自行车锦标赛的经历过高温天气的精英自行车手的一项研究显示，22% 的受访者在锦标赛前 10 天报告疾病症状，57% 的受访者曾经历过热相关症状，而 17% 曾被诊断为劳力性热射病。

在山地自行车损伤方面，受伤的模式也很相似。然而，山地自行车似乎是一项导致严重脊柱损伤的高风险运动。严重急性脊柱损伤最常见的机制是在下坡骑行时向前跌倒。除脊柱损伤外，主要由自行车车把和杆端引起的钝性腹部和胸部损伤在山地车手中也更为常见。

同样的损伤模式也符合小轮车车手，擦伤和挫伤是最主要的损伤原因。但是，由于小轮自行车在年轻运动员和儿童中相当受欢迎，脊髓损伤对于这一人群来说可能是毁灭性的，甚至危及生命，特别是在发生道路交通事故时。

五、康复和重返运动

对于创伤性或过度使用损伤的康复和重返运动的方案取决于病变的性质（表 16-1）。在环法自行车赛比赛期间受伤的自行车手重返运动的时间差别很大，从 7 天至 316 天不等。与非创伤性原因退赛的运动员相比，因受伤而退赛的车手重返竞技时间明显较晚（平均 52 天）。与不需要手术治疗的运动员（44 天）相比，必须接受手术治疗的运动员需要更长的恢复时间重返竞技（77 天）。

表 16-1　与损伤相关的重返运动计划

病变	重返运动
锁骨骨折	1 周内进行固定单车训练，2～3 周后进行户外骑行，4～6 周重返比赛。如果进行手术治疗，可能会更早返回训练和比赛中
肩锁关节脱位	1～2 周后进行固定单车训练
桡骨头骨折	1～2 周后重返运动（如果没有脱位）
气胸和肋骨骨折	重返赛场可能需要 4～6 周
髌腱炎	至少在家锻炼 12 周，如果其他药物治疗可以更早
劳损	恢复竞技状态取决于赛后的症状和根据症状进行的具体治疗
脑震荡	身心休息，直到急性症状缓解，并多次进行评估，逐步重返运动，早期使用固定单车训练。临床评估对于安全恢复骑行至关重要

如前所述，锁骨骨折是自行车手最常见的严重损伤。在来自环法自行车赛的自行车手中，通过手术恢复运动的时间明显比接受非手术治疗的人要短。此外，在另一项研究中表明，结合术后早期康复方案，接受钢板内固定的专业自行车手有机会在术后 2 周恢复运动，3 周后重返比赛。

脑震荡可能是一种危及生命的创伤。然而，在遭受脑震荡后正确地评估并决定是否重返运动是非常重要的。对神经系统状态的评估必不可少。既往有脑震荡史的自行车手的受伤风险会增加，应该在任何比赛前进行认知和运动控制的评估。

对自行车手在比赛中受伤后的评估是最具挑战性的工作之一。运动员想恢复运动，因此有低估任何早期症状的倾向，这一现象并不少见。在这些情况下，可以使用现场

SCAT-5 评估和 Maddock 问卷。然而 Maddock 问卷已经在团队运动中得到了验证，如足球、冰球和橄榄球，但不能完全适用于骑自行车。最近的一项系统综述提出了以下问题，作为公路自行车手 Maddock 问卷。

1. 这场比赛叫什么名字？

2. 今天的赛段还有多少公里要完成？

3. 今天参加公路比赛的队长是谁？

4. 你的上场比赛是什么？

5. 你的教练叫什么名字？

在最近的一项研究中，提出了一种专用针对自行车运动的路边头部损伤评估（RoadsIde head injury assessment，RIDE）方案，该方案包括以下 3 个阶段（表 16-2）。

1. 头部撞击事件发生后立即进行初步路边评估（RIDE1）。

2. 在受伤当天完成赛段后立即重新评估（RIDE2）。

3. 在初次受伤后的第二天进行重新评估（RIDE3）。

然而，在更严重的情况下，可以进行三次以上的评价。

表 16-2　头部损伤（脑震荡）的 RIDE 评估方案

RIDE 1	路边评估	症状检查表 医学评估 认知测试
RIDE 2	比赛后立即进行	SCAT-5 工具 数字符号替换测试 全神经系统检查
RIDE 3	在休息一晚后	SCAT-5 工具 数字符号替换测试 全神经系统检查

六、预防策略

一般来说，自我保护措施主要是佩戴护具，特别是头盔，还有正确合适的骑行姿势和根据自己的身材来调整车座位置。山地车骑手不应该高估自己的能力，应该使用合适尺寸的自行车并佩戴防护面具的头盔、衬垫手套、短裤、小腿护板等护具，还应该避免撞到车把上。另一个重要的预防策略是，运动员要努力保持高水平的健康状态，这使他们不太容易受到上述伤害。

教育年轻人安全地骑自行车是极其重要的，特别是要鼓励他们戴头盔。骑自行车不戴头盔已证明是头部受伤的最大诱发因素。专用的自行车道和友好的骑行环境可以通过将自行车和机动车辆分离进而降低创伤风险。

在专业自行车比赛中，基本的预防原则包括充分熟悉比赛路线和具备一个经验丰富的安全团队。调试好自行车是预防劳损的最必要措施。调整车座高度可以解决与下肢相关的问题，调整把手长度可以解决与躯干上部（四肢、颈部和脊柱）相关的问题。

为了防止天气条件造成的不良事件，国际自行车联盟制订了一项极端天气协议书，其中包括所有参赛成员根据极端天气条件（如极端炎热等）讨论和建议来修改比赛路线。在高温下进行比赛时，车手应该在参加高温比赛前预降温。此外，队医应该注意中暑管理的4条"黄金法则"，包括早期识别、早期诊断、快速降温和现场降温。

七、设备和防护方面的注意事项

就护具而言，头盔对于车手来说是最有效的。其中，护具还包括以下几种。

1. 护目镜。保护眼睛免受天气、异物和紫外线的伤害。

2. 手套。

3. 有衬垫的骑行短裤。

4. 带有足趾夹的骑行鞋或可以固定足的自锁脚踏板。

5. 亮色衣服和反光的背心。在恶劣天气或晚上使自行车手在路上更容易被发现。

关于踩踏板，前足掌踩踏板是最理想的。这样可以减少膝关节韧带的应力并通过小腿三头肌发力。

除个人护具外，比赛期间的医疗保障也非常重要。现场应该有训练有素和配备精良的医务人员，并且至少要有一辆救护车。

（王广积　译）

第17章

舞　蹈

一、舞蹈形式

舞蹈是艺术和体育相结合的项目，舞者既是艺术家也是运动员，他们的舞台表现必须具有吸引力且易被观众接受。舞蹈动作对身体的多个方面都有较高的要求，包括身体耐力和有氧能力、肌肉力量、整体柔韧性、关节稳定性、躯体感觉集成能力及神经肌肉协调能力。舞蹈演员的躯体具有典型的特点，既强壮有力也足够灵活，身体从头到足的每一个部位皆是如此。专业的舞蹈演员通常在童年时期就开始跳舞，很小的年纪就开始进行高强度的训练和拉伸，不仅使脊柱在伸展和弯曲方面都具有柔韧性，也会增加腘绳肌等软肌肉的柔韧性。尽管艺术体操也有相似之处，但以上这些特征是舞蹈所独有的。舞蹈需要所有关节的灵活性，这对于表演古典芭蕾舞尤其重要。然而，并不一定所有的舞者都是关节过度松弛。Briggs 等报道了通过皮肤过度伸展和关节脱位评估关节过度松弛的发生率，女性为33%，男性为32%。关节过度松弛的人往往受伤风险更高，因为极限的舞蹈动作及松弛的韧带对于关节支撑和稳定的要求更高。

从传统芭蕾舞剧目中了解基本舞蹈姿势和技巧有助于理解舞蹈损伤的机制。图 17-1为芭蕾舞的基本姿势。

芭蕾舞蹈技术的特点是使用极端的动作，并在每个位置和舞蹈动作中保持永久性的"外开"姿势（下肢从髋到踝外旋）。芭蕾舞的另一个特点是"足尖动作"（踝关节和足的极度跖屈）。下面描述的这些动作可能会给肌肉、关节和肌腱带来超负荷的压力。不能达到这些特定审美标准的芭蕾舞者可能无法实现特定的舞蹈技术，也会增加受伤的可能性。

古典芭蕾与其他舞蹈的区别是使用足尖跳舞（用足趾），无论是在技术上还是在医学上。女舞者需要踝关节跖屈 90°来完成足尖动作：足和踝的极度跖屈（完全马蹄足）由胫距关节、距下关节和跗中关节共同运动完成（图 17-2A）。足尖工作是在穿着足尖鞋时进行的，足尖鞋采用结构加固的方法，将舞者的重量分配到整个足部。它减少了足趾的负荷，使舞者能够用完全垂直的足支撑整个身体的体重。需要更多的伸展训练和练习来锻炼足尖动作所需要的力量和技巧。舞蹈教师在决定是否允许舞者开始足尖动作前，会考虑年龄、经验、力量、力线等因素。半足尖舞（图 17-2B）与足尖舞的姿势相似，但跖趾关节过伸 90°，将负重转移到跖骨头。当舞者踝关节和（或）足跖屈不足以完成足尖位或半足尖位时，他们可能会试图强行跖屈，使踝关节后方结构承受更大的压力。强迫足跖屈也与胎脚有关，这是一舞者在足尖位或半足尖位上未能正确平衡足踝复合体处的力线异常。胎脚是指足的力线发生内翻，从而增加了踝关节外侧结构的应力。

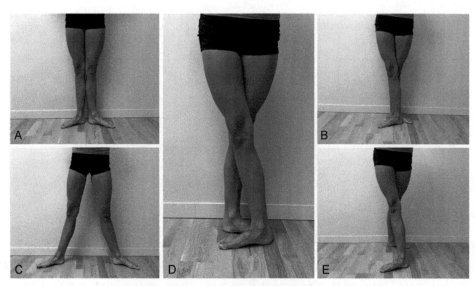

图 17-1　芭蕾舞基本姿势
A. 第一体位；B. 第二体位；C. 第三体位；D. 第四体位；E. 第五体位

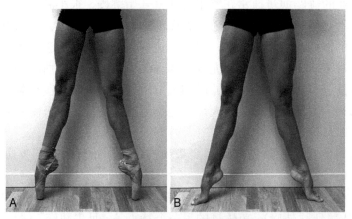

图 17-2　足尖舞与半足尖舞动作
A. 足尖动作；B. 半足尖动作

外开这个术语指的是在下肢达到的最大外旋，这对芭蕾舞美学具有重要意义。舞者必须在所有芭蕾舞姿势中保持最大的外旋（图 17-1）。外开是所有下肢关节外旋的结合，其中髋关节贡献最大（60%），其余通过膝、踝、足实现。

髋关节外开为舞蹈表演提供了功能上的优势；髋部较大的外旋与腿部较大的外展有关，因为大转子远离了发生撞击的位置。舞者之所以能有如此充分的外开，其解剖学基础可以归结为多种因素，包括软组织和骨结构。通过舞蹈训练可以获得软组织适应（韧带和髋关节囊的拉伸）。肌肉力量在舞者髋部外开的能力中起着至关重要的作用。肌肉特训是指对年轻（8～11 岁）女性舞者优先强化髋外旋肌、外展肌、内收肌。没有理想下肢外开的舞者沿运动链采用补偿策略进行弥补。在负重部位，舞者可通过增大骨盆前倾或腰椎前凸、膝关节外旋（"拧膝"）或前足旋前且足跟外翻（"滚入"）来代偿。至于其他提及的策略，这些下肢关节上增加的扭转力增加了过度使用损伤的风险，特别是膝、踝和足的内侧。Carter 等使用三维运动分析研究了下肢和足部对外开的补偿，发现舞者更倾向于足/踝关节的旋前，而不是膝外旋来获得更大的外开。然而，由于舞者的旋前能力有限，可能还是会强迫膝关节外旋进行代偿。

诊治舞者的伤病需要对舞蹈技术要求有充分的认识。了解舞蹈的生物力学，对于舞蹈医务人员来说，识别身体结构的特定解剖需求和揭示导致损伤的病理力学至关重要。

事实框 1

● 芭蕾舞演员是训练有素的运动员和艺术家，由于极限姿势和持续"外开"，他们面临着巨大的肌肉骨骼损伤的风险，总是保持着"外开"。"足尖"动作是芭蕾舞的特点，需要踝关节跖屈 90°，极度跖屈足部。

二、5 种最常见的舞蹈相关损伤

职业芭蕾舞是一种要求很高的表演艺术，由于表演时生理和心理的高度紧张，很容易发生运动损伤。芭蕾舞演员往往会过度开发运动系统，超过自身代偿适应机制的极限，导致运动系统功能障碍和相关损伤的发生。大多数舞蹈相关的肌肉骨骼损伤是软组织损伤，包括扭伤、拉伤和肌腱病，但文献中也有应力性骨折的报道。多数损伤是由于身体超负荷（如过劳损伤）导致，主要涉及下肢和腰部的损伤。舞蹈演员每天要进行超过 6 小时的高强度训练，一周最多休息 1 天，除去表演以外，每周的训练时间高达 40 小时，因此大多都有慢性劳损伤。创伤性损伤（如急性应力引起的损伤）并不常见，主要与训练或表演过程中失去平衡有关（如踝关节扭伤、腘绳肌拉伤和髌骨脱位等）。大多数舞蹈演员的损伤都是轻中度的，仅需要短时间的休养即可。

以下是舞蹈医疗团队需要注意的 5 种舞蹈相关的损伤。

（一）足踝损伤

1.踝关节扭伤 是舞蹈中最常见的创伤性损伤，包括古典芭蕾和戏剧舞蹈。踝关节内翻扭伤的机制为足跖屈和内翻，常见于半足尖动作和跳跃着地时。"舞者骨折"的机制也是如此，即一种发生在第 5 跖骨颈的急性螺旋形骨折，常与半足尖动作时的足扭转与内翻有关。O'Malley 等总结了"舞者骨折"的预后，发现这种骨折的愈合率较高，可以通过非手术治疗获得良好的效果。然而，舞蹈演员在足充分跖屈（如芭蕾舞的完全足尖动作）时并不容易发生踝内翻扭伤，这是因为此时踝关节主要靠距骨上方的胫骨后唇来稳定，而距下关节是锁定状态。在这个动作中，舞者更容易发生中足扭伤，尤其是在第 4、5 跖骨基底部的关节囊处。踝关节扭伤可以分为 3 个等级：一度扭伤，为显微镜下可见的距腓前韧带纤维部分撕裂；二度扭伤，为距腓前韧带撕裂，伴前抽屉试验阳性；三度扭伤，为外侧韧带复合体的完全撕裂，此时前抽屉试验和距骨倾斜试验均为阳性。X 线检查是必需的影像学检查，能够排除骨折或下胫腓联合损伤导致的关节间隙增大。MRI 检查有助于准确判断病变及其严重程度，从而更精确地规划休息时间和恢复跳舞的时间。一度和二度踝关节扭伤允许早期活动，但胶带、弹力绷带和矫形器等外部支持措施在急性期还是很有用的。一度和二度扭伤进行包括康复在内的非手术治疗后，通常会有良好的预后。三度踝关节扭伤需要使用短腿石膏或足踝支具进行小腿的短期固定，直到早期活动或功能恢复阶段。一度到三度损伤的康复阶段主要包括治疗性锻炼和在泳池中跳舞，这能使舞者在部分负重的状态下进行舞蹈动作的训练。跖屈位的练习有助于快速增强力量，其重点是改善腓肠肌、比目鱼肌和腓骨肌的力量。舞者康复治疗的功能目标主要是在内外翻应力测试的情况下能够保持稳定的足尖动作。此外，继续进行本体感觉和协调性训练也有益处。Hamilton 描述了踝关节扭伤后其他的一些慢性并发症：①韧带松弛和腓骨肌腱无力导致的内翻不稳；②舞者用患足进行半足尖位动作时伴有距骨前向半脱位的旋转不稳。根据此项研究，增加腓骨肌肌腱力量从而稳定跖屈位的踝关节还是很有必要的。

2. 距后三角骨撞击综合征　指的是距后三角骨的副骨发生的撞击，它在踝关节跖屈时常夹在胫骨和跟骨之间。这一副骨可见于 3%～13% 的人群，单侧发生率高于双侧发生率。在一项 MRI 系列回顾中，高达 30% 的芭蕾舞演员有距后三角骨。三角骨撞击综合征常表现为跖屈时后踝疼痛加重（会限制足尖动作的完成）和跖屈试验阳性。侧位 X 线片可以发现距后三角骨的存在（图 17-3），而跖屈位（如半足尖站立）能够显示三角骨的撞击。这一综合征的初始治疗往往是非手术治疗，与后踝撞击综合征相同。手术切除距后三角骨也成功用于舞者的治疗。如今，距后三角骨可以通过关节镜和后路内镜切除（图 17-3），这两种技术都是安全有效的。关节镜技术难度相对更高，尤其是对于大的距后三角骨。后路内镜技术在解决踝关节后部的问题上具有一定的优势，并且还能够充分地松解姆长屈肌腱。

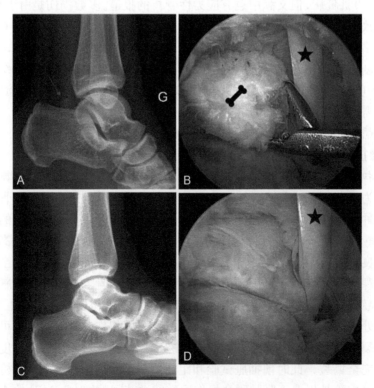

图 17-3　距后三角骨

A. 踝侧位 X 线片显示距后三角骨（箭头）；B. 后踝关节镜下三角骨（骨形标志）和姆长屈肌（星形）；C. 距后三角骨切除后踝关节侧位 X 线片；D. 距后三角骨切除后后踝关节镜下视野（星形）

3.足蹬长屈肌肌腱炎　也被称为"舞者肌腱炎"，可以是原发性的或继发于距后三角骨撞击。蹬长屈肌肌腱在沿三角骨内侧、载距突下方走行或通过籽骨到达蹬趾的第 1 趾间关节时可能会发生炎症。通常情况下，肌腱变性会发生在肌腱的无血管区，主要位于骨性隆起附近（即距骨后方、跗骨头的籽骨之间）。体格检查可以发现沿着蹬长屈肌走行的区域有压痛，特别是踝关节后内侧（此处常误诊为胫后肌腱炎），被动伸展蹬趾患者也会有疼痛。当有蹬长屈肌腱鞘炎和结节形成时，患者可能还有一些其他表现，包括捻发音，扳机蹬和功能性蹬僵直（膝关节伸直且踝关节位于最大背屈时，第 1 跗趾关节背伸减少）。治疗常从非手术治疗开始，通过同时背伸踝关节和第 1 跗趾关节优化蹬长屈肌的走行，进行蹬长屈肌拉伸，从而改善蹬长屈肌肌腱炎和功能性蹬僵直相关的症状。舞者的训练方案应该进行调整以限制足尖动作。应纠正与暴力外开和足旋转有关的力线不良。对于伤后回归舞蹈的舞者，由于跳跃过程中涉及蹬长屈肌的起降，因而必须注意使用合适的跳跃动作。如果非手术治疗失败，可以考虑进行固定（3～4 周）。对于难治性的病例，可能需要手术松解蹬长屈肌的腱鞘或者对肌腱进行修整清理。松解术对芭蕾舞者的孤立性狭窄性腱鞘炎是有效的。

（二）脊柱损伤

腰痛和腰部损伤是一种在预备和职业的舞蹈者中普遍且常见的造成严重职业时间损失的原因。这类疾病主要是由于舞蹈对身体动作独特且极高的要求，过度前凸（如阿拉贝斯克舞姿）会对脊柱后部产生过高的应力。约 73% 的舞蹈演员每年至少发生一次腰痛，但只有 11% 的病例导致职业时间损失需要就医。实际上，芭蕾舞演员比一般人群更容易发生脊柱疾病，常见的如腰椎滑脱，这是由脊柱弯曲和伸展运动充分地交替导致的病损。此外，职业芭蕾舞演员脊柱应力性骨折的发生率也会随着舞蹈时间的增加而升高。男性舞者腰部损伤的发生率要高于女性。对于职业前舞蹈演员，应注意检查青少年特发性脊柱侧弯，因为研究显示青少年特发性脊柱侧弯在成年女性古典芭蕾舞演员中的发病率高于一般人群，为 24%～50%。在与舞蹈有相似特征的运动中也有类似发现，如艺术体操运动员中脊柱侧弯的发生率是非体操运动员的 10 倍。Longworth 等发现 30% 的舞蹈演员脊柱侧弯检查呈阳性，而非舞蹈演员的阳性率仅为 3%。比值比计算发现，舞蹈演员发生脊柱侧弯的概率是同龄不跳舞人的 12.4 倍。舞蹈演员组的运动过度率（70%）远高于非舞蹈演员组（3%），然而脊柱侧弯与运动过度、初潮年龄、BMI 及每周舞蹈时长之间均没有统计学意义上的相关性。这项研究发现，青少年芭蕾舞演员中特发性脊柱侧弯的高患病率与成年芭蕾舞演员脊柱侧弯的患病率相似。腰痛的另一个来源是骶髂关节，它可以引发局部和牵涉性疼痛。骶髂关节与骨盆和腰椎的生物力学密切相关，对于借助这些关节活动度的舞蹈演员，骶髂关节功能障碍可能会导致舞蹈动作的疼痛。舞者可能会在跳跃时发生疼痛，以及患侧腿部伸展受限（如阿拉贝斯克舞姿）。骶髂关节障碍的诊断主要通过压力测试来确定，如 Gillet 和 Gaenslen 试验。物理治疗主要通过骨盆稳定训练和关节活动训练来增强薄弱肌肉的力量。

（三）髋关节

"弹响髋"是指髋关节活动时出现听得见或感觉得到的弹响。髋关节的外侧弹响是由髂胫束滑过大转子产生的。当进行旋转运动或跳跃着地时，由于髋关节从屈曲位伸直，支撑腿更容易发生弹响。髋关节内侧或前侧的弹响主要由髂腰肌肌腱跨过股骨头和髂耻隆起引起：发生在非支撑腿（姿势侧），在围绕躯干做半环形动作时，髋关节从屈曲、内收和外旋状态（回旋）转变为伸直位时，会引起非负重侧的疼痛弧。弹响感通常无痛，可以听到并触摸到，但是慢性的弹响症状会引起疼痛并限制舞蹈活动。弹响髋的治疗通常采用非手术治疗，利用物理疗法纠正姿势，加强髋关节肌肉力量，伸展髂腰肌和髂胫束；有些情况下也可以使用抗炎药或者拐杖来减轻关节负荷。对于难治性的内侧弹响病例，可以借助MRI排除关节内病变，手术松解或延长术是一种可供选择的治疗方式。MRI可以发现潜在的盂唇撕裂，这一损伤会导致髋关节疼痛和机械性不稳定，患者在腹股沟或髋关节前侧自觉有交锁或打软的感觉。三维动作捕捉设备显示，一些舞蹈演员患有的动态髋臼股骨撞击征，常由重复的极限动作引起。即使髋关节的形态特征正常（正常的 α 颈角、髋臼深度、髋臼倾角和股骨颈前倾），也会发生股骨头半脱位和髋关节撞击征，从而导致早期髋臼关节炎的发生。

（四）膝关节

髌股关节疼痛综合征：古典芭蕾舞的一个典型特征是膝关节完全伸直甚至反屈，这一动作会引起后关节囊的拉伤和疼痛。深蹲（Grand-plie）动作涉及膝关节的深度屈曲，这种屈曲增加了髌股关节的相互作用力，而这类动作的反复进行就会导致伸膝装置劳损，如髌股关节疼痛综合征（图 17-4）。Q 角的增大也与髌骨功能障碍进展有关，因为外开动作会加重髌骨轨迹外移。Steinberg 等发现 23.6% 的舞蹈演员发生过髌股关节疼痛综合征，且发生率随着年龄的增长不断升高（$P < 0.001$）。对于髋关节外旋、踝关节跖屈、足尖动作、髋关节外展和伸直活动范围较低或腰椎和腘绳肌活动受限的舞蹈演员，较少发生髌股关节疼痛综合征。在年轻舞蹈演员中，单侧和双侧髌股关节疼痛综合征较为常见。身体形态、踝关节本体感觉能力下降、动态姿势平衡不对称，以及每日训练时长增加都与髌股关节疼痛相关。

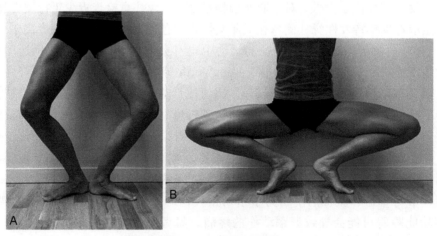

图 17-4　古典芭蕾舞动作
A. 半蹲；B. 深蹲

（五）应力性骨折

应力性骨折是指亚极量负荷下的部分或完全骨折。这种损伤类似于桥梁、建筑等工程中的疲劳断裂，但有学者认为机制并不完全相同。正常情况下，单次亚极量的应力并不会导致骨折的发生，但是由于应力的反复作用及组织愈合恢复时间不足，就会发生应力性骨折。关于应力性骨折的机制一直存在争议，有学者认为是肌肉作用在骨骼上的收缩力所致，也有学者认为是支持结构的疲劳增加所致，很有可能这两者都参与其中。应力性骨折在军人、跑步运动员和芭蕾舞演员等运动人群中是一种常见的劳损性损伤。一项对女性芭蕾舞演员的调查报告显示，45% 的受访者曾发生过应力性骨折。舞蹈演员发生应力性骨折概率最高的部位为跖骨，尤其是第 2 跖骨，其他常见的部位包括腓骨远端 1/3、籽骨和腰椎峡部。应力性骨折早期的症状为体力活动后出现疼痛，随着病情的进展，最终会影响体力活动。局部的压痛可在体格检查时发现，可以由振动刺激诱发。MRI 是发现应力性骨折最敏感的影像学检查，敏感性约为 88%，已经取代骨显像成为应力性骨折的标准检查方法。骨折线通常会从骨皮质延伸到髓腔，骨折线周围有骨水肿的征象。同时 MRI 也可以用来评估肌肉、韧带和软骨等其他软组织的损伤。MRI 还具有其他的一些优点，能够描述应力性骨折的解剖细节（如骨折的程度、成角和移位），还能够区分应力性反应和应力性骨折，尤其是在评估髋骨的骨折时，当 X 线无法准确判断时往往会选择 MRI。通常大多数应力性骨折会在 6 ～ 8 周痊愈，但一些重要的位置需要较长的病程，并具有较高的愈合风险，如踇趾籽骨、足舟骨、第 2 跖骨基底部、第 5 跖骨、胫骨前方骨皮质和股骨颈。应力性骨折的初始治疗为休息 6 ～ 8 周，可进行保护性负重。随后可以进行低强度的训练（例如水中舞蹈练习），再逐渐过渡到规律性的活动训练。对于高危的病例必须给予足够的重视，当非手术治疗不理想时可能需要手术干预（例如固定、植骨）。女性舞蹈演员的应力性骨折通常有多方面的病因：体育活动的强度，饮食限制导致的代谢和激素失衡 [也就是"女运动员三联征"（饮食失调、闭经和骨质疏松）。这种综合征通常见于注重审美的体育活动中]。

事实框 2

● 踝关节扭伤是舞蹈中最常见的创伤性损伤，其发生率随着舞蹈经验的累积而降低。脊柱损伤是舞蹈演员第二常见的疾病。

三、流行病学

医学文献报道了现代舞、戏剧和古典芭蕾的运动损伤发生率为 17% ～ 95%。下肢和背部的运动损伤发生率较高，其中以软组织损伤和劳损伤为主。在一项研究中，职业芭蕾舞演员一生中受伤的概率为 40% ～ 84%，而在大学和职业芭蕾舞与现代舞演员中，轻微损伤的发生率为 74%。舞蹈损伤的发生机制较为一致，尤其是芭蕾舞，研究发现运动损伤最常见于下肢（57% ～ 75%），其次是足踝（34% ～ 54%），较为少见的是腰部和骨盆（12% ～ 23%）。

Nilsson 等描述古典芭蕾舞团中受伤者的年龄和性别差异，发现年轻的舞蹈演员更常发生创伤性损伤。报告显示，急性膝关节损伤最常发生于男性舞蹈演员，且主要是男性独舞演员，这可能主要与他们的角色需求相关（如进行较高的跳跃）。急性损伤更容易发生在排练和表演中，而不是舞蹈课上。此外，他们还发现劳损最常见于芭蕾舞演员，尤其是足踝部位使用多的芭蕾舞演员。

Trentacosta 等对舞蹈演员的髋关节和腹股沟损伤进行了系统评价，发现总的损伤率为 17.2%，每 1000 个舞蹈时长会发生 0.09 例髋关节和腹股沟损伤。85% 的髋部损伤是由劳损造成的，其中大多数的诊断为肌腱炎。职业舞蹈演员的受伤率约为 27.7%，学生舞蹈演员的受伤率为 14.1% ($P < 0.01$)。职业舞蹈演员相比学生舞蹈演员，更容易发生髋部和腹股沟损伤。其病因尚不清楚，可能是训练强度高，暴露时间更久或年龄更大。

职业现代舞演员的腰部损伤发生率约为 23%，芭蕾舞演员的发生率为 32%，导致暂停舞蹈训练 1 个月以上的腰部损伤病史发生率为 20%。职业芭蕾舞演员中每 1000 个舞蹈时的腰部损伤发生次数为 0.78，芭蕾舞学生每 1000 个舞蹈时的损伤次数为 0.53。对于职业芭蕾舞演员，男性和女性每 1000 个舞蹈时对应的腰部损伤次数为分别 0.55 和 0.63。

四、运动相关损伤的比例和发生部位

Ramkumar 等收集并发表了来自一个舞团舞蹈演员的年龄、性别、损伤位置和诊断的研究，这项研究长达 10 年，从 2000 年 1 月至 2010 年 12 月。在这 10 年期间，舞团内共发生过 574 次损伤。考虑到舞团舞蹈演员的变更和舞蹈演员的平均人数，10 年间每年 52 位舞蹈演员（共 520 位舞蹈演员），每位舞蹈演员每年发生损伤的次数为 1.10（574/520）。也就是说，一位舞蹈演员每年至少发生一次舞蹈相关的运动损伤。舞蹈演员每 1000 个舞蹈时的损伤次数为 0.91。在这些损伤中，足踝损伤有 220 次（约 38%），腰椎为 117 次（约 20%），颈椎损伤为 55 次（约 10%）（图 17-5）。

Nilsson 等对一个瑞典职业古典芭蕾舞团进行了 5 年的回顾性和前瞻性联合研究。在 5 年的时间里，98 名舞蹈演员发生了 390 次损伤，也就是每 1000 个舞蹈时发生 0.6 次损伤。大多数损伤是由劳损所致。每次损伤导致的休息时长中位数为 2.3 周。对于古典芭蕾舞演员来说，足踝区域相对比较脆弱，过度劳损会导致长时间的休假。他们还发现，男性和女性及年轻和年长舞蹈演员的受伤情况有很大的差异。男性舞蹈演员更容易发生膝关节的急性损伤，最常见的是跳跃者膝。创伤性膝关节损伤主要包括膝关节扭伤和内外侧半月板撕裂。创伤性损伤最常见于男性独舞演员。女性舞蹈演员更常遭受过劳损伤，尤其是足踝部位损伤。而年轻的舞蹈演员更常遇到创伤性损伤，如踝关节扭伤和应力性骨折。

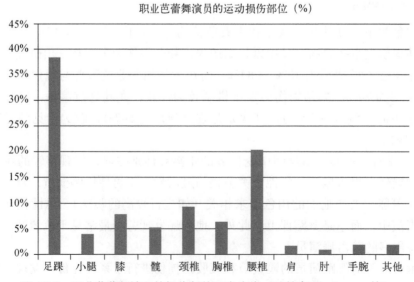

职业芭蕾舞演员的运动损伤部位（%）

图 17-5　职业芭蕾舞演员的损伤部位及发生率（改编自 Markumar 等）

五、预防

舞蹈演员的健康问题需要格外关注，具体有以下两点原因。首先，大部分舞蹈演员从小时候就开始练习舞蹈，一旦发生损伤会对未来的健康状况产生很大的影响。其次，舞蹈中由于审美的需要常需要突破身体的极限，带来各种舞蹈相关的健康问题。预防舞蹈损伤的重点是对舞蹈演员、教师和相关工作人员的健康教育，调整训练量，使舞蹈演员拥有足够的休息和恢复时间。然而，许多芭蕾舞学校和巡回芭蕾舞团由于缺乏资金和相关健康知识，不具备预防损伤的条件。例如，他们可能没有适合舞蹈训练的地板或者空间足够通风良好的训练室。此外，很多舞蹈演员没有足够的热身空间，也无法及时得到冰或冰袋。

致力于改善本体感觉和提升核心稳定能力的损伤预防策略对于降低损伤风险非常重要。Miller 等在其综述中提出以下几点预防策略。

1. 跳舞前后进行适当的热身和冰敷。可以做肌肉和肌腱准备，轻度拉伸小腿、腘绳肌、股四头肌、髋关节和腰部，持续 5～10 分钟。下课后再次拉伸各处肌肉，持续 30 秒以上。冰敷疼痛部位 20 分钟，或冰块按摩 5 分钟。

2. 肌肉酸痛 5～10 分钟后消失一般影响不大，但是过长时间的酸痛会导致肌肉损伤。剧烈或持续性疼痛可能需要休息或医学治疗。

3. 应避免在硬地板上训练，最好有合适的弹性地板。

4. 要有适合的舞鞋和鞋垫。

5. 适当的营养摄入（女性至少 1200 mg 钙和 800 U 维生素 D）及营养学家的定期随访，以避免女性运动员三联征。

6. 适当的芭蕾舞技术，避免倒足，也不要做强迫性外开动作。

7. 屈膝时保持足跟在地上，不要用足趾抓地。背部不要过度伸展（背部过分前凹）；不要在骨盆下方缩进。保持膝关节位于第 2 个足趾上。

8. 避免可能增加身体负荷的娱乐活动。

9. 及时做压力管理和饮食失调方面的咨询。

对于一个有自我保险和对口诊疗机构的芭蕾舞职业舞团，损伤发生率和医疗保险花销都会降低，因为这样舞蹈演员能够较好地应对疼痛、肌肉酸痛和轻伤。如果不及时治疗，这些损伤会迁延为慢性损伤，进一步提高治疗难度。因此，有必要配备理疗师进行每周的现场医疗咨询，这能够给职业舞蹈演员提供更便捷的健康服务。

对于青少年特发性脊柱侧凸，考虑到治疗效果会随着早期诊断而改善，在舞蹈学校实施统一筛查并提高舞蹈老师和家长对于青少年特发性脊柱侧凸在舞蹈演员中的高发病率的认识，将会带来很大的益处。越早发现可以越早开始治疗，避免手术和减少相关并发症（如疼痛、活动度减小、肺损害等），可以为舞蹈演员在健康、功能和职业方面带来最好的结果。

另一个需要关注的阶段是从学生到全职职业水平的过渡阶段。Fuller 等做过一个系统性评价发现，舞蹈生大多数的时间都花在了舞蹈课上，只有 1.4% 的时间花在表演上；相比之下，职业舞蹈演员每周表演 7 次，每年可以在 15 个不同的节目中表演多达 145 次。青少年舞蹈生在开始职业前全职训练时，每周的训练时长会增加到 20～30 小时。向职业舞蹈演员的过渡常涉及表演需求的增加。职业舞蹈演员的有氧适能要强于舞蹈生，而芭蕾舞学生的运动损伤次数与有氧适能较低密切相关。因此，舞蹈演员在开始全职预科训练时，最好进行一些提升心肺功能和增强力量的训练。Vera 等对一项损伤预防计划的效果进行了为期 52 周的评估，计划主要是每周进行 3 次 30 分钟的锻炼，发现在调整混杂变量后，损伤发生率比对照组低 82%，两次损伤之间的间隔时间比对照组长 45%。

舞蹈演员的饮食习惯应进行持续性的评估，因为饮食造成的热量缺乏（如摄入的热量较低，不能维持所需要的运动量）和维生素 D 缺乏症都是应激性损伤的风险因素。女运动员三联征包括饮食失调、闭经或月经减少、骨质疏松，也会增加应激性损伤的风险。训练计划的突然改变，包括距离增加、配速、训练量，以及没有足够时间去适应的交叉训练也都可能导致应激性损伤。在高强度的训练之后没有进行简单的恢复训练同样会导致受伤。

除身体健康以外，舞蹈演员的心理障碍也需要格外重视，因为舞蹈表演往往需要较好的精神状态。芭蕾舞演员除致力于实现高水平的表演外，同时还要满足社会的审美标准（如苗条而优雅的身材），这会给身体和情感带来双重压力，同时也会促使演员忽视掉自身的疼痛和损伤。舞蹈演员的身体多个部位都会有累积性损伤。此外，与运动员相比，还会经历更多的焦虑和情绪问题。接受过骨科手术的舞蹈演员会有更多的累积损伤，在情绪调节方面也更为困难。儿童或成人阶段的创伤性事件暴露是与运动损伤显著相关的预测因素。建议所有的舞蹈教练、教育工作者和医务人员了解累积性创伤对于骨科损伤风险的影响，并及时提供相关的医疗服务。

事实框 3

● 舞蹈损伤的预防是至关重要的，预防的主要方式是通过教育舞蹈演员、教师和相关工作人员，让舞蹈演员的身体有充分的休息、恢复时间，为他们提供理想的舞蹈条件（地板、舞蹈鞋和通风条件），让他们学习适当的芭蕾舞技巧，并为其提供压力管理和饮食失调方面的相关咨询。

要点

舞蹈医学是运动医学的一个特殊分支，因为舞蹈既是一项运动，又是一门艺术。舞蹈演员的身体既强壮有力也足够灵活，关节的活动范围极大，需要有完美的平衡和本体感觉；肌肉强而有力但体积不能过大；出于美观的原因，身体脂肪要尽可能少。为了表演效果，他们必须跟随音乐进行流畅的舞蹈动作，而不表现出动作的艰难和因受伤带来的疼痛。舞蹈演员每年至少经历一次运动损伤。芭蕾舞演员最常见的损伤部位为足踝，占到了所有损伤的 40%，接下来是腰椎和颈椎损伤。舞蹈医学的发展非常快，有专门的网站和期刊用于更新相关的循证医学知识（www.artsmed.org., *Journal of Dance Medicine and Science*）。

（郭秦炜　杨　帅　译）

第 *18* 章

马术：盛装舞步赛、三项赛、场地障碍赛

一、概述

马术运动是一项独特且受欢迎的运动项目，有着各种各样的参与者和受伤方式。在马术运动中，马与骑手是特殊的互动关系，因为运动员的安全是基于马的表现和人马之间持续互动。根据定义，骑手在马背上处于较高的位置，这使得运动员的势能增加。当运动员从以高速（40～50mi/h）移动的高处（骑手的头部离地面约3m）坠落或被卷入1000lb（500kg）的马下，运动员发生高能量损伤的风险也随之增加。根据美国疾病控制与预防中心的数据，仅在美国每年就有约3000万人参与到骑马活动中，其中每年近5万人因骑马受伤至门诊就诊。事实上马术运动归类为比赛车、摩托车、足球、橄榄球和滑雪更危险的运动。在马术运动中，最常见的受伤人群是年轻的业余骑手（20～30岁），但考虑到其作为一种休闲娱乐活动的流行，所有年龄和性别的人都有受伤的风险。马术运动是少数几个不分性别的运动项目之一，且运动员通常在50岁以后仍可活跃在奥运赛场。尽管马术运动的受欢迎程度持续上升，但关于马术运动损伤的文献仍然很少。如果你在网上搜索马术损伤，你会发现关于马受伤的研究比关于骑手的研究要多得多。由于购买和饲养竞技马需要高额花费，因此人们对马匹医学的关注特别重视。尽管如此，我们仍不可忽视对马术运动员的健康和损伤预防关注的重要性。马术运动员在各种各样的处于精英和高竞技水平的马术比赛中竞争，竞争过程中每个人受伤模式都不相同。在马术运动中，最常见的骨科损伤是四肢骨折、关节脱位、脊柱和颅脑损伤，胸部和躯干损伤亦常见。本章描述与马术运动相关损伤发生的独特机制和危险因素，讨论该运动中最常见的骨科损伤模式，包括它们的流行病学，并提供特定损伤的预防策略。

二、受伤机制与危险因素

由于高速度、高离地距离和涉及大型动物，马术运动的损伤机制与其他运动有很大的不同；且不同类别的马术运动对骑手有不同的要求，因而损伤机制不同。例如，与牛仔竞赛相比，盛装舞步赛的运动员摔伤较少，而由于较高的核心力量要求导致腰痛增加。牛仔竞技赛中运动员因坠马、直接和马碰撞的风险更高，其创伤性损伤更多。在赛马比赛中，骑师在大量马匹上高速骑行，这增加了高能量损伤和被踩伤的风险。所有的马术运动都需

要运动员和一种强壮的、有时难以预测的马直接互动。当骑在马上时，马术运动员处于较高的高度，其速度也明显超过其他运动项目的最高速度。因此，在这样的速度下，碰撞或坠马会给骑手带来高能量损伤，导致潜在的更严重的伤害。在所有马术运动中，高速度下坠马是最常见的导致严重损伤的机制，其通常会导致上肢骨、脊柱和各种头部损伤（图18-1）。骑马或跳马的过程也会给运动员带来特殊的受伤风险。随着马的步伐，骑手必须使用四肢和核心肌肉力量来稳住身体并承受冲击。这种反复的摩擦和撕裂会增加运动员发生各种肌肉失衡、肌肉拉伤和肌腱疾病的风险。此外，当运动员在比赛或训练中为了避免坠马，他们会不断重复地加大中轴骨和四肢骨关节的负荷。长年的负荷导致这些关节更早更快的发生了关节炎，其中腰椎的病变最为典型。

此外，除马术运动员外，我们也不能忽视与马匹近距离工作人员的潜在风险。他们对马术运动员的成功是不可或缺的。但当马变得激动或失控时，他们便会处于危险的境地。其中马的后踢和立扑动作是潜在危险行为，可产生高达1000N的力量。总的来说，马术运动存在各种各样的损伤风险因素，尤其容易损伤肌肉骨骼系统。此外，由于马的强壮和马的不可控性，使得马术运动员和与马近距离工作人员存在较高的高能量损伤风险，这种高能量损伤在其他运动中是不常见的。

除肌肉骨骼系统的损伤和头部损伤外，马术运动员尤其是赛马比赛的骑师，可能还面对着相对能量不足、营养不良及其并发症等问题。运动员可以通过减肥来减轻马的负重，或者像赛马那样达到特定的骑重。虽然减肥通常以健康可控的方式进行，但使用减少热量摄入、使用泻药和发汗措施这些减重手段在赛马骑师中并不少见，这使他们发生疾病、过劳损伤和灾难性损伤的风险增加。在极端情况下，运动员的体重可能会下降到健康体重以下，并出现可伴随器官或内分泌功能紊乱的营养不良。

三、马术运动比赛分类

马是马术运动的核心，历史上比赛的范围是宽泛的。按照一般马术运动的分类，我们常提及的马术运动有22种类型，其中包括了奥运会和残奥会共有的3种类别：盛装舞步赛、场地障碍赛、三项赛。此外，马术运动的11个子类别可进一步细分为英式马术和西部马术这两大类。此外，牛仔竞技赛9个项目是属于美式马术。马术运动还包括马球比赛、马术团体赛、马上长枪比赛和马上射箭运动等团体运动。本章对奥运比赛中最受欢迎的比赛项目进行更深入讨论，包括盛装舞步赛、场地障碍赛、三项赛，注重骑师素质的赛马、容易受伤的牛仔竞技赛，以及以马球比赛为代表的马术团体运动。

盛装舞步赛要求骑手在没有声音指令的情况下，通过挥舞缰绳和变换其在马背上的姿势来控制马，进而使其完成一系列规定动作和步态。故盛装舞步赛又称为马术芭蕾，它要求骑手有很强的核心控制能力、平衡能力，以及时刻调整姿势与马保持互动的能力。虽然盛装舞步运动员存在坠马的可能，但他们面临的最常见的健康问题仍是核心肌肉的慢性劳损，其中腰肌劳损是典型表现。此外，盛装舞步赛是唯一被纳入残奥会的马术比赛项目。跳跃表演是在一个平坦的竞技场中进行的，马和骑手需要以最快的速度并撞倒最少的障碍物来越过一段障碍物（通常是彩色赛道）。越野赛是马术运动的"铁人三项"，由骑手使用同一匹马来完成三个项目，包括盛装舞步赛、障碍赛和越野赛，最后取综合成绩排名。越野赛的最高水平以平均550m/min的速度跑完约4mi（6km）长的赛道，完成共计约34个跳跃动作来跨越固定坚硬的障碍物，这些障碍物模仿的是穿行在乡间的水塘、树、圆木、沟渠四类障碍。在三项赛、场地障碍赛和越野赛中，马匹跳跃时的骑手不慎坠马是最严重的伤害（图 18-1）。

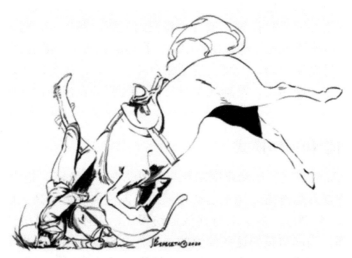

图 18-1 坠马是一种高能量损伤，是马术运动员受伤的最常见原因，也是一些严重灾难性损伤发生的原因

　　赛马包括许多项目，最受欢迎的是使用纯种马的平地赛马和障碍赛马，比赛时竞赛马需全速跳过赛道上多个固定且坚硬的障碍物。这些项目的最终目标都是尽可能快地完成整个过程。纯种马指的是血统可以追溯到由英格兰培育的三匹原始雄性纯种马之一的马种。平地赛马需在标准距离范围内进行，最常见的范围是 1 ～ 1.25mi；且还应在各种平坦的地面上进行，包括草地、泥地和人造地面。障碍赛马的距离较长，最长可达 4mi，其围栏最高可达 52in。障碍物选用高的或自然界存在的，如树篱。这些项目都在高达 40 ～ 50mi/h 的高速状态下进行。

　　马术运动的竞技赛包括经典的"美式"牛仔竞技赛、骑公牛、绕桶赛、西部驭马术（套上缰绳）和套小牛。美式竞技赛中运动员有鞍或无鞍需使其骑乘的马匹腾空 8 秒。在此期间，骑手用一只手抓住缰绳帮助自己稳定在马背上，另一只手除不能触碰马匹，可自由活动。在完成一次骑行后，运动员和马匹都被记分，最后取总分排名。这些一般规则也适用于骑公牛。在这些比赛中，因为坠马经常发生，运动员需要很强的核心力量来保持稳定。绕桶赛要求马匹和骑手按照规定要求在规定时间内绕过约 3 个桶。西部驭马术是盛装舞步的一种形式，骑手必须指导马匹做各种模仿放牧时可能需要的动作。这些动作包括环绕、减速、滑行停止、后退、旋转和暂停。计分要考虑到每一个动作的难度和精确度及马的配合。套小牛要求骑手骑马追逐小牛，最终目标是骑手用套索抓住小牛并控制住它。总的来说，竞技赛需要运动员与强壮的动物进行竞争和对抗，是一组高风险的运动。

　　马球是一种流行的国际化团体马术运动，它要求多匹马在高速下近距离奔跑，而骑手们则在马背上挥舞马球棒，通过将球击进一个固定的球门而得分。这项运动的现代模式可以追溯到印度，但其他的变化可以追溯到更早的时间。马球比赛中四个人组成的队伍进行竞争，而在竞技场中，由于场地较小，是由三个人组成的队伍。一般的游戏规则以"运球路线"为中心，这是指球在被击中后的运动轨迹。击球者有先行权，并设定运球路线。除非有足够的空间以舒适地避免任何碰撞，对方球员不得越过有优先通行权球员前面的运球路线。相反，防守者必须接近运球路线的两侧，通过抢球、把对方球员赶出运球路线或钩住对方的球棍来阻止对方击球。违规越过运球路线被视为犯规，因为这会导致参赛者之间潜在的危险接触，该行为将受到处罚。赛场上，骑马的裁判员会对比赛进行监督和判决，若因犯规将导致比赛中断，将根据犯规的位置和严重程度给予点球。此外，比赛中 7 分钟结束一局，一场比赛通常有 4 ～ 8 局，最终以击球进球门最多的团队获胜。与其他马术运动相比，马球比赛具有限时性和潜在接触性，使得马球有其特殊的损伤风险。

四、流行病学和损伤模式

由于骑手离地面的高度、运动速度以及与大型动物互动紧密，相比其他高风险运动，如美式橄榄球、橄榄球和滑雪，马术运动带来的伤害往往能量更高、更严重（创伤严重程度评分 20，死亡率 7%）。事实上与其他运动相比，人体解剖损伤分布图常提示，马术运动头部、颈部、胸部和腹部这些部位的损伤程度较其他运动的损伤程度要严重很多（图 18-2）。Young 等回顾了 27 例与马术运动损伤有关的病例，并指出女性损伤占多数（64.5%），最常见的受伤机制是坠马，最常见的损伤类型是骨折，最常见的解剖部位是上肢。当总结 10 项研究中的病例总数发现：50.7% 损伤发生在上肢，22.9% 发生在下肢，9.4% 发生在脊柱，11.6% 发生在胸部和躯干，4.7% 发生在骨盆。McCrory 等绘制了每 10 万人口中骑马受伤的比率与骑手年龄的对比图，并注意到颅内损伤、前臂骨折和踝关节骨折在 10 ～ 14 岁，尤其是女性的人群里出现了一个惊人的高峰。这表明，年轻运动员面临更高的风险，大人们需要确保这些孩子在参加马术训练时得到保护，从而避免和减少孩子受伤的概率。

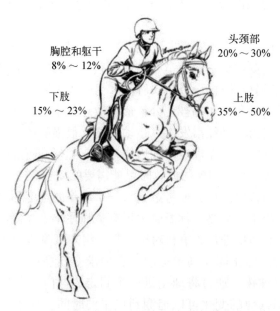

胸腔和躯干
8% ～ 12%

头颈部
20% ～ 30%

下肢
15% ～ 23%

上肢
35% ～ 50%

图 18-2 马术运动员不同解剖部位损伤发生比率

在纯种马和夸特马赛马中，前者每 1000 次骑行跌倒 1.99 次，后者每 1000 次骑行跌倒 3.14 次。39% 的骑手坠马一次，61% 的人多次坠马。纯种马和夸特马坠马造成骑师受伤的概率分别为 51% 和 59%。其中骨折是最常见的损伤类型。每 1 亿次骑行中有 441 人发生灾难性伤害和死亡，坠马的人数共占 0.20%。虽然跌倒和灾难性损伤是这些运动员的主要担忧，但相对能量不足和饮食失调在骑师人群中更为常见。体重要求和常规称重给骑师造成了维持或减轻体重的巨大压力，这可能导致节食行为，如过度运动、能量摄入不足、大量发汗、服用泻药、限制糖类和强迫呕吐。最终这些行为会对一个人的健康造成危害，并可能增加比赛中跌倒坠马的风险。

在赛马比赛中，每 1000 个骑师每年发生 606 次受伤事件，19% 与头颈有关，16% 与膝有关，11% 与足踝有关，背部占 11%，手臂 / 手占 11%，肩部占 10%。35% 的事故发生在起跑门，其中头部损伤占 30%，手臂和手损伤占 40%，下肢损伤占 52%。大多数头部损伤（42%）与从马背上摔下来或被马头击中（23%）有关。赛马骑师中，55% 的背部损伤和 50% 的胸部损伤是因为坠马（图 18-3）。

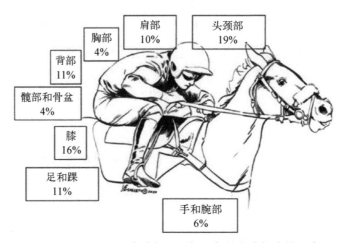

图 18-3　赛马比赛中骑师不同解剖部位发生损伤的比率

马球是一项马术运动、一项团队运动、一项槌球运动和一项球类运动；其存在各种不同的受伤模式。阿根廷马球运动员的受伤风险为 7.8 次 /1000 小时，低于足球（17 ～ 29 次 /1000 小时）和橄榄球（53.5 次 /1000 小时）。58% 的骑师报告在前一赛季坠马，2.5% 的骑师坠马 10 次以上，女性骑师比男性骑师更容易坠马。其中，上肢损伤仍占大多数：39% 累及上肢，31% 累及下肢，25% 累及头面部，5% 累及脊柱。

竞技赛是一个高速高能量高冲击力的比赛项目，运动员常与不配合的竞赛马一起争分夺秒，这使得这项运动既刺激又危险——严重或灾难性损伤的风险较高。受伤风险则因具体事件而异，其中公牛骑术的风险最大，其与无鞍马的相对风险比为 1.32，而后者与有鞍骑马的相对风险比为 1.39。据报道，竞技赛中受伤的发生率为 32.2 / 1000（比赛次数），且大多数受伤发生在坠马过程中。此外，竞技赛中 80% 的损伤由人马的直接碰撞导致，且这种碰撞常伴随着骑手的坠马。受伤模式在不同级别的比赛中也保持一致，这包括了高中、大学和专业水平。在马术运动中，脑震荡的发生率是 0.003 4，且 10% ～ 29% 的脑震荡与头部和颈部损伤有关。上半身的损伤是最常见的，占所有损伤的 63%，胸部、背部和腹部损伤占所有创伤性损伤的 11% ~ 84%。肩关节损伤占所有上肢病例的 8% ~ 15%。下肢损伤中 26% ~ 34% 是以膝关节损伤为主。

不同马术比赛项目的主要关注点和损伤模式见表 18-1。

表 18-1　不同马术比赛项目的主要关注点和损伤模式

马术运动项目	主要关注点和损伤模式
盛装舞步赛	核心训练，核心肌肉过度使用损伤，下腰痛
场地障碍赛	坠马，四肢骨折，脑震荡，颈椎损伤
赛马	坠马，踩踏，被马撞伤，四肢骨折，头部受伤，相对能量不足，不健康的减肥策略
马球比赛	坠马，碰撞，骨折，Mallot-Ball 损伤

五、按解剖部位划分的最常见损伤

（一）上肢

总的来说，对于马术活动中最常见和最少见的损伤模式的认定存在一些不同的意见，损伤模式的影响因素和预防措施的完善程度都应考虑在内，包括特异项目规则、骑手和马匹的经验水平、年龄和性别。这种差异也可以理解为损伤模式随着时间的变化而变化。数十年前，骑马时几乎没有使用防护装备，主要损伤是脑震荡和头部损伤。近年来，许多研究强调上肢骨折、关节脱位、扭伤才是马术运动中最常见的骨科损伤。导致这种变化的原因是防护装备的普遍使用，尤其是头盔（比上肢防护装备更常见），在业余骑手中也很常见。Young 等对马术骨科损伤的综述研究发现，在美国骨折占所有马术运动损伤的 33.6%，且超过 50% 是上肢骨折。Young 等回顾了 27 项关于马术运动的危险因素和骨科损伤模式的研究，认为坠马或马鞍颠起时肘关节处于伸直状态是常见上肢损伤的损伤机制。马术运动中青少年的上肢损伤也很常见。Ghosh 等回顾了全国儿童创伤登记处的 315 例 19 岁及以下骑马受伤的患者，他们发现在青少年患者中，头部、颈部和面部的损伤是最常见的，但上肢的损伤是第二常见的，这些损伤包括肱骨骨折、尺桡骨骨折、锁骨骨折、肩关节脱位，还包括臂丛神经、正中神经、桡神经、尺神经等周围神经损伤。Sandiford 等进一步强调上肢损伤是最常见的，且大多数上肢损伤发生在坠马后。与之前的研究一致，他们也认为相较于其他防护装备，骑手的上肢缺乏防护装备。因此在讨论预防措施时，必须考虑到上肢防护装备——包括背心和上肢支具，但这些防护装备必须同时满足骑手对活动度和灵活性的需求，从而减少坠马。目前还没有明确的指南支持使用肢体防护装备，无论是业余骑手还是职业骑手。

（二）脊柱损伤

在与马术有关的躯干损伤中，脊柱损伤占多数。Gates 等的一项研究发现，在马术运动中，脊柱损伤几乎占到所有躯干损伤的 1/2。在所有的马术损伤中，脊柱损伤的发病率仅次于上肢和头部损伤。在急性脊柱损伤中，骨折是最常见的类型。在这些病例中已经报道了各种类型的骨折，包括爆裂性骨折、楔形压缩骨折、分离骨折和关节突骨折脱位。这些类型的损伤最常见的机制是坠马，这会导致脊柱过度屈曲、轴向负荷、旋转和剪切力。脊柱损伤中腰椎最常见，其次是胸椎，然后是颈椎。这些损伤的发生没有年龄差异。关于这些损伤的长期影响的研究十分少见，但 Siebenga 等发现，他们文中纳入病例数的 22% 发生脊柱骨折后转归为永久性职业终止。

脊髓损伤虽然更罕见，但在马术运动仍有一定发生率，尤其是在一些项目中，经常与伴随躯体旋转的跌落和坠马有关，并且后果严重。通过检索国家脊髓损伤统计中心数据库发现，1973—2008 年共计 121 篇马术运动损伤相关的文献。相比之下，在滑雪和美式橄榄球中也发现了类似数量的相关损伤文献。这些损伤最常见是不完全性四肢瘫（部分或完全失去四肢活动，保留损伤水平以下的一些感觉），这与通常的脊髓损伤的一般症状类似。在这些损伤中，最常保留的功能是颈椎的 C_5 水平的支配区域。研究发现，女性更容易发生脊椎损伤，这可能与马术运动参与者中女性的比例明显更高有关。使用安全防护背心和充气背心是减少脊椎损伤的有效措施。在一些马术运动馆中，因坠马现象更为普遍，这种防护装备的需求量越来越大，但过去的研究却表明其总体使用率较低。研究发现，3.6% ~ 14% 的骑手在受伤时穿着防护背心，仅一篇文献报道有 7% 的骑手穿防护背心。然而到目前为止，还没有发现可以用来针对减少骑手脊柱损伤的有效防护装备。这类损伤存在各种各样的病理分类，且可能对运动员产生长期且严重的影响，因此必须不断改进保护措施以填补这一领域的空白。

（三）头部损伤（脑震荡、创伤性脑损伤）

在马术创伤文献中，头部损伤经常报道。事实上许多研究指出，头部损伤是最常见的，尤其是在儿科患者中，不管是骑在马上还是在地面上与马互动时都可能发生。脑震荡在参加竞技赛的运动员中十分常见，据之前的文献记载，每 1000 名参与者中有 3.4 人发生脑震荡。Havlik 等认为，骑马时骑手的头部离地面近 9ft 时不受肢体保护。此外，骑手以约每小时 50ft 的速度行驶，面临巨大的坠落风险，容易在高冲击力下意外坠马。Winkler 等研究了全美创伤数据库中 2003—2012 年的近 5000 例与运动相关的成人创伤性脑损伤，他们发现马术运动相关的损伤约占运动相关创伤性脑损伤的 45% 的。尽管发生创伤性脑损伤的骑手的死亡率低于其他运动（特别是轮滑和水上运动），但马术运动中头盔使用的重要性不能被忽视，因为即使是轻微的创伤性脑损伤也可能显著且长期影响健康。

显而易见，参加马术运动的人有着更大的头部损伤风险，包括创伤性脑损伤和脑震荡，但头部损伤预防的关注度仍有些不足。头盔仍然是马术运动中防护的"金标准"，可以降低业余骑手和专业骑手头部损伤的风险。考虑到颅骨骨折和脑震荡的危险程度，马术运动中头盔的构造与其他运动中头盔的构造有些不同。马术头盔有一个坚硬的外壳，内部分两层，内层用于缓冲高能量，周围层充满与骑手头部直接接触的填充物。缓冲内层由膨胀聚苯乙烯或膨胀聚丙烯制成，每一种物质都有助于在冲击时减缓冲击力。Connor 等最近通过破损头盔回送系统统计了英国和美国马术运动员的头部损伤情况。他们在 2015—2018 年收集了 200 多个损坏的头盔，以及各种事故的事故报道。相关损伤包括创伤性脑损伤、脑震荡、颅骨骨折和面部 / 软组织损伤。他们对佩戴头盔的运动员的损伤模式和伤时情况进行了深入分析，他们认为，马术运动员的头部损伤主要是由旋转加速度和线性或平移加速度引起的。且在旋转加速过程中，头部损伤的风险更大，更易产生更严重的损伤，如脑水肿、硬脑膜下血肿或弥漫性轴索损伤。因此，必须在头盔方面进行深入的研究，并提高认证标准和促进头盔的普遍使用。Zuckerman 等统计发现，即使已经告知上述关于头盔的好处，马术运动中头盔的使用率仍仅有 25%。为了进一步减少马术创伤性头部损伤，必须确保骑手在骑行过程中始终佩戴防护头盔。近期马术规则要求所有骑手在所有批准的比赛中骑马时都必须佩戴符合标准的头盔。这些防护指导方针不仅需要包括职业骑手，还需要包括经常发生马术运动相关头部损伤的业余骑手。

（四）下肢损伤

包括骨性骨盆损伤在内的下肢损伤是另一种主要的马术相关损伤。下肢损伤的总体发生率低于上肢、头部和脊柱损伤，大多数文献报道该类损伤占所有损伤的 15% ~ 20%。与上肢相似，骨折是其最常见的病理特点，其次是挫伤 / 擦伤，发生率比较接近，扭伤 / 拉伤较少，关节脱位最少见。这些损伤常发生在坠马时，也可能发生在接触马时被踩或被马蹄踢伤。Loder 等发现在所有马术相关骨折中，下肢骨折的发生率如下：骨盆 6.6%，踝关节 4.1%，足部 2.1%，股骨 1.8%，趾骨 0.8% 和膝关节 0.6%。更具体地说，骨盆骨折和骨盆核心肌肉损伤与从坠马时对骨盆的强冲击力有关。下肢损伤的危险因素类似于其他马术损伤的危险因素，如年轻骑手的经验不足和年轻马匹的更难预测性。

标准骑行装备仍是下肢受伤的标准防护措施，包括长裤和靴子，更具体地说，这些靴子通常包括一个硬趾套以避免被马蹄踩踏。这种靴子通常还配有一个鞋跟，以防止骑手坠马时足部卡在马镫上，从而导致骑手被拖着走。与防护背心相比，骑手更常穿戴靴子和头盔。目前还没有关于靴子具体影响机制的研究，因为这是一个公认的标准，几乎所有运动员都穿靴子。安全马镫也被用于防止坠马时足部卡住，但其减低损伤风险的有效性还没有研究证明。骨盆或股骨损伤的相关文献中记录了安全措施或防护装备的缺失。我们可以看到，下肢损伤的病理、危险因素和预防措施与上肢损伤相似，但其总体来说并不常见。

（五）胸部和躯干损伤

胸部和躯干损伤是马术运动员骨科损伤中较小的一部分，但仍然值得关注。与其他马术相关的骨损伤相比，胸部和躯干损伤的发生率高低不一，一些研究表明发生率为 2%，平均发生率波动在 8% ~ 11%。胸部和躯干损伤主要发生在坠马时，特别是在马匹跃过障碍物时，但也可能发生在骑手在地面上与马互动时。这些非骨科创伤尤其危险，包括胸腔内或腹腔内出血，如骑手坠马时、被马踢或踩踏或旋转坠马。

虽然美国马术联合会和美国三项赛协会规定骑手在参加三项赛比赛时，必须穿戴躯体防护装备，但关于其预防作用的文献仍然很少。在一项研究中，研究人员对比了 600 多起身穿防护背心的骑手和没有防护背心的骑手的事故，发现穿着防护背心有助于防止胸部和躯干损伤。这一效应在越野赛中尤其明显，表明胸部和躯干损伤机制可能是高速度下跳跃固定障碍物时。对胸部和躯干损伤的研究仍需进一步深入，仍需设计更安全的保护措施和防护装备以减少骑手坠马时损伤胸部和躯干。Andres 等认为骑手经验水平和经济因素为马术运动员缺乏躯体防护装备的主要原因。虽然许多马术组织机构要求佩戴头盔和防护背心，许多业余骑手并不遵守这些规则。此外，防护背心的成本可能高达 1000 美元或更高，这也部分地解释了为什么很多骑手不愿购买。关于马术运动的预防宣教也是至关重要的，马术机构需要承担这项义务，以保护骑手和马匹。

结论

马术是指包括骑马在内的各种运动, 其包括一些竞技运动, 如盛装舞步赛、场地障碍赛、三项赛、赛马、竞技赛和马球比赛。与马的直接互动使马术运动员存在其他运动所没有的特殊风险。这些风险包括在比赛时骑手距离地面较高且比赛速度远远超过其他传统运动。由于马的强壮和其行为的不可预测, 运动员和马的互动存在特殊风险。骑手坠马一直是马术运动中最常见的受伤机制。据报道, 全身所有部位的损伤以上肢骨折最为常见, 其次是头部和脊柱损伤。头盔和防护背心是最常见的防护装备, 但总体上骑手的使用率仍然很低。已经证实防护背心在减少损伤方面有不同的效果, 而头盔已经被证明在降低头部损伤的总体严重程度方面有明显作用, 尽管脑震荡和创伤性脑损伤的风险仍然存在。总的来说, 马术运动员受伤风险很高, 需要进一步改进防护装备和规章制度来降低这些风险。

(许 欣 谢登辉 译)

第 19 章

击 剑

一、概述

现代竞技击剑运动发源的准确日期一直以来都是击剑历史学家争论的焦点，而奥林匹克运动会与世界锦标赛这两大国际竞赛是其公认的具有历史意义的标志性赛事。而且研究这两大赛事还可以追溯击剑从一种典型的欧洲贵族特权运动到成为一项国际化公平竞赛的演变和发展历程。例如，在 1896 年，击剑运动被列入第一届现代奥林匹克运动会比赛项目，但只有欧洲的运动员可以参加（只有 1900 年的巴黎夏季奥运会允许来自欧洲以外的运动员参加，在 90 年以来的任何项目上都无此情况），并且在当时，这是一项没有女性参加的专业赛事。而且直到 1912 年在斯德哥尔摩奥运会上，击剑运动才被明确规范为 3 个竞赛剑种，即花剑、重剑和佩剑。此外，负责组织世界锦标赛的现代竞技击剑国际管理机构——国际击剑联合会（Fédération Internationale d'Escrime，FIE）直到 1913 年才成立，且于 1921 年才组织第一次欧洲锦标赛。1921—1936 年这些比赛才被正式命名为世界击剑锦标赛。

每一个击剑组织都极力推动竞技击剑中不同项目的发展——奥运会举办了首届国际男子花剑竞赛个人项目（1896 年）和团体项目（1904 年）、首届男子重剑竞赛个人项目（1900 年）和团体项目（1908 年）、首届男子佩剑竞赛个人项目（1896 年）和团体项目（1908 年）、首届女子花剑竞赛个人项目（1924 年）。不仅如此，FIE 世界锦标赛还首次于 1932 年举办女子花剑团体赛（比奥运会首次举办此类赛事早 38 年），于 1988 年举办女子重剑个人和团体赛（而奥运会于 1996 年举办），于 1999 年举办女子佩剑个人赛和团体赛（而奥运会分别为于 2004 年和 2008 年举办）。尽管世界锦标赛和奥运会分别举办首届女子重剑和佩剑比赛的时间相差不超过 10 年，但在整个 20 世纪，这两个组织（世界锦标赛和奥运会）在推动两性平等上都不十分积极，奥运会和世界锦标赛首届比赛与首次允许女性运动员参赛的时间间隔长达 70 ～ 100 年。自 1999 年以来，FIE 世界锦标赛已经完全实现了击剑竞赛的性别平等。除了扩大女性在各大国际击剑赛事中的参赛机会外，FIE 还在世界各地继续发展这项运动。由于击剑种类的多样性且不是欧洲传统优势比赛项目，在过去 20 年中，参与这项运动的成员国数量增长了约 42%，达到目前的 157 个，这些国家主要来自非洲和亚洲。

FIE 多元化发展和推广计划的成功施行也可以通过有资格参加奥运会的国家的数量来衡量。以 1980 年和 1984 年发生的奥运会被联合抵制为起点，之前的八届奥运会（1948—1976 年）平均有 33 个国家参加（范围为 23 ～ 42）。然而，即便已经对允许参赛的运动员进行了严格的数量控制，自 1988—2016 年以来的 8 次奥运会平均有 44 个国家（范围为达 40 ～ 48）参加。2020 年东京奥运会有史以来第一次实现击剑项目性别全面平等化（3 项剑种均包含男子和女子所有个人及团体项目）。

二、击剑规则

击剑运动由花剑、重剑和佩剑 3 个项目组成，每个项目都有不同的动作要求及潜在的受伤风险。花剑和重剑都是"点击打"式的武器，也就是说，用刺的动作将剑尖推到可击打的目标区域，以实现有效触击。佩剑是一种"线切割"式的武器，也就是说，虽然可以使用"点刺"的方式得分，但佩剑通常是用剑刃边缘以划刺动作触碰对手的腕关节和前臂来得分。花剑的可击打区域有躯干、前身后背，但不包括头部。重剑对对手的全身范围都可击打，而佩剑则可击打腰部及以上的躯干（包括头部）。当裁判员按照规则判定一方选手击中对方有效靶区时，即得 1 分。有效击打以电子记录的方式在第一时间激活记分器并亮灯，以协助裁判进行得分评估。

击剑比赛通常分两个阶段进行：①预赛有 6 ～ 7 名击剑运动员参加，参赛选手以循环赛的方式互相较量，先拿 5 分或达 3 分钟时得分较多者获胜。如果在时间到达之前获得 5 分，则由领先者获胜；②预赛排名前 70% ～ 80% 的参赛者将选拔进入淘汰赛，每人竞技 3 局，每局 3 分钟，局间休息 1 分钟，率先击中 15 剑的一方获胜。一般来说，因为佩剑比赛节奏较快，所以赛制规定，允许一方选手得 8 分时申请休息。团体项目每队有 3 名运动员参赛，采用单败淘汰制，即一方选手与对方选手进行 9 轮一对一对决，每局 3 分钟；率先积满 45 分的团队获胜。

击剑比赛的场地规格为 1.5m × 14m，地面全部由导电材料制成，因此，如果一方选手在比赛中误击到地面，记分器上将不会记录任何内容。为了最大程度减少竞赛中的受伤情况（即钢剑造成的割裂和刺伤），所有可能被对手点击到的身体部位（即正面和侧面），必须完全覆盖特制的服装（面罩、夹克、裤子、袜子、鞋子和手套）。

三、生物力学

击剑运动可以归为格斗运动和双人运动，每个类别都有其特点。作为一项格斗运动，它只涉及一只手臂；作为一项双人运动，它涉及与对手的直接接触。而且，它与其他运动也有不同之处，击剑比赛的场地呈狭窄和线形。几乎所有其他的格斗和双人运动都有较大的侧向活动空间。因此，为了尽量减少对手的可击打区域，标准击剑姿势实际上是一种侧面姿势，这会将后腿尤其是踝膝关节置于易受攻击的位置。这些特点强调了这项运动典型的不对称的生物力学要求，这通常会增加比赛中受伤的风险。例如，在击剑场中，参赛者后腿的踝关节通常略微跖屈并垂直于身体运动方向，以便于快速进攻，尤其在直刺时。但这种站位同样会增加因躲避对手进攻时，脚步错位所致的内翻扭伤风险。然而，最近有研究表明，68% 的需要停训、停赛的足踝扭伤发生在前足，主要是由于选手在进攻中滑倒或在进攻中与对手直接接触所致。相比之下，前方大腿扭伤的高发生率（91%）与大家对选手弓箭步时股四头肌和腘绳肌偏心负荷较高的普遍认识相吻合。

弓箭步弹震式特性也会导致前腿承担较高负荷，这种冲击可能导致相关损伤发生。例如 Hayashi 等发现：2016 年里约热内卢奥运会共有 11 274 名运动员参加，最终经 MRI 诊断腿部应力反应的运动员中，击剑选手所占比例高达 2/25。尽管由于统计人数不足，这一发现的意义尚不完全明确，但这也证明穿戴缓冲性能更好的运动鞋和采用弹性更好的剑道场地可以有效规避理论上的受伤风险。然而这些方案的问题在于，缓冲性能更好的鞋子可能会影响选手的运动表现，而改良剑道场地则有巨大的技术和资金障碍。

事实框 1

● 击剑运动生物力学负荷的不对称性及剑道场地狭窄条件对选手受伤的风险和特性有不同的影响。

● 通过生物力学分析确定的预防方法可能会受到包括选手个人的比赛表现及改良场地成本等需要优先考虑因素的限制。

四、流行病学

在过去的 125 年中，击剑技术规则要求并没有明显的变化。然而，在过去 30 年里，设备技术的发展（尤其是计分方式向电子计分的转变：1936 年重剑，1956 年花剑，1988 年佩剑）和比赛形式的变化使得使用 1990 年以前的数据来评估击剑中的受伤风险有严重的问题。此外，研究方法上也有局限性，包括样本量小、时间短、可报告病例标准的不明确和衡量标准的不一致，而目前有限数量的相关研究均是基于这些公开数据导致大部分研究所报告的发病率都不准确。尽管如此，既往研究对其流行病学参数的描述（特别是伤害类型和部位）可以作为最新研究的补充，以突出与运动原理相关罕见且严重的损伤情况。

作为流行病学研究中最基本的实验设计，病例报告对于鉴别和发现非典型性病情特别有用，这些发现可能是完全独立的，也可能是分析某些相关病例系列的研究基础，从而可以发现未知的损伤关系。例如，有病例报告击剑运动中的受伤包含一些罕见情况，如髌骨剥脱性骨软骨炎、击剑运动员手部的 Masson 瘤、胫前肌腱断裂、腘绳肌撕脱以及示指掌指关节桡侧副韧带的断裂。同时研究人员也报道了一些严重的穿刺和撕裂损伤事件，这些是击剑运动中最危险的特殊伤害，如远端穿透伤引起的气胸、刺穿喉部以及胸部和腹股沟撕裂，这对于预防措施的制订非常重要。例如，自 1937 年在正式的国际比赛中首次出现击剑相关致命事件以来，全世界只有 11 起报告，但所有的案例报告均显示，这些致命事件都涉及头部、颈部或胸部刺伤（9 例由断裂的剑刃造成），而且最近的 3 例（2004—2009 年）中剑手都没有穿戴胸甲（这是一件强制要求穿戴的参赛服，可以保护选手腋下的神经血管束、同侧的胸壁和颈部），这使得 FIE 将防护重点放在提高装备的标准上，以有效减少伤亡情况的发生。

（一）伤亡发生率

1990 年以来，共有 11 项有公开数据的研究报告发表，但有 2 项在方法上存在明显问题，因此将其舍弃。在剩余 9 项研究中，有 3 项报告明确了各类损伤应给予的医疗救护，2 项报告提供的数据可以从中计算出更有意义的时间损失损伤(其他6项研究的标准也是如此)。11 项研究中只有 4 项的参与者总数超过 200 名和（或）后续跟踪随访数据收集超过 1 年。

总的来说，现有的研究结果表明，击剑运动中遭受时间损失损伤的风险非常低，一些样本较小的研究结果表明，受伤比例为（0.0 ～ 0.25）/100 名参与者或（1.2 ～ 2.4）/1000 小时；4 个最大规模研究 [报告涉及多样的比赛环境和大样本量的研究对象，其数值也是（0.1 ～ 0.2）/100 名参与者] 的发生率为 0.2 ～ 0.3 次 /1000 次运动员暴露（athlete exposures，AE）。但是其中只有两个研究样本量足够大，且满足计算击剑特异伤害的发生率，平均为 0.009/1000AE（0.008 ～ 0.01/1000AE），数据来自超过 10 年来对 163 909 名研究对象 11 起受伤事件的跟踪监测（共计 9 起穿刺事件，7 起涉及手；2 起撕裂伤事件）。

（二）性别和年龄因素

在过去的 30 年里，随着女性和年轻运动员参赛机会和评分标准的提高，性别和年龄作为风险因素的影响也在不断变化。例如，一项涉及大学生击剑运动员的小规模研究中，Lanese 等发现女性遭受时间损失损伤的风险比男性高 80%，但遭遇时间损失损伤的那部分男性所损失的时间是女性的 2 倍以上，这表明男性比女性遭受的伤害更严重。有史以来最大规模的 2 项关于击剑伤害的研究证实了性别和伤害之间存在复杂的关系。2001—2006 年，一项对美国击剑全国比赛的研究报告显示，女性比男性的受伤风险高 33%（0.36/1000AE vs. 0.27/1000AE）；然而，2010—2014 年一项对 FIE 国际赛事的研究发现，男性受伤的风险比女性高 45%（0.32 vs. 0.22）。这可能与女子佩剑项目的影响有关。该项目的第一次世界锦标赛于 1999 年举行，因此纳入研究的女性接触佩剑的时间较短且参与人数很少，这可能是该组时间损失损伤发生率比其他性别 / 器械组合高的原因（如男子佩剑为 0.51 vs. 0.37，女子花剑为 0.51vs.0.33）。而在 FIE 的研究中，已有一代女性成长为该项目的专业选手，比赛受伤风险仅为 0.22/1000AE。

同样，年龄是否为危险因素之一尚不确定。现有的研究数据并不支持诸如这样的推测：年轻的运动员由于身体发育不全而有遭受更大危险的可能，或者年长的运动员则可能由于身体能力功能的下降而有更大的危险。此外，年龄的影响常会被技术和经验所混淆，精英成年运动员往往具有比青少年和青年参赛者更好的身体素质和更灵活的实战技巧。例如，一项全国性的大样本研究中，3 个年龄组的时间损失损伤发生率并没有明显差异（青年：0.27/1000AE；成人：0.20 ～ 0.35；50 岁以上成人：0.21）；50 岁以上年龄组国家和国际锦标赛也没有明显差异（0.23）。但 FIE 的国际研究结果表明，13 ～ 20 岁年龄组参加高级公开赛的击剑手比参加初级比赛的受伤风险要大 74.3%，但总体上成人组的损伤发生率较低（0.33/1000AE vs. 0.19/1000AE）。

（三）伤害类型

了解不同类型伤害的发生率对比赛的医疗保障设计很重要，但确定那些与时间损失最相关的伤害类型才是制订有效的实质性预防方案的关键。击剑比赛中，皮肤系统的轻微损伤（水疱、擦伤和挫伤）是最常见的伤害，占比赛中治疗总量的 48% ～ 65%，但它们往往只需要基本的处理而很少需要其他额外的治疗，也很少造成停训、停赛。

一些研究结果表明：急性肌肉骨骼损伤才是造成停训、停赛的主要原因，Ⅰ级和Ⅱ级拉伤的发生率为 20% ～ 44%，扭伤的发生率为 25.5% ～ 45%。Ⅲ级拉伤和扭伤占所有时间损失损伤的 4%～10%。

过度劳损,尤其是肘关节外侧和髌骨的肌腱炎,以及足底筋膜炎,这些都是击剑运动中常见的损伤类型,但其是否作为停训、停赛的主要原因尚无定论。

(四)损伤部位

在对"所有医疗援助请求"标准的研究中,腕关节 / 手部的损伤占到 60%。一般这些通常是轻微的挫伤和擦伤,并不会影响参赛(只有 5% 手腕 / 手部受伤导致停训、停赛)。研究一致认为,下肢伤才是导致停训、停赛的主要部位,其发生率为 40%～72%。下肢中最重要的特定损伤区域是膝关节(占所有时间损失伤害的 20%～42%)和踝关节(16%～26%)。

(五)训练与比赛

很少有击剑相关研究记录训练和比赛中的受伤风险,但现有的数据与其他运动的发现一致:训练中的受伤事件最多(约为 75%),但比赛中风险最大(如 RR 为 2.55～3.25)。

(六)损伤机制

迄今为止,只有一项研究全面记录了击剑比赛中的时间损失损伤的机制。在对国际赛事的研究中,Harmer 发现 47.1% 的案例是非接触性的(这与 Engebretsen 等在 2012 年奥运会击剑比赛中报告的 39% 相一致),28.2% 是由于运动员滑倒 / 跌倒所致,19.5% 由击剑手与对手的直接接触造成,5.2% 是由对手的剑刃刺伤。

(七)预防

击剑运动员独特的"侧面"身体姿态和大部分急性肌肉骨骼损伤的易发性是造成训练和比赛中时间损失的主要原因,针对这些原因确立了损伤预防的标准建议,即注重全身的力量和体能,以应对与肌肉失衡相关的可预知风险。虽然这些建议理论上应该具有一定的说服力,但目前还没有研究证实这一观点的真实可靠性。总体来说,鉴于击剑运动中时间损失损伤的低发生率和随机性,目前来说很难有实验证据来确定这些就是能够大幅度降低伤害风险的干预措施。

事实框 2
- 击剑相关特定的损伤是罕见的,而且很少导致严重后果。
- 击剑运动中最常见的损伤是轻微的皮肤创伤(擦伤、水疱、挫伤),较容易治疗。
- 急性肌肉骨骼创伤(扭伤、拉伤),是动态变向运动中的典型损伤,也是造成击剑运动停训、停赛时间损失的主要原因。

五、安全

由于击剑起源于一种致命的战斗手段,一直以来公众对击剑运动的危险性都存在误解,因此 FIE 更需要最大限度减少 / 消除击剑运动受伤情况的发生(如撕裂伤和刺伤)。但是,通常涉及受伤情况的重大伤害事件往往会被媒体大肆报道,这掩盖了竞技击剑作为一项体育运动的安全性完全可以得到保证的事实,并很有可能误导人们放弃参与击剑运动,尤其是担心孩子安全的父母。因此,FIE 利用 3 种主要策略来实现其安全目标:①严格规范击剑设备(剑刃、面罩、服装、手套和击剑场地)的制造方法、设备选材的物理特性、比赛管理相关标准制度；②强化规则以规范击剑手的竞赛动作；③扩展竞赛中的医疗保障范围。

虽然最近关于击剑特定伤害发生率的研究数据表明这些措施似乎卓有成效，但新的防护措施往往是应对事故发生后的现有设备或比赛规则的弊端，而不是基于最新研究成果而采取的防患于未然的安全措施。例如，直到在 1951 年的世界锦标赛上发生了一起致命的伤害事件之后，才强制选手穿戴胸甲，且 1987 年才完善明确规定胸甲需能承受 800N 的标准。同样，在 1982 年的世界锦标赛上，世界冠军 Vladimir Smirnov 因被断剑穿透面罩而死亡，这之后才开始对面罩进行重大的结构性改造，并对面罩的外力完整性进行标准化测试，最初在 1984 年进行了 7kg 的冲击测试，随后在 1996 年增加到 12kg。同时，直到 1993 年才规定花剑和重剑的制造需采用断裂率明显低于传统的碳钢的镍马氏体时效钢。最近向 FIE 提交的有关扩大镍马氏体时效钢在佩剑制造中应用的必要性的证据是在 2011 年，但这一改革直到 2020—2021 赛季才得以施行。安全措施实施的延迟往往是让步于众多优先因素导致的，比如经费和政治上的考虑。

（一）设备规则

击剑运动中钢剑的物理特性有长度、重量、横截面积、韧性、尺寸、把手和剑尖的形状（包括花剑和重剑的剑尖弹力），以及所用钢材的成分，这些都在材料规范中作了详细说明，所有在正式比赛中使用的钢剑都必须经过专业认证，以符合相关规定。尤其是测量钢剑抵抗疲劳（抗断裂）的弯曲测试最值得重视，花剑的标准是 18 000 次，重剑是 7000 次。同样，用于面罩制作金属丝的化学成分和等级，以及面具的形状和网眼大小，都规定在非常严格的参数范围内，以尽可能减少被剑刃穿透的可能性。护颈（覆盖颈部的面罩的延伸部分）的长度必须低于 10 ～ 12cm，并且能够抵抗至少 1600N 力的穿透。由于近年来发生了几起比赛中因快速改变站位方向而使面罩脱落的事件，因此组委会规定：每个面罩后面必须有两个不同的安全固定系统，以确保穿戴的稳定性。

为了进一步完善旨在最大程度减少发生断刃伤可能性的严格标准，目前的规定要求所有参赛服（夹克、胸甲、长裤）必须具有 800N 的抗力，这意味着覆盖有胸甲的脆弱部位可以得到最大穿透力 1600N 的抗性保护。此外，所有女剑手都必须穿戴有刚性的护胸。护胸通常由热塑性塑料制成，穿在夹克式外套下面（男运动员可以自行选择），以达到最佳保护效果。服装的其他安全规范视具体赛事而定。例如，对于花剑（手不是目标）或重剑（护手是为保护手而独特设计的）的护手没有具体要求，但在 2011 年对特殊的非断刃手穿透伤的病例系列分析后，2013 年 9 月国际击剑联合会对佩剑护手制订了 800N 的标准。但对长袜（尽管腿部作为重剑的目标容易受到剑刃伤害）和击剑鞋尚没有特定标准。

除了上述设备的尺寸标准外，击剑场地还必须符合对厚度、牵引力和抗拉强度的要求，以减少运动员在比赛中交锋来回动作时滑倒或绊倒的风险。然而，场地还必须符合导电性标准，这要求击剑场地由金属网、金属板或导电织物制成。最初的选材是编织铜网，但这样的地垫昂贵、沉重，且容易撕裂，可能造成选手严重的肌肉骨骼损伤。铝板技术的发展解决了上述部分问题，但却增加了比赛中击剑手踩踏铝板边缘时踝关节和膝关节扭伤的风险。出于对成本和易用性的考虑，目前新一代的击剑场由导电织物改进而成，目前看来可以有效减少一些以往击剑场因结构设计和选材的物理特性上不够合理而对参赛选手造成的伤害。

（二）规范运动员竞赛行为的规则

规范运动员行为的规则可分为两大类：①旨在确保双方选手遵守比赛规定的规则；②旨在限制由于恶意竞争造成对手伤害的规则。第一类规则的逻辑是显而易见的，如果不使用或不适当地使用防护设备，防护的价值就等于零。因此，如果运动员使用不符合规定的服装或设备，或在没有防护服的情况下进行热身或训练，都会受到不同程度的处罚。同样，在比赛中背对对手或未经允许摘下面罩也是明文禁止的，因为这些行为会使头部和（或）后颈部失去有效保护。第二类规定来自击剑时身体的动态变化和高度紧张的心理特征。尽管钢剑按规定使用非常安全，但由于它们是钢制的，仍然有一定的危险性，如果使用不当可能会造成严重后果。因此，有规定禁止在比赛中与对手发生直接的身体接触（即使是无意的），并对危险、暴力、报复性行为或故意的施暴行为进行严厉处罚，包括立即禁赛和取消之后场次的参赛资格。

（三）击剑比赛中的医疗保障规范

由于认识到击剑比赛中发生严重伤害的可能，即使在合理运用完备的保护设备的前提下，FIE 还制订了医疗规范手册，以确保在其主要赛事（世界锦标赛、区域锦标赛、大奖赛/世界杯）中提供适当的医疗救助，并为其他击剑组织（如国家联合会、地区俱乐部）提供参考。这些要求将 6 个级别的医疗服务（医疗急救、运动创伤、一般医疗服务、额外医疗服务、兴奋剂控制和医疗监督员）以矩阵的形式呈现，并交叉涵盖击剑运动中的各种比赛项目。每个层级都定义为必要的、可取的或不需要的。关注到预防重大/可能致命的击剑伤害的发生，所有比赛都必须配备有至少一名当地经过高级生命支持培训的持证专业医疗人员，必要的心搏和呼吸骤停复苏设备，以及现场装备齐全的救护车（在急救的反应时间少于 10 分钟的情况下，这一要求可免除，即 10 分钟内能到达任何抢救地点）。同样，配备有能处理最常见的击剑损伤（扭伤、拉伤）的运动医学专业人员也指定为 3 项比赛中所有项目的必要条件。相比之下，世界锦标赛必须要求配备一般医疗服务，这对区域锦标赛来说则是可取的，而对于大奖赛/世界杯来说则是不需要的。该矩阵中对于不同比赛中要求的差异是基于对现有流行病学证据、公共关系影响和财务影响的考虑。这些因素的相对重要性由参与者（儿童、初学者、退伍军人、精英运动员）和赛事（地方、区域、国家）而定，最终导致在各大小赛事中，可提供的医疗服务水平差异较大。

尽管有这些差异，比赛期间的医疗干预规则（即时急症处理）是普遍的。技术规则指出，在进行任何形式的治疗之前，击剑手必须在击剑场上接受当值医务人员的专业评估，以证实为受伤、抽筋或急性医疗事故。在同一天内，不允许在击剑场上对同一类损伤进行后续治疗。虽然这些要求旨在平衡双方选手的权益和保证比赛的顺利进行，但从 2018 年 1 月起，将击剑场最长治疗时间减少 50%（从 10 分钟到 5 分钟）的决定，表明 FIE 对优先事项的认定变化。迄今为止，还没有关于这一变化对时间损失伤害的发生率或其他运动员健康指标影响的数据报告。

六、轮椅击剑

虽然轮椅击剑由国际轮椅和截肢者体育联合会（International Wheelchair and Amputee Sports Federation，IWAS）而非 FIE 管理，但它与健全人击剑有几处相似之处：同样的 3 个项目以个人和团体项目的形式进行比赛，而且使用同样的基本规则。自 1960 年开始，每届残奥会中都有轮椅击剑，而且 2020 年东京奥运会第一次实现完全的性别平等。然而，与站立击剑相比，轮椅击剑也有一些明显的区别，特别是运动员在坐位的情况下进行比赛，并会根据残疾标准进行水平分级。如果运动员有以下情况就能获得参赛资格：腿长差异、肢体缺损、共济失调、肌张力过高、手足徐动症、肌肉力量受损或被动运动范围受损。IWAS 将轮椅击剑分为 3 类：A 类、B 类和 C 类（尽管只有 A 类和 B 类被列入残奥会项目）。一般来说，A 类运动员具有良好的手臂和躯干控制能力（如肢体缺陷或脊髓 $T_{10} \sim L_2$ 损伤）。而 B 类击剑运动员存在击剑手臂或躯干控制功能障碍（如脊髓 $T_1 \sim T_9$ 损伤；脑瘫）。C 类运动员的手臂控制能力极差，并且没有坐姿平衡能力（如脊髓 $C_5 \sim C_8$ 损伤）。轮椅击剑在双轮椅运动（如网球、羽毛球、乒乓球）中是独一无二的，因为运动员不能移动他们的座椅，座椅被锁在一个固定框架里，以保持选手之间的固定距离，需要大幅度的手臂和躯干动作来改变攻击和防御的距离。

尽管轮椅击剑有 60 年的历史，选手参赛机会在不断扩大，参与人数在不断增加，但对这项运动的流行病学研究甚至比站立式击剑更少。部分原因可能是：参加轮椅击剑的运动员数量仍然相对较少、传闻中伤害风险较低而缺乏研究的紧迫性、残疾人运动的研究者会优先考虑如何建立对残疾人运动的总体了解、大家普遍会关注那些参与度或风险程度更高的运动。例如，Nyland 等分析了 1996 年残奥会上美国队所有参赛选手的软组织损伤情况，并按运动项目列出了受试人员（即队员）。然而研究人员没有提供任何具体运动项目的详细数据，而是比较了 7 个国家残疾体育组织不同障碍类型的运动员（如轮椅、视力障碍、聋哑人、侏儒、脑瘫和智力障碍）的受伤情况。同样，Gawrónski 等研究了波兰队在北京和伦敦残奥会期间的伤病情况，并指出击剑运动员占两队 12 个项目运动员总数的 10%，但没有提供任何细分的数据。在这种情况下，研究人员只是按残疾类别（即截肢者、脊髓损伤、运动障碍者、脑瘫、视力障碍和智力障碍）进行数据报告。

Reynolds 等在一份关于 1992 年巴塞罗那残奥会英国队医疗问题的报告中指出，该队 71%（5/7）的轮椅击剑运动员在训练和比赛期间寻求过医疗处理，但没有提供关于他们受伤类型、受伤位置或严重程度的任何详细信息。对轮椅击剑"相对危险性"的估计，可以从该百分比与乒乓球项目和游泳项目相似（各为 69%；分别为 9/13 和 30/43）的事实中得以启发。然而，最新的数据结果似乎对这种观点提出了新的挑战。第一项对所有参加 2012 年伦敦残奥会运动员的研究结果显示，轮椅击剑的损伤发生率为 18/1000 运动日（95% CI：11.6 ~ 26.7），在所有 21 个受试项目中排名第四。然而研究纳入的损伤类型的标准是所有需要寻求医疗处理的肌肉骨骼或神经问题，而并未关注受伤的严重性。正如对健全击剑运动员的损伤研究一样，这个标准往往高估了后果较严重的风险，即那些严重到足以影响训练或比赛的身体损伤，而低估较轻微的身体伤害，如挫伤、擦伤或非致残性扭伤和拉伤等高对抗性体育活动的常见损伤。另外，研究报道了轮椅击剑中慢性损伤比例达到 58%，在所有样本中排名第二，这可能也是损伤发生率较高的原因。由于对现有伤病（如肌腱炎或撞击综合征）的日常治疗一般不会妨碍运动员的训练或比赛，这将会在一定程度上导致受伤的风险数据真实性存在误差。相比之下，轮椅击剑运动的急性损伤比例（42%）为第四低，仅超过举重（14%）、轮椅射箭（33%）和轮椅网球（37%）。在 2016 年里约热内卢残奥会上，使用相同的损伤纳入标准的另一项研究结果表明，轮椅击剑的损伤率在

22 个比赛项目中排名第二（15.9/1000 运动日；95% CI：9.7 ～ 25.9），但它没有被列入时间损失损伤的高发组，这表明击剑运动员可能要经常寻求医疗帮助，但一般不会发生影响比赛的重大问题。遗憾的是，由于没有提供按运动分类的详细信息，这对制订有效预防策略的作用有限。

迄今为止，对轮椅击剑受伤风险最完整的研究是 Chung 等的试验性研究，他们对中国香港队的 14 名 A 级和 B 级轮椅花剑运动员进行了为期 3 年的跟踪研究。尽管该研究有一些局限性，特别是样本量较小和存在潜在的回忆偏差，但这些局限因素都被一系列的分析指标平衡校正，如暴露指标（损伤 /1000 小时暴露）、来自训练和比赛的数据、包含时间损失的可报告伤害标准以及可将伤害分为轻度（离开训练 1 ～ 7 天）、中度（8 ～ 21 天）或重度（≥ 22 天），并对不同分类类别进行比较。最终结果显示，运动损伤都在腰部以上（74%在上肢；26% 涉及躯干和头部）；拉伤（59%）和扭伤（28%）是最普遍的伤害类型，其中肘部 / 前臂的拉伤是最常见的问题，约占其所有报告伤害的 33%（31/95）。与一般的体育流行病学文献相一致，训练中的受伤比比赛中的多（83 vs.12），但在比赛中受伤的风险要大 35%，差异具有统计学意义。同样，在可报告的损伤风险中，B 类击剑运动员总体受伤风险比 A 类队员高 64%，但 A 类运动员遭受肩部损伤的风险几乎是 B 类的 5 倍（RR=4.97；95% CI：1.8 ～ 16.9）。与 2016 年残奥会的研究结果相比，只有 15% 的损伤归类为慢性损伤，这可能是由于国家队医务工作者提供了持续医疗保障。

很明显，目前关于轮椅击剑的流行病学基础知识尚不充分。研究人员普遍认为，与健全击剑运动员的流行病学研究一样，未来的研究项目必须克服研究项目单一或者研究周期较短的局限，转而进行大规模的纵向研究，并采用统一的方法参数，以便在各个项目之间进行有意义的比较，最终制订出有效的损伤预防和竞技水平提升策略。在此总体框架内，可以由国际残奥委员会这样的全球组织来协调，强调精准针对体育运动的焦点问题，并由各个国际体育联合会同时展开工作，因为损伤风险具有运动类别相关特异性。此外，各运动项目的分类系统以及风险因素是否可把控也各不相同，所以不同项目风险的差异情况只能在各自特异运动的研究背景下分别进行探讨。Sobiecka 等认为，医疗保障应面向所有残疾运动员，而不仅仅局限于精英运动员，同时尽可能延伸到他们的运动之外。身体功能障碍不仅只存在于比赛之中，也存在于他们的日常生活中。运动医学专家的定期医疗对残疾运动员进行检查和照护，可以减少潜在的受伤可能。

结论

许多不熟悉击剑的人可能会诧异，在 2008 年北京奥运会上只有独木舟（皮划艇）、赛艇、帆船、跳水和花样游泳的时间损失伤害发生率低于击剑运动员的 0.8%，而足球和篮球运动员发生时间损失损伤的风险比击剑运动员高 20 ～ 50 倍。受伤风险（尤其是击剑运动特有的伤害）发生率较低，主要和由于国际管理机构对设备标准的条例采取可强制性规定相关。这项运动的单一性决定了这些改变只能在国际组织层面上实施。通过运动员个人行为（如力量、体能及营养方案的调节）减少损伤风险的传统办法，只具有切身的意义。尽管对击剑运动员来说，继续利用这些方法来提高竞技水平也是合理的选择，但它们是否在根本上能够预防损伤发生在经验上尚无合理解释。

要点

　　客观来看，现代竞技击剑是安全的。击剑运动特有的伤害很少，典型的时间损失伤害的特征（类型、部位）与其他涉及弹道动作和高度敏捷性的双人运动相似。

（向　川　译）

第 *20* 章

田径投掷运动

一、概述

田径抛掷运动项目是在历史上有记载的最早体育项目之一。铁饼和标枪被列入古代奥林匹克运动会最早可以追溯到公元前 708 年。到 1896 年第一届奥林匹克运动会即以铅球和铁饼为特色项目，随后到 1900 年链球很快引进到奥运会，紧接着 1908 年标枪也成为奥运会项目。

在如今的高中体育运动中，田径运动在女子运动中排名第一，在男子运动中仅次于足球排名第二。尽管投掷项目很受欢迎，但关于其损伤的文献相对较少。大多数文献专门针对竞技性体育项目，与大多数其他流行运动（如篮球、棒球或橄榄球）相比，这种运动损伤事件发生的频率较低。然而，田径运动中的伤病在训练中比在比赛中更常发生。本章概述投掷运动员常见伤害相关的知识。

在尝试了解不同场地投掷项目常见的损伤时，首先要了解每种投掷项目的基础知识。

1. 铅球　铅球涉及的投掷金属球重量为男子 7.26kg，女子 4kg，同时保持在直径 2.135m 的投掷圈内。目标是使投掷臂和铅球在出手时从静止状态达到最大速度，最佳出手角度为 26°～31°。

2. 标枪　标枪投掷是在一条 4ft 宽、30 多 ft 长的跑道上，跑道末端呈弧形，用以测量投掷起点。标枪本身参数：男子标枪长 2.6～2.7m，重量为 800g；女子标枪长 2.2～2.3m，重量为 600g。

3. 铁饼　男子铁饼直径为 22.0cm，女子铁饼直径为 18.1cm，重量分别为 2kg 和 1kg。投掷圈直径为 2.5m，最佳出手角度为 35°～40°。

4. 链球　链球在投掷运动中比较特别，因为它涉及来自链球绳的离心力，而不是来自投掷者的手。男子链球是一个 7.3kg 的金属球通过 4ft 长的钢丝绳连接到手柄上。而女子链球是一个 4kg 重的金属球连接到一根 3ft、11in 长的钢丝绳上。链球投掷距离与出手时链球的重心和高度有关。

二、特异的生物力学和受伤风险

熟练掌握每一项投掷项目都需要结合大量反复的动作和短时间内产生的最大力量。因此，投掷造成的伤害不仅包括反复的应力性损伤，还包括爆发性的急性伤害。大多数投掷运动的共同目标是从下肢产生力量，然后将能量转移到上肢进行释放。投掷动作涉及多个肌肉群按照复杂的顺序来激活和协调，以高效地传递能量并实现最大的爆发力和准确性。

事实框 1

● 投掷生物力学涉及从下肢力量传导的复杂过程，然后将能量转移到上肢进行高速释放。

---

1. **铅球**　有两种主要的铅球技术，即滑步技术和旋转技术。滑步技术为单腿启动，从投掷圈的后部滑步到前部。在这个过程中，当下半身产生力量，上半身产生扭矩时，投掷者会短暂地在空中飞行。然后，前腿与投掷圈前部的抵趾板碰撞，开始投掷动作。在投掷过程中，双腿伸展并抬离地面，同时肘部伸展，肩部保持内收以释放铅球。这与旋转技术形成对比，旋转技术产生更高的旋转能量，但需要更协调的步法。一腿固定，而另一腿则在空中进行长时间的旋转运动。这项技术拉伸核心肌肉并产生势能，随后随着铅球的释放，势能转化为动能。根据一项肌电图研究，投掷过程中的峰值表现与股外侧肌和胸大肌的活动呈正相关，以及投掷过程中三头肌最大激活时间缩短。

2. **标枪**　标枪技术从产生动力的助跑开始。在助跑结束时，运动员保持投掷臂高于肩部高度的条件下，完成一系列横向交叉步伐。在投掷之前，优势腿以弯曲的姿势更轻柔地落地，让投掷者的体重和跑动的动量继续，而不会显著减慢。投掷臂保持在后方并伸直，而非优势的手臂和腿向目标伸展以保持平衡。身体的非优势侧充当锚定支点，并允许优势侧加速释放标枪。能量从下肢传递到上肢，从髋部向前旋转开始，然后是胸部，最后是投掷臂，就像棒球投手或网球发球一样完成投掷动作。上臂扳机后期有手臂外展外旋，这与盂肱关节的前向应力有关。在最大外旋中可以看到的肩部前方应力被静态和动态稳定结构抵抗，包括盂唇、盂肱韧带、前关节囊、肩袖肌肉和肱二头肌长头肌腱。接下来是加速和肘部伸展、肩部内旋。投掷的最后阶段会产生最大的关节合力以产生使手臂减速所需的偏心收缩。

3. **铁饼**　运动员用手掌和手指抓住铁饼，旋转数次后扔出，同时穿过 2.5 m 的投掷圈。在大部分动作中，手臂都是伸展的，同时躯干旋转以最大化势能，从而补充身体的旋转能量。双腿在运动开始时支撑身体，从后摆开始，伸展手臂并连接核心肌群。然后每条腿在旋转运动中交替支撑身体，同时手臂保持伸展并旋转躯干。紧接着在出手前，非优势足着地，身体垂直于投掷方向。释放时能量整体向上部转移，一般是从骨盆到躯干，再到胸部，最后通过手臂释放。

4. **链球**　链球投掷技术包括初步的手臂摆动以赋予链球动能，然后是一系列的身体旋转，最后是释放。在旋转过程中，链球绳完全伸展以最大化角加速度，从而产生最大化投掷距离所需的能量。在旋转过程中，非优势腿着地并承受大部分体重，而优势腿每旋转360°摆动并着地。旋转过程中协调双腿有助于平衡和加速。最后一转会产生最大的动能然后投掷。

三、田径投掷运动员常见的损伤

田径投掷项目的独特生物力学使运动员容易受到下列某些特定伤害。

（一）肩关节

田径运动员遭受的大多数伤害涉及上肢，其中大部分发生在肩部。上肢过顶和投掷运动员的肩关节会承受一系列独特的重复压力，这导致盂肱关节周围会发生生理适应性变化。但随着时间进展，可能会因过度使用和力学障碍而发展产生病理性变化。在许多情况下，最终导致过顶投掷运动员产生肩部疼痛。

无论是投掷标枪、铅球还是棒球，为了提高速度，投掷运动员都会利用地面反作用力，将下半身和核心肌群力量传递到手臂。能量传递的效率可以影响抛出物体的速度。然而，肩部和肘部也会反复承受着巨大压力。加速时肩部内旋角速度可高达6000度/秒。这些强大的力量和扭矩对盂肱关节、肩袖、盂唇和肩带肌肉施加了相当大的压力。投掷运动需要肩关节的外旋和前向松弛增加以产生高扭矩，同时肩袖和盂唇会做出相应反应动作以维持整个盂肱关节的稳定性，而优秀的上肢过顶类田径运动员能很好地平衡高扭矩和关节稳定性之间的关系。

肩部结构适应重复的过顶投掷。例如，许多投掷运动员的肱骨后倾明显增加，也可能出现关节盂后倾。过顶投掷运动员通常也会在外展位置增加外旋。在无症状的投掷者中，部分肩袖撕裂和盂唇撕裂也很常见，但不一定与竞技水平下降密切相关。

当肩部稳定性变得不平衡时，投掷运动员会出现内部撞击。这导致肱骨头骑跨在后上方并撞击上盂唇和肩袖。这可能会导致这些结构的损坏以及后关节囊增厚和张力增加。临床上，通常表现为在最大外展外旋投掷的扳机后期阶段的肩部疼痛。疼痛最常见于后部或后外侧，但也可能是前部。过顶投掷田径运动员也可能主诉成绩下降或速度或力量减弱。此时应询问运动员的投掷运动量以及力学或下肢情况有无任何变化。

在体检中，可能很难从病理变化中确定过顶投掷运动员的正常生理变化，特别是正常情况下，运动员关节外旋增加，整个关节活动度依然应该维持在正常范围。此外，肩袖强度的评估也很重要，因为受伤可能导致质量下降。对肩胛骨的检查是至关重要的。肩胛骨是肩关节发挥稳定功能的必要结构，当肩胛骨运动障碍或无力时，整个肩关节经常都会受到累及。

X线片通常是评估肩关节的一线影像选择，但通常表现正常。只有Bennett病变或后囊关节钙化可在腋位片中看到。长期从事过顶投掷运动的田径运动员可能会出现肱骨大结节后方的切迹或囊性变化。为对肩袖和盂唇病变进行彻底检查，MRI或MRI关节造影是评估肩关节内结构时最常用的方式。鉴于无症状投掷者的病理学发病率很高，如果可以的话，最好能与以往的影像进行对比。在关节内撞击中，病史和体格检查通常比影像学对治疗更具指导意义。

内撞击的一线治疗是减少过顶运动的休息和康复。康复的重点是后关节囊的伸展，如卧位伸展。治疗还应侧重于稳定肩胛骨和加强肩袖功能。中止投掷运动的休息并专注于力量和稳定性锻炼通常可以成功地使过顶投掷运动员重返运动。虽然以前对内撞击进行手术治疗很常见，但疗效结果差异很大，在大多数情况下与非手术治疗相当。因此，目前非手术治疗是主要的治疗方法，只有对非手术治疗失败的严重病例，才考虑使用肩关节镜进行肩袖和盂唇的清理修复。

（二）肘关节

肘部UCL损伤被公认为是投掷运动中最严重的损伤之一。这些可能发生在标枪投手、棒球投手和铅球手中，但在使用不同旋转投掷动作的链球和铁饼中很少见。1974 年，Frank Jobe 进行了第一次 UCL 重建，从那时起，UCL 相关不稳定的手术治疗不断发展。

UCL 是肘部外翻应力的主要约束结构。它由前束、后束和斜束组成。前束尤其是前束的前份，在抵抗外翻应力方面起着最重要的作用。UCL 起始于肱骨的内上髁，止于尺骨的浅表结节。

仔细询问病史对于正确诊断 UCL 损伤至关重要。运动员在感觉到或听到砰砰声时可能已发生急性损伤。这之后通常会出现肘关节内侧疼痛、运动障碍和肿胀。运动员也可能有一个更慢性的病程，他们可能出现投掷相关的肘关节内侧进展性疼痛并伴功能减退。疼痛通常在投掷扳机后期和加速的过程中。

当怀疑 UCL 损伤时，应检查肩部和肘部。下半身和髋关节等其他部位的力学障碍可能会导致肘部压力增加。许多健康的投掷者也有肘部完全伸展受限，但这通常在受伤后更加明显。患者可能在肱骨内上髁、沿 UCL 远端或浅表结节处触痛。施加外翻应力或挤奶动作时疼痛表明 UCL 损伤。屈肌 - 旋前肌损伤在该人群中独立或同时发生也很常见，可以通过抗阻试验诊断。与鹰嘴骨刺相关的后部疼痛和尺神经炎引起的放射痛也很常见。

X 线和 MRI 可能适用于急性损伤或慢性疼痛进展的患者。X 线片可能显示 UCL 内的小骨块，这表明年轻的投掷者先前可能有受伤或急性损伤导致的撕脱。X 线片也可能显示鹰嘴骨刺（外翻伸展超负荷的迹象）或一些长期投掷者出现明显的骨关节炎。可通过 MRI 或 MRI 关节造影以进一步显示韧带的损伤。由于该区域多年的应力增加，许多投掷者在初次检查时就已经显示没有正常的韧带，此时如果能对比既往的影像就非常有用。MRI 具体表现是可能会出现韧带周围水肿、明显的韧带损伤或屈旋肌损伤。损伤通常分为轻度（Ⅰ级）、中度（Ⅱ级）或重度 / 全层撕裂（Ⅲ级）。近端损伤比远端撕裂预后更佳，远端撕裂非手术治疗的失败率很高。

一旦诊断为 UCL 损伤，治疗方式通常取决于症状的程度和 MRI 上的损伤程度。在轻度或Ⅰ级损伤中，大多数患者无须手术治疗即可改善。大多数运动员休息 4 ～ 6 周，然后开始进行渐进式投掷训练。在此期间，还可以进行生物力学评估。在一些低级别扭伤中，可以考虑使用富血小板血浆。虽然常用，但在低级别 UCL 扭伤中使用富血小板血浆的证据各不相同，一些研究表明成功率很高，而另一些研究表明没有益处。高级别损伤和远端损伤采用非手术治疗失败率很高。对于全层撕裂或非手术治疗失败的患者，通常需要进行手术重建。目前 UCL 重建有多种技术，但最常见的是由 Jobe 推广的 "8 字" 技术和 Altchek 推广的对接技术。在大多数情况下，手术重建后约需要 1 年才能恢复比赛。对 UCL 重建后的复赛率研究较多的是在棒球运动中，并且复赛率相当高，为 70% ～ 90%。

（三）腕关节和手指

标枪、铁饼和铅球在释放过程中涉及腕和手指的伸展。这有可能导致手指过度伸展损伤，或近端指间关节（proximal interphalangeal，PIP）处的掌侧板（volar plate，VP）全部或部分断裂，可能伴有撕脱性骨折。

VP 是一个小的纤维软骨结构，形成 PIP 的底部，将关节空间与屈肌腱腱鞘分开。它在近节指骨上有一个韧带起点，在中节指骨上有一个囊状插入物。Williams 等总结了 VP 的 4 个主要功能：①提供关节的稳定性以防止过度伸展；②在 PIP 关节中充当类似半月板的缓冲功能；③构成 PIP 关节腔内衬里的一部分；④为屈肌腱提供滑动面。

为获得全面完整的病史，重点应关注损伤机制，并了解参与特定运动期间 PIP 关节的作用。大多数 PIP 关节损伤是由过度伸展和轴向负荷引起的，导致中节指骨的掌侧关节面撞击近节指骨髁。检查时，应注意肿胀、压痛和畸形的位置。首先通过让患者主动屈曲和伸展手指来评估关节的稳定性，活动时完全无痛表明功能稳定。其次在评估最有可能发生不稳定的最后伸展的 20°时应该更加小心。通过在伸展位和屈曲 30°位时对每个副韧带施加压力来评估被动稳定性，同时可以使用相邻和对侧手指进行比较。

在评估 PIP 关节损伤时，应照射 X 线片，尤其应将重点放在手指的真实侧位 X 线片上，以评估半脱位和常见掌唇骨折。在复杂骨折中可以考虑动态透视，以更好地表征骨折和关节内稳定性。

治疗遵循 Eaton 和 Keifhaber-Stern 分类原则。非手术治疗仍然是首选的治疗方法，最适用于 PIP 关节表面小于 30%～40%且屈曲度小于 30°可复位的损伤。在这些情况下，建议使用阻止伸展固定的夹板（PIP 关节屈曲 20°～30°），并且随着肿胀消退，可以开始使用保护性夹板进行活动。夹板固定一般不需要超过 4 周，早期运动对于避免僵硬至关重要。即使是轻度或中度受伤，关节肿胀也可能会持续数月，这会影响运动活动。开放性损伤、涉及超过 40%～50%PIP 关节表面的严重骨折、不可复位的脱位或需要超过 30°屈曲以减少骨折块的骨折需要手术治疗。技术包括掌侧板关节成形术、掌侧骨折块的螺钉固定和（或）克氏针临时固定 PIP。

投掷运动员的腕关节也存在受伤风险。例如，在击球过程中腕会用力伸展，因为它准备投射一个沉重的球。在释放过程中，腕需要推动球，需要通过手腕传递并在腕处产生很大的力。因此，腕面临着急性和慢性损伤的风险，包括屈肌腱炎和伸肌腱炎、交叉综合征和 TFCC 损伤。

（四）腰椎

田径投掷运动员由于重复性过度伸展和旋转以及重负荷而容易患腰椎病。这些病理包括腰椎峡部裂、脊椎滑脱和腰椎间盘突出。此外，与其他田径运动员相比，投掷运动员体型通常更大更重，这增加了发生损伤的可能性。先前的研究已经证实投掷运动是腰椎病变发生率最高的运动。影像学检查发现，大部分腰椎病变发生在标枪运动员中，而铅球运动员和铁饼运动员具有明显且更多的腰椎骨赘。

田径运动员投掷时的腰椎损伤可能是急性的，也可能是慢性的。当突然增加的力量使腰椎间盘的纤维环破裂时，如在投掷或举重期间，可能会发生急性腰椎间盘突出症。运动员通常会经历明显的腰痛，这种疼痛可以辐射到一条或两条腿。在严重的情况下，可能会出现力量或感觉丧失，甚至无法控制肠道或膀胱，这表明运动员可能患有一种骨科急症——马尾综合征。更常见的是，突然背痛、运动丧失和检查时直腿抬高试验阳性。其他检查结果包括感觉或力量的轻微丧失，或与对侧相比，深部肌腱反射发生变化。急性背痛首选 X线片评估。田径投掷运动员可能在腰椎有骨赘或狭窄的关节间隙，表明存在慢性退行性疾病。当高度怀疑腰椎间盘突出或其他脊柱病变时，通常会做 MRI。虽然在 MRI 上可以看到腰椎间盘突出症，但一些运动员可能有基础疾病，导致敏感性下降。在大多数情况下，腰椎间盘突出症可以通过休息和物理治疗进行非手术治疗。也可以考虑使用口服消炎药或硬膜外注射皮质类固醇。腰椎间盘突出较大、有神经症状或者非手术治疗未能改善等情况下的运动员，可考虑微创腰椎间盘切除术。

在年轻的田径投掷运动员中也很常见的是脊椎峡部裂，即椎体峡部的应力损伤或脊椎滑脱。运动员通常出现亚急性症状，伴有腰痛，可能是沿着中线、双侧或单侧。疼痛可能会放射到臀部，但通常不会放射到腿部。脊柱裂最常见于青少年时期。检查时运动员经常会因腰椎伸展而感到疼痛。它们可能会或可能不会出现腰椎压痛。直腿抬高试验阳性不太常见，同样，神经症状和体征也不常见。在脊柱的斜位 X 线片上可以看到脊椎峡部裂。它最常发生在 L$_5$，可能是单侧或双侧。如果 X 线片呈阴性但高度怀疑，则 MRI 或 SPECT 扫描通常会发现细微的峡部骨折或应力反应。随着时间的推移，双侧峡部骨折可导致脊椎滑脱或移位。这使运动员面临更高的不愈合和持续症状的风险。当注意到单侧部分或完全的峡部骨折时，大多数运动员在非手术治疗下表现良好。这包括举重或投掷的休息，经常用支具保护，但支具保护的证据很少。加强核心力量和背部肌肉组织的康复通常是有帮助的。运动员可以在无症状时恢复比赛，但恢复与体育相关的活动应该遵循循序渐进的原则。

（五）下肢

对于投掷运动员来说，下肢损伤不如上肢常见，但治疗医师仍不可忽视。最常见的下肢损伤涉及膝和踝。

膝关节损伤通常涉及不正确的力学，因此适当的指导和技术对于预防这些损伤至关重要。由于旋转力和外翻应力，当运动员以不正确的足部位置着地时，可能会发生急性 ACL、MCL 和半月板撕裂。

投掷运动员也可能发生踝受伤。在一项涉及英国铅球运动员的研究中，踝关节损伤是最常见的损伤。当运动员高速行驶时，前面的足趾板充当腿部的制动器，这会导致踝上受到的旋转应力增加。多次重复的推球动作会导致与足趾板的重复接触，从而导致踝和中足的微创伤和骨关节炎。由于这个问题的长期性，这种损伤通常采取非手术治疗，并且可能一直持续到投掷者的职业生涯结束后多年。

四、流行病学

总的来说，田径投掷运动员受伤并不常见。男子中约为 47/1000，女子约为 32/1000，并且具有 35% 的 1 年患病率，这是所有田径项目中最低的。投掷运动员受伤的概率比跑 110 米栏的短跑运动员少 5 倍，比参加障碍赛跑的运动员少 9 倍。回顾性研究得出的结论是，62% 的投掷者在过去一年中曾发生过某种形式的损伤，75% 的人在职业生涯中的某个时候曾受过伤。约 50% 的伤病导致立即停止这项运动（表 20-1）。

表 20-1　投掷运动中的伤害占所有田径伤害的百分比

项目	男性	女性
所有项目	5.9%	6.7%
铅球	2.9%	3.6%
铁饼	1.6%	1.6%
标枪	1.3%	1.5%

考虑到与投掷技术相关的全身参与的复杂机制，投掷者全身均存在受伤风险。在男子投掷运动员中，受伤部位的分布包括 20% 的上肢、20% 的躯干和 16.4% 的膝。几乎一半

（47.3%）的损伤涉及肌肉，而21.8%涉及韧带。最常见的机制是过度使用（49.1%）。大多数损伤不会导致停赛、停训（49.1%），而很小的一部分（27.3%）会导致1～4周的运动中断。在女子投掷运动员中，受伤分布最常见的是躯干（28.1%），其次是上肢（18.8%）和小腿（15.6%）。同样，肌肉最常受伤（31.3%），其次是肌腱和韧带（各18.8%）。对于女性来说，过度使用（53.1%）和外伤（40.6%）是最常见的损伤机制，超过一半（53.1%）的运动员没有经历过停赛、停训。绝大多数上肢损伤涉及肩（70%），其次是肘（15%）、腕和手（各7%）。

事实框2

● 投掷伤涉及整个身体，通常是涉及韧带或肌腱的过度使用，肩部损伤是最常见的上肢损伤。

五、预防

对投掷损伤的预防强调两个方面的平衡，一方面是对投掷技术不断提高的追求，这需要有大量的重复训练来完善投掷技术，另一方面需要限制重复次数以防止过度使用。既往的研究表明，在练习和比赛期间有一个随时可指导的教练可以防止受伤，这可能是因为其能够提供有关技术的持续反馈。但这对于可能无法获得高级技术指导的高中运动员来说可能具有挑战性。

预防损伤的另一个重要方面是适当的装备维护。确保最佳条件和装备对于尽量减少可预防的伤害至关重要。这就包括保持投掷物表面平坦和干燥，以及穿着合适的鞋子。

多样化的全身训练方案也是预防受伤的关键。尽管上半身受伤最为常见，但下半身会推动投掷者产生能量，这一点不容忽视。既往研究已经推荐了包括通过周期和结构进行适当的力量和增强式训练的计划，以实现最佳竞技水平而减少受伤。训练计划通常旨在整个赛季的特定时间实现特定目标。例如，一个赛季中的计划涉及对一般力量耐力的关注，比赛阶段则强调速度和力量，以及在最重要的比赛之前的短暂的减量。全年方案包括休赛期的休息和康复期，包括伤病筛查。除力量和耐力之外，由于投掷技术涉及不同寻常的姿势，柔韧性是投掷者训练计划的关键组成部分。柔韧性练习包括核心旋转、髋屈肌、腘绳肌和肩部内旋，以及腰部伸展和加强以减轻慢性腰痛。

结论

田径投掷运动员是一个相对较少的运动员群体，具有独特的生物力学、训练要求和受伤机制。训练像链球和标枪这种大重量的物品需要很大的强度和力量。田径投掷与传统的投手（例如棒球投手）有一些共同点，并且还会添加其他旋转的因素。这些运动员的伤病发生在全身各处，反映了所有身体区域为手臂和投掷物产生和传递能量方式的重要性。与软组织和过度使用相关的上肢损伤最为常见，适当的技术、健身训练和避免过度使用是保持这些独特运动员健康和在运动场上拼搏的关键。

（程　飚　译）

第21章

高 尔 夫 球

一、概述

高尔夫是一项可以由各年龄段的男性和女性以及不同收入层次的运动员进行的运动。它一直是全球最受欢迎的运动之一,《高尔夫文摘》在 2015 年报道,仅在美国就有高尔夫爱好者 2500 万人,而全球约有 5500 万人。已经有各种文章和书籍开始关注由高尔夫引起的一般和特定损伤。大多数高尔夫损伤都与过度使用综合征有关,但也可能是由挥杆动作不佳、核心稳定性和强度不佳、热身不充分和撞击异物所致。损伤可以是急性或慢性的。对于业余或者职业高尔夫球手,了解高尔夫挥杆动作、挥杆生物力学和损伤相当重要。

二、高尔夫挥杆

正如对任何运动损伤的治疗一样,为高尔夫球手提供治疗时,认识高尔夫挥杆动作的生物力学同样很重要。一些研究评估了前臂、肩、肩胛骨和躯干的肌肉活动。我们将挥杆分为几个阶段,包括上杆、下挥杆、击球、送杆和收杆,并对每个阶段的肌肉活动进行概述。

(一)上杆

上杆是从准备开始起杆到挥杆弧顶点。上挥杆时,随着肩部转动,胸椎对于相对稳定的腰椎和头部产生旋转运动。经典的上挥杆将身体重量转移到后足(右利手高尔夫球员的右足)。现代的上挥杆通常以人重心为中心,甚至一些球员(如堆叠倾斜式挥杆)将大部分重量保持在前足(右利手高尔夫球员的左足)。当运动员上挥杆旋转髋部和躯干时,右肘部保持屈曲,而左肘部伸展至挥杆弧的顶点。当高尔夫球员继续向顶点上挥杆达到扳机位置时,导致左腕桡偏,左拇指过度外展,右手腕处于伸展位置。熟练的高尔夫球员在上挥杆时肩部旋转动作大,同时保持下半身位置不变,产生一个卷曲效应,可以在下挥杆时产生更大的力量和增加距离(图 21-1)。损伤可以发生在上挥杆阶段,但发生率比其他挥杆阶段要低得多,报道不到 25%。

(二)下挥杆

下挥杆的动力来源于上挥杆阶段储备的动能。重心转移向目标,髋部和躯干展开,同时伴随肩部旋转,手臂降低球杆将动力朝向高尔夫球。肘部伸展,前臂旋转,使杆头击球面朝着高尔夫球。

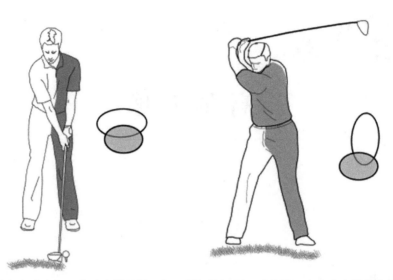

图 21-1   在现代挥杆中肩部围绕稳定轴旋转，在下挥杆期间展开时释放下半身产生的储备能量（Thomas Dolan 和 Matt Hazzard 提供）

（三）击球

接近击球时躯干肌肉活动仍然非常高。重心转移到前足，躯干继续向目标旋转，以尽可能使杆头击球面击球。左（前）膝关节轻微地内翻，支撑撞击，而右（后）膝关节明显外翻，推离后足。左（前）手腕现在处于中立位置，而右手腕几乎完全伸展，手较杆头稍微靠前，有助于击球。

（四）送杆和收杆

击球后，躯干、肩和前臂随着击球时释放的能量继续旋转。左前臂旋后，左肘部屈曲；右前臂前旋，肘部继续伸展，直到后期右肘部屈曲。髋关节旋转完成，高尔夫球员几乎将全部重心重转移到左侧。膝关节旋转时，左膝关节接近完全伸直，而右膝关节屈曲并朝向目标，力量转移到右足趾。此外，随着球杆减速，一些挥杆类型导致脊柱的"反向 C"位置，导致高尔夫挥杆背部受伤（图 21-2）。

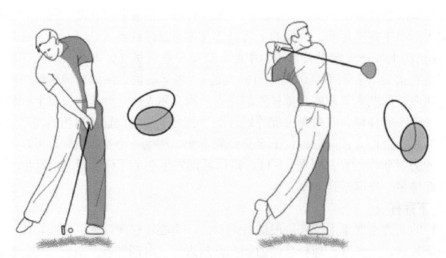

图 21-2   在送杆过程中产生的"反向 C"可能导致脊柱损伤（Thomas Dolan 和 Matt Hazzard 提供）

（五）分解参与挥杆过程的肌肉

1. **肩**　在上挥杆过程中，需要肩袖和肩胛骨周围肌肉的协调发力。研究表明，在右利手高尔夫球员上挥杆时，右冈下肌和冈上肌使肩最大旋转和外展，而左肩胛下肌使左肩内旋。此外，斜方肌的作用是帮助收缩右肩，而所有肩胛骨肌肉协调发力，帮助上肢围绕躯干旋转，以最大限度地增加挥杆弧度，增加挥杆产生的力量和距离。

2. **前臂**　Farber 等使用肌电图检查了前臂肌肉活动。左手桡侧腕短伸肌的肌肉活动在下挥杆到送杆的早期阶段达到峰值（右利手高尔夫球员左手）。业余爱好者比职业人士更早到达高峰，可能是因为业余爱好者在击球前手腕过早松开。前导臂旋前圆肌的活动相对较低，而后摆臂旋前圆肌的活动在下挥杆至送杆阶段达到峰值。与业余高尔夫爱好者相比，职业高尔夫球员的前导臂旋前圆肌活动增加，而后摆臂旋前圆肌活动减少，业余高尔夫球员的动作呈现前导臂拉伸后摆臂推进。职业高尔夫爱好者的前导臂桡侧腕屈肌在接近击球时的活动较高，而业余和职业人员后摆臂均在下挥杆早期阶段就达到高峰。双侧尺侧腕屈肌下挥杆早期阶段活动达到峰值。

3. **躯干**　在上挥杆过程中，职业高尔夫球员的躯干肌电活动相对较低。然而，在向下挥杆和加速期间，所有躯干肌肉都很活跃，帮助产生击球动力。当右下肢推动时，左臀肌表现出高活动，帮助稳定躯干和左髋部。在送杆的早期，大多数躯干肌肉活动减少，但左侧腹斜肌保持相对活跃，维持前挥杆和送杆活跃。

4. **髋关节和膝关节**　Bechler 等观察了髋关节和膝关节肌肉组织的肌电活动。骨盆旋转在下挥杆时开始，左内收肌与右髋关节伸肌和外展肌协同发力。在下挥杆早期前腿腘绳肌有助于在盆腔旋转时保持左膝的稳定。在竞技水平更高的高尔夫球员中，肌电活动峰值比躯干和肩部肌肉更早。另一项研究髋关节转速的研究表明，前腿髋关节经历了明显更高的内旋转速度，从而导致损伤。

三、损伤流行病学

目前有少量关于高尔夫损伤的流行病学文献。Zouzias 等 2018 年发表了一篇文献综述，汇总了有关高尔夫相关损伤的最新研究。由 McHardy 等进行了为期 1 年的一项前瞻性研究，对 588 名高尔夫球员进行的调查显示，总体发病率为每 100 名高尔夫球员中有 15.8 次受伤。他们的结果显示，42.6% 的受伤是在高尔夫挥杆期间造成的，而受伤最有可能发生在挥杆期间的击球时，发生率为 23.7%。先前的研究表明，最常见的损伤部位包括腰部、肘部、前臂、肩、足踝。

McCarroll 调查了职业和业余高尔夫球员，在回访者中，过度打球或练习是最常见的损伤机制。在 Batt 进行的另一项不同的调查研究中，他们发现在 193 名业余高尔夫球员中，错误挥杆方式和过度使用是两个最常见的受伤原因。Gosheger 等在一项对 703 名高尔夫球员（643 名业余选手和 60 名职业人士）进行的回顾性研究显示，82.6% 的受伤是由于过度使用，17.4% 是由单一创伤事件造成的。职业高尔夫球员整体受伤更多，业余高尔夫球员肘部受伤更多。研究还表明，自己携带高尔夫球袋的高尔夫球员发生腰部、肩或踝受伤的风险更高。热身超过 10 分钟对降低损伤率有积极的作用。他们还发现，业余和职业高尔夫球员相比，挥杆力学存在差异，这会影响受伤的相对风险。一方面，业余高尔夫球手试图使用他们的上肢产生更多的力量和速度，从而导致更大的脊柱扭矩和侧弯力。另一方面，职业高尔夫球员的挥杆允许更大的躯干旋转和挥杆速度。

四、腰部损伤

腰部是高尔夫球手最常见的受伤部位之一。这是由于在正常的高尔夫挥杆过程中，腰椎产生的高压缩、剪切、侧弯和旋转载荷造成的。研究表明，在高尔夫挥杆过程中，可以产生约相当于运动员体重8倍的压缩载荷。腰痛有时是由于创伤性事件造成，但它通常是一个缓慢的过程，是由累积负荷理论的重复过程所致。上挥杆相对于前挥杆和送杆，其躯干速度不同，腰部的应力分布是不对称的。Gluck等发现腰部疼痛在左侧更常见。腰椎由于高尔夫挥杆的压力，高尔夫球员容易出现肌肉拉伤、腰椎间盘突出、椎体和峡部应力性骨折、脊柱滑脱和关节突关节病。

当治疗高尔夫球员腰痛时，需要了解他们的挥杆风格。研究表明，现代挥杆方式增加了脊柱的旋转负荷，因为当肩剧烈旋转，限制髋部运动，保持前足位于地面，这产生了很大的髋肩分离角，增加了脊柱的负荷。相反，经典的高尔夫挥杆方式侧重于通过垫起前置足足跟来降低髋肩分离角度，以增加髋部转弯，从而减少脊柱的扭矩。这些差异导致现代挥杆高尔夫球员在送杆中经历了更多的侧向弯曲和背部过度伸展，而在经典的挥杆中，肩与地面平行，这种更直立的姿势被认为可以防止腰部疼痛（图21-3）。

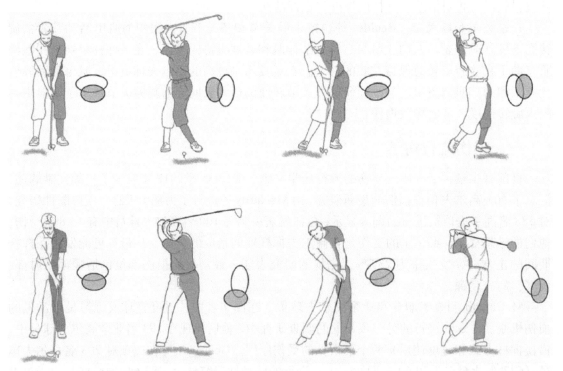

图21-3　经典高尔夫挥杆（上）和现代高尔夫挥杆比较（下）（Thomas Dolan 和 Matt Hazzard 提供）

对于高尔夫球员腰部疼痛的治疗，除休息、冰敷和非甾体抗炎药治疗外，最关键的是预防性练习。在一名高尔夫球员初次出现腰部疼痛后，开始时稳定性练习可以减少腰部疼痛的复发。这对于识别运动链中其他部位的力量和活动障碍很重要，在治疗后也可以帮助改善腰痛。职业高尔夫球员通常会在赛前进行锻炼，强调肩胛骨、躯干和髋关节肌肉组织的激活和活动。接下来是训练后练习，重点是改善腰部和髋部肌肉的柔韧性。治疗重复挥杆引起的肌肉不对称也很重要，如果不加以治疗，可能会增加受伤的风险。现代训练方案使用大量的健身球核心力量锻炼以及瑜伽和泡沫滚轴拉伸。

五、肩部损伤

肩部是高尔夫球员较常见的疼痛部位之一。大多数时候，肩关节疼痛是由于肩袖的病理改变或前方肩峰下撞击。肩部受伤的高尔夫球员经常在上挥杆顶点和送杆动作结束时由于肩的极端运动而感到疼痛。

当肩袖在大结节和肩峰之间发生撞击时，高尔夫球员就会经历肩峰下撞击导致的肩痛，最终可能导致肩袖肌腱炎和部分肩袖撕裂。最初使用非手术治疗方式，包括物理治疗、非甾体抗炎药和皮质类固醇注射。在所有的非手术治疗都失败后，再与患者讨论手术方案。

Vives 等的一项研究观察了 29 名平均年龄为 60 岁的业余高尔夫球员，他们因肩峰撞击和肩袖撕裂而接受了手术干预。在平均 3 年的随访中，只有 3 名患者没有恢复到以前的运动水平。这表明，手术修复肩袖可以帮助高尔夫球员重返高尔夫球运动而没有疼痛。内部和外部的肩关节撞击也可能发生在高尔夫挥杆期间。在上挥杆过程中，肩前方开始进行明显的内收和内旋，导致肱骨头和肩袖撞击关节盂和前盂唇。此外，在接下来的送杆收杆阶段，肩前方外展和外旋，导致肩袖撞击后盂唇和关节盂。外部和内部的撞击均可导致关节侧肩袖撕裂、盂唇撕裂和肱骨头软骨损伤。

高尔夫球员肩部疼痛的另一个常见来源是肩锁关节。Mallon 和 Colosimo 的一项研究表明，肩前方在上挥杆顶部反复内收导致肩锁关节负荷增加。在这项研究中，53 名职业高尔夫球员中，53% 患有肩锁关节疾病引起的肩部疼痛。只有一名高尔夫球员在治疗后没有重返赛场。治疗方案包括物理治疗、改良挥杆方式、类固醇注射，当所有其他非手术治疗失败时，则进行锁骨远端切除。

在高尔夫球员中，盂肱关节不稳也有报道。高尔夫球员试图最大限度地利用他们的肩旋转带动髋，以便在挥杆过程中创造更多的力量，但这也会对关节囊和盂唇组织造成微创伤。这种重复的过度使用会导致盂肱关节症状性不稳。治疗一开始通过加强肩袖和肩胛周围稳定和力量锻炼等理疗。如果患者不能通过非手术治疗得到改善，那么可以讨论手术方案。手术方案包括关节镜下关节囊紧缩、盂唇修复、肩袖清创和肩峰下减压。

上盂唇和肱二头肌长头腱病理改变也可能是高尔夫球员肩痛的来源。非手术治疗方案包括物理治疗、非甾体抗炎药和盂肱关节和（或）肱二头肌长头腱腱鞘注射类固醇。如果非手术治疗不能缓解症状，手术治疗方案包括关节镜清理、修复、肱二头肌长头腱切断或肌腱固定术。对于 SLAP 撕裂的高尔夫球员，在上挥杆结束或前挥杆开始时手臂做跨身内收，前肩发生疼痛。在单纯肱二头肌肌腱炎中，疼痛最常发生在送杆、收杆阶段，此时前肩处于最大程度的外展、外旋。

高尔夫球是一项独特的运动，因为任何年龄段都可以进行练习。考虑到许多高尔夫球员年龄较大，盂肱骨关节炎也是一个问题。这可以通过非甾体抗炎药和（或）注射类固醇进行非手术治疗，但当终末期关节炎不能进行非手术治疗时，通常需要行肩关节置换术。一项回顾性研究显示，关节置换术对终末肩骨关节炎疗效显著，24 例患者中有 23 例在全肩关节置换术后返回高尔夫球运动。

六、肘关节损伤

职业和业余高尔夫球员肘部经常受伤，最常见的是过度使用。一些高尔夫球员的共性问题是握杆太紧，这可能会增加肘部的拉伤。肘部损伤会偶尔发生于击球前杆头撞击地面，导致突然减速，并使前臂屈肌扭伤。

高尔夫球员遇到的最常见的肘部问题之一是肱骨外上髁炎，它通常会影响前导臂。除过度使用外，肱骨外上髁炎的常见原因是在击球前撞击地面或握杆太紧，导致肘部的压力增加。肱骨外侧上髁炎的症状和体征是肘部外侧桡侧腕短伸肌部位的压痛，腕关节和手指伸展时疼痛。非手术治疗包括休息和非甾体抗炎药，拉伸前臂伸肌、力量锻炼、冰敷、超声、深肌腱按摩、类固醇注射、富血小板血浆注射、针灸和电治疗。有时候因握杆太紧导致的肱骨外上髁炎是由于上肢近端无力。在这种情况下，物理治疗不仅应包括肘关节治疗，而且还应关注肩胛骨的稳定性和肩袖的加强。其他人则使用前臂和腕关节保护支具，改变他们对球杆的握持，或者将高尔夫球杆从较重的钢杆改为较轻的石墨杆。在所有非手术治疗失败后，开放和关节镜手术干预都有良好结果。手术干预包括对肱骨外上髁进行清理，切除病变组织，以及将伸肌止点重新固定到外上髁上进行止点重建。

肱骨内上髁炎或高尔夫球肘通常累及高尔夫球员的后摆臂。反复撞击地面或人造垫会导致内上髁炎。大多数出现内上髁炎的球员经常有错误的前挥杆和加速动作，通过后臂推动球杆，而力学恰当的熟练球员在挥杆阶段使用前导臂拉动球杆。此类疾病的非手术治疗通常包括休息、非甾体抗炎药、物理治疗、支具保护和药物注射。当非手术治疗失败时，建议对常见病灶来源的屈肌总腱病理组织进行开放清理，并修复内上髁的缺损。

七、腕关节损伤

当我们关注到上肢远端时，腕关节受伤在业余爱好者和职业人士中也很常见。主握手的腕关节比辅握手更容易受伤。就像肘部一样，业余选手更有可能因为球杆撞击地面而损伤腕关节，特别是那些在撞击和送杆阶段早期杆头过早释放导致主握手腕背伸；然而，职业高尔夫球员也可以以这种方式或在大幅度挥杆过程中损伤他们的腕关节。过度使用也容易损伤腕关节，经常导致手前方肌腱炎。在挥杆过程中，某些特定位置是由肌腱炎引起的疼痛。具体来说，当主握手腕关节移动到后挥杆顶点桡偏时，肌腱炎可以发生在尺侧腕伸肌和尺侧腕屈肌。此外，当主握手腕关节尺偏和旋后导致尺侧腕伸肌不稳或三角纤维软骨复合体（triangular fibrocartilage complex，TFCC）撕裂时，击球或送杆早期阶段可以立即引起疼痛。

如果击球时球杆以较大的力量撞击到地面，尺侧腕伸肌腱鞘可能会发生断裂，导致腕关节旋后尺偏和屈曲时可能会出现疼痛。尺侧腕伸肌腱鞘损伤的初始治疗包括休息和夹板背伸桡偏旋后位固定。如果非手术治疗失败，可能需要修复肌腱腱鞘。

由于在整个挥杆过程中腕关节的重复旋转，TFCC 有损伤的风险。TFCC 损伤的表现是腕关节尺侧疼痛，前臂旋转时可有弹响。TFCC 损伤的治疗方法是休息、固定、非甾体抗炎药和类固醇注射。这些损伤中大多数通过理疗和休息好转。为了重返赛场，腕关节支持性绷带和支具可以帮助职业高尔夫球员完成比赛。如果非手术治疗失败，可根据 TFCC 撕裂的大小和位置，建议进行包括清理或修复在内的手术干预。

另一个可能因球杆撞击地面造成钩骨钩部骨折。在触诊高尔夫球员钩骨掌侧时会出现疼痛。通过腕管CT扫描可以明确诊断。最初的治疗包括固定和休息。如果这不能缓解症状，那么可以讨论手术切除钩骨。

高尔夫球员可能出现的另外两个腕关节问题包括交叉综合征和DeQuervain腱鞘炎。交叉综合征是一种过度使用导致由包含拇长展肌和拇短伸肌的第1伸肌室与包含桡侧腕长伸肌肌腱和桡侧腕短伸肌肌腱的第2伸肌室的交叉点摩擦造成的伤害，表现为桡骨茎突近端疼痛，腕关节和前臂肿胀，偶尔发红。DeQuervain腱鞘炎表现为桡腕关节相同区域的疼痛，是由第1伸肌室狭窄引起的。两者的治疗都包括休息、非甾体抗炎药、夹板、理疗和类固醇注射。如果所有的非手术治疗方案都失败了，都可以通过手术干预治疗这两种病变。

八、髋关节损伤

在高尔夫挥杆的过程中，高尔夫球员的髋关节经历旋转速度，从而关节压力增加。尽管在整个挥杆过程中髋关节都有压力，但高尔夫球中髋关节损伤的发生率还不到3%。过度使用是78%高尔夫球员髋关节损伤的主要原因。2004年的一项研究发现，髋主动内旋运动范围受限与腰痛存在显著的相关性。现在，许多职业高尔夫球手每一轮赛前和赛后的常规训练中都要提高髋关节活动范围。

高尔夫球员最常见的髋关节病理变化包括髋臼股骨撞击、盂唇撕裂、软骨缺损、游离体、梨状肌综合征和关节炎。在过去，全髋关节置换术是非手术治疗失败的严重髋关节疼痛的唯一选择。然而，随着髋关节镜技术的进步，它现在已经成为更多所有年龄段的高尔夫球员的一个选择，几乎对除重度关节炎以外的所有上述病理都有积极的治疗效果。针对重度关节炎，全髋关节置换术仍然是手术的选择。

九、膝关节损伤

高尔夫球员的膝关节损伤相对少见，只占高尔夫球损伤的4%～9%。和高尔夫球员中的其他关节损伤一样，大多数膝关节损伤是由过度使用或挥杆力学不当造成的。在高尔夫挥杆的过程中，膝关节的力量产生是由胫骨相对股骨内旋和外旋导致的，这个过程受到膝关节韧带和半月板的抵抗。除病例报告显示急性半月板桶柄状撕裂外，大多数膝关节病理变化可以通过非手术治疗好转，如休息、非甾体抗炎药、物理治疗和皮质类固醇注射。如果疼痛是由早期骨关节炎导致的，那就有必要讨论加强力量和拉伸计划、关节内注射、膝关节非负重支具、膝关节护具、改良鞋和矫形器，尽管文献中缺乏证据和存在争议。对于在所有非手术治疗措施后均未能改善的半月板病变患者，膝关节镜下的半月板修复和部分半月板切除术是一种选择。对于那些有明显疼痛和非手术治疗失败的晚期骨关节炎，全膝关节置换术是一个很好的选择，大多数人能够基本恢复到原来的状态返回到高尔夫球运动。

十、足踝损伤

目前普遍缺乏描述高尔夫相关足踝损伤的文献；然而，有一项为期1年的前瞻性研究，包括588名高尔夫球员，发现足踝是第3大受伤部位。这些损伤大多是发生在高尔夫球场上的事故，包括在行走时被物体滑倒或绊倒。

踝关节的稳定性由静态和动态稳定结构提供。踝关节外侧的静态稳定结构包括距腓前后韧带和跟腓韧带，其次是踝关节内侧的三角韧带。踝关节外侧的腓骨肌腱提供了主要的动态稳定结构。没有文献报道这些损伤，但有高尔夫球员出现踝关节扭伤和肌腱病。

足底筋膜炎是一种常见的足部病理，通常表现为内侧跟骨结节和足底的疼痛和僵硬。它可能是由高尔夫球员在球场上长期过度使用引起的，通常被描述为起床后站立时或长期站立后的足底疼痛。

大多数足部和踝关节损伤的治疗可以通过非手术治疗的措施来完成，如休息、冰敷、非甾体抗炎药、本体感觉训练、拉伸、支具或矫形器。如果这些措施失败，就可以进行进一步影像学检查评估，并可以考虑手术干预。

十一、高尔夫球车事故

高尔夫球车事故是另一个主要的非挥杆相关的受伤机制，尽管并不总是在高尔夫球场上。Watson 等回顾了从 1990—2006 年在美国记录的所有与高尔夫球车相关的伤害。他们收集了当时因高尔夫球车相关受伤而在急诊科接受治疗的所有年龄段的 147 696 人受伤的数据。16 岁以下儿童占所有病例的 31.2%。软组织损伤是最常见的类型，占所有损伤的 47.7%。7.8% 的患者需要住院。在审查事故报告地点的病例时，70.3% 发生在体育场，15.2% 发生在街道或公共场所，14.5% 发生在家庭或农场附近。在这项 17 年的研究过程中，美国与高尔夫球车相关的伤害增加了 132.3%。然而，这项研究关注的是因高尔夫球车受伤的所有人员，而不是在球场上的高尔夫球员。

十二、皮肤状况

与高尔夫挥杆或力学无关的最常见的损伤之一是太阳辐射。根据 Mindy Clark 在 2016 年发表的一篇文章，估计职业高尔夫球员在一年中接受的紫外线是被晒伤所需要的紫外线的 217 倍。该研究还报告称，业余高尔夫球员在高尔夫球场或练习场上每小时接受的紫外线照射是晒伤所需的 3.5 ～ 5.4 倍。在球场上，水和沙子反射的紫外线对高尔夫球员造成二次紫外线辐射。此外，在阴天，80% 的紫外线辐射仍然通过云层到达地面。通常建议在打高尔夫球时，应该穿合适的衣服，涂上防晒霜来避免紫外线。皮肤癌可能是紫外线反复损害皮肤的结果。皮肤癌的类型包括基底细胞癌、鳞状细胞癌和黑色素瘤。同样值得注意的是癌前生长，光化性角化病可发展为鳞状细胞癌。早期识别和治疗是获得良好预后的关键，但用适当的衣服、帽子和防晒霜进行预防也很重要。

十三、热身和损伤预防

高尔夫挥杆是一种高度协调、多节段、旋转、封闭链式活动，需要力量、爆发力、柔韧性和平衡性。有大量的文献讨论了适当的特定关节和软组织的运动范围及柔韧性的重要性，以进行最佳的高尔夫挥杆。研究表明，与赛前热身时的主动、动态拉伸相比，热身期间的静态拉伸会导致状态水平下降。Tillery 和 Macfarlane 的一项研究，比较了 15 名精英高尔夫球员的 3 种不同的热身程序，每个人都在不同的时间点进行了所有 3 种热身，这 3 种程序包括主动动态拉伸、主动动态拉伸加功能阻力带和带体重主动动态拉伸。他们发现，主动动态拉伸加功能阻力带导致击球一致性、最大操纵距离和碰撞因素显著增加，但最大杆头速度和操纵精度没有显著差异。他们的结论是，采取包括激活关键的旋转和稳定肌肉群及相关动态柔韧性运动模式的热身程序是有益的，可以产生上半身、躯干和腿动力。然而，这项研究只是评估了比赛前常规和操纵距离。Doan 等的另一项研究，为一组大学校际高尔夫球员开发了一个纵向训练项目。16 名大学高尔夫球员（10 名男性和 6 名女性）参加了受监督的强度、力量和柔韧性训练 11 周，每周进行 3 次训练。这个项目分为全身的柔韧性、强度和核心力量训练。性能测试在项目前和项目后进行，显示整体强度、力量和柔韧性测试显著增加，改善了 7.3% ~ 19.9%。杆头速度显著增加了 1.6%，相当于操纵距离增加了约 4.9m。美国骨科医师学会建议在一轮高尔夫球前一直热身，包括增加所有肌肉的血液流量，提高肌肉温度，加强肩、背部和腿部伸展，然后在练习场上试打几个球。

结论

　　虽然人们通常认为高尔夫并非一项容易受伤的运动，但仍容易导致肌肉骨骼慢性损伤。大多数与高尔夫球相关的伤害是继发于一般的过度使用。最常见的损伤部位是腰部和上肢。适当的热身和健身可以帮助高尔夫球员的身体耐受在高尔夫挥杆过程中经历的重复力量。最佳的高尔夫相关训练项目应该集中在核心和腰椎、肩胛周围肌肉系统和髋部的力量及稳定性的整合协调上。人们也应该关注髋关节和胸椎的活动能力。从医学的角度来看，医师应熟悉高尔夫挥杆的阶段，并理解在整个挥杆过程中各个关节和身体部位力量的应用，以对不同级别的高尔夫球员做出正确的诊断和治疗。

（朱伟民　译）

第22章

柔道、空手道、跆拳道

一、概述

每种武术都有各自的"DNA"，反映了他们的格斗方法是如何组织的，以及如何指导身体、心理和精神平衡的规范。武术是为达到个人自卫和军事目标等特定目的而发展起来的复杂系统、格斗流派。其中大部分已在世界范围内流行，且有 3 项已成为奥林匹克运动项目。本章探讨这 3 种奥运会武术，它们格斗的动力学、对身体的要求和常见的伤害，主要介绍动力学部分：柔道中的抓握、投掷和被投掷，空手道中的拳击、踢腿和跳跃，以及跆拳道中激烈的全接触对打与其更高的比赛期间受伤的发生率。

（一）柔道

由 Jigoro Kano 创立的柔道有着"温柔之道"的理念。这种武术改编自 1882 年的柔术，是一种身体、心理和道德的教育方法。柔道是第一项成为奥运会比赛项目的武术，首次亮相于 1964 年日本东京奥运会。

柔道的技术运用了动、静力学。运动员了解到这种移动会导致不平衡，同时也允许柔道运动员在静态姿势下保持力量平衡，从而更有效地进行投掷技术。因此，柔道训练要利用不同的杠杆机制来化解对手的攻击。

柔道拥有惊人的投掷技术，使它在世界范围内广泛普及。然而，柔道也有使用特定的固技、抓持控制、手臂锁和绞索窒息等地面技术（图 22-1A、B）。此格斗的特殊动力学是抓住对手的柔道服处于有利位置以使用投掷技术和地面技术进行攻击，同时阻挡对手的进攻。由于柔道的动力学，上肢为常见的受伤部位。然而，在摔倒时头部着地、对手摔倒在攻击者膝关节上，甚至在投掷技术执行不准确的情况下，脊柱和膝也可能受伤。由于柔道格斗的特点，在训练或比赛中，不会常规使用特定护具。

（二）空手道

空手道是一种日本武术，不使用武器（"空手"）进行自卫，使用手、足、肘和膝打击对手身体的脆弱部位，以战胜或使对手致残。空手道是一种有许多不同风格的武术；最受欢迎的是松涛馆空手道，又称运动空手道，在 190 多个国家由世界空手道联合会管理。2020 年空手道列入东京奥运会项目。

空手道有两种比赛方式，即型 / "套路"（具有一系列技巧的舞台表演性质）和组手或

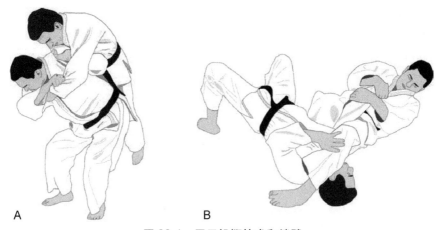

图 22-1　展示投掷技术和锁臂

A. 投掷技术；B. 锁臂（Ana Karina Piedade 提供）

对打。通常由世界空手道联合会审查并制订新规则以提高运动员的安全性，控制和避免使用双方因力量不对等，而导致取消资格甚至淘汰。

　　通常情况下，这些损伤发生在防守位置，多为拳打脚踢造成的创伤（图 22-2）。在型和对打中，最常见的受伤部位是面部、头部、颈部、手腕以及膝。

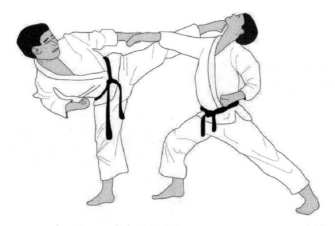

图 22-2　空手道踢腿击中对方的头（Ana Karina Piedade 提供）

（三）跆拳道

　　跆拳道是一种韩国武术，全世界有 200 多个国家参与。在 2000 年悉尼奥运会上，跆拳道开始成为奥运会项目，确立了跆拳道作为全球性运动的地位。跆拳道是基于拳手的技术来执行和协调身体动作，包括拳击、跳跃、用手和足阻挡对手的攻击。此外，跆拳道技术需要平衡速度、灵活性、敏捷性和耐力以获胜。在跆拳道格斗或训练中经常看到手、膝和头部受伤。

二、柔道、空手道和跆拳道的常见损伤

　　柔道、空手道和跆拳道是体育活动，其中发生一些特定的损伤更为普遍，这是由于此类运动特殊的动力学，如踢、拳、投技、摔倒等。本部分内容探讨柔道、空手道和跆拳道

比赛和训练中常见的面部、颈椎、肘部、手腕及膝的损伤。

(一) 面部损伤

在空手道和跆拳道中，比赛规则允许出拳、踢腿和旋转踢腿，规定击打对手的头部和面部得分更高。这种情况鼓励运动员进行更密集的训练，以提高技术，更准确更有效地打击这些解剖区域，从而更快地赢得比赛。因此，在空手道和跆拳道中，由于其动力学特点，面部受创伤是高发事件；而在柔道中，面部创伤更多的是由无意识地休克或跌倒造成的。虽然轻微的面部创伤在武术中更常见，对运动员来说重返赛场并继续战斗没有问题，但暴力所致的面部创伤也是比赛的一部分。

在武术中，暴力创伤是由运动员在击打时的位置和动作、采用的腿部、手部动作以及击打速度等因素综合作用造成的。此外，医师必须意识到面部创伤的机制也会导致颈椎和头部的损伤。

1. 面部创伤评估　一方面，对于轻微的面部创伤，评估开始时用双手进行精细的触诊，以验证骨骼稳定性、凹陷和活动度(骨擦音)。此时可以识别脆弱区域并排除骨折。另一方面，对导致运动员丧失意识或被击倒的面部创伤，此时的身体评估必须将注意力集中在运动员的气道、呼吸、功能障碍上，并需要事先将颈椎进行固定。

此外，必须说明面部创伤也可能与软组织出血有关，并且可以通过直接加压和冰敷以最大限度地减少软组织水肿和肿胀。

由于面部的复杂解剖结构，CT是首选检查，因为它允许在不重叠结构的情况下进行多平面评估（图 22-3）。

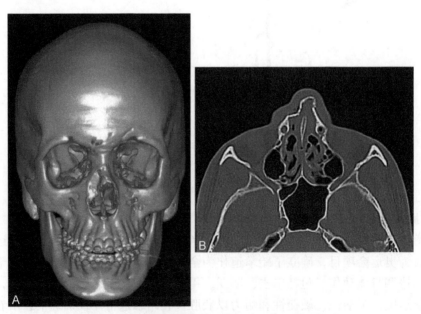

图 22-3　CT 图像显示空手道运动员的鼻部粉碎性骨折
A. 三维重建；B. 轴位图（Daniel Miranda Ferreira 提供）

2. 鼻部骨折　面部是一个血供良好的区域，因此经常会出现出血，特别是在鼻外伤或骨折的情况下。鼻部外伤的初始处理是控制出血和进行鼻中隔的血肿引流，以避免阻塞气道或剧烈疼痛。鼻部骨折可以通过闭合复位或开放手术解决（图 22-3）。

3. 眼眶骨折和眼部损伤　眶周骨折由眶周区域的直接暴力引起。眶底和眶内壁的厚度和抗压性较低，因此更容易骨折。眼眶内组织结构可因为骨折突出而导致功能缺陷，导致复视或眼周肌肉受压引起眼球运动丧失。在这种情况下，应将运动员转诊给眼科医师。

对于眼部损伤的评估，运动医学医师应使用图表或书面文字测试视力，并检查视野、瞳孔对称和反射、结膜、角膜和眼睑。如果出现流泪和眼球积液、畏光、视物模糊、复视、疼痛、恶心、暗点和闪光，应进行眼科评估。

4. 下颌骨骨折　髁突和下颌角是下颌骨骨折最常见的部位。无移位骨折可进行非手术治疗，移位骨折需闭合复位和固定。

5. 耳部损伤　耳部受伤可能导致功能性听力和平衡障碍。如果外耳受到反复创伤，软骨膜和软骨之间的连接可能会破坏，导致软骨下腔积血。如果血液没有正确排出，就会导致耳外部出现无法修复的畸形，称为"菜花耳"，常见于柔道选手。因此，最好的方法是在 1 ～ 2 天进行早期引流。

6. 脑震荡　脑震荡被定义为大脑中的短暂神经代谢危象，由头部的直接或间接创伤触发，导致颅骨内的剧烈运动。硬膜外血肿、硬膜下血肿、蛛网膜下腔血肿和脑内血肿是颅内积血的类型，通常与颅内损伤有关。

然而，脑震荡的诊断可能不清楚，因为并非所有与运动相关的脑震荡都会出现这种损伤典型的临床症状。此外，医师必须意识到意识丧失不能视为预测严重程度和预后的因素。如果出现疑似与运动相关的脑震荡，运动员应退出比赛，并仔细评估神经和精神状态及症状。

7. 牙齿损伤　牙齿损伤可能表现为牙槽骨、牙齿断裂、牙齿移位，甚至牙齿撕脱和牙槽突骨折。牙齿撕脱伤是一种严重的牙齿损伤，其预后与适当的急救密切相关。在这些情况下，医师应该遵循以下规则：避免接触牙根，用水清洁牙齿，在牙槽突中重新定位牙齿，如果做不到，将其存放在装有牛奶或患者唾液的容器中。

8. 预防措施　在空手道和跆拳道比赛和训练中使用护齿器、头盔和帽子等保护装备，而柔道则没有额外的装备。此外，裁判员和运动员的培训以及武术规则的不断发展和完善也起到了至关重要的预防作用。

（二）颈椎损伤

虽然颈椎损伤在武术中并不常见，但它们的一些机制和严重程度与头部着地摔倒有关，并且与特殊的攻击动作有关。因此，颈椎骨折和脱位必须由从事对抗性运动的专业医师处理。

1. 颈椎应用解剖学和生物力学　颈椎分为两段：上颈椎，包括颅颈交界处的枕骨突关节和 $C_1 \sim C_2$ 关节；下颈椎，包括 $C_3 \sim C_7$。颈椎的稳定性取决于骨骼、椎间盘、关节和韧带。

损伤可能发生在屈伸、旋转、压迫或联合机制。由于韧带松弛，上颈椎半脱位和无放射异常的脊髓损伤在儿科人群中更常见，而在老年人中因为骨质量和韧带僵硬，齿状突骨折和压缩性骨折更常见。

2. 颈椎损伤的流行病学　在空手道中，大多数严重的颈部损伤都与血管或气道损伤有关。在柔道中，比赛时两个对手都可能头部着地摔倒，特别是在试图避免向后摔倒或在使用头部作为支撑来防御对手的击打动作时，尤其是在被称为"内股"的投掷技术中（图 22-4）。

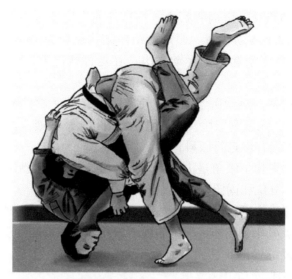

图 22-4   内股技术中运动员头顶坠落（Alexandre Fogaça Cristante 提供）

此外，在日本，一项研究表明，柔道中的脊髓损伤和颈椎损伤占全国所有脊髓损伤的6.8%。跆拳道的大部分受伤发生在头部下段和面部；而其脑震荡的发生率是美式橄榄球的4倍，并且整体受伤率高于摔跤和美式橄榄球等任何其他碰撞运动。在跆拳道比赛中，虽然伴随脊髓损伤的颈椎损伤很少见，但它们是第三常见的损伤，每1000次运动员暴露就会发生13.8次此类损伤。对跆拳道踢腿效果的生物力学研究显示出跆拳道的踢腿运动具有惊人的伤害潜力，其线性加速度超过了拳击中的勾拳。此外，旋转踢腿是造成脑震荡、颈椎外伤甚至死亡等最严重损伤的原因（图22-5）。

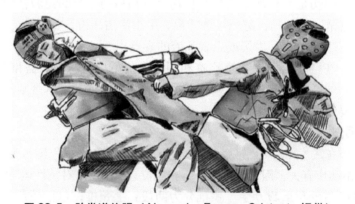

图 22-5   跆拳道旋踢（Alexandre Fogaça Cristante 提供）

（三）肘关节脱位

单纯肘关节脱位是成人中第二常见的脱位，在10～30岁发生率达到高峰。它在格斗运动中很普遍，是柔道运动员中第二常见的脱位，仅次于肩部脱位。

在临床实践中，最常见的类型是肘关节后脱位。肘部略微过伸或完全伸直时运动员摔倒手或腕着地，使肘部更容易受到这种伤害。

这种机制通过多种力的组合导致一系列软组织破裂，从外侧副韧带区域开始，进展到前后囊，最后到内侧副韧带。肘关节脱位可分为单纯脱位（不伴有骨折）和复杂脱位（伴有骨折）。

　　在肘关节脱位的情况下，通常很容易观察到畸形。在复位前后必须仔细评估神经血管状态。虽然尺神经被视为最常受伤的神经，但正中神经和桡神经也可能受损，必须进行评估。动脉损伤并不常见，在闭合性肘关节脱位中发生率为 0.3% ～ 6%。

　　在闭合复位前后必须进行肘关节正侧位及斜侧位 X 线检查，以排除任何相关的骨折并评估关节功能。肘关节斜位片（Greenspan）可以更好地观察桡骨头、冠状突或肱骨小头的微小移位骨折情况。在侧位 X 线片上，尺骨 - 肱骨距离 ≥ 4mm 称为 "坠落征" 阳性，表明肘关节不稳定，可能需要手术恢复稳定。

　　在紧急情况下，MRI 可以提供有关韧带损伤和撕脱性骨折或骨折严重程度的额外信息（图 22-6A）。关于血管状态，如果肢体血管受损，应进行额外检查。此外为了评估是否存在关节骨碎片和韧带的完整性，可以在复位期间或之后使用透视检查通过其运动范围评估肘部稳定性，以及内翻和外翻应力试验。

　　肘关节脱位复位术必须在局部关节麻醉或镇静的情况下尽快进行，以免发生水肿及随之而来的软组织损伤。复位通常从矫正内侧或外侧脱位开始，然后是纵向牵引和肘关节屈曲。复位后，如果肘部在整个关节活动范围内稳定，则用简单的吊带固定以增加舒适度，然后开始肘部的活动。

　　如果肘部在伸直时半脱位或脱位，应评估前臂旋前的稳定性；如果此时能保证稳定，可以使用关节矫形器阻止伸肘，使前臂完全旋前。在肘关节旋后更稳定的情况下，损伤可能发生在内侧韧带复合体。手术治疗的主要指征是肘部限制在 30° ～ 45°（可维持复位）和出现 "坠落征阳性"。在这两种情况下，都应考虑对侧副韧带进行手术修复，以保证稳定性和早期活动。另一个指征是关节骨碎片的存在，需要手术干预以去除碎片。在不需要手术治疗的情况下，肘关节脱位后平均制动 2 ～ 4 周。

　　对于急性病例的手术治疗，外侧副韧带可通过锚钉或在外侧上髁使用肌腱移植物增强修复，使用 Kocher 入路，肘关节旋前（图 22-6B 和 C）。在内侧副韧带断裂的情况下，外科医师使用锚钉或肌腱移植物进行内侧入路修复损伤，此时肘部处于仰卧位。使用这些手术入路也可以解决和修复相关的骨折。然而，肘部仍然不稳定时，可以使用铰接式外固定支具。此外，外科医师必须记住冠状突对于肘关节前部稳定的重要性。

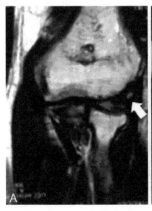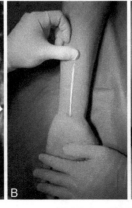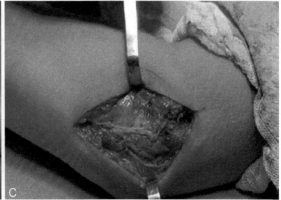

图 22-6　肘部损伤及手术治疗

A. 左肘关节术前 MRI 显示肱骨外上髁撕脱性骨折（白箭头）；B 和 C. 在柔道选手中使用掌长肌移植物重建左肘外侧副韧带（Roberto Yukio Ikemoto 提供）

（四）手和腕损伤

1.指骨骨折　关节骨折是影响手指的最严重的骨折。关于指骨掌侧基底部骨折的治疗取决于近端指间关节是否复位。关节受累少于 15% ～ 20% 的骨折认为是稳定的，可以通过固定于屈曲位关节来治疗。当骨折涉及 30% ～ 50% 的关节面时，认为存在潜在的不稳定。超过 50% 的关节骨折是普遍不稳定的，需要手术治疗（图 22-7A、B）。

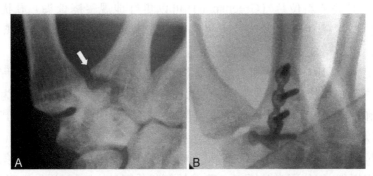

图 22-7　第 2 掌骨基底部骨折及其内固定术后 X 线片

A. 第 2 掌骨基底部骨折的正位片；B. 术后 X 线片显示内固定（Carlos Henrique Fernandes 提供）

2.掌骨骨折　一般来说，由于掌骨间韧带的存在，这些骨折是稳定的。"可接受的角度"取决于受累的掌骨，示指不超过 10°，小指可达 30°。短缩超过 2mm 通常不能接受。当患者握拳时，掌骨的轻微旋转会导致明显的手指重叠。用可接受的对齐方式固定单独的骨折通常是最好的治疗方法。对于不稳定或旋转的骨折，主要使用克氏针固定。它们是廉价的多用途植入物，应用相对容易，对周围软组织的损伤最小。这种固定方式的一个主要缺点是缺乏稳定性，这可能需要一段时间的术后固定。为了增加稳定性，可以采用多个棒、直径更粗的针和多种几何构型的内植物。经皮固定治疗掌骨骨折后更常见的并发症是僵硬和针口感染。用钢板和螺钉固定骨折可提供即时稳定性，同时实现解剖复位。钢板定位必须小心，以避免潜在的并发症，如腱鞘炎、瘢痕形成、肌腱粘连和肌腱断裂。

3.手指扭伤或脱位

（1）手指扭伤：手指扭伤是指关节囊和韧带层的不完全损伤，但不会丧失关节匹配的一致性，这是由于搏斗过程中的直接轴向撞击或接触造成的。根据力的方向和消耗的能量，近端指间关节的一个或多个结构、副韧带和伸肌结构的中央移位可能会受到不同程度的损伤。扭伤会导致与局部肿胀相关的持续疼痛，如果副韧带完全断裂，可能会出现侧向松弛。由于关节囊韧带瘢痕形成可能会持续数月并伴有关节僵硬，部分断裂可导致关节体积变大。

（2）手指脱位：手指脱位是关节结构的完全破坏。手指脱位会导致 90% 的患者功能障碍和背侧畸形。在临床实践中，手指脱位可在受伤后及时复位。手指的普通正侧 X 线片通常足够诊断。超声可以检测桡侧副韧带和掌侧板的损伤。此时几乎总是采取非手术治疗，治疗目的是尽快恢复活动度。为避免掌侧板回缩和僵硬，近端指间关节伸直位固定最多 7 ～ 10 天，在夜间可持续 3 周。用厚贴扎与相邻手指固定并允许早期活动。手术指征为复杂或开放性损伤（图 22-8）。

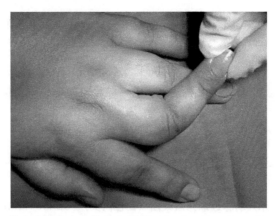

图 22-8　副韧带完全损伤患者的应力测试（Carlos Henrique Fernandes 提供）

4. 手指骨关节炎　由于手关节长时间承受持续的压力和损伤，柔道选手似乎有患手指骨关节炎的风险。临床观察到柔道运动员的手指上包括 Heberden 结节在内的软组织变化。病变是对称的，不限于肌腱断裂或骨折的关节。主观上，症状通常是轻微的。远端指间骨关节炎的程度可以通过手指正侧位 X 线片进行评估。

5. 拇指尺侧副韧带损伤　拇指的强迫外展和桡侧偏移会导致尺侧副韧带受伤。尺侧副韧带病变可能与关节囊的尺侧半、掌板和内收肌腱膜的损伤有关。运动员主诉拇指掌指关节疼痛肿胀。通过仔细的外翻应力测试鉴别完全韧带损伤与轻度扭伤不同。如果弯曲的掌指关节在外翻应力上观察到 35° 的关节角度，或如果受伤拇指的不稳定性超过未受伤拇指 > 15°，应该怀疑尺侧副韧带完全损伤。X 线片可显示非移位撕脱性骨折。非移位撕脱性骨折和尺侧副韧带部分撕裂的治疗需要用拇指人字形石膏或夹板固定 4 周。然而不稳定的损伤需要手术修复或重建尺侧副韧带。当内收肌筋膜位于韧带及其近节指骨上的止点之间时，就会发生 "Stener 病变"。因此，当韧带和止点有组织存在时可考虑手术治疗。MRI可以提供 Stener 病变的诊断。手术入路是通过掌指关节背侧 / 尺侧的 S 切口，取下内收肌腱膜以观察尺侧副韧带，尺侧副韧带中间撕裂可以主要用 3-0 不可吸收缝合线修复，掌骨底部的远端撕脱可以使用缝合锚修复固定。手术后，参与接触性运动的运动员应进行 4 周石膏固定，并额外进行 2 周夹板固定（图 22-9）。

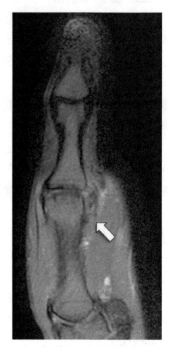

图 22-9　拇外展肌（腱膜）位于拇指尺侧副韧带（白色箭头）之间（"Stener病变"）（Daniel Miranda Ferreira 提供）

6. 尺动脉血栓形成（小鱼际锤子综合征）　对小鱼际区域的重复钝伤或单一严重创伤可能导致尺动脉远端的创伤性血栓形成。如果手部不存在缺血症状，则症状的发作可能会延长并具有误导性。血管造影有助于揭示远端尺动脉的充盈缺损。通过仅切除血栓节段或切除并用自体静脉移植替代治疗可使症状完全缓解（图 22-10）。

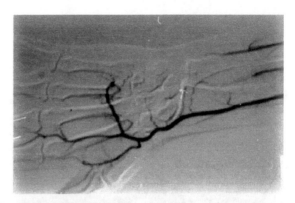

图 22-10　血管造影显示尺动脉远端充盈缺损（白色箭头）（Carlos Henrique Fernandes 提供）

7. "空手道小子"手指　小指尺侧背侧神经在近端指间关节水平位于中节指骨尺骨半髁的突出处，当用手进行空手道劈砍时，容易受到挫伤，可能会发生局部神经周围和束间纤维化。非手术治疗可避免创伤或进行使用保护。如果症状持续存在，则需要进行神经松解。

（五）膝关节损伤

膝关节稳定性是通过静态限制结构（韧带）和动态限制结构（肌肉）实现的。在站立姿势中，膝关节帮助控制运动以改变力量方向，支持运动员和对手的体重，并执行腿和投掷运动，如柔道技术中的 O Soto Gari、Uchi Mata 和 Seoi Nage 技术。

然而在所有这些情况下，膝关节都会承受很大的负荷，并且可能变得更容易受伤。通常损伤的机制是膝关节的外翻应力，这可能是由对外侧膝关节的直接创伤或在拳击手跳跃着地过程中造成的。

根据创伤的能量，韧带损伤从扭伤（不同等级）到完全韧带断裂不等。内侧副韧带（medial collateral ligament，MCL）和前交叉韧带（anterior cruciate ligament，ACL）是外翻应力机制中较常见损伤韧带。

受伤时身体评估更准确，因为没有肿胀或肌肉疼痛收缩影响临床检查。ACL 损伤可通过 Lachman 试验阳性或轴移试验阳性来确认，而外翻应力试验阳性和膝关节内侧压痛可确认 MCL 损伤。肿胀和疼痛在受伤后 6 小时内增加，由于疼痛肌肉保护而干扰体格检查。通过膝关节的 X 线和 MRI（图 22-11A ～ C）进行的放射学评估有助于确认诊断和相关损伤。

对于 MCL 损伤，单纯的 I 级和 II 级损伤进行非手术治疗可提供令人满意的结果并恢复体育锻炼。然而在某些与 ACL 断裂相关的 II 级 MCL 损伤的情况下，可以考虑进行手术（图 22-11D）。

在 ACL 损伤的情况下，文献中一致认为可影响运动员比赛表现。因此韧带重建通常是首选的治疗方法。不同的肌腱自体移植物可用于 ACL 重建，结果相似。然而，移植物的选择可能会根据外科医师的选择偏好或之前的膝关节手术而有所不同（图 22-11D）。

三、预防措施

预防措施的重点是不断审查和更新规则，以保持运动员的安全性。此外，增强对裁判的培训，惩罚使用过度接触和非对等力量的运动员，以及进行头部投掷或使用头部避免摔

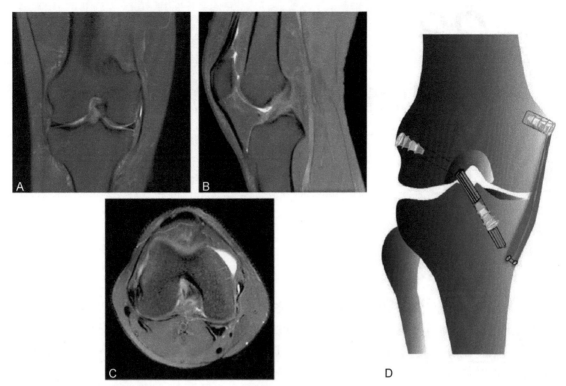

图 22-11 MRI 冠状位显示 MCL 损伤（A），矢状位显示 ACL 损伤（B）和轴位（C）及使用肌腱移植物重建 MCL 和 ACL 的手术重建（D）（Sergio Rocha Piedade 提供）

倒的运动员。

提醒裁判员在对战中某些受伤的风险及其可能的机制。

在训练或比赛中经常使用保护装置（头盔、护齿器、护胸器、护手器、护胫、护足器等），尤其是空手道和跆拳道中。开发新装备和材料，为运动员提供额外的安全保障。明确定义比赛规则有助于降低受伤风险。视频分析也有助于对战判断和规则的改进。

要点

- 柔道、空手道和跆拳道是格斗性运动，因为它们的动力学特点，如踢、打、投掷、摔倒等导致一些特定的伤害出现更为普遍。
- 对柔道、空手道和跆拳道战斗动力学的了解使医师能够确定更严重损伤的可能机制，并提前采取行动以保证运动员的身体安全。
- 在柔道中，上肢是最容易受伤的部位，此外是脊椎和膝，特别是在通过头部摔以及对手摔倒在运动员膝关节的情况下，甚至是由于使用不规范的投掷技术。
- 在空手道中，受伤发生在拳打和脚踢等进攻性攻击的防守位置。
- 在跆拳道中，旋转踢是导致严重损伤（如脑震荡、颈部创伤甚至死亡）的原因。

（姚 军 译）

第 *23* 章

无舵雪橇、有舵雪橇、俯式冰橇

一、概述

无舵雪橇、有舵雪橇和俯式冰橇统称为冬季雪橇运动。这 3 项运动皆在结冰的"U"形冰道上进行，且冰道陡峭，常沿山丘或山腰蜿蜒曲折。目前，包括 2022 年北京冬奥会的"雪游龙"赛道，全球已有 17 条赛道投入运营。这 3 项运动都需要运动员在赛道上的骑乘雪橇进行，用时最短的个人或团队即获得胜利。

（一）无舵雪橇

无舵雪橇比赛包括单人和双人形式，参赛者仰卧，以足前头后的姿势沿赛道行驶。无舵雪橇是这三项运动中唯一一项运动员在雪橇上启程出发的项目。比赛开始时，运动员使用带钉的特殊手套在冰面上推动雪橇前进，当雪橇开始移动，运动员即回靠在雪橇上。比赛时，参赛者通过结合应用手柄、转移体重和改变两腿在雪橇滑板的压力差实现控制雪橇的转向。雪橇滑板部是雪橇前部的弯曲玻璃纤维片，构成了雪橇主要的转向结构。无舵雪橇通常没有制动系统，运动员必须利用自己的身体姿势和腿部动作以增加风阻和摩擦力达到减速目的。与男子项目相比，女子赛程的起点较低。

（二）有舵雪橇

有舵雪橇，也称为长雪橇。运动员在雪橇内以坐姿在赛道上比赛。传统赛事包括男子四人座、男子两人座或者女子两人座，而单人有舵雪橇则开展于青少年以及残疾人比赛中。运动员自雪橇外启程，并跑步推动它通过 50m 的起步，以在进入雪橇之前获得初速度。舵手使用滑轮系统在赛道上进行转向，一旦雪橇通过终点线，制动员使用制动系统停止雪橇运行。比赛时雪橇的最高时速可达 150km/h。

（三）俯式冰橇

俯式冰橇是一项单人雪橇滑行运动，也是唯一一项运动员以俯卧、头朝前的姿势进行比赛的运动。与有舵雪橇一样，运动员在比赛起始时，向前跑动带动雪橇，并以头部、肩膀和体重使其转向。因为雪橇上没有真正的制动系统，俯式冰橇采用足趾牵引作为另一套常用的选择性转向和制动的机制。

事实框 1

各雪橇运动的特点比较（改编自 McCradden 等）

	无舵雪橇	有舵雪橇	俯式冰橇
选手姿势	仰卧位，脚前头后	坐位	俯卧位，头前脚后
项目设置	单人，双人	单人，双人，四人	单人
启程方式	穿戴有钉手套滑动	50m 助跑起跑	50m 助跑起跑
转向机制	滑行者、手柄、体重	滑轮系统	头与肩控制、体重、钢刃
制动	无制动装置	有制动装置	无制动装置
速度	超过 100km/h	超过 150km/h	超过 100km/h

冬季雪橇运动对运动医学医师必须熟知的医疗保健提出了独特的挑战。这 3 项运动都涉及极高的速度，而这可能导致急性高能量的伤害，并且可能涉及多个肢体或器官。此外，这 3 项运动的户外属性也意味着不可预测且变化迅速的环境问题。天气状况可能会影响赛道的质量和运动员受伤的性质，并可能在极端情况下导致施救困难。此外，结冰赛道较长，步行困难，这给医疗团队及时赶到运动员身边带来了进一步的挑战。

奥运会和国际滑雪联合会在冬季体育赛事中设置了全面的损伤监测系统，这增加了我们对运动员受伤类型、发生率和风险因素的了解。记录运动员受伤情况的首要目标，是应用这些信息以期降低参赛者未来受伤的风险，改善他们的健康状况并保障运动安全。以上目标的实现依赖于不断发展的受伤预防措施，以及通过持续的伤害监测进行再评估。

本章概述了与雪橇运动（无舵雪橇、有舵雪橇和俯式冰橇）相关的常见以及灾难性受伤的流行病学、病因和治疗方式。这些领域的知识将有助于团队或赛事医师更好地了解和处理冬季运动的运动员损伤，并为运动员提供医疗保障。

二、损伤机制

碰撞是雪橇运动中最常见的受伤原因，在训练或比赛中都有可能发生。碰撞受伤程度可以从轻微到严重。与轨道边缘的轻微接触可能导致轻度碰撞，而更严重的碰撞可能会将运动员从雪橇上推下，并导致他们从轨道上弹出。由此产生的伤害通常会损伤运动员在雪橇滑行期间位于雪橇范围之外的身体部位。由于这种机制，四肢和头部 / 颈部区域最有可能受伤；然而，如果运动员从雪橇和（或）轨道上弹出，他们整个身体都处于危险之中。

目前，雪橇运动员的受伤风险是否存在性别差异还尚不明确。一项研究显示，虽然 2018 年平昌冬季奥运会的总体伤害发生率在女性和男性运动员之间没有显著差异，但与男性运动员相比，无舵雪橇女运动员的受伤风险更高（RR：5.33，95% CI：1.61 ~ 17.71）。另一项研究亦表明，2010 年温哥华冬季奥运会女性受伤发生率更高，为 131.1/1000，而男性运动员为 111.8/1000（RR：1.4，95% CI：1.1 ~ 1.8）。虽然这两项研究具有应用流行病学队列研究进行分析的优势，但它们的结果并非专门针对雪橇运动员。此外，这两项研究并未深入研究观察到的差异可能机制，但已有其他研究提出多种可能的解释，包括男女运动员解剖结构、神经 - 肌肉和激素的差异。相反，还有一些研究报道了与前文相矛盾的男性和女性受伤率差异。一些报道称，排除轻伤的情况下，男性受重伤率可能更高。一项较早的研究发现，在评估运动员特定的严重受伤时，男性受伤的可能性是女性的 4 倍。作者认为较高的动能可能是造成这种差异的原因之一，因为男子无舵雪橇以较女子组高 50% 的初速度开始比赛，并可能在比赛中达到更高的速度。此外，男性通常体重更大，因此有更高的动能，并承受更大的向心力，这可能导致他们身体受到的冲击负荷更高。

这 3 种滑行运动都可能导致颈部和脊柱受伤。Cummings 等研究了雪橇运动员受到的伤害，发现与碰撞无关的伤害最常涉及颈部，并且是由"运动员在通过弯道时颈部过伸"所导致的。在有舵雪橇运动中，颈部和背部可能会因极大的向心力而受伤。具体而言，力等于质量与加速度的乘积，通过计算，一个 70kg 的男性在受力最大时需要承受 4.67 倍重力，即约 3200N 的力，对于更重或者速度更高的运动员来说就需要承受更大的力。另外，向心力不是单向的，常合并对脊柱轴向压缩、弯曲和扭转方向的压迫。在训练和比赛期间，运动员都会承受向心力，因此，即使使用头盔和其他防护设备，相对于其他身体部位，头部和颈部受伤比例可能仍然相对较高。

头部受伤（包括脑震荡）在雪橇运动员中的发生率日益增高。根据一项研究，虽然头部受伤率总体较低（占所有受伤类型的 5.2%），但与其他身体部位相比，头部受伤严重程度为中度或重度的比例更高（20%），例如髋部为 2.2%、膝为 8.8%。在 2010 年温哥华冬季奥运会所有运动项目中，脑震荡发病率很低，每 100 名运动员中有 0.8 次受伤，占所报道受伤总数的 7%。相比之下，雪橇项目中每 100 名运动员的脑震荡率为 1.6 次，占 2010 年温哥华冬季奥运会雪橇项目运动员受伤总数的 14%。此外，McCradden 等提出：亚临床脑震荡，也被称为"雪橇头"，可能由于其相对良性的表现而未被充分诊断。诊断为"雪橇头"的运动员通常主诉头痛，自雪橇运动比赛开始可能持续数分钟到数天。现已提出的数种机制仍然存在争议：一些学者将碰撞视作主要原因，而其他学者则提出较高加速（减速度）时承受的力可能对中枢神经系统造成累积性损伤。

三、受伤率

（一）无舵雪橇

大多数以英文报道的受伤数据来自对冬季奥运会的监测研究。参加了 2010 年温哥华冬季奥运会的无舵雪橇运动员，受伤率为 2%。其中一种受伤是在训练过程中遭遇了致命的轨道弹射。在 2016 年利勒哈默尔冬季青少年奥运会上，有 2.9% 的无舵雪橇运动员受伤。2018 年平昌冬季奥运会期间，约 11% 的无舵雪橇运动员受伤，其中 2% 的运动员在训练或比赛后缺勤 7 天以上。

在非奥运会项目中的无舵雪橇运动员也被观察到相似的受伤率。1997 年的一项研究中，在 7 年内对 1000 余名无舵雪橇运动员进行了检查，记录了 57 000 次无舵雪橇行驶中的 407 次受伤，其比例相当于每人每年 0.39 次受伤。同样，Stuart 等也评估了 2007—2011 年惠斯勒滑行中心的受伤情况，双人无舵雪橇的受伤风险较低（4.1%），而单人无舵雪橇的受伤风险显著增加，可达 48.6%。

（二）有舵雪橇

2010 年温哥华冬季奥运会期间，20% 的有舵雪橇运动员受伤，女性运动员的受伤率（24%）略高于男性（17%）。另一项研究报告，2014 年索契冬季奥运会期间追踪了英国奥林匹克队，有舵雪橇运动员的受伤率为 40%（10 名运动员中 4 名受伤）。这一比率高于

2014 年索契冬季奥运会所有有舵雪橇运动员的报告比率（18.1%），以及 2016 年青少年冬季奥运会有舵雪橇运动员的报告比率（14%）。在 2018 年平昌冬季奥运会期间，14% 的有舵雪橇运动员受伤，其中约 4% 的运动员因受伤缺席超过 1 天。2007—2011 年惠斯勒滑行中心四人座、两人座有舵雪橇受伤率分别为 13.5%、27%。

（三）俯式冰橇

报道俯式冰橇运动员受伤发生率的研究较少，在 2018 年平昌冬季奥运会期间对这些运动员进行的研究是目前规模最大时间最近的相关研究。其结果表明：俯式冰橇运动员的受伤率为每 100 名运动员 8 名，其中约 1/4 的运动员因受伤缺席超过 1 天。2014 年索契冬季奥运会，英国的俯式冰橇奥运队报告的受伤率为 75%（4 名运动员中的 3 名）；相比之下，参加 2016 年冬季青少年奥运会的俯式冰橇运动员的受伤率为 17.5%。作者指出，大多数俯式冰橇运动员受伤发生在训练期间（11 次受伤），而非比赛期间仅有 2 次受伤。这与冰球等运动中观察的现象相反—冰球等其他运动中，比赛受伤率较训练中的受伤率成比例地升高。在惠斯勒滑行中心进行的一项长达 4 年的纵向研究报告称俯式冰橇运动员的受伤率约为 6.8%。

四、常见损伤

（一）无舵雪橇损伤

Cummings 等研究报告称，美国无舵雪橇运动员最常受伤的身体部位是颈部（13%）、手部（11%）、背部（9%）、肩部（7.6%）和膝（7.6%）；最不常见的受伤部位包括手腕（3%）、大腿（2.2%）和面部（1.7%）。挫伤（51.1%）和拉伤 / 扭伤（32%）是最常见的损伤，但运动员也可能承受更严重的伤害，包括撕裂伤（3.9%）、骨折（3.4%）和脑震荡（2.5%）。大多数（89%）受伤程度被定为"轻微"，并不会导致伤者退出运动。在所有受伤案例中，虽然只 64% 与碰撞有关，但高达 91% 的"中度""重度"受伤与碰撞有关。在惠斯勒滑行中心经过 4 年研究发现：无舵雪橇运动员脑震荡 / 头部损伤以及擦伤 / 挫伤是所有受伤类型中最为常见的，而骨折较少见。单人无舵雪橇的头部损伤和（或）脑震荡发生率为 12%，双人为 1.4%。同样，单人无舵雪橇的挫伤和（或）擦伤发生率为 18.9%，双人为 2.7%。单人无舵雪橇运动员的骨折率也较高（8.1%），双人无舵雪橇运动员未发生骨折。

（二）有舵雪橇损伤

与其他滑行运动类似，有舵雪橇运动员的四肢和头部 / 颈部易于受伤。根据 Engebretsen 等的研究，滑行运动中最常受伤的身体部位是头部、颈部和小腿，虽此研究并未具体描述有舵雪橇运动员的详细受伤情况。但报道了拉伤和挫伤约占总受伤类型的 55%，而在研究期间未观察到骨折。另一项研究报告称，两人座和四人座有舵雪橇运动员擦伤和挫伤发生率分别为 10.8% 和 2.7%；而脑震荡（2.7%）和骨折（2 人组 5.4%，4 人组 0%）的发生率低于拉伤 / 扭伤（15.7%）和擦伤 / 挫伤 / 撕裂伤（52%）。

（三）俯式冰橇损伤

有关俯式冰橇运动员按身体部位或损伤类型划分伤害具体分类的公开信息很少。大多数据表明，参加俯式冰橇比赛的运动员与无舵雪橇和有舵雪橇运动员的受伤情况相似。尤其是挫伤、扭伤、骨折和包括脑震荡在内的头 / 颈部损伤最常发生。只有一项研究报道了针对特异俯式冰橇运动员的受伤率，发现擦伤 / 挫伤发生率为 4.1%，脑震荡 / 头部损伤发生率为 1.4%，并且没有发生骨折。

五、灾难性损伤

灾难性损伤是对脊柱骨性结构、脊髓或大脑的严重损伤。美国国家严重运动损伤研究中心根据死亡人数、永久性严重功能残疾以及未造成永久性残疾的严重头 / 颈部创伤，对灾难性伤害进行分类。一项针对加拿大安大略省人口的流行病学研究报告称，最严重的灾难性伤害发生于雪上汽车、自行车、冰球和滑雪中，其中大多数发生在男性身上，且其中79.2% 可以预防。为快速有效地处理这些伤害，做好相关准备至关重要，因为这些伤害可能导致死亡，且其中大多数至少都会导致某种形式的身体或心理功能方面永久性的缺陷。

参与冬季运动带来的刺激常伴随着灾难性伤害的风险，亦可能导致死亡。在一项对2200 多名遭受冬季运动创伤的患者进行评估的研究中，16.7% 的患者有头部损伤，5.5% 有胸椎骨折，5.1% 有腰椎骨折，1.2% 有血管损伤。其中 1 名患者（0.04%）接受了截肢，15名患者（0.7%）因受伤而死亡。与没有血管损伤的患者相比，血管损伤患者的死亡率显著升高（7.1% vs. 0.6%，P=0.01）。关于滑行运动，Weber 等分析了一个国际创伤数据库并报道：与插管和上肢创伤率最高的单板滑雪运动员相比，雪橇运动面部和下肢创伤的比例更高。

滑行运动员面临头部、颈部和脊柱受伤的风险，这些伤害可能导致极严重的后果。Severson 等发现：滑行运动员在转弯时会承受相当于 4 ~ 5 倍重力、可能大于 3000N 的力，与胸椎或腰椎骨折有关。另有一些涉及面部、头部或颈部的损伤亦很常见。与其他损伤部位相比，上述损伤更常被归类为严重损伤。在一项评估青少年奥运会运动员受伤情况的研究中，虽然在已报道的 13 例损伤中有 2 例（15%）发生在颈部 / 颈椎，有 3 例（23%）在腰椎 / 腰部，但这些伤害的总体发生率较低，即 139 名运动员中仅 5 人受伤（3.6%）。

滑行运动医师必须为快速有效地评估受伤运动员做好准备。首要处理方案应遵循高级创伤生命支持（advanced trauma life support，ATLS）和高级心脏生命支持（advanced cardiac life support，ACLS）处理原则。在排除危及生命的损伤后，医师应根据损伤的机制、症状和体格检查，以安全有效的方式指导适当的治疗方案。

六、防治原则

保护运动员的健康和安全，是运动医学医师的首要目标，需要通过受伤预防策略以及医师对疾病和伤情的熟练识别及治疗来实现，这对于遭受突发高能伤害风险极高的雪橇运动员尤其重要。虽然大多数雪橇运动损伤都局限在四肢并且程度轻微，但同时也存在发生更严重的头部（包括脑震荡）、颈部和脊柱损伤的风险。在极少数情况下，这些伤害可能是致命的。

对运动员的保护，始于采取预防受伤的措施。受伤的预防通常通过以下四步进行：伤害发生率的确定，代表伤害预防研究和干预措施的第一步；在确定损伤的程度（包括发生率和严重程度）后，下一步是确定常见病因和损伤机制；第三步，引入伤害预防措施，重点是减少常见的和严重的伤害；最后一步，是通过重新评估伤害发生率来评估该计划的有效性。

伤害预防措施可能侧重于对装备、培训或环境及场地因素的优化。一项研究报告显示，挫伤是雪橇运动中最常见的损伤，通常发生在暴露于雪橇之外的身体部位。同一项研究表明，除应用能够覆盖更多身体部位的更宽的雪橇外，穿戴更多的防护服（手套、衬垫套装）可以大大降低挫伤的发生率。但由于这可能影响运动员表现，防护服的应用还仅限于滑行运动员。由于头部和躯体受到与接触相关伤害的可能性较大，运动员可能会受益于穿戴更多的头部、躯体软垫防护装备。运动员的经验水平已确定为受伤的危险因素—经验不足的运动员更易于受伤，并且这些伤害程度为"严重"的比例更高。对于经验不足的运动员，逐渐增加运动的危险性，例如赛程降低起点，并随着经验增加逐渐向上移动，可能对降低伤害大有裨益。教练及医务人员的培训也是伤害预防的重要组成部分，因为各方应熟悉应急行动计划和场地资源，以尽量降低发生灾难性事件时的二次伤害。

优化赛道条件和设计能够避免运动员受伤，尤其是避免运动员从赛道上弹射而出的相关伤害。一项研究评估了两次运动员轨道弹出事件（包括一次致命事件），并指出运动员都是在接触冰墙的同一个角落发生弹射。接触冰墙的角落可导致运动员发生明显的垂直和回弹运动，将运动员推离赛道。因此改进轨道并增加了栏栅的高度以防止未来可能发生的弹射。此外，调节冰况以保持赛道处于最佳状态，对于防止因为赛道路面状况异常导致的受伤至关重要。

医务人员必须熟悉对头颈部受伤的处理，尤其是脑震荡，因为这些损伤在无舵雪橇、有舵雪橇和俯式冰橇中相对常见。伤害预防策略包括改进防护装备以及降低运动员在雪橇运行过程中的动能。适当的防护装备可以降低头部和面部创伤的发生率和严重程度。如果增加雪橇对运动员头部/颈部的支撑，可以减少与高向心力相关的颈部和背部过伸损伤。此外，还可以通过改良轨道或规则，以实现对动能的控制。可以推断，通过减少运动员所承受的重力，可以降低碰撞或弹射时的冲击力，除颈部创伤外，头痛和亚临床脑震荡的发生率可能会随之减少。

可以使用 Haddon 矩阵以管理脑震荡预防措施。这考虑了宿主（运动员）、媒介（雪橇）和环境（赛道）在事件前、事件中和事件后场景中的作用。如果怀疑运动员有脑震荡，早期识别，并迅速及时退出比赛或训练是最重要的初始步骤。在精英级比赛中，运动员可能会被禁止参加运动，并使用诸如运动脑震荡评估工具第 5 版（sports concussion assessment tool version 5，SCAT5）和（或）儿童 SCAT5 等工具进行评估。出现脑震荡的运动员，应开始遵照在监督之下逐步恢复比赛的医疗方案，以尽量减少额外的风险，并优先考虑其返回比赛的安全。

事实框 2

雪橇运动中预防脑震荡的 Haddon 矩阵

	宿主	媒介	环境
项目前	● 赛道经验 ● 可视化策略 ● 力量 / 技术 ● 脑震荡教育	● 改进减震 ● 能量吸收层结构 ● 可收的护具（有舵雪橇）	● 医务人员 ● 遵守轨道安全标准 ● 冰况标准化
项目中	● 技术 ● 应用护齿器 ● 应用头盔 ● 心理状态	● 迅速恢复雪橇方向	● 维护冰况
项目后	● 识别、促进并鼓励报告脑震荡	● 检查	● 伤害记录 ● 定期演练和安全记录稽查

当运动员已然受伤，重点应迅速转移到受伤应对措施上。无论具体伤情如何，初始治疗应始终遵循相同的基本原则。这包括根据指示，快速启动紧急行动计划的评估。医务人员的警惕性亦至关重要，且应遵照 ATLS 原则进行伤情处理。应平衡进行主要 / 次要的评估与及时将运动员从赛道和（或）场地中撤离的需求。当怀疑运动员出现心血管事件时，也应实遵照 ACLS 原则和处理措施。在创伤评估和处理过程中，避免继发性损伤是最重要的，应按照指示采取适当的颈椎损伤预防措施。在事件发生前，应确认所有医务人员，并明确其角色和职责，并且应当在条件允许时尝试与团队进行紧急情况模拟训练。

事实框 3

患有脑震荡的球员应接受在监督之下逐步恢复比赛的医疗方案。在进入下一个级别之前，球员在每个阶段都应该至少经历无症状的 24 小时。如果再次出现症状，球员应恢复到前一阶段，直到 24 小时无症状。在进入第 5 阶段之前，伤者运动必须获得运动医学专业人士的许可。成人症状持续时间超过 10 ～ 14 天，儿童症状持续时间超过 4 周，需要转诊给有诊治运动相关脑震荡经验的专家。

- 第 1 阶段：无活动，完全休息。
- 第 2 阶段：轻度有氧运动，如步行或固定式自行车。
- 第 3 阶段：运动专项训练（溜冰）。
- 第 4 阶段：非接触式高等级训练和渐进式阻力训练。
- 第 5 阶段：全接触式训练。
- 第 6 阶段：恢复全面竞争性。

要点

诊治雪橇 / 滑行运动员的运动医学医师必须了解每项赛事，包括其规则、规定、特定运动的受伤概率、常见机制以及可用的即时和非即时医疗资源。在无舵雪橇、有舵雪橇和俯式冰橇等户外滑行运动中，包括冰况和天气条件在内的环境因素可能会对其有所影响。因此，医疗团队必须实践并公布针对特定事件的应急行动计划。最后，医师应在广义的运动界内作为领导者，鼓励正确使用装备及增加运动员福利。

（唐婕晞　付维力　译）

第 **24** 章

马 拉 松

一、概述

幼儿从爬行到独立站立和行走就是骨骼肌肉发育的过程。幼儿开始第一步独立行走对于每个家庭而言都是一个重要的时刻。随着时间的推移，大脑逐步成熟并形成典型的人类步态模式，随之而来的就是对于更快前行的先天渴望，从而驱动了生命中的第一次奔跑。因此，可以说跑步是人类在早年学会的第一项体育运动。

跑步是一项令人兴奋的体育运动，可以促进身心健康，并有利于心血管、呼吸、骨骼肌和精神心理系统。大多数人都能体会到跑步带来的益处。跑步可以燃烧卡路里、强健身体、促进社交、稳定情绪，并有利于长寿。同时，在各项体育运动中，跑步也是精英运动员的基本运动练习方法，当然同样也适用于业余体育运动爱好者。

这些都促使跑者的数量逐年剧增，使跑步成为全世界范围内的一项庞大运动产业，涉及服装、鞋、书籍和能量饮品等多个产业。受跑步所带来的健康益处驱动，每天都有新的跑者加入该队伍。

跑步之所以是一项参与性和竞争性较强的运动，重要的原因之一就是马拉松比赛的出现。根据古希腊传说，马拉松比赛的概念诞生于公元前 490 年，名叫 Pheidippides 的通信兵跑了约 25mi，从马拉松附近的战场到达雅典，告知雅典军队已经赢得了与波斯军队战争的消息。当传达完希腊胜利的消息后，耗尽全力的他就倒地离世了。

虽然马拉松是一项耐力运动，挑战运动员的身体极限，但同时也让参与者产生克服挑战的兴奋和喜悦。这就是马拉松比赛能够激励如此多精英运动员和业余运动爱好者参与其中的原因。

本章将对马拉松跑者可能遇到的各种问题进行阐述，包括跑者认知变化的时间轴、"阿甘综合征"、马拉松运动的生理需求、相关临床伤病（如脱水/低钠、心搏骤停、膝关节疼痛、胫前痛和肌肉损伤等）内容。

（一）跑者认知变化的时间轴

情绪变化是人类的特征之一，对我们大部分决策的制定产生影响，尤其是在我们接受考验或挑战身体极限的时候。

对于大多数业余跑者，跑步激情触发是从征服第一个 5km 开始，随后为自己设定新的挑战，下一个 10km。由于人性喜好接受挑战，当完成 10km 后又会继续开始新的 15km 征程，最后索性完成半程马拉松。

完成半程马拉松是大多数跑者希望能够继续挑战身体极限，梦想完成马拉松比赛的转折点。这一转折点是跑者运动生涯中的重要时刻，此时应当充分了解体能储备情况以及自身的体力极限。运动员应当明白相比马拉松半程比赛，全程马拉松可能需要双倍的体能消耗，完赛就可能成为一个"噩梦"，就像第一名马拉松跑者 Pheidippides 的故事一样。图 24-1 显示了大多数新跑者的认知变化时间轴。

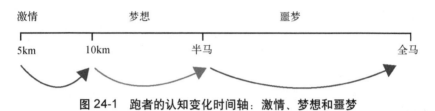

图 24-1　跑者的认知变化时间轴：激情、梦想和噩梦

（二）跑者的"阿甘综合征"

笔者在临床工作中经常能够遇到一种常见的跑者行为模式，本人将其称之为"阿甘综合征"。主要表现为在长期深居简出或不参加外出活动的情况下，突然开始跑步并快速增加训练频率（甚至超过一周 4 次的强度），采取不间断跑步的方法。大多数情况下均由日常工作压力、需要减重等原因触发。

随着持续跑步而不顾及身体的极限，跑者会更容易受伤，如胫前痛、膝关节疼痛、睡眠问题和失眠等，说明心理失衡在该综合征中也发挥重要作用。因此，医务人员在面对此类患者的骨骼肌系统不适主诉时，应当考虑到这个问题并进行充分评估。

在精英跑者的群体中，该现象较为少见。这主要是因为他们拥有专业的环境能够协助指导其职业生涯和训练计划，以满足高水平的生理和心理需求。

（三）奥运会

奥运会男子马拉松项目在 1896 年希腊雅典举办的首届现代奥运会上首次亮相。希腊运动员 Spyridon Louis 获得冠军并完成了首次奥运会马拉松比赛，完赛时间为 02：58：50。90 年后，在北京国家体育场，该纪录被一名为 Samuel Kamau Wanjiru 的肯尼亚运动员缩短了近 52 分钟，完赛时间为 02：06：32。

首次女子奥运会马拉松项目在 1984 年的洛杉矶纪念体育场举办，美国跑者 Joan Benoit Samuelson 获得胜利，完赛时间为 02：24：52。28 年后的 2012 年伦敦奥运会上，埃塞俄比亚选手 Tiki Gelana 刷新了该纪录，完赛时间为 02：23：04。图 24-2 列出了奥运会马拉松项目获胜男女选手的完赛时间。

1. 奥运会马拉松比赛的特殊时刻　奥运会的马拉松比赛中发生了不少令人难忘的特殊时刻。比如在 1984 年洛杉矶奥运会上，瑞士选手 Gabrielle Andersen-Schies 冲刺过终点。2004 年雅典奥运会上，巴西选手 Vanderlei Cordeirode Lima 在一名希腊观众的帮助下摆脱一名疯狂的神父阻碍后获胜。

2. 男女马拉松世界纪录　除了奥运会，肯尼亚选手 Eliud Kipchoge 拥有两项令人惊奇的男子马拉松世界纪录。在 2018 年 9 月，其在柏林完赛时间为 02：01：39；2019 年 10 月的奥地利维也纳比赛中，Eliud Kipchoge 再破纪录，完赛成绩为 01：59：40，但并未作为

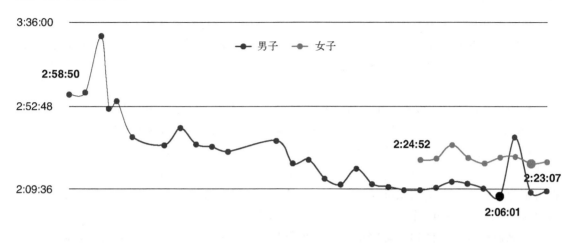

跑步时长（时∶分∶秒）

第一届男子马拉松奥运会　　　　　　　　　　　　　　　　　第一届女子马拉松奥运会

奥运会

图 24-2　现代奥运会（1896—2016 年）男女马拉松项目的冠军完赛时间（https：//www.worldathletics.org/）

官方世界纪录所保留。女子马拉松世界纪录属于肯尼亚选手 Brigid Kosgei，其在 2019 年 10 月美国芝加哥的比赛中以 02∶14∶04 完赛。

二、马拉松运动的生理需求

马拉松是一项耐力运动，要求运动员提高身体适应能力来挑战并突破体力极限。耐力训练能够促进肌肉的协调性、平衡能力和血供，从而提高跑者的竞技水平。对于心肺系统，耐力训练促使心肌增厚，增强心脏有效泵血功能，并反映在静息心率和血压这 2 项数值的下降上。尽管耐力训练能够产生这些益处，但个体对于运动过度负荷的反应也存在差异。当跑者开始马拉松的针对性训练时，可能会经历天花板效应——体内的有氧系统（碳水化合物）不足以产生足够的能量，从而导致循环中的乳酸水平增加，肌肉疲劳，并发生更多的能量消耗和运动能力的下降。如运动员的液体摄入不足，将会使该情况进一步恶化。因为即便摄入 1L/h 的液体量，马拉松运动员在寒冷和温热的环境中仍会分别丢失其体重的 0.3% 和 1.7% 的液体量。尽管如此，估计仅有 20% 的耐力跑者会对自身的水合状态进行监测。

因此，上述不利情况都将导致代谢失衡，并减弱肌肉骨骼系统和心血管系统对受伤的耐受能力。在本章的后续部分，将会阐述马拉松相关的临床损伤，如脱水（低钠），心搏骤停、膝关节疼痛、胫前痛和足部损伤（跑步趾和水疱）。

三、马拉松的相关临床伤病

（一）脱水

在训练或比赛中，补水不足会导致身体水分的净丢失，甚至发生脱水。在热环境（当环境温度超过体温）和（或）潮湿环境下，比赛会更增加热射病和横纹肌溶解等疾病的风险。此外，脱水可能影响认知并增加主观疲劳感。

在寒冷环境中，有些因素会增加脱水的风险，如寒冷导致的多尿、口渴觉减退、饮水欲望减弱、不能接触液体、自我限饮以减少排尿、衣物过厚导致的汗液流失和高海拔导致的呼吸次数增加。在寒冷和湿热环境中进行训练时，应常规评估液体摄入、体重改变和水合状态。

在比赛前的 2～4 小时，跑者需要摄入的液体量应相当于 5～10ml/kg 体重（2～4ml/lb），尿液呈黄色是可靠的评估标志，同时在这个阶段补液能够有足够的时间以排空多余的液体。在训练前通过液体和食物摄入钠盐有助于维持体液平衡。推荐在比赛中，每 20 分钟摄入的液体量为 150～250ml，或者采取 0.4～0.8L/h 的补液方案。骨骼肌痉挛是与肌肉疲劳、脱水和电解质紊乱相关的典型症状。摄入含有钠盐的运动饮料（如每 500ml 液体中含有 300～500mg 钠）有助于减少痉挛的风险。

1. 低钠血症　液体摄入稀释血钠浓度可能导致正常的钠盐生理需求无法得到满足。低钠血症（血压钠浓度稀释 < 135mmol/L）也被称为水中毒，其常见原因是液体摄入过快和摄入过度。在汗液和液体替代物（包括低钠饮料）中钠流失过多的情况下，这种情况可能会加剧。低钠血症的症状包括肠胀气、水肿、体重增加、恶心、呕吐、头痛、头晕、谵妄、癫痫发作、呼吸窘迫和意识丧失，如果治疗不当甚至可能导致死亡。为了减少马拉松运动中低钠血症的发生风险，跑者应该摄入含量钠 500～700mg/L 的液体。

市售饮品中的电解质浓度（特别是钠）可能不足以满足生理需要，特别是在湿热的环境中，应考虑额外摄入含钠液体，目标是 500～700mg/L（证据等级为 C 级）。

液体摄入不当可能导致水中毒或脱水。应当针对不同水平的跑者设计个体化的补液方案，以避免饮水量超过其汗液丢失率，从而避免低钠血症的发生。

2. 补液　跑者应该在运动前、运动中和运动后充分补液，以保持最佳运动状态，预防代谢失衡及比赛中可能出现的体温调节障碍。根据国际运动营养学会（International Society of Sports Nutrition，ISSN）的推荐，对于马拉松运动员，应当在监测下补液以避免运动员出现脱水、低钠血症和肾衰竭。补液不足可能导致 3.3%～5.3% 体重的轻度脱水。

（1）运动后的液体摄入：跑得快的运动员很难在训练和比赛中有机会大量补液，而体温调节机制通过发汗等方式可能导致水分、钠、钾、钙、镁和氯水平受到影响，因此跑者应该制订液体和电解质补充策略。此外，跑者应在训练中补充丢失的液体，并监测训练前后体重的丢失情况（证据等级为 A/B 级）。通常建议在阶段性训练完成后，摄入液体量应至少为丢失量的 1.5 倍，以恢复体液平衡，同时注意保证至少 460mg/L 钠浓度（通过进食等补充方法）（证据等级为 A/B）。

临床工作中，尿液颜色是监测训练后液体摄入的重要而简单的指标。尿液颜色较深（铜褐色或深褐色）与严重脱水相关，提示需要补充大量液体。

（2）日常液体摄入：恰当的每日液体摄入量（从食物和饮品）因人而异。根据 Cheuvront 等的研究，合理的每日总液体摄入量存在波动，为体重的 ±1%（如 60～90kg 的成人补充液体 0.6～0.9kg）。对于马拉松跑者，建议通过联合监测净体重、口渴程度和尿液颜色等多种方法来评估体液平衡状态。通常可以通过口渴程度（随兴喝水）进行补液的方法维持日常的液体平衡状态（证据等级为 B/C 级）。应当注意避免出现过度脱水（超过体重的 2%），或体重过度增加。ISSN 推荐在间歇性营养计划中采用 2 种补液方案，即满足每次训练需求的日常补液和促进运动后恢复的补液。

（二）心搏骤停

心源性猝死在马拉松跑者中相对罕见，其发生往往毫无征兆。文献报道，在马拉松完赛运动员中，心源性猝死的发生率约为 0.67/100 000（男性为 0.98/100 000，女性为 0.41/100 000）。马拉松运动对身体极限是个挑战，因为相比平常增加了 10～15 倍的能量需求。此外，一些内源和外源性因素也可能干扰机体对于运动应激的正常反馈机制，如运动量、强度、训练频率、个体适应能力、充足的液体摄入、能量补充和外部竞争等。

1. **冠状动脉粥样硬化**（coronary atherosclerotic disease，CAD）　CAD 是导致心搏骤停最常见的原因，约占其 60%。CAD 继发心源性猝死的预防主要基于危险因素的控制和常规的心血管检查。监测血压、血糖和胆固醇水平、戒烟，并在专业指导下进行训练，都是预防 CAD 的重要方法。运动前的心血管筛查是最有效的预防方法，应当针对马拉松运动员常规进行筛查。合理的心血管评估可以识别既往隐匿型心脏疾病，以便提供充分的治疗和监测手段。多学科诊治可以减少马拉松运动中相关危险事件的发生率。

当然，还有其他一些常见和未知的非心源性因素，如"热射病"和"运动相关低钠血症"，但都容易进行预防。年龄、跑步时长、高温、电解质失衡和服用药物也是相关影响因素。马拉松跑者的平均年龄为 45 岁，通常都存在原有合并疾病或使用药物保持强化运动状态的情况。

2. **劳力性热射病**　热射病的特点为核心体温超过 40℃和多器官功能障碍，通常与中枢神经系统受损有关。

环境温度、相关湿度、热适应状态、水合状态和有氧状态等因素共同决定了体温，都和热射病发生有关。热载荷、较低的体适能、超重、不恰当的补水策略、工作休息节律异常和睡眠剥夺都是劳力性热射病的危险因素。马拉松中，劳力性热射病的死亡率可以超过 20%，占心源性猝死原因的 3%。

运动和训练产生热量后，机体通过体温调节机制促进皮肤血管舒张蒸发汗液。在坚持锻炼的人群中，特别是体表面积较大的男性，该机制容易导致脱水、体液量减少和肌泵运动下降，从而引发每搏输出量减少、脑部低灌注和心血管衰竭，最终发生器官功能衰竭、昏迷，甚至死亡。

（1）临床表现：劳力性热射病的常见临床表现包括乏力、皮肤发红、畏寒、头晕、过度通气、判断能力下降和晕厥。所有病例都可能出现神经症状，包括步态不稳、行为举止异常、失忆和谵妄、恍惚、抽搐和昏迷。

器官灌注减少所引发的器官损伤包括横纹肌溶解、肝坏死、肾衰竭、心肌抑制、心律失常和下丘脑功能障碍等，均可能致命。

（2）处理：直肠测温是评估核心体温最准确的方法，因为该方法不会受到环境温度或体表因素（如汗液等）的影响。快速和积极的降温措施是存活的关键。在热射病死亡病例的报道中，都可以归因为误诊或延误治疗。

需要使用毛巾或冰袋在腋下、腹股沟、颈部立即进行降温，最好的方法是采用冷/冰水浸没。建议在患者转运前先进行 10 分钟的降温处理，并保持到核心体温下降到 39℃为止，并每 5～10 分钟测量直肠温度。静脉补液、监测血糖和口服补液也都是治疗方法。必要时使用地西泮以控制严重的抽搐或痉挛。

3.运动相关的低钠血症（exercise-associated hyponatremia，EAH） EAH的定义为发生在较长时间运动后24小时内，血浆或血清钠浓度低于135mmol/L，无论患者是否存在症状。在伦敦马拉松比赛中，调查发现12.5%的无症状志愿者存在EAH。马拉松运动员EAH的发生率约为8%。在年轻跑者的死亡病例中，EAH是更常见的原因。

EAH最常见的原因为稀释性低钠血症，其次为在持久运动中过度摄入低渗液体（水）并以汗液形式造成钠的丢失（也可是呕吐）。细胞外液容量应当维持在正常水平，一旦失衡就可能导致脑水肿从而引发相关的脑病。此外，抗利尿激素分泌失调综合征（syndrome of inappropriate antidiuretic hormone secretion，SIADH）也是EAH的发病原因，但机制尚未完全明确。白介素-6被认为是精氨酸类抗利尿激素分泌重要的激动剂，因此对于马拉松运动员，非甾体抗炎药（non-steroidal anti-inflammatory drugs，NSAID）对低钠血症有重要影响，应当避免在运动前使用。

女性、低体重、慢速（马拉松完赛需要＞4小时）、过度饮水（＞3.5L）、摄入NSAID、长时间跑步和高温寒冷等也都是EAH发生的危险因素。

（1）临床表现：EAH的临床症状非常不具特异性，与热射病、低血糖和高原病等类似。在疾病早期可以表现为轻度头痛、心神不宁、乏力、眩晕、震颤、体重增加和呕吐等。低钠血症加重会进而出现头晕、易怒、脑水肿、肺水肿、行为异常、抽搐、昏迷和严重呼吸衰竭等，甚至死亡。

（2）处理：早期诊断和治疗是EAH良好预后的重要措施。运动员应当在比赛沿途能够随时获得补钠补液。一旦血钠浓度下降至＜135mmol/L，并且出现神经症状，应当立即进行钠盐补充。建议首先推注100ml的3%生理盐水，如无明显好转，应在间隔10分钟后再进行2次静脉注射。如果患者症状仍无缓解，应当转送医院。

总之，在马拉松比赛中预防心源性猝死的最佳方法是防患于未然。跑者应当接受营养补充和训练的相关指导，并在开始运动前接受心血管检查。同时，马拉松组织者应提供良好的条件以对相关情况进行早期识别和治疗。

（三）膝关节疼痛

膝关节功能性平衡对吸收载荷、加速或减速、转向和跑者的竞技水平均有较大的影响。生物力学和代谢状态等因素均可能影响膝关节的功能性平衡，如训练过度、不恰当的健身、热身和拉伸不足、睡眠不充足、饮食不佳和合成激素的使用。以上因素都能很好地解释长距离跑者膝关节疼痛是最常见的主诉，特别是业余和非精英运动员。

医务工作者应该认识到膝关节的疼痛形式和部位具有多样化的特点，如钝痛、锐痛、弹响和触电样疼痛等。通常膝关节疼痛的主要原因包括髌股关节疼痛综合征、髂胫束综合征、髌腱和股四头肌肌腱炎（图24-3），主要原因包括训练过度和肌肉失衡。

1.髌股关节疼痛综合征 髌股关节疼痛综合征是跑者最常见的过劳性膝关节损伤，主要发生于长跑运动员。髌骨的生物力学作用是增强膝关节的伸膝，同时通过髌骨和股骨滑车的关节对合缓冲和控制压力和剪切力。髌骨关节疼痛综合征的诊断要点在于评估股四头肌控制髌骨轨迹的影响。良好的肌肉平衡功能能够促进跑者肌肉力量和竞技水平的提高。股四头肌功能失衡，导致髌股关节承担过度应力，从而造成软骨和骨软骨损伤，最终导致髌股关节退变。如始终保持高强度的训练（时间、强度和频率），甚至是毫无节制（如"阿甘综合征"），就可能导致症状持续加重。这种情况更常见于业余跑者和非精英运动员。

患者主诉疼痛和不适感通常比较隐匿，此后逐步加重，最终导致竞技水平下降和训练能力受限。弹响、钝痛和锐痛是最主要的膝部症状，并常伴有肿胀。体格检查通常可以发现疼痛位于髌骨及其周围，如发生股四头肌肌颤，则提示存在肌肉力量失衡。尽管体格检查可以明确诊断，但通常需要进行额外的辅助检查以评估髌股关节（X 线和 MRI）（图 24-4）。治疗方法主要包括镇痛、理疗和重塑伸膝装置平衡（牵伸和强化肌肉力量），并且根据患者膝关节症状的变化考量和调整相应的训练计划。

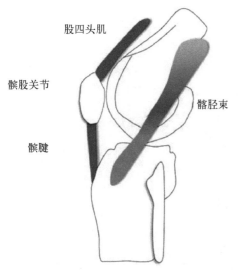

图 24-3　膝关节的矢状面解剖示意图，跑者最常见的疼痛解剖部位：髌股关节、髌腱和股四头肌腱、髂胫束

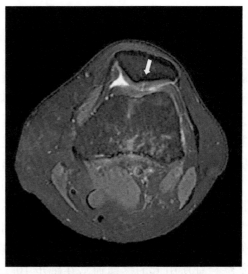

图 24-4　膝关节 T_2 脂肪抑制 MRI 的轴位片显示髌骨超过 50% 软骨厚度的缺损，不合并骨水肿（3级髌骨软骨软化）

股四头肌

髌股关节

髌腱

髂胫束

2. 髂胫束综合征　髂胫束综合征是一种过劳性肌腱炎，是引起膝关节外侧疼痛的主要原因，常见于跑者、骑行运动员和军人。其中，女性更容易患病。髂胫束综合征为多因素发病，具体机制尚存争议，但公认的主要原因之一是跑步时髂胫束在股骨外上髁的反复或过度挤压。

髂胫束综合征的诊断通常基于临床表现，大多数情况下不需要额外进行影像学检查确诊，除非为了排除其他膝关节损伤。通常患者表现为改变原有运动强度、频率和训练时长后出现的膝关节外侧疼痛，同时跑步和上下台阶可能导致疼痛加重。体格检查方面，Ober 试验是一种有用的方法，可用于评估阔筋膜张肌和髂胫束的紧张程度。此外，挤压和 Noble 诱发试验（摩擦）也有助于确诊。需要进行鉴别诊断以排除其他膝关节疼痛的原因。尽管如此，对于大多数病例而言，患者的病史和体格检查结果足以确诊髂胫束综合征。治疗的关键在于休息和改变运动方式，同时进行注重拉伸和强化肌肉平衡的理疗，并使用合适剂量的 NSAID 和镇痛药物。经非手术治疗无效可考虑手术治疗。

3. 髌腱和股四头肌腱炎　髌腱和股四头肌腱炎是与长跑相关的肌腱过劳性综合征。反复的机械应力影响肌腱的结构，肌肉失衡和拉伸不足，都可能影响肌腱功能，无法满足跑步运动的需求。此外，应当考量运动营养不足、睡眠不足和心理失衡（焦虑和抑郁）等与临床症状相关的影响因素。

体格检查通常可以发现疼痛位于肌腱周围，按压和伸膝抗阻时加重。此类患者常存在腘绳肌肌腱牵伸能力的异常，并在该病的病理机制中发挥重要作用。常用的治疗方法主要包括：通过休息来减少强度和运动频率，避免肌腱受到过度载荷；选用合适剂量的镇痛药物和 NSAID 以缓解疼痛，疼痛的缓解程度也是最重要的肌腱愈合和功能恢复指标。同时，也可以采用物理治疗和适应性训练计划等方法以提升最佳疗效。

（四）胫前痛

另一个长跑者常见的主诉是小腿前方或内侧的疼痛和不适，也称为胫骨内侧应力综合征（medial tibial stress syndrome，MTSS）、"夹胫痛"或胫前痛（图 24-5）。胫前痛通常和较高的运动需求有关，在长跑者、跳跃、耐力运动、舞蹈和军队人群中常见，并影响业余和专业运动员的竞技水平。此外，训练项目（训练量、类型和运动强度）的快速变化或大量的比赛都可能引发 MTSS，主要的表现为疼痛和小腿不适。由于缺乏专业指导，跑步初学者在增加长跑距离和强度后容易出现此类疼痛。

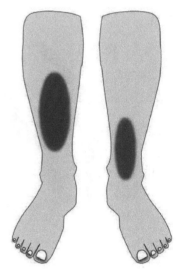

图 24-5　常见的小腿胫前不适和疼痛的解剖区域

1. 临床诊断　需要根据患者的主诉进行鉴别诊断。胫前痛通常随着运动强度的增加而加重，休息后缓解。疼痛通常为隐痛，且较为弥散，局部可伴有皮肤发红和肿胀。压痛通常位于胫骨干 2/3 的内侧缘。劳力性筋膜室综合征所引起的疼痛通常在跑步 10 分钟后出现，并逐步出现感觉和运动的丧失，休息 30 分钟后缓解。在肌腱病中，疼痛与肌腱结构及其运动有关。胫骨内侧应力性疼痛，也可以表现为隐痛和部位较为弥散，可以进行功能测试与应力性骨折进行鉴别。MTSS 患肢单足原地跳至少 10 次，而应力性骨折患者则因严重疼痛而无法完成该测试。

因此，在进行诊断和治疗前，应详细询问既往病史，以指导临床评估和治疗决策。BMI、性别、训练强度、运动鞋的类型、训练场地情况、训练是否规律、有无教练指导、适应性训练项目和运动员的自身能力，以及症状的发生和持续时间，都是需要评估的重要因素。

2. 影像学评估　大多数 MTSS 患者的 X 线平片和 CT 无异常表现，可能存在轻度的皮质增厚以及胫骨内侧的骨膜反应。骨扫描检查相对敏感，可以表现为受累部位的核素摄取增高。MRI 是最敏感的影像学检查方法，主要表现为骨膜周围水肿（图 24-6）及骨髓水肿，甚至是骨折线。可以通过 MRI 和超声同时评估肌腱受损情况。MRI 也可以用于评估劳力性筋膜室综合征的肌肉受累情况。Fredericson 等基于影像学检查（如骨膜水肿、骨髓水肿和皮质内信号异常等），建立了一种针对胫骨应力性损伤的 MRI 分型。

3. 治疗和预防　如疼痛和不适症状持续无法缓解，应当停止运动进行休息。治疗方法主要包括休息和缓解疼痛（使用镇痛药物和 NSAID 1 周），随后通过理疗进一步缓解疼痛，也可以结合牵伸、肌肉强化和肌肉平衡等训练方法。

预防措施主要是改变运动和训练方法，包括渐进式提升训练量、类型和训练强度，并根据运动员对治疗的反应，减少跑步的周期。

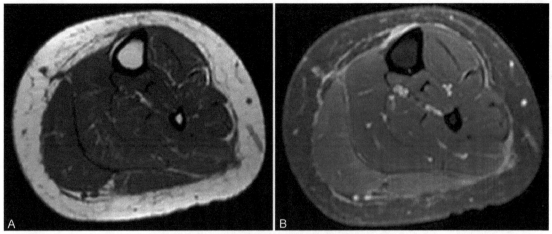

图 24-6　MRI 提示胫骨干前内侧的骨膜水肿
A. T_1 轴位和；B. T_2 脂肪抑制轴位

（五）跑步趾和水疱

跑步趾（甲下血肿）和水疱是长跑运动常见的皮肤损伤之一。水疱可以导致严重疼痛和每一步不适感，引发感染，甚至退赛，目前认为是过劳性损伤最重要的危险因素。

甲下血肿通常由挤压伤引起，与跑步和舞蹈等运动造成的反复创伤有关。甲板与甲床分离会导致出血。跑者应该穿着稍大于平常的跑鞋以防止出现跑步趾（图 24-7）。

出血是导致指甲色素沉着或颜色改变最常见的原因。甲下血肿通常易于诊断，大部分患者存在急性创伤病史。有时甲下血肿不易与隐匿性出血形成的纵行条纹相鉴别，此类出血的原因主要是鞋子摩擦所致的微小创伤。

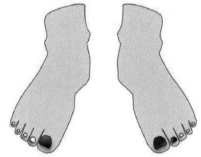

图 24-7　跑步趾（甲下血肿）

甲下色素沉着是临床常见疾病，原因包括黑色素瘤、出血或真菌感染等。甲下血肿通常变现为红色或暗红色色素沉着，程度取决于出血的时间，容易误诊为黑色素瘤。甲下黑色素瘤的鉴别要点为起初的褐色至黑色的色素沉着，也需要排除其他引起色素沉着的因素，如细菌、真菌或血液色素。甲下血肿在皮肤镜下的特征难以依靠病理学进行诊断。甲下血肿的诊断应在排除黑素细胞病的典型标准后进行。

甲下血肿的特征性表现为界线分明的点状或斑片状红色至暗红色色素沉着。皮肤镜是诊断色素沉着相关甲病最有用的非侵入性检查。然而，皮肤镜诊断甲下血肿的相关研究结论仍较少。

水疱可以通过穿运动袜、涂润肤霜以及含铝的止汗剂以减少摩擦来进行预防。也可以使用软质鞋垫来减少和缓冲撞击力和摩擦力，从而预防水疱形成。硅油软膏能够对因过度潮湿所导致的浸泡伤和水疱进行有效防护。

对于小于 5mm 的新鲜水疱，处置建议如下：①使用热肥皂和抗菌刷进行局部清理；②使用水胶体或水凝胶贴剂，或者少量的油纱覆盖，同时可以使用垫圈或人工皮进行保护；

③检查跑鞋是否存在异常的压力接触点或工艺缺陷；④发病24小时后检查水疱处有无感染的征象。对于5mm以上的大水疱，处置建议如下：①使用热肥皂和水或抗菌刷进行局部清理；②发病约24小时后可以使用无菌技术对水疱进行抽吸，一般采用18G针头或注射器（不要掀开水疱除非疱皮已经撕裂或有感染征象）；③使用水胶体、水凝胶贴剂或薄层的油纱进行覆盖，随后使用消毒纱布或人工皮进行保护；④发病24小时后检查水疱处有无感染的征象，不要去掉敷料除非已有感染征象，可以实现泡皮贴合愈合；⑤72小时后再次检查，贴片或敷料可以去除，清除水疱，更换新的绷带或人工皮。更换辅料时应注意不要撕掉疱皮，只要未出现感染征象且无明显疼痛，运动员可以安全重返运动。

要点

- 马拉松是一项挑战运动员体力极限的耐力运动。
- 跑步过程中脱水会损害体温调节机制，导致代谢异常，降低跑者的运动水平，因此跑者应当在运动的前、中、后进行合理补水。
- 黄色尿液是训练后容易使用且非常重要的补液参考指标。
- 心源性猝死在马拉松运动中罕见，但其发生往往毫无征兆。
- 跑者的下肢疼痛往往与训练过度、不当的健身方式、热身和拉伸不足、睡眠不足、不良饮食和使用激素等因素有关。
- 胫前痛的发生具有多种不同的病理因素。
- 跑步趾（甲下血肿）和水疱是长跑运动员常见的皮肤损伤，也是过劳性损伤的危险因素。

（黄　轩　译）

第**25**章

射击与射箭

一、概述

射击运动是一项独特的运动项目，参与者和受伤模式多种多样。据根据美国国家射击运动基金会统计，包含射箭比赛参赛者在内每年超过 5000 万人参加射击运动。此外，过去 20 年的年度报告显示，射击运动在各种性别及年龄段人群的受欢迎程度稳步上升，自 2000 年以来射击运动的总体参与率上升了近 30%。关于运动员在射击、射箭运动中受伤的文献仍然很少。尽管如此，关注运动员的健康和受伤预防是至关重要的，尤其是在射击运动参与者持续上升的情况下。本章将着重介绍奥运会主要的三个射击项目（包括步枪射击固定靶、手枪射击固定靶和霰弹枪射击移动靶）和射箭项目。

射击运动中最常涉及的骨科损伤包括肩、手和腕，少数损伤涉及腰部和下肢。我们还将讨论穿透伤和其他损伤。本章概述与射击运动相关的独特力学和损伤的危险因素，讨论运动中最常涉及的骨科损伤模式，包括其流行病学，并提供针对特定损伤的预防策略。

二、力学和损伤危险因素

由于体育赛事的独特性，射击运动的损伤机制与其他运动相比显著不同。虽然射击运动是非接触性的，但射击运动员需要高度集中注意力，并且经常进行快速射击动作，使他们易遭受特殊的损伤类型。此外，运动员需要精力高度集中并长时间保持单一姿势。这些运动需要持续等长收缩，即肌肉长度不变的收缩。持续地等长收缩会导致肌肉痉挛、酸痛和疲劳，使运动员更容易受伤。此外，在整个比赛过程中，运动员通常保持在一侧，如右侧或左侧。长时间处于一种姿势会使这些运动员容易出现肌肉和关节问题。

另一个要考虑的重要因素是运动员在比赛中发射武器时受到的后坐力。这一点在业余射击运动员中尤其重要，他们可能缺乏上肢力量对抗后坐力产生保护作用。后坐力是射击手在激发武器时所受到的一种反作用力。反冲的关键是牛顿第三运动定律，它指出每一个动作都需要一个相等和相反的反作用力。有几项研究考察了枪支后坐力对职业和业余射击运动员的影响。事实上，除枪伤外，枪支后坐力伤害占美国非致命性枪伤的最大比例，为 43%。这些损伤包括急性损伤（如头面部或眼睛因枪弹反冲而导致的撕裂伤）和慢性损伤（如神经麻痹或肌腱问题）。疼痛和软组织损伤也经常报道。Wanamaker 等列举了许多枪后坐力损伤的例子，其中一名运动员持续多年右肩疼痛无力，这名运动员的肌电图检查结果异常，推测的损伤机制是后坐力引起锁骨移位，可能撞击臂丛神经上干而导致神经病变。

三、射击、射箭运动的分类

自 1897 年举行第一届世界射击锦标赛以来，射击运动发展迅速，自 1896 年举行第一届奥运会以来，射击项目几乎已成为每届奥运会的一部分。

步枪射击运动包括 50m 步枪 3 种射击姿势，即跪姿、卧姿和站姿。在 10m 气步枪中，运动员用气步枪向 10m 外的目标射击。手枪射击运动包括 10m 气手枪，运动员用一只手射击 10m 以外的目标。在 25m 手枪速射中，运动员连续在 8、6 和 4 秒内射击以测试速度。在女子 25m 手枪项目中，运动员站着向 25m 外的目标射击。霰弹枪射击运动横跨 5 个不同的飞碟项目，碟靶从单项飞碟坑和双向飞碟坑发射到远处，其中碟靶多次从右侧和左侧碟坑中释放。在射箭比赛中，奥运会有个人项目和团体项目。运动员向 70m 外的箭靶射箭，箭靶本身的直径为 12cm。

此外，自 1976 年以来，射击运动一直在每届残奥会上举办，并持续受到欢迎。残奥会射击运动的参与人数从 1976 年的 10 个国家的 39 人增加到 2016 年的 42 个国家的 147 人。有多个残奥会射击运动项目，运动员可以从 10m、25m 和 50m 的距离射击，项目包括男子个人、女子个人以及混合比赛项目。类似于奥运会的射击项目，残奥会射击项目旨在测试运动员的射击技巧和准确性，当他们瞄准射击目标时尽可能以特定距离靠近目标中心，即 "靶心"。残奥会射击比赛分为三大类别，允许不同残疾级别的运动员公平竞争：SH1 类，包括无须使用射击台的残奥会运动员；SH2 类，包括不能承受枪支重量的残奥会运动员，因此需要使用射击台进行比赛；SH3 类，包括有视力障碍的残奥会运动员。大体上，残奥会射击比赛允许身体残疾的男女运动员相互竞争。关于运动损伤，残奥会射击运动员的风险与运动员的生理限制密切相关，这可能与包括躯干平衡、肌肉力量和上下肢功能有关，也可能无关。

射箭运动在残奥会上也是一项受欢迎的运动。自 1960 年第一届残奥会举办以来，射箭运动一直是一项正式角逐项目。残奥会射箭运动的规则与奥运会射箭运动的规则几乎相同。残奥会运动员将 72 支箭对准距离 70m 的 122cm 箭靶。与射击运动类似，有不同的残奥会射箭比赛分类，包括公开级、W1 和 3 个视障类别。公开级分类包括可能因下肢或平衡障碍而使用轮椅的运动员，如果他们愿意，也可以站着射击。W1 类包括需要使用轮椅的运动员。V1 视障类别包括在比赛期间必须使用眼罩或遮光眼镜的运动员。V2/V3 类别包括在比赛中使用视觉以外感官的运动员。这些运动员可能会也可能不会选择使用辅助来传达有关目靶的信息。V2/V3 类别是目前残奥会上唯一提到的未举办的类别。

四、流行病学和损伤模式

关于在休闲、训练和比赛水平射击运动中经受（损伤）的流行病学和损伤机制的文献很少。与其他运动相比，射击运动的受伤风险要低得多，但是损伤模式差异很大。射击运动中报道的受伤类型包括拉伤、肌肉撕裂、肌腱炎、扭伤和肌肉损伤等，很少有骨折、脱位和挫伤（表 25-1）。Kabak 等对 2010—2011 年土耳其射击运动竞赛期间的 729 名射击运动员进行了全面分析，将比赛期间发生的损伤与比赛前训练期间发生的损伤进行了比较，发现脱位、拉伤、肌肉撕裂、肌腱炎和撞击病变在训练期间更常见；而扭伤、韧带断裂和腰部病损在比赛中更常见。大多数损伤发生在肩部，其次是手和手腕、足踝、小腿和大腿，最后是腰部。如前所述，射击运动员长时间保持单一姿势，使肌肉和肌腱承受独特但显著的应力。射击需要很强大的精神和身体坚韧耐力，因为对射击运动员进行的生物力学研究表明，即使是最轻微的动作偏离也会影响射击精度。

表 25-1　射击、射箭运动中常见的肌肉骨骼损伤部位

损伤部位	常见伤病
肩关节	肩袖肌腱病、撞击征
肘关节	外侧和内侧上髁炎
手、腕	撕裂伤、挫伤、应力性骨折、慢性肌腱损伤、神经病损
腰部	肌肉源性和椎间盘源性病损
其他	穿透伤、穿刺伤、β 受体阻滞剂过量、设备故障损伤

与手枪和步枪运动类似，射箭与其他运动相比受伤的风险相对较低。弓箭手的大多数急性损伤是软组织损伤，包括挫伤和撕裂伤。而慢性损伤的分布与手枪和步枪运动中所见的分布相似，大多数涉及肩部、肘部、手腕及腰部。在这些运动员中，近 50% 的损伤涉及肩部。腕损伤占射箭损伤的 12%，其次是手指损伤（占 6%）、腰部损伤（占 5%）、前臂损伤（占 4%）。

五、按解剖位置划分的最常见损伤

（一）肩肘部

肩部损伤是射击运动中最常见的损伤类型，占射击损伤的近 50%。后坐力在射击运动员肩部损伤机制中起着重要作用。2004 年 Blankenship 等对步兵进行了一项研究以评估与武器后坐力相关的伤害风险。虽然这项研究不是专门针对射击运动员进行的，但许多研究结果都可以应用，因为这两组人都经历过武器射击时的后坐力效应。在参加这项研究的 15 名志愿者中，所有人都有肩关节前部瘀伤；除 4 人外，其他人都报告射击后疼痛；除 1 名步兵外，所有步兵都有异常的 MRI 软组织表现，表现为肌肉水肿。尽管上述研究仅记录了射击后 96 小时内的研究结果，但发现射击和后坐力对射击者主观报告的疼痛和后坐力强度有累积效应。因此，后坐力对休闲型、临时型射击运动员，以及训练有素的、竞技型射击运动员都是危险的，可分别形成急性反冲损伤和慢性压力累积。在射击过程中，较重的武器实际上可以阻止较大的反作用力。衬垫射击背心有助于防止肩部前部擦伤和与反冲相关的撕裂伤。正确技术的重要性也不能低估，特别是对于休闲射击运动员。值得一提的是，射击运动员在比赛中有幸在平坦的地面上发射武器，而步兵和士兵通常被迫在不平的地面或不平衡的位置发射武器。休闲和竞技射击运动员在射击过程中都应注重保持正确的姿势和技术，以降低肩部受伤的风险。

与此相关的是，射箭运动员最常见的损伤涉及与射击过程中重复运动相关的肩袖肌腱

病。在休闲运动员中，受伤可能与射击技术差有关，表现为射击动作不稳定，或使用不合适的设备（如大弓或重弓）。射击过程中的肩部运动学也可能在预防受伤方面发挥重要作用。事实上，研究表明，与未受伤的弓箭手相比，受伤的弓箭手在肩部运动学和肌肉活动方面有改变。Shinohara 等在肩关节上施加高达 42lb（1lb=0.4536kg）应力的肩胛带负荷，随着时间的推移，这种程度的重复性负荷会导致肩部疼痛和肩袖功能障碍；该项研究还发现，在经历撞击症的弓箭手组中，肩胛骨的外旋和后倾程度较低，肩部损伤的预防可能集中于肌肉强化训练，重点是肩袖肌肉组织和三角肌，并努力改变或增加上述角度。治疗计划最初以休息和非甾体抗炎药为主。除肩峰下注射皮质类固醇外，以加强肩袖力量为中心的物理治疗练习和教育也在最初的非手术治疗中发挥作用。手术适用于非手术治疗失败的患者，通常包括关节镜下或小切口肩袖修复术与肌腱转移或反肩关节置换术以治疗巨大肩袖撕裂。

弓箭手肘部受伤也很常见。就射击活动中关节所承受的重复应力的大小而言，可与肩部相提并论。肱骨外侧和内侧上髁炎是弓箭手最常见的肘部病变，受伤的弓箭手通常在休息时采用标准的非手术治疗方案进行治疗，然后对难治性损伤进行手术治疗。在射击运动员和弓箭手中，影响其他关节的损伤模式似乎是一个反复出现的主题，理解并通过加强周围肌肉组织的形式预防这些肘关节损伤是关键。

（二）手腕部

射击运动员的手和腕受伤也很常见，文献中的报道率约为 10%。急性期，可为撕裂和挫伤。很少有应力性骨折的报道。慢性伤常见为腕管综合征，这是由于运动的重复性和作用于手腕的单一应力。休息对于防止慢性肌腱损伤或神经病损非常重要。在比赛或训练的间隙花些时间远离射击，这将使射击运动员能够充分恢复以防止过度使用。在射击过程中，护具对手和腕都有好处。特殊的握把和衬垫有助于抵消枪后坐力的反冲效应，防止擦伤或撕裂伤。

同样，由于射箭运动的性质涉及对弓和箭的精细控制，手和手指受伤在弓箭手中占很大比例，尤其是休闲类运动员。这些伤害大多是轻微的，比如在箭被释放后，手或腕上的擦伤。损伤类型从撕裂伤和挫伤到慢性过度使用肌腱损伤，急性损伤中，撕裂伤和挫伤更为常见。有文献讨论了两种浅表皮肤裂伤以及深部裂伤的发生率，包括指神经和动脉损伤。很少有文献报道运动员发生的慢性手指掌骨骨折。慢性损伤中，除伸肌腱腱鞘炎外，桡骨茎突狭窄性腱鞘炎和累及正中神经的压迫性神经病损等情况也很常见。这些疾病发展的可能机制与施加在单个肌腱和软组织结构上的持续应力有关，随着时间的推移，这些肌腱和软组织结构会发生结构变化，受影响的结构最终可能疲劳或撕裂，导致运动员疼痛和不适。这些损伤的确切发生率在文献报道中差异很大，但整体急性损伤在休闲性射箭运动员中更为常见，而慢性过度使用损伤和综合征在竞技类射箭运动员中更为常见。急性损伤，如撕裂伤和挫伤，常采取修复撕裂或休息和冰敷的非手术治疗。慢性肌腱损伤和神经病变也是首先以非手术治疗作为标准治疗，即休息和固定或偶尔皮质类固醇注射。然而，如果运动员非手术治疗无效则可考虑手术治疗。

在预防手腕部损伤方面，护腕或手套等防护装备能提供一些好处，尤其是在预防大多数轻微擦伤方面。轻量级弓箭也得到了支持，因为常规使用的肌腱和肌肉在训练和比赛中会承受较少的负荷。还需提倡射箭教育项目，以尽量减少休闲类射箭运动员受伤的风险。

除针对射箭过程中最常承受压力的肌肉、肌腱和关节的量身定制强化方案外，这些项目还可能包括指导正确射击的形式，建议进行训练或比赛前的强化训练以进行适当的拉伸和准备。

（三）腰部

弓箭手经常将身体保持在对腰部施加相当大压力的位置。因此，弓箭手腰部急性和慢性损伤也可以看到。这些损伤包括椎间盘损伤和腰部慢性退行性病变。Singh 等认为在一天的国际级比赛中，男性弓箭手将发射 45lb 重的弓箭武器约 75 次，相当于男性运动员拉动 3400lb 左右；一位女运动员使用 35lb 重的弓相当于拉约 2625lb 的重量。随着时间的推移，这种重复性拉伤劳损会导致肌肉源性疼痛、椎间盘源性疼痛以及腰部的机械性磨损和撕裂。弓箭手慢性腰痛的治疗很大程度上取决于疼痛的根源。为了进一步指导治疗计划，可行 X 线片或 MRI 检查。伤害预防的教育宣讲至关重要，特别是在正确的技术和姿势方面。不正确的射箭姿势可能导致整个腰部的重量分布不平衡，进而导致疼痛和受伤。急性疾病的治疗，如腰椎间盘突出症，最初包括休息、物理治疗以及抗炎药物治疗。而这些患者中的大多数通过非手术治疗加以改善，非手术治疗无效的患者可能需要进行腰椎间盘切除术。

（四）下肢

射击运动员和弓箭手的下肢损伤并不常见，有一些文献报道。就总体发病率而言，他们远远不及上肢和腰部损伤，但仍应提及。Kabak 等认为，训练期间发生的大多数下肢损伤涉及小腿和大腿，而比赛期间发生的大多数损伤涉及足、踝或膝。慢性损伤通常与射击运动有关，运动员通常需要长时间保持站立姿势，同时增加下肢关节和肌腱的应力以保持严格的固定位置。此外，由于拉伸和热身训练不当、射击技术差等，下肢可能会受到拉伤和扭伤。肌肉撕裂和扭伤是小腿和大腿最常见的损伤模式。原因是拉伸训练不充分，加上训练和比赛时间过长导致中间休息时间很少。踝关节扭伤似乎是急性期最常见的下肢损伤，尤其是在比赛期间当身体和精神的坚韧性都受到挑战时。值得注意的是，一些射击运动员更容易发生足踝扭伤和下肢肌肉拉伤，这是基于他们自身的解剖特点。扁平足畸形是射击运动员易患急性踝关节扭伤的常见基础疾病。虽然由于这些运动以上身为中心，下肢损伤不太常见，但预防性教育可以对运动员群体产生积极影响。强调灵活性是至关重要的，灵活的关节、肌肉和肌腱有助于对急性损伤提供保护。此外，在训练课和比赛之间适当训练和休息可能有助于避免身体上的慢性压力，这可以减少由于过度使用带来的损伤。

（五）穿透伤和其他损伤

我们先讨论射击运动和射箭运动中的穿透性损伤和其他不太常见的损伤。由于运动员的经验和比赛安全指南，穿透伤在比赛中很少发生。在休闲类弓箭手中，有关于运动员意外地前倾跌到箭或弓上而被刺伤的报道。射击运动比赛中的枪伤也很少见，但应认识到这些损伤并需要紧急严肃对待。及时的急诊科处理至关重要。

我们还应简要讨论射击运动中 β 受体阻滞剂的使用。β 受体阻滞剂是阻断去甲肾上腺素和肾上腺素的药物。去甲肾上腺素和肾上腺素是 2 种人体内天然存在的化学物质，与增加心率和其他生理兴奋或抑制特征有关。通过阻断这些化学物质，β 受体阻滞剂可以减少焦虑的影响，并提高参赛选手的专注度。如前所述，射击、射箭运动需要大量的专注、深思熟虑，以及身体和精神上的专心致志。有关于奥运会射击、射箭运动员使用 β 受体阻滞剂的报道，但国际射击运动联合会和世界射箭联合会禁止将其作为提高成绩的药物。鉴于 β 受体阻滞剂在比赛中的违法性，射箭、射击运动员很少使用 β 受体阻滞剂。然而，β 受体阻滞剂的毒性在文献中得到了很好的研究，表现为低血压、心动过缓，甚至中枢神经系统抑制，在严重情况下可能危及生命。治疗重点在于及时解决 β 受体阻滞剂中毒症状，如保护阻塞患者的气道或使用支气管扩张剂治疗支气管痉挛。

值得注意的是，也有人因设备故障而受伤。因此，除上述射箭教育和参与赛前强化训练计划外，正确维护运动设备也非常重要。

残奥会射击、射箭运动在过去几十年中越来越受欢迎，并且仍然是残奥会的主要项目。与奥运会运动项目类似，残奥会射击、射箭运动是残奥会最安全的运动项目之一，总体受伤模式与休闲和奥运会射击、射箭运动员相似。残奥会射箭运动相关损伤的文献很少。与非残奥会运动员相比，不同解剖结构的损伤发生率相似——肩部和其他上肢病变最为常见。慢性肩袖肌腱炎和急性损伤，如弓弦导致的手、腕和手指撕裂伤普遍存在。治疗方案也遵循与非残奥会运动员相似的原则，最初推荐采用物理疗法和非处方抗炎药的非手术治疗，然后对非手术治疗失败的患者进行手术治疗。预防对残奥会运动员来说也是至关重要的；防护装备、适当的姿势和射击方式可以显著降低受伤风险。

结论

射击运动越来越受欢迎，包括娱乐性和竞技性的各个年龄段的参与者。射击、射箭项目都定期在奥运会和残奥会举办。这些运动需要高度集中的注意力，尤其是竞技水平，哪怕是最小的动作都能戏剧性地影响结果和成功。尽管与足球、篮球等接触性运动相比，这些运动的受伤风险显著降低，但运动的独特性使这些运动员容易出现不同的受伤模式。慢性肩袖肌腱病或撞击综合征是这些运动员最常见的损伤，紧随其后是手部和腕部的肌腱和神经病损。在射击运动员中，武器后坐力在损伤机制中起着重要作用，并已成为射击专项损伤文献中的一个焦点。以缓冲或加垫设备的形式进行的预防可减少反冲的破坏性影响。腰部和下肢损伤也可见，主要与运动员长时间保持僵硬姿势有关。伤害预防主要包括参与赛前教育、柔韧性和拉伸训练以及比赛间歇期的充分休息。在射击、射箭运动中可以看到穿透伤或 β 受体阻滞剂毒性等病理现象，参与训练和比赛的医师或运动员应了解这些特殊损伤的处理方法。总的来说，涉及射击运动和射箭伤害的文献很少；需要进一步研究来帮助理解这些伤害的可预防性并降低其风险。

(朱威宏 译)

第 26 章

滑冰、速度滑冰、花样滑冰

滑冰作为一种交通方式，已有上千年的历史，在古代北欧神话中亦有描述。几个世纪以来，已拓展成为几项独特的体育活动，包括休闲滑冰、速度滑冰、花样滑冰和冰球。而当没有冰的时候，滑冰者将轮子固定在靴子上制作成旱冰鞋，并逐渐演变成为几项旱冰运动。

冰上运动的损伤不仅局限于运动本身，还与特定运动本身的特殊需求有关。2018 年，在美国共有 76 736 例因滑冰损伤的急诊患者，这一数字排除了直排轮滑运动中受伤的患者。在不同类型的滑冰活动中，有着不同类型的滑冰鞋或旱冰鞋、不同的活动和强度、不同的技能、不同的能力水平、不同的身体类型以及其他不同的风险因素。在试图了解、管理和预防不同运动员受伤时，必须考虑所有这些因素。对于每项体育活动，有必要了解运动是如何进行的、运动的具体机制、运动的受伤风险、受伤模式以及运动损伤的流行病学、发生率和有效的预防策略。

一、滑冰及相关运动

最常见的滑冰形式是休闲滑冰，这是一个从新手到熟练的滑冰者过程，他们常在溜冰场、池塘或河流上滑冰。就受伤情况而言，这一群体可细分为缺乏经验的滑冰选手、年轻的滑冰选手和年长的滑冰选手。在滑冰运动中，速度滑冰指滑冰运动员之间的计时比赛，分为长道速滑和短道速滑，这两种速度滑冰的竞技技巧和受伤风险是大相径庭的。而花样滑冰则是另外一种截然不同的滑冰运动，它可以分为 4 个独立的运动类别，包括单人滑、双人滑、冰上舞蹈和队列滑。每种类别都有着不同的运动需求和受伤情况。在竞技性花样滑冰之外，还有成人花样滑冰和表演滑冰。轮滑滑冰可以是直列或四轮溜冰者，也可以是休闲、冰球或轮滑运动员。

国际滑冰联盟以丰富的经验和知识基础，监管着全世界的速度滑冰和花样滑冰。该组织成立于 1892 年，与各国花样滑冰和速度滑冰团体精诚合作，共同促进、管理和改进这项运动。通过国际滑冰联盟探讨和制订相关特殊的规章制度，该组织提高了滑冰运动员的安全性，降低了受伤的发生率。例如，国际滑冰联盟规定所有速度滑冰和花样滑冰运动员，包括教练和志愿者，都必须获得安全运动认证。美国安全运动中心是一个非营利的组织，其使命是防止运动员因身体、情感和性虐待而受到身体和心理伤害，它是国际体育安全组织的一部分，认证内容包括参加并通过一门涵盖预防虐待运动员的在线课程。

　　在 PubMed、Google Scholar 和 Cochrane 数据库中搜索有关滑冰、滑冰损伤、滑冰技术、滑旱冰和单排轮滑的文章，在回顾有关滑冰损伤的文献时，花样滑冰是迄今为止拥有最多的关于运动力学和损伤文献报道的运动。事实上，对于花样滑冰，现在有一整套科学的教科书。拥有第二大文献量的是短道和长道速滑。相比之下，其他类型的滑冰很少有文献发表。

事实框 1
- 滑冰是世界上最古老的运动之一。
- 关于滑冰损伤的科学研究相对较少。
- 国际滑冰联盟和安全运动国际组织提倡安全滑冰。

二、休闲滑冰

　　一提到滑冰，人们就会想到花样滑冰和速度滑冰这两项高水平的滑冰运动，而不是休闲滑冰。然而，就人数而言，参加休闲滑冰的人数比参加高水平滑冰的人数多出数百万。Athar 等表示，在不考虑欧洲、前苏联、亚洲、加拿大和美国之前，英国每年有4% 的人口参加滑冰运动。休闲滑冰包括首次滑冰者、季节性滑冰者以及部分全年都热衷于溜冰的人。休闲滑冰者使用的滑冰鞋差别很大，部分情况下它们可以是高质量的花样滑冰鞋或冰球鞋，但更多情况下是低质量的租赁冰鞋，由于过度磨损，此类溜冰鞋支撑性较差。与大多数运动项目一样，熟练的休闲滑冰运动员受伤发生于偶尔摔倒时以及因活动强度增加太快而使强度过大时。初学者通常会因跌倒而受伤，跌倒会导致骨折、挫伤、撕裂和脑震荡。Barr 等发现，初学者 80% 的受伤是上肢骨折，几乎都是桡骨远端骨折，偶有踝关节骨折、撕裂伤和脑震荡。他们建议要求所有新手佩戴护腕，并应该教新手如何安全地摔倒。研究发现，50 岁以上的休闲滑冰者因跌倒导致头部严重受伤的风险更高。轮滑则有部分不同：一项描述性流行病学研究报告称直排轮滑在所有运动项目中骨折的比值比最高，为 6.03，其中大部分损伤部位是手指、腕和前臂。冰上滑冰骨折发生的比值比为 2.82，主要发生在上肢。几位研究者声称，使用护腕和头盔等防护装备可以防止有经验和无经验的休闲滑冰运动员 80% 的创伤性损伤，但有效性尚未得到研究证实。

三、短道速滑

　　短道速滑是一项奥运会团体运动，参赛者在由 4～6 名选手组成的团体中进行竞争，与花样滑冰和冰球使用的滑冰场相同，跑道长度为 111.111m。低帮滑冰靴使足踝活动更加灵活，有 16～18in 长、非常锋利的固定刀片，刀片设计成一定的角度，以抵消运动员逆时针比赛时向左侧的极端倾斜。选手们比赛时距离非常近，且速度超过 50km/h，容易导致相互碰撞和摔倒，这是造成受伤的主要原因。2003 年 Quinn 等发表了一篇短道速滑损伤的回顾性综述，大多数损伤发生在膝、踝、脊柱、腿部和腹股沟等部位，他们发现训练和比赛中的损伤模式略有不同。在比赛中,最多见的损伤是肩关节脱位,其次是腹股沟拉伤、脑震荡和膝挫伤。在练习时最多见是腹股沟拉伤和膝挫伤。非冰道损伤(使用直排轮滑鞋)主要为踝扭伤、腹股沟拉伤、手和腕骨折及膝关节疼痛。他们揣测,造成伤害的外部风险因素包括抗切割性能欠缺的服装材料、冰质差、未穿戴安全设备、训练时间延长、冰上滑冰者人数增加、大量滑冰者在碰撞中摔倒以及滑板上缺乏足够的填充材料。目前,此项运动受伤的流行病学和发病率尚未发表。

大部分关于滑冰运动的科学研究都集中在提高成绩上,大多数关于预防受伤的专家意见都是基于损伤机制提出的。对于速度滑冰,国际滑冰联盟实施了以下规定:所有参赛者必须穿防割伤套装、护膝和护小腿、防割伤手套、防割伤颈部和踝保护装置以及经批准的头盔。此外,滑刀的前部和后部必须磨圆,半径为 1cm。这些规则是为了减少撕裂伤、骨折和膝损伤。这些规定都是从既往经验观察演变而来的,并非一级研究。滑板上的填充物用来吸收跌倒时的能量,许多滑冰者还佩戴防碎护目镜。

速滑运动员速度越快,动能越大,受伤的风险也越大。招募具有更多 IIx 型肌纤维的滑冰运动员、改进滑冰姿势以提高血流量、增加单侧下蹲练习、改善滑冰周期的机械性能、改变滑行节奏以及改良蹬离角等都被用于提高滑行速度和效率。人们发明了专门仪器来测量蹬离力、足部压力和压力中心、动作时间、膝力和速度。这些设备提高了滑行效率和速度,增加了摔倒和严重创伤时的峰值力。

在踝关节受伤方面,低帮鞋可能使速度滑冰运动员容易受伤。踝关节强化训练和平衡训练是旨在尽量减少踝关节损伤的经典训练方法和物理治疗干预措施。而脊柱和腹股沟损伤的预防仅限于一般力量训练和灵活性。

四、长道速滑

长道速滑运动是一项奥运会运动,参赛者在比赛中双人逆时针滑行一段规定的距离,跑道是一条 400m 长的椭圆形跑道,比赛距离分别为 500m、1500m、5000m 和 10 000m。除竞速性的长道速滑项目外,还有滑冰马拉松、直排轮和四轮速滑也是类似的运动,它们的运动需求和受伤情况都相似。长道速滑运动员一般可以达到 59km/h 的速度。

滑冰者可以使用固定刀片或开合式刀片的滑冰鞋,目前所有长道滑冰者都使用开合式冰刀鞋。开合式冰刀鞋在鞋的前端设有转轴,这样足跟可以抬高,而冰刀与冰接触的时间更长,速度更快。刀片长 38 ~ 45cm,厚约 1.25mm,边缘非常锋利,以便最大限度地咬合地面。靴子很短,材质是皮革,后跟很硬。与短道速滑一样,滑冰者极度向左倾斜,因此刀刃偏移以调整此角度。防护服材料非常复杂,由橡胶、塑料、Kevlar 纤维、Dyneema 纤维组成,呈蜂窝状拉伸,手臂上有 1.5mm 的陶瓷点,以实现最小的风阻。

长道速滑中的损伤通常是劳损性损伤,包括腰部拉伤和下肢肌肉拉伤。此外,这些运动员还常患有髌腱炎和跟腱炎、髌股关节疼痛和劳损性肌筋膜室综合征。滑冰超过 12 年后,速滑运动员会出现"滑冰者痉挛",这是一种特殊的运动障碍,伴有小腿和足的急性功能障碍性痉挛,这认为是由尚待改进的某些特定技术因素引起的,长道速滑者也存在有急性创伤的情况,目前一些研究者报道了长道速滑运动员髌腱完全断裂的案例。穿着不合适的靴子会导致滑冰运动员水疱、鸡眼和 Haglund 畸形。

事实框 2
- 速度滑冰运动员达到难以置信的速度。
- 刀片长且锋利会导致撕裂伤。
- 高动能和滑冰姿势会导致受伤。

五、花样滑冰

美国花样滑冰协会是一个国家级的竞技花样滑冰管理机构，截至 2020 年，该协会拥有 203 023 名会员、750 个俱乐部和 1000 个滑冰学习项目。如前所述，花样滑冰包括单人滑、双人滑、冰上舞蹈和队列滑。不同技能水平运动员的损伤模式不同，水平较低的花样滑冰者常遭受急性的损伤，如踝关节扭伤，而水平较高的运动员会多遭受疲劳性损伤，如应力性骨折。了解特定表现所需的要素以及这些要素所需的技术技能对于理解如何照顾这些运动员至关重要。精英级别的花样滑冰现在已经非常成熟，花样滑冰中的每个项目都有不同的靴子和刀片。

单人滑运动员是指在冰上独自滑冰的男性或女性，他们表演跳跃、旋转和其他动作，并根据难度、完成度和艺术表现进行打分。他们受伤往往是过度疲劳造成的。双人滑、冰舞和队列滑运动员在冰上有一个搭档或几个队友，问卷调查研究发现，他们会受到更多的急性损伤。单人选手的跳跃动作越来越复杂，而四周跳已经成为最高难度级别中的最低标准。为了成功完成四周跳跃，滑冰者必须在空中跳到 24in 高，并且每秒旋转速度必须超过 5 转。据估计，这需要在起跳时产生 150 英尺 - 磅的扭矩和 300lb 的力，旋转产生 180lb 的离心力，需要很大的力才能将手臂紧紧地固定在身体上，着地需要通过足踝、膝、髋和背部传递扭矩和力。跳跃产生的峰值着地力几乎是体重的 10 倍。这些压力增加了人们对髋关节盂唇撕裂的忧虑。

在双人滑中，女伴可以被男伴抛出很远的距离。这可能会导致在着地时产生更高的峰值力。在双人、舞蹈和队列花样滑冰中，滑冰者的近距离接触会导致割伤和挫伤。在所有花样滑冰运动员中，最常见的受伤部位是下肢和背部。最近 Kowalczyk 等发表了一篇关于花样滑冰损伤的综述，发现 68.9% 的疲劳损伤和 31.1% 的急性损伤；女性足踝受伤率为 29.6%，膝关节受伤率为 19.3%，背部受伤率为 15.8%；男性足踝受伤率为 25.4%，髋关节受伤率为 16.4%，膝关节受伤率为 14.9%。他们的数据收集于 2003—2017 年，在这段时间里只有男性进行四周跳。有趣的推测是：女性髋部受伤人数会因其开始做四周跳而有所增加。最近观察发现，男性和女性单人滑冰运动员的髋部盂唇撕裂和 FAI 增加。

足踝受伤在所有花样滑冰运动员中最为常见，包括滑囊炎、鸡眼、水疱和 Haglund 畸形。腓骨肌腱、胫后肌、跟腱、趾伸肌腱和踇长屈肌的肌腱炎是常见的疾病。踝关节扭伤、足底筋膜炎和联合韧带扭伤是最常见的韧带损伤。距骨和足舟骨应力反应和应力性骨折是足部最常见的骨损伤。跟骨后滑囊炎和其他足跟过度使用损伤是由靴子不合脚及设计不良，以及过度训练引起的。鞋带勒伤是对胫前肌腱和趾伸肌腱的一种特殊刺激，它是由靴舌的压力引起的，通过各种方法保护足背免受鞋带的伤害是最好的治疗办法。

70.1% 的膝关节损伤是伸肌结构问题，大多数是髌股关节疼痛、髌腱炎、挫伤和

Osgood-Schlater 综合征，髋部受伤没有详细报告。应力性骨折占所有损伤的 11.8%，其中 42.2% 发生在腰部，32.4% 发生在足部，15.7% 发生在胫骨和腓骨。腰椎峡部裂和峡部应力反应是腰部最常见的骨应力反应。最近研究表明，许多患有这些问题的运动员维生素 D_3 水平较低。髋部肌肉拉伤的报道有所增加，但 FAI 是近来逐渐关注的问题。众所周知，花样滑冰运动员、舞蹈演员和体操运动员都需要极度的髋关节外旋，这可能导致撞击、不稳或两者兼有。这些髋关节问题正在通过髋关节镜进行治疗，部分患者能恢复到伤前的运动水平。

预防花样滑冰运动员受伤的方法有很多种，如适当的培训和营养、适当的监督和避免过度疲劳。具体而言，每年检查维生素 D 水平、铁蛋白水平和全面体检对预防花样滑冰受伤都有帮助。对花样滑冰技术的各个方面进行深入分析不仅可以提高运动表现，还可以通过最大限度地减少高风险行为来减少伤害。此类干预措施包括可穿戴式跳跃监视器、"Y"形平衡评估、比较不同类型靴子的运动学和减震性能、评估关节松弛度、视频分析以及对花样滑冰跳跃科学性的全面分析。众所周知，在膝关节屈曲 60°时测得的半膜肌剪切模量在花样滑冰运动员中低于对照组。这些指标是否可以用来预测或预防受伤，目前尚没有研究。通过对滑冰运动员的解剖学分析一直用来调整生物力学，以提高运动能力和防止受伤，但同样没有进行科学分析。

事实框 3
- 单人滑冰运动员因过度使用而受伤的概率更大。
- 双人、舞蹈和队列花样滑冰运动员会受到更多的创伤。
- 技术分析可以提高表现，减少伤害。

六、轮滑

轮滑包括直排轮滑和四轮轮滑。四轮滑冰鞋用于休闲滑冰和旱冰比赛。直排轮滑冰鞋用于休闲滑冰、冰球和比赛。轮滑和冰上滑冰的主要区别在于，轮滑运动员在干燥、坚硬的表面上，而不是在冰上。尽管冰也很硬，但它很滑，因此在摔倒时运动员会更多地滑动，以较少的摩擦吸收一些冲击力。这可能是解释直排轮滑滑冰发生骨折的概率是滑冰的 3 倍（比值比为 6.03），高于任何其他运动，表面摩擦的差异与损伤类型有关。滑冰者和轮滑者都向前摔倒，两组人都试图用手阻止摔倒，但滑冰者的成功率较低，头部受伤几乎是轮滑者的 5 倍，轮滑者在摔倒时会把手伸出来，导致更多的上肢受伤。研究发现，竞技性直排轮滑运动员平均每年每名滑冰运动员受伤 1.4 次。直排轮滑资源中心报道了《纽约时报》的一项调查，显示每 1000 名直列轮滑者有 3.4 人受伤，他们还发现大多数损伤发生在户外表面不平的街道或小路上。1995 年 Schieber 和 Branche Dorsey 出版了《直排轮滑损伤的流行病学》，1993 年美国有 1260 万名直排轮滑运动员，其中 3.1 万人受伤需要住院治疗。他们建议直排轮滑者佩戴护腕、护膝、护肘和头盔。1995 年他们再次进行了调查，发现有 2250 万名直排轮滑运动员，其中有 10 万名急诊就诊者，腕关节损伤最常见。虽然直排轮滑在 2020 年人数变少，但推荐仍然合适。美国疾病控制和预防中心利用 Schrieber 和 Branche Dorsey 的数据研究了直排轮滑损伤的性质和部位，发现骨折、脱位、扭伤、拉伤和撕裂占所有严重损伤的 63%，其中大部分是腕部和前臂。

四轮轮滑与直排轮滑具有相同的危险因素。休闲四轮轮滑者与直排轮滑者在破损路面有相同的跌倒风险，这些轮滑者应该被视为直排轮滑人群的一部分，并给出相同的推荐。旱冰比赛则有些不同，女子旱冰比赛是一项在世界范围内不断发展的运动，仅在美国就有5万多名参与者。滑冰者穿着足踝高的四轮滑冰鞋在跑道上比赛，尽力让他们的队友在阻挡对方队友的同时越过对方的阻挡，这导致持续的身体接触和摔倒。虽然护腕、护膝、护肘和头盔是强制性的，但仍有许多人受伤。关于旱冰轮滑比赛受伤的报道很少，但一项早期研究发现，50%的运动员有多处受伤，主要发生在下肢，导致19%的人永久放弃这项运动。另一项研究报道了 1.4 万旱冰滑冰运动员在 12 个月内具有 53% 的受伤率。一项研究调查了旱冰运动员对受伤原因的看法，大多数情况下，他们觉得是由技能或身体意识方面不足导致受伤。

轮滑和滑冰的一个主要区别在于安全推荐的强度。在轮滑运动中，多个团体提出了关于安全的推荐。美国消费品安全委员会两次发布了轮滑安全推荐。他们建议通过上课、垫防护垫、头盔、放松而不是僵硬地摔倒、着地点选择肌肉较多的部位、在光滑的表面上滑冰并且避免在夜间运动等减少受伤机会。国家安全委员会、美国骨科医师学会和美国骨科运动医学会都同意并补充了滑冰时避免碰撞的一些规则。最广泛的推荐条目由美国儿科学会发布，他们列出了 9 个条目，条目如下。

1. 父母需要了解风险和益处。
2. 防护装备：头盔、护腕、膝盖护垫，护肘。
3. 在没有汽车的街道上进行。
4. 选择溜冰场而不是街道，避免进行旱冰花样。
5. 禁止跟随卡车"冲浪"和跟车滑行。
6. 穿上合适且穿着得体的滑冰鞋。
7. 吸取教训，避免在有道路缺陷的地方滑行。
8. 如果有肌肉或平衡方面的问题需要额外的保护措施。
9 鼓励州立法强制使用头盔。

目前在滑冰运动中，尚没有这种程度的关注。一些研究者主张为滑冰者提供护腕和头盔，但并没有达成共识。

事实框 4

● 轮滑与滑冰一样都会受伤。
● 干燥、不平的场地会增加摔倒的风险。
● 轮滑采用了比滑冰更多的防护装备。

七、残疾滑冰运动员

残疾滑冰运动员包括智力或身体残疾或两者兼有。特奥会是为智力障碍的运动员举办的，残奥会是为身体残疾的运动员举办的。特奥会包括 3 个滑冰项目，花样滑冰、轮滑和短道速滑。2011 年特奥会 7304 名运动员参加了花样滑冰比赛，44 231 名运动员参加了轮滑比赛，14 496 名运动员参加了速滑比赛，这些数字每年都在增加。目前冰球是残奥会上唯一一项滑冰运动，但花样滑冰和速滑运动正争取成为残奥会的项目。2010 年 Margarita Sweeney-Bird 成立了无歧视滑冰组织，这是一个包括所有类型的残疾滑冰者的组织。2018 年国际滑冰联盟认可了该组织，并开始将其赛事列入其日程表。该组织为身体残疾的运动员举办比赛，并正在努力使这些项目成为残奥会的一部分。美国花样滑冰协会为滑冰指导员和教练发布了在线自适应滑冰手册，以教授如何指导智力和身体残疾的运动员。美国花样滑冰协会还为身体残疾的滑冰者推广治疗性滑冰，以改善姿势、力量和信心。

滑冰运动员和他们的倡导者正在努力获得认可。这是一场艰苦的斗争，溜冰场担心责任问题，而训练有素的教练则供不应求。一些人认为这些滑冰者不具有正常滑冰运动员的吸引力。参与无歧视滑冰的人注意到，这些滑冰者在滑冰时体验到了真正的快乐，并且比正常滑冰者从中获得更多，滑冰可以提高运动员的运动技巧、心智和社交能力。

在受伤方面，残疾滑冰运动员面临与其他滑冰运动员相同的受伤风险。尚无这一群体的受伤流行病学研究，但他们也不太可能有不同的受伤模式。有平衡问题的滑冰者最有可能承受与初学者相同的受伤模式，有更多的摔倒、脑震荡和骨折可能。正是出于这种考虑，这些运动员需要更多的监督，以及和其他滑冰运动一样的预防和康复措施。

结论

目前存在许多不同类型的滑冰、技术水平和受伤风险因素。所有的滑冰运动员都有摔伤的风险，并且大多数重伤都是由跌倒造成的。脑震荡、腕关节骨折和足踝骨折比其他损伤更常见；撕裂伤是速滑运动中令人担忧的问题。在单人花样滑冰中，髋关节问题越来越受到关注。在轮滑中，不平坦的场地是摔倒的主要危险因素。所有的滑冰者都会因为穿着不合适的滑冰鞋而产生水疱和老茧。学习如何安全地跌倒、使用头盔、护腕、护肘和护膝可以减少滑冰运动员跌倒时的受伤风险。

（王卫明　向先祥　译）

第 27 章

滑雪：高山、北欧、公路、赛道

一、滑雪史中一些不可忽略的要素

（一）滑雪：必需品和生存工具

在长达一万多年的时间里，许多北欧和亚洲民族的方言一直在使用"ski"这个词。滑雪史上第一个描绘滑雪的岩石雕刻可以追溯到公元前 4000 年，其上描绘的是足上穿着长木板的人（图 27-1）。

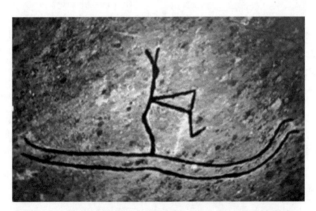

图 27-1　洞穴壁画显示"滑雪的人"（公元前 4000 年）

冰河期后生活在高海拔地区的人需要开发工具来改善他们的移动能力和生活条件以面对严酷的冰雪环境。滑雪起源于北欧国家，尤其是生活在贝加尔湖和阿尔泰山脉的民族。约 4000 年以前，在挪威和斯堪的纳维亚的泥炭沼泽中发现的更短的化石滑雪板可以证明滑雪工具在不同地域的发展。

从 10 世纪开始，滑雪在挪威和瑞典越来越流行。

（二）滑雪：一种快速而无声的军事交通工具

1552 年，滑雪在古斯塔夫·瓦萨（Gustav Vasa）为解放瑞典而组织的起义中发挥了决定性的作用（自 1922 年以来，瑞典每年都会举行最重要的国际越野滑雪比赛之一——瓦萨滑雪节）。

19 世纪末法国军队对这种快速而安静的交通方式产生了兴趣。阿尔卑斯山的军队负责监视高山峡谷，于 1900 年在洛塔雷特山（Col du Lautaret）建立了第一个军用滑雪者基地，并于 1904 年建立了第一所军用滑雪学校来训练多批军队滑雪者。这些士兵经常在业余时间担任滑雪教练并向游客和当地山区居民普及滑雪技术。

二、当滑雪成为娱乐活动和体育运动

19 世纪，斯堪的纳维亚人想出了把滑雪变成一项运动的主意。一些人提出对滑雪设备进行技术改造，并对练习和技术姿态进行改善，而这干扰了滑雪向体育运动和娱乐活动的转变。

挪威滑雪板长 3m，用一条简单的带子固定在足上。它们的使用说明很简洁："滑雪者可以让滑雪板把他们带到任何想去的地方，直到空气起到自然刹车的作用，让他们停下来"。"下坡时，滑雪者闭着眼睛倚靠在滑雪杖上。然后他沿直线行进直到难以呼吸。再之后自己扎进一旁的雪里，等着喘口气，再笔直地向前冲，直到他喘不过气来，再把自己扎进雪里，如此循环，直至山底"。

1850 年：挪威人造出了第一款拱形滑雪板：滑雪者的体重更好地分布在雪地上，因此滑行效果更好。

1868 年：Sondre Norheim 生产出多种尺寸的"黄蜂型号"滑雪板。

滑雪板的尾部和头端比踩在足下的部分更宽。更容易转弯：将雪板压向一边，雪板在滑雪者的压力下跟着转弯。在捆绑固定方面，它在足跟后面附有一条编织柳条带，这样雪板就可以自然地固定到足下。

这是一个绝妙的发现：他发明了一个他称之为"屈膝旋转"的转弯——将膝放于滑雪板的内侧，将外侧的足沿曲线的方向推移来实现旋转。

在 Iverslokken 举行的第一届全国滑雪比赛的日期是 2 月 9 日。

1878 年：格勒诺布尔登山家亨利·杜哈梅尔在靠近格勒诺布尔的 Croix de Chamrousse 斜坡上用 3m 长的滑雪板下山，并成功完成了第一次长的滑板下滑。

1882 年：因具有柔韧性和轻便性而最常被使用的梣木，被山核桃木（已从路易斯安那州进口，用于制作高尔夫球杆）取代，因为它能够被切割制作成更窄、更灵活的滑雪板，同时保持坚固。

1889 年：Mathias Zdarsky 发明了高山滑雪。

他发现滑雪板太长以至于无法适应陡峭的山坡。他把滑雪板的长度从 3m 缩短至 1.80m 并去除脚底的凹槽，转而通过金属马镫将足固定在滑雪板上（他拥有 142 项有关固定技术专利）。

几所滑雪技术学校互相竞争：一个叫"屈膝旋转法"的挪威学校，一个利林菲尔德的"高山技术"学校，还有一个"平行回转"学校（第一个实现平行转向下滑并登上大斜坡）。

1905 年：Zdarsky 客观地量化了这些技术间的差异，并在斜坡上安置障碍桩，这样他正好发明了大回转滑雪。

1908 年：Arnold Lunn 创立了高山滑雪俱乐部，发明了计时障碍、下坡项目，并创立了最有声望的高山滑雪比赛：Kandahar 滑雪比赛。

1928 年：Rudoph Lettener 在滑雪板的两边都用螺钉固定上了钢刀片，正好发明了滑雪板的金属边框。

这一年，阿尔卑斯山出现了滑雪缆车。

1933 年：在 Megève 出现第一辆 Rochebrune 缆车。

1934 年：在 Davos 出现第一辆滑雪缆车。

从此开始，滑雪成为一项必不可少的经济活动（称为白色淘金热），且从那时起，滑雪就没有停止发展并逐渐大众化。

今天，在世界各地，滑雪和单板滑雪已经成为最常见的冬季运动。

无论是业余或是专业的参与者，在高山滑雪模式、自由式滑雪和单板滑雪中都特别容易受到创伤，而北欧滑雪容易导致过度使用伤病。

这些活动已经变得越来越便利，趋于高效的装备也使更多的参与者在各个更大的滑雪场地里滑得更快。

这种练习和设备的改进极大地改变了与滑雪和单板滑雪运动相关的事故防范学和创伤疾病学。

三、我们对这项工作进行分析

目前的标准人群的创伤疾病学是基于"位于斜坡脚下的"格勒诺布尔南部医院，其对创伤和体育服务活动有 60 年的数据分析。

对高水平滑雪者更具体的创伤疾病学来源于对法国队运动员的观察。

四、标准人群雪地运动相关的事故学和创伤疾病学

在过去的 50 年里，滑雪运动的创伤已经发生了相当大的变化。在 20 世纪 70 年代之前，滑雪活动相对隐秘，只有少数尝试者参加。在高山滑雪中，双踝骨折是目前为止最常见的骨折。20 世纪 70 年代末，新的滑雪技术伴随着越野滑雪逐渐出现，在 20 世纪 80 年代末出现单板滑雪，20 世纪 90 年代末出现雪板滑雪（短滑雪板，长度小于 1m）。与此同时，随着人们对这种休闲活动表现出的日益狂热，滑雪设备和滑雪场地的准备工作也发生了相当大的变化。因此，创伤情况会随着时间的推移而改变。即使雪上运动事故目前很常见，但它们只表现为每 1000 个滑雪天发生 2.5 起事故，远远低于 20 世纪 70 年代的每 1000 天发生 7 起事故。到目前为止，高山滑雪仍然是单板滑雪中运动量最多的。它们总结了过去 25 年雪地运动的主要发展。

五、高山滑雪事故的流行病学、演变与预防（1968—2012 年）

流行病学研究基于对格勒诺布尔大学医院内每年保障服务活动的分析，该医院记录了自 1968 年至今的滑雪道事故。因此，我们能够基于 3 项研究来比较创伤的演变：第一项研究是在 20 世纪 70 年代由 Bèzes 教授进行的（1968—1976 年）；第二个和第三个是由 Saragaglia 教授在 20 世纪 90 年代（1990—1997 年）及 21 世纪 10 年代进行的（1998—1999 赛季至今）。

（一）20 世纪 70 年代的研究数据（H.Bèzes 教授的系列研究）

该研究队列包括 5200 名受伤人员，只有滑雪事故的受害者（当时没有越野滑雪事故的记录），59% 的男性和 41% 的女性，平均年龄 22 岁（2 ～ 77 岁）（表 27-1）。

表 27-1 休闲运动中雪上运动事故学的演变

	1968—1976 年	1990—1997 年	1998—1999 年	2008—2009 年
患者数目	5200	4647	731	591
高山滑雪	5200	3570	567	425
越野滑雪	0	322	NC	NC
单板滑雪	0	535	134	139
北欧滑雪	0	110	25	26
艺术滑雪	0	86	0	0
短板滑雪	0	1	6	1
莫诺斯基滑雪	0	19	0	0
屈膝旋转法	0	3	0	0
单支板滑雪	0	1	0	0
高山滑雪（n）	5200	3570	567	425
男性（%）	59	53	58	55
女性（%）	41	47	42	45
平均年龄（岁）	22	29	30	30
解剖部位	损伤（百分比值）			
身体轴线	9%	7%	不包括在内	不包括在内
上肢（%）	15	31	29	35
肩胛带（%）	45	37	44	51
腕部骨折（%）	16	11.4	10	17
手部（%）	21	29	24	16
拇指掌指关节扭伤（%/ 手部）	40	67	72	46
其他（%）	60	33	28	54
下肢（%）	76	62	71	65
股骨骨折（%/ 下肢）	3.3	8.1	4.2	4.7
膝（%/ 下肢）	18.8	60	60	66
重度膝扭伤（%/ 膝）	10.2	36.2	35	40.5
胫骨平台骨折（%/ 膝）	1.2	5	7.1	12.5
小腿骨折（%/ 下肢）	57.6	19	25	16.5
踝（%/ 下肢）	18.5	7.3	5.5	2.2

  第 1 组的损伤（身体轴线：头、面、脊柱、胸、腹、骨盆）占所有病变的 9%，其中脊柱损伤占 33%，骨盆损伤占 5.5%。

  上肢损伤占所有损伤的 15%，其中包括 45% 的肩胛带损伤和 21% 的手部损伤（其中

40% 为拇指的掌指关节扭伤）。

下肢损伤占所有损伤的 76%，其中包括 57.6% 的小腿骨折，18.8% 的膝关节损伤，18.5% 的足背损伤和 3.3% 的股骨骨折。

（二）20 世纪 90 年代的研究数据（Saragaglia Series 教授）

该组人群包括 4647 名伤者（4920 处损伤），其中包括 3570 名高山滑雪运动员（3788 处损伤）、535 名单板滑雪运动员和 322 名越野滑雪运动员。在高山滑雪者中，男性占 53%，女性占 47%，平均年龄为 29 岁（2～84 岁）（表 27-1）。

组 1 损伤占所有损伤的 7%，包括 29% 的脊柱骨折和 20% 的骨盆骨折。

上肢损伤占所有损伤的 31%，其中包括 37% 的肩胛带损伤和 29% 的手部损伤（其中 67% 为拇指的掌指关节扭伤）。

下肢损伤占所有损伤的 62%，其中包括 60% 的膝关节损伤，19% 的小腿骨折，8.1% 的股骨骨折和 7.3% 的足背损伤。

（三）21 世纪 10 年代研究数据（Saragaglia Series 教授）

本系列通过比较 1998—1999 年和 2008—2009 年的病例，分析了高山滑雪和单板滑雪事故的流行病学。总的来说，我们看到严重损伤（骨折、脱位、严重扭伤）的发生率从 62.1% 上升到 71.5%（$P < 0.001$），手术治疗的比例从 26.1% 增加到 36.5%（表 27-1）。

关于滑雪相关创伤，下肢仍然是受影响最大的，但上肢损伤比例由从 29% 增加到 35%。这种向身体上部的变化对应着腕部（$P=0.021$）、肩部和肩胛带（$P=0.036$）病变的显著增加（图 27-2）。相反，拇指的掌指关节扭伤显著减少（$P=0.006$）。膝关节仍然是最受影响的关节，但其损伤比例保持稳定（1998—1999 年 42.32%，2008—2009 年 43.06%），主要为 ACL 损伤。良性扭伤的比例确实有所下降（$P=0.041$），下肢严重扭伤的比例从 20.9% 上升至 26.81%。在对风险因素的分析中，将看到抛物线滑雪的出现，它构成了两个研究时段之间的主要技术演变，似乎对高山滑雪创伤模式的变化起到主要影响。

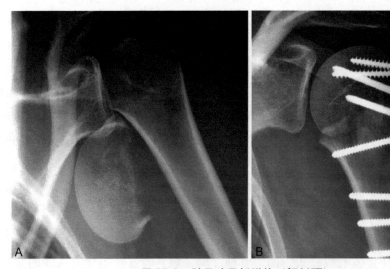

图 27-2　肱骨头骨折脱位（解剖颈）
A. 术前 X 线片；B. 术后 X 线片

（四）现状

我们的数据库包括 12 352 次高山滑雪事故和 3290 滑板滑雪事故。在此期间，在高山滑雪中，膝关节最常见的损伤为 3851 次扭伤（31.2%），包括 235 次胫骨前棘撕脱性骨折和 496 次胫骨平台骨折（4%）（图 27-3）。关于小腿骨折，我们统计了 1199 次骨折，占 9.7%。在滑板滑雪中，我们统计了 669 次桡骨远端骨折或骨骺分离（20.5%）。这些数字长期以来证实了其他地方在较短时期和统计人数较少的情况下所展示的情况。

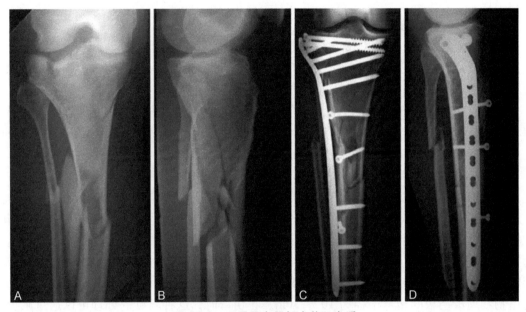

图 27-3 胫骨平台骨折术前及术后

A 和 B. 胫骨平台和骨干复杂 T 形骨折术前的正位 X 线片和侧位 X 线片；C 和 D. 复位内固定术后的正位 X 线片和侧位 X 线片

（五）损伤的演变

身体轴线损伤尽管有下降的趋势，但随着时间的推移，仍然相对稳定。在我们的研究中观察到，他们频率的下降，与入组偏倚有关，因为随着时间的推移，高度专业化已经使我们将这些颅脑创伤和脊柱严重创伤的病例，转移到其他更专业的机构（配备专门的多学科技术平台）处理。

根据文献的报道，单独的四肢创伤已经占到某些中心的 25%。

上肢的损伤在 1976—1997 年显著增加（从 15% 增加到 31%），稳定在略高于 30%（1999 年 29%，2009 年 35%）。然而，损伤的分布发生了变化。事实上，肩胛带的损伤（锁骨骨折、肩关节脱位、肩锁关节分离）有所增加，比率从 1976 年的 6.8% 增加到 1999 年的 13% 和 2009 年的 18%。桡骨远端骨折也在增加，特别是在过去 15 年，因为这一比率从 1997 年的 2% 上升到 1999 年的 3% 和 2009 年的 6%。拇指掌指关节扭伤在 1976—1997 年显著增加（从 1.3% 到 6%），随后下降，从 1999 年的 5% 下降至 2009 年的 2.5%。

下肢损伤发生率自 1976—1997 年下降后（从 76% 降至 61%），稳定在 65% 左右（1999 年为 71%，2009 年为 65%）。小腿骨折的发生率在 1976—1997 年（从 44% 降至 11.5%）大幅下降后，稳定在 10% 左右（1999 年为 15.5%，2009 年为 9.2%）。膝关节损伤（主要是扭伤和胫骨平台骨折）在 1976—1997 年大幅增加后（从 14.5% 增加到 37%），也稳定在 42% 左右（1999 年 42.3%，2009 年 43%）。膝关节扭伤仍然是最常见的损伤，1999 年有 37.2% 的扭伤（包括 15% 的严重扭伤，至少有 ACL 断裂）和 2009 年的 34.6%（包括 18.2% 的严重扭伤）。1976—2009 年，胫骨平台骨折从 0.2% 增加到 5.3%，股骨骨折从 2.5% 增加到 5%。

损伤演变的原因有几个因素可以解释：①装备的演变；②滑雪场地的演变；③斜坡的频繁出现。

（六）装备的演变改变了高山滑雪运动损伤的发病机制

首先，滑雪鞋从 20 世纪 50 年代的普通靴子进步到了 20 世纪 90 年代及 21 世纪 10 年代后的硬质高帮鞋。这一改变使得损伤升至下肢。也正因如此，这类滑雪鞋可以保护踝部及小腿（减少足弓及腿部骨折），但这也会提升膝关节所受应力，股骨所受应力则相对较小。

其次，固定器能够更快地启动，并在多个平面上固定滑雪鞋与滑雪板，而不仅仅是在冠状面及矢状面。固定器的快速松动解释了一些向前摔倒的情况，滑雪者摔倒并肩部着地。此外，固定器松紧度调整不当可能会增加 ACL 损伤的风险。

最后，滑雪板本身也从 20 世纪 70 年代的 VR7、VR17、Strato 发展到 20 世纪 90 年代末的抛物线型滑雪板。滑雪板及固定器也从直板和足部无固定发展到弯板和稳定固定。

在 1998—1999 年，我们可以发现很少有滑雪者使用这些滑雪板，而在 2008—2009 年，这种滑雪板已经广泛使用。到今天，几乎所有出租和新购买的滑雪板都是这一类型。这种滑雪板带来了新的滑行方式，那就是来自单板滑雪的刻滑。其设计原理是将雪板中部变窄，同时增加边刃、加宽后部。这种曲率可以减小转弯半径，传统滑雪板的转弯半径为 45m，而抛物线型滑雪板的转弯半径为 10～30m。在切弯时，这种巧妙的处理可以通过减少打滑来大大提高滑雪者的速度。在刻滑转弯过程中，滑雪者尽可能地向内侧倾斜，从而造成一种新的创伤（类似于单板滑雪中的情况），这种创伤本质上与高速时失去支撑有关。因此这是一种直接作用于肩胛带和腕部的创伤（可引起骨折）。尽管对于初学者而言，这种滑雪板更容易掌握，在短时间内可以有更快的进步并达到高速度，但这也增加了损伤的严重程度。这类滑雪板并不能保护膝关节（而会对 ACL 造成持续损伤），因为为了驱动转弯，滑雪者必须顺应转弯趋势，以膝关节为中轴进行转动并外翻外旋下肢。然而矛盾的是，滑雪手杖的腕带却能减少拇指掌指关节扭伤。

滑雪场在过去的几十年里也有了很大的发展。如今，滑雪坡道宽阔、平整，并常配有雪炮。这使得滑雪者们的滑行速度在过去四十多年里几乎翻了一倍。摔倒和碰撞（滑雪者之间的碰撞或撞上树或石块）都因此变得更加危险和严重。在看似混凝土的雪地上高速摔倒以及训练项目的调整（高山自由滑雪中需要跃过石块）在很大程度上解释了严重创伤（肩关节骨折或脱位、胫骨平台复杂骨折、骨盆骨折、股骨干或股骨颈骨折）和多发伤的增加。

雪道过于拥挤、缺乏积雪以及不适宜的天气条件进一步增加了发生严重事故的风险。

（七）预防

预防严重事故的发生在于降低和协调滑雪者的速度。调节滑雪坡道上的密度和人流也很重要。对于儿童，佩戴头盔有助于减少严重的头部伤害。必须对滑雪者进行教育，使他们学习文明精神，良好遵守雪道上的行为准则。

预防严重的膝关节扭伤需要定期维护和调整固定器。为防止摔倒，或许我们可以进一步改进多向固定器，或者开发向后打开的滑雪鞋防止向后摔倒。完善的教育培训可能会有很大帮助。

六、单板滑雪运动损伤的流行病学、发展及预防

单板滑雪运动损伤占雪上运动所致创伤总数的 20%～25%。其特征是上半身明显受累，并有不断上涨的趋势（从 60.5% 增至 81.3%，$P < 0.001$）。值得注意的是，肩和肩胛带损伤从 1998—1999 年到 2008—2009 年显著增加，从 14.2% 增加到 31%（$P=0.002$）。其中，肩部损伤从 4.5% 增加到 13.5%（$P < 0.05$）。在我们的系列研究中，腕部骨折是第二常见的损伤，并且在 1998—1999 年到 2008—2009 年也有所增加，从 17% 增加到 20%。

在单板滑雪中，下肢运动损伤的情况明显要少，并且还在不断降低，1998—1999 年，下肢创伤占所有创伤的 39.5%，而 2008—2009 年已降低至 18.7%。由于 MCL 受累的比例从 16.4% 降至 1.5%，我们现在可以看到膝关节损伤显著减少，尤其是良性扭伤。不过这一数据与山区医师所报告的并不一致，他们发现这类扭伤稳定在 6.5% 左右。ACL 断裂在单板滑雪中十分少见，在我们 2008—2009 年的系列研究中，它只占所有损伤的 1.5%，而且都是高能量创伤的结果。

近年来，单板滑雪的装备有了极大改进，虽没有发生重大变革，而是针对不同类型滑板的技术特点进行了改进。这使得滑雪板的响应和速度都比以前更快。随着技术的发展，单板滑雪被分为 3 个主要的类别，即 "高山自由滑雪" "高山滑雪" 和 "自由式滑雪"。高山滑雪板和竞技滑雪板的外观坚硬而狭窄，前端呈圆形，其特点是精确、快速，适合在边缘滑行。在过去 15 年里这类雪板的比例有所下降。这类雪板与双板滑雪中的类似，需要固定器和硬质滑雪鞋，可以完美地保护双足，尤其是前足。更为灵活的高山自由滑雪雪板使滑雪开发新玩法成为可能：比如滑雪道外的 "滑野雪" 和在硬雪上刻滑。对于热衷于跳跃或地形公园的选手而言，他们最适合使用 "自由式滑雪" 的雪板，它相配的滑雪鞋更为灵活，允许向后做较大幅度的屈曲运动。因此这种类型的鞋易导致距骨外侧结节的撕裂伤及粉碎性骨折，这些损伤也只在单板滑雪中发生（1998—1999 年的数据显示占单板滑雪运动事故致下肢损伤的 5.6%）。此外，踝关节骨折也易发生（2008—2009 年的数据显示占单板滑雪运动事故致下肢损伤的 7.7%），这是由于滑雪者在下降时，踝关节相对于下降路线及身体轴线处于明显旋转的位置。

无论使用何种类型的滑雪板，实现刻滑的效果都需要滑雪者在转弯时大幅倾斜，这使上肢暴露在极大风险中。这就解释了单板滑雪运动创伤中上肢受影响最大，且比率不断上升的原因。

相应的预防措施主要包括对滑雪者的教育。使用保护性夹板预防腕骨骨折尚未证明有效，而且往往会使骨折转移到上肢。

七、高山滑雪中 ACL 撕裂的机制与危险因素

Johnson 将双板滑雪运动损伤所致的 ACL 断裂归纳为 6 个主要类型，前 4 种并非滑雪所特有，后 2 种只见于滑雪者。①外翻 - 外旋型：故障发生于内刃，致使患肢小腿外翻并使滑雪者向前摔倒，膝关节 MCL 首先受累，但它可能与 ACL 断裂有关。Ruedl 等研究表明，ACL 撕裂最常见的损伤机制是外翻 - 外旋转时的前倾或 "前倾 - 扭转 - 摔倒"。自

刻滑被引入滑雪运动后，这似乎已成为最常见的损伤机制，且与性别无关。②膝过伸型。③内翻-屈曲-内旋型：常见于低能量创伤，甚至可见于雪犁中，主要机制为高山滑雪板的外刃被卡，身体重量顺应这重力趋势在膝关节内翻胫骨内旋的位置上对ACL施压。④引起多韧带损伤的复杂损伤。⑤"幻影足"（图27-4）：是指胫骨相对股骨内旋，同时膝关节屈曲超过90°，此时滑雪者前后失衡，且只有高山滑雪板的内刃与雪接触。⑥"靴诱导"（图27-4）：是指当一次起跳着地时，滑雪板的尾部首先接触雪，而膝关节接近伸直位，此时胫骨受向前的推力发生位移。

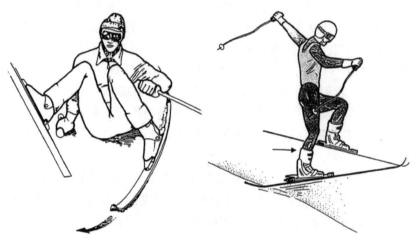

图27-4　高山滑雪中ACL撕裂的机制："幻影足"和"靴诱导"

Chambat还描述过2种发生在竞技选手中的损伤：在比赛开始时过度屈膝同时用力收缩股四头肌可能导致双侧ACL断裂；"咔嚓声"则发生于急速转弯过程中，当双膝分离时，靠下侧的膝关节发生隐匿的外翻外旋。

性别是ACL损伤的首要危险因素。流行病学研究发现女性ACL损伤更多，该结果具有显著统计学意义。根据美国山区医师协会的数据，女性ACL断裂的风险是男性的3.5倍。多项研究表明，这并非滑雪的特有现象，因为在相同水平的运动中，女性损伤ACL的频率更高（高达4~6倍）。这一问题有多方面原因：第一个危险因素是解剖特征（女性拥有更大的骨盆、更紧凑的股骨弓和更多的膝外翻）、激素（黄体期ACL损伤更多以及激素对ACL的浸润）以及神经肌肉特点（研究表明男女的机械感受器有所差异）。第二个危险因素是缺乏热身，运动前缺少对肌肉特别是股四头肌的准备将增加ACL损伤的风险。第三个危险因素是不合适的设备，过长的滑雪板增加对ACL的应力，固定器调整不当（以致不能触发）是接近50%的膝关节扭伤的原因。要将固定器调整至合适程度必须考虑滑雪者的性别、体重、身高和滑雪水平。

八、与高水平滑雪运动员比赛相关的意外与创伤情况

自2006年起，国际滑雪联合会对冬季职业运动员的创伤进行了回顾性监测，这使得对赛季中不同项目中的不同损伤进行更好地评估成为可能。

同样，自1980年以来，法国滑雪联合会一直对法国高山滑雪队进行前ACL断裂的连续前瞻性监测。自2017年以来，监控范围扩大到所有项目（高山滑雪、自由式滑雪、单

板滑雪和北欧滑雪），以及所有创伤性损伤和过度使用性损伤。

九、法国滑雪队的前瞻性创伤监测

如果通过国际滑雪联合会进行的监测对滑雪相关创伤进行的全面评估，那么它虽然完美但并不完整，因为一方面它属于回顾性分析，另一方面它只在冬季进行了监测。自 2017 年以来，法国滑雪联合会医疗委员会一直在对法国滑雪队所有项目运动员的创伤进行前瞻性随访。

第一次分析是在 2017 年 5 月 1 日至 2018 年 4 月 30 日之间进行的。该分析纳入 324 名运动员分为 5 个项目，即高山滑雪、自由式滑雪、单板滑雪、跳台滑雪和北欧滑雪，共有 204 次受伤，绝对受伤率为每赛季每 100 名运动员中有 63 次受伤。在文献中，这个发生率比其他发表的只考虑了冬季的研究要高得多。136 名运动员，占 42%，至少有一次受伤。共有 190 次受伤需要中断运动，其中 32.6% 被认为是严重受伤，他们需要中断运动超过 28 天。

创伤性损伤占受伤者的 77%。在高山滑雪、自由式滑雪和单板滑雪中，这些创伤性损伤占了大多数；而在北欧滑雪中，则是过度使用性损伤占多数（表 27-2）。

表 27-2　不同滑雪项目中创伤性和过度使用性损伤的次数和百分比

	高山滑雪	自由式滑雪	北欧滑雪	跳台滑雪	单板滑雪	总数
过度使用（%）	21（27.3）	2（4.9）	19（51.4）	0（0）	5（11.4）	47（23）
创伤（%）	56（72.7）	39（95.1）	18（48.6）	5（100）	39（88.6）	157（77）
总数（%）	77（100）	41（100）	37（100）	5（100）	44（100）	204（100）

高山滑雪占所有损伤的 37.7%，单板滑雪占 21.5%，自由式滑雪占 20%，北欧滑雪占 18.1%，跳台滑雪占 2.4%。

对 1000 次运动的损伤相对发生率分析强调，与高山滑雪相比，单板滑雪和自由式滑雪导致损伤和严重损伤（中断运动 > 28 天）的风险更高（表 27-3）。

表 27-3　1000 次运动中每个项目所有损伤和严重损伤的相对发生率（高山、自由式、单板滑雪）

	运动次数（n）	所有损伤（n）	相对发生率	相对危险	P 值
高山滑雪	4642	72	15.5（12.1～19.5）	1	没有显著性
自由式滑雪	503	41	81.5（58.5～110.6）	5.26（3.58～7.71）	< 0.001
单板滑雪	616	43	69.8（50.5～94）	4.5（3.08～6.57）	< 0.001
		严重损伤（n）			
高山滑雪	4642	24	5.2（3.3～7.7）	1	没有显著性
自由式滑雪	503	11	21.9（10.9～39.1）	4.23（2.07～8.63）	< 0.001
单板滑雪	616	10	16.2（7.8～29.9）	3.14（1.5～6.57）	0.002

104 次损伤（占 51%）发生在下肢，其中 43 次为膝关节损伤。上肢损伤占 19.6%。这些发现与文献的报道一致。颅脑和颈椎损伤在自由式滑雪（19.5%）和单板滑雪（22.7%）

项目中几乎占病例数的 20%（表 27-4）。Steenstrup 系列研究也发现头部受伤的发生率在单板滑雪和自由式滑雪项目中比高山滑雪要高。其中，脑震荡占 80% 以上。

夏季和冬季在损伤分布上没有差异（46.8% vs. 53.2%）。但创伤性损伤多发生在冬季（86% vs. 65%），过度使用性损伤多发生在夏季（34.4% vs. 14%）（P= 0.001）。几乎 1/4 的创伤性损伤发生在一月和二月。Pujol 经过 25 年的研究也报道了同样的发现。过度使用性损伤主要发生在五月到九月。

表 27-4　根据解剖部位和运动项目的损伤分布表

	高山滑雪	自由式滑雪	北欧滑雪	跳台滑雪	单板滑雪	总数
颅脑和颈椎（%）	3 (3.9)	9 (22)	2 (5.4)	0	11 (25)	25 (12.3)
上肢（%）	16 (20.8)	9 (22)	5 (13.5)	0	10 (22.7)	40 (19.6)
躯干（%）	19 (24.7)	5 (12.2)	5 (13.5)	1 (20)	5 (11.4)	35 (17.2)
下肢（%）	39 (50.6)	18 (43.9)	25 (67.6)	4 (80)	18 (40.9)	104 (51)
总数（%）	77 (100)	41 (100)	37 (100)	5 (100)	44 (100)	204 (100)

十、法国滑雪队 ACL 断裂的监控

装备的发展在滑雪"竞争"所致创伤的演变中起了关键作用。随着滑雪靴的改良和高帮的出现，转折点出现在 20 世纪 70 年代末。虽然踝关节和小腿损伤显著减少，但膝关节的扭伤却增加了。ACL 断裂现占到所有创伤的 35% 和膝关节损伤的 68%。

由于滑雪者 ACL 撕裂的高发生率，促使法国滑雪联合会医疗委员会从 1980 年开始对法国滑雪队的这类损伤数据进行前瞻性收集。

这项队列分析结果分别发表于 2007 年和 2013 年。Pujol 和 Chambat 的研究评估了从 1980—2005 年世界杯和欧洲杯队员的损伤情况。在此期间共跟踪随访了 379 名运动员（男性 191 名，女性 188 名）。其中，105 名运动员出现至少一次 ACL 断裂，占所有随访运动员的 27.7%。损伤的性别分布均匀，女性占 28.2%，男性占 27.2%（P=0.21）。女性更早受到影响（20 岁 vs. 22 岁）（P < 0.01）。反复断裂的发生率为 19%，对侧断裂的发生率为 30.5%。第一次断裂手术后，有 39% 的运动员因新的 ACL 断裂（同侧或对侧）再次手术。

作者报道了每年 6.1 例 ACL 撕裂的发生率。这一数字在分析期间内基本保持稳定，虽然女性呈下降趋势，但男性呈上升趋势。尽管滑雪装备和技术不断发展，这个发病率仍然保持稳定。

在一个赛季节中有 3 个创伤发生的高峰期：第一，对女性来说是秋天，这意味着身体准备的结束和滑雪比赛的开始；第二，年初，这是比赛繁忙、运动员疲劳的时期；第三，赛季结束时，这可能导致放松和注意力缺乏集中。

作者根据运动员的水平分析了 ACL 断裂的发生率。首次 ACL 断裂的比率在世界排名前 30 名的运动员中明显较高（P=0.002）。排在世界前 30 名的运动员中有 50% 至少发生一次 ACL 断裂，而在其他运动员中这一比例为 23%。再次断裂和对侧断裂的发生率也明显高于首次断裂组（38.5% vs. 12.8%，33.3% vs. 11.4%）。作者指出，世界排名前 30 名的运动员职业生涯较长，ACL 断裂对他们职业生涯的长短没有发生影响。

同样，Haida 的研究分析了 ACL 断裂对法国队滑雪运动员职业生涯的影响。这项研究涉及 477 名在 1984—2013 年加入法国高山滑雪队的运动员。其中 148 名运动员在他们的职业生涯中至少发生过一次 ACL 断裂。发生 ACL 断裂的运动员的职业生涯要比没有 ACL 断裂的人要长。作者认为，高水平运动员的心理、身体能力以及医务人员和教练组对回归运动过程的优化是其中的关键。另外，所有 ACL 断裂的运动员都能够在断裂后继续他们的职业生涯。

在文献中，年龄与表现水平密切相关。成绩提高的运动员 [男性：（22.2±3）岁；女性：（18.7±2.2）岁] 比不能提高成绩的运动员 [男性：（25.3±4.2）岁；女性：（22±4）岁] 明显更年轻。作者强调，受伤后恢复到最佳水平的时间，男性为（3.8±3.1）年，女性为（3.1±2.5）年，因此，男性达到运动水平高峰的年龄平均为 25.1 岁，女性为 25.3 岁。

结论

滑雪和单板滑雪的创伤模式不断演变，这是由于装备改进，从靴子演变到需要固定的滑雪板。

装备的发展在"休闲"或"比赛"滑雪创伤的演变过程中起到了关键作用。转折点出现在 20 世纪 70 年代末，鞋的改进和高帮的出现降低了踝和小腿的创伤，但大大增加了严重膝扭伤的发生率。滑雪板的演变和刻滑的到来，当它增加了滑雪者的速度和倾斜度时，也导致上肢损伤的增加，创伤发生的严重程度则与速度密切相关。

创伤还受到外部因素的影响，如斜坡的准备情况和拥挤情况、积雪条件和天气条件。

教育、良好的公民意识和自律应该能够减少滑雪运动的意外事件，自 1960 年以来，滑雪运动的意外事件已经大大减少。

（张培训　译）

第 *28* 章

相　扑

一、概述

相扑起源于公元前 23 年日本垂仁天皇期间野见宿祢和当麻蹶速的一战，野见宿祢在较量中获胜。此后，相扑在日本成为一项传统体育运动。现如今，日本相扑协会是一个管理职业相扑摔跤的组织，业余相扑由国际相扑联合会进行管理。日本相扑协会约有 1000 名相扑选手，国际相扑联合会涉及 84 个国家。

第一届世界相扑锦标赛于 1992 年国际相扑联合会成立时举办，距今已有约 30 年之久。此后，世界相扑锦标赛在日本、德国、巴西等多个国家举办。第 23 届世界锦标赛于 2019 年 10 月在日本举行。1996 年，除亚洲外，非洲、美洲、欧洲、大洋洲等地也举行了相扑锦标赛，使世界多个地区的人们有机会体验到相扑那激情四射的氛围。我们相信，相扑运动能够建立跨越种族界限的友谊，为促进国际和平做出贡献。为了将这项运动纳入奥运会，设立了女子相扑组。2001 年第一届世界女子相扑锦标赛在日本青森市举行。2019 年第 14 届世界女子相扑锦标赛也在日本举行。现如今，相扑被许多人所喜爱并练习，并逐渐发展成为世界性的体育运动。

五大洲的洲际锦标赛每年举行一次。对于肩负着在日本推广和发展业余相扑运动员使命的日本相扑联合会来说，这些锦标赛是极重要的荣誉。相扑运动富有吸引力的一处是：在短短几秒钟的比赛时间里训练有素的运动员在比赛中表现出的礼貌、尊重和公平竞争的意识。"身、心、技"被公认为是相扑的精髓所在。随着国际相扑联合会于 2019 年被正式纳入国际奥委会，我们期待在不久的将来，相扑将成为奥运会正式比赛项目，我们亦认为相扑理应获得这一地位。在相扑中，竞技区域被称为"土俵"（环），直径为 455cm。土俵有两种类型，"盛土俵"和"平土俵"。盛土俵为方形台（6.7m×6.7m），高 30～50cm，多用于比赛；平土俵高度为 0cm，多用于训练。

相扑的官方服饰要求所有相扑运动员都佩戴缠腰带。女子相扑选手可在紧身衣外穿缠腰带，外国相扑选手被允许在衬裤外穿缠腰带。除缠腰带外，相扑运动员几乎没有防护性服装，这使他们在相扑比赛中很容易接触到土俵中的微生物。细菌检验鉴定系统在年内对土俵土壤样品进行了检测，共鉴定出 16 个菌属，32 种细菌。尽管相扑手在比赛前将盐撒在土俵中，考虑到土俵土壤中本身存在的大量细菌，因此盐作为抗菌剂的效果微乎其微。

二、相扑运动中的特异力学和损伤风险

相扑运动中存在颈椎损伤的风险。相扑手在立合（初始接触）期间进行与美式橄榄球相同的头部和上躯干接触，这使他们的颈椎承受轴向负荷。在日本，许多相扑运动员在初中阶段就开始练习相扑。职业相扑运动员每年有 6 项锦标赛事，每项锦标赛的周期为 15 天。许多高校相扑选手每年参加约 20 项赛事，每项赛事约有 20 场比赛。在训练中，他们每天约进行 50 次立合动作。

三、流行病学

相扑运动员因身高、体重差异悬殊（如高运动员与矮运动员、重运动员与轻运动员），相互搏斗而致伤的发生率较高。我们对 101 名大学和 203 名高中相扑运动员相扑损伤的情况进行了调查和统计。损伤相关的疼痛最常发生在腰部、颈部、膝关节和肩关节；在大学生中，膝关节、肩关节、颈部和踝关节受伤导致的功能障碍最常见；而在高中生中，损伤相关疼痛最多见于腰部、腕关节、颈部和手指，而颈部、腰部、手指和肩部损伤导致的功能障碍最常见。颈椎损伤的危险因素为较低的身高和较轻的体重；腰椎损伤的危险因素为较高的身高和较大的体重；膝关节损伤的危险因素是较大的体重和较大的体重指数。较轻的相扑选手往往会伤到肩关节。值得注意的是，相扑运动员的职业生涯越长，颈部、腕、手指和肩部受伤的风险就越高；然而，这些风险在腰部和膝关节损伤之中并不成立。因此，我们在教授体重较重的相扑初学者时尤其要注意预防腰部和膝关节的损伤。

我们对有经验的相扑研究生在日常及体育活动中的疼痛及功能障碍情况进行调查。相扑运动员的 3 个主要损伤部位分别是颈部、腰部和膝关节；然而在运动员大学毕业或退役后，颈部问题并没有恶化；反而腰椎滑脱和膝关节韧带损伤等退行性疾病可能会使腰部和膝关节的问题变得更糟。

四、与相扑相关的损伤及其预防

下面将探讨与相扑运动相关的 5 种最主要的损伤类型及其机制，包括颈椎损伤、Burner 综合征、腰椎滑脱（包括腰椎疾病）、ACL 损伤（包括膝骨关节炎）、肩关节脱位等。还将介绍脑震荡和其预防的相关内容。

（一）颈椎损伤

我们分析了大学一年级和高中相扑运动员颈椎的 X 线片及其与颈椎症状的关系，并对属于日本相扑联合会某级的 116 名大学一年级和 41 名高中相扑运动员进行了颈椎 X 线片、颈椎症状问卷和体格检查，并评估了他们的身高、体重、体重指数、相扑生涯和训练时间。高中和大学相扑运动员的平均身体指标见表 28-1。在颈椎 X 线片上，我们评估了颈椎的曲度、骨赘、颈椎畸形、椎间盘间隙狭窄和椎间孔狭窄情况。14 名高中（34%）和 46 名大学（40%）相扑运动员存在一些颈椎症状。73% 颈椎前凸消失；39% 存在骨赘形成（主要为 $C_{3/4}$ 椎间隙）。6% 的患者存在椎间盘间隙狭窄（主要在 $C_{5/6}$ 间隙），54% 的患者存在颈神经根椎间孔狭窄（主要在 $C_{3/4}$ 孔）（图 28-1A）。颈椎畸形早期可见颈椎前凸消失，神经根孔变窄。晚期畸形有骨赘形成和椎间盘间隙狭窄。颈椎畸形与颈椎症状之间有显著的相关性。一般来说，相扑运动员在一次初始冲撞过程中用头部和上躯干进行接触，这与美式橄榄球的接触方式

是相同的。因此，相扑运动员在初次冲撞时颈椎承受着严重的轴向负荷。通过对与以往研究的比较，我们认为前凸消失和$C_{3/4}$椎间孔狭窄是由于在高中阶段训练发生了轴向负荷，而在大学阶段和研究生阶段训练时会导致$C_{5/6}$的骨赘增生和椎间盘间隙的狭窄。

表 28-1   高中和大学相扑手的平均身体指标

	高中	大学	P 值
身高（cm）	173.3	175.1	0.1231
体重（kg）	99.9	113.9	0.0001
BMI（kg/m^2）	33.1	37.1	0.0001
相扑生涯（年）	6.4	8.5	0.0002
训练时长（小时/周）	17.5	15.0	0.0028

下面的讨论是基于 7 份过往与相扑相关的颈椎骨折或脊髓损伤报告。1 例损伤发生在 16 岁的业余相扑运动员，在比赛开始时用头部冲撞对手导致颈部过伸，从而造成颈椎 C_2 骨折和颈髓损伤。另 1 例损伤为一位 18 岁的男孩被击倒后发生齿突骨折、$C_1 \sim C_2$ 脱位和颈髓损伤。第 3 例损伤发生在一位 25 岁的职业相扑运动员，其颈部在初始冲撞方向上反复持续受力，导致 $C_4 \sim C_5$ 颈椎间盘突出。Nakagawa 报道了另外 2 例病例。其中 1 例涉及一名 31 岁的业余相扑运动员，他因被对手抱颈摔头部着地导致寰枢椎脱位和中央型颈髓损伤；另 1 例发生于一名高水平大学相扑手，在 T_1 上 C_7 前脱位以及颈髓损伤，该相扑手被推倒在土俵边缘附近，而后脑勺抵住了对手腹部，造成颈椎过度屈曲。Tateishi 报道了 6 名专业相扑运动员发生 Jefferson 骨折。Shimizu 报道了另外 4 名专业相扑运动员发生 Jefferson 骨折，其中 1 名发生齿突骨折，1 名发生颈椎棘突骨折。几乎所有的伤都发生在被称为立合的头部碰撞中。所有 Jefferson 骨折均经 CT 扫描确诊。这些相扑运动员中，除 1 名患齿突骨折的运动员外，均未见退行性变，也无先天性畸形。

最近，我们治疗了 1 名患有 C_4 椎板骨折的 12 岁男童相扑手（图 28-1B）。在训练中，他的头和上躯干与一名体重约 180kg 的专业相扑运动员胸部发生冲撞，这一动作被称为立合。之后他立即出现了严重的颈部和背部疼痛，但不伴有运动和感觉障碍。随后他佩戴颈-胸联合支具约 6 个月，并在 6 个月结束时，C_4 骨折几乎愈合（图 28-1C）。这些结果表明，小学和初中选手的训练需要更加重视。

（二）Burner 综合征

相扑运动员在初始冲撞过程中会有头部和上躯干接触，而据此推测很多运动员都会有 Burner 综合征。由此我们调查了相扑运动员 Burner 综合征的发生频率和严重程度，并由日本大学（样本量 =101）和高中（样本量 =203）相扑运动员完成了一项问卷。我们评估了他们的体格方面的情况，如身高、体重、体重指数和年龄以及颈部疼痛和放射到手部疼痛的频率。91% 的大学专业相扑选手和 79% 的高中专业相扑选手经历过剧烈的颈部灼烧痛。值得注意的是，此疼痛的危险因素为身高较矮、体重较轻。14% 的大学和 3.5% 的高中专业班相扑选手曾因 Burner 综合征而超过 1 周的时间无法进行摔跤。经检查，大学组 8

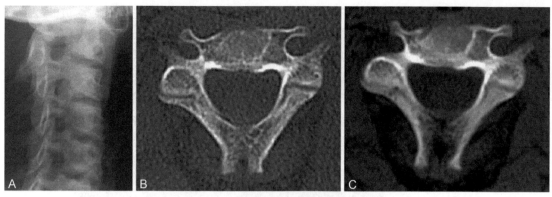

图 28-1　颈椎损伤及愈后影像学表现

A. 第 3、4 椎间孔变窄；B. 一名 12 岁男相扑选手在"立合"训练中遭受 C_4 椎板骨折；C. 受伤 6 个月后 C_4 椎板骨折处几乎完全愈合

名相扑运动员（11%）出现长时间抓握力丧失等症状，高中组 8 名相扑运动员（4%）也在较长时间内都受到症状的影响。Burner 综合征是相扑中最常见的伤病之一。虽然大多数相扑运动员只有轻微的症状，但也有少数人症状持续存在。

（三）腰椎滑脱

相扑中腰椎滑脱的机制是腰椎的扭转、伸展及弯曲。相扑运动员在推倒靠近土俵边缘角力时，常会经历腰椎的过伸。相扑手把对手重摔在地上时也会引起腰椎扭转从而导致过伸。由于相扑手的缠腰带被要求限制在下腰椎区域，因此这样可以保护该区域的 $L_4 \sim S_1$ 脊椎。然而上腰椎的突出仍时有发生（$L_2 \sim L_4$）。这是相扑摔跤中腰椎损伤的特点（图 28-2A）。

我们对大学一年级和高中相扑运动员腰椎的影像学改变及其与腰椎症状的关系进行了评估。在体检方面，我们对日本相扑联合会的高级班 78 名大学一年级和 16 名高中相扑运动员进行了以下检查：体格检查、腰椎症状、腰椎 X 线片。我们评估了身高、体重、体重指数、从事相扑职业时间和训练时间等参数。在腰椎 X 线片上，我们评估了骨赘增生、腰椎畸形、脊椎病和椎间盘间隙狭窄等影像学改变。大学生相扑运动员的体重、体重指数、相扑生涯时间均显著高于高中相扑运动员。其中，高中组有 10 例存在症状性腰椎损伤（63%），而大学组有 43 例（55%），组间无显著差异。1 名高中相扑运动员（6%）和 7 名大学相扑运动员（9%）的腰椎体（主要在 L_3）发现骨赘形成。7 名高中相扑运动员（44%）和 25 名高校相扑运动员（32%）出现第 4 和第 5 腰椎体畸形。5 名高中相扑选手（31%）和 9 名大学相扑选手（12%）发生了主要存在于第 5 腰椎的滑脱（图 28-2B），主要为假关节形成。在以腰椎滑脱为唯一症状的损伤发生率上，高中相扑运动员与大学相扑运动员有显著性差异。没有相扑运动员发生脊柱前移。无高中相扑选手（0%）和 4 名大学相扑选手（5%）无椎间盘间隙狭窄。有 9 名高中相扑运动员（56%）和 32 名大学相扑运动员（41%）出现骨赘形成、腰椎畸形、腰椎滑脱、椎间盘间隙变窄等退行性影像学改变。X 线退行性改变与评估的身体参数均无关系。在评估腰椎症状与影像学改变的关系中，腰椎滑脱与腰椎症状的相关性是唯一观察到的显著相关性。值得强调的是，高中相扑运动员发生滑脱的比例明显高于大学相扑运动员，腰椎滑脱与腰椎症状的相关性显著。因此，出现具有临床症状的滑脱发生时，建议相扑运动员停止进行这项运动。在日本，小学生相扑运动员的数量有所增加，其中一些运动员约在 10 岁时就出现了腰椎滑脱。因此需要早期发现和治疗腰椎滑脱。有腰痛的职业相扑运动员的放射学改变提示，腰椎滑脱和椎间盘突出的发生率均大于无腰痛的运动员。在评估职业相扑运动员身体参数与影像学变化的关系时，年龄较大、相扑职业较长、身高较高、体重较重均是危险因素。我们还调查了日本相扑协会的一个主要级别中 94 名大一相扑运动员的腰椎影像学变化，50% 的相扑运动员腰椎 X 线片上出现了一些异常的改变。因此对于腰椎滑脱应该尽早发现并治疗，因为它可能会降低相扑运动员的运动能力。

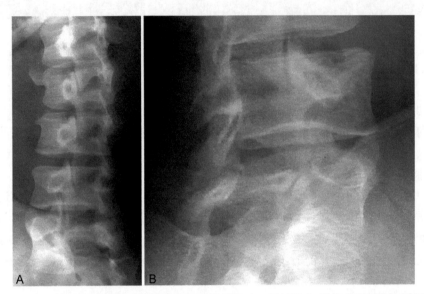

图 28-2　因为"缠腰带"限制了相扑选手下腰椎的运动，所以没有观察到下腰椎的退行性变化
A. 一名 28 岁从事相扑运动 16 年的男性相扑手，L_2 上半椎体形成了大量的骨赘；B. L_5 有腰椎滑脱伴假关节形成

（四）膝骨关节炎及韧带损伤

我们曾报道，即便是大一相扑运动员也有 44% 的人出现了膝关节功能障碍，造成这一现象的危险因素包括体重偏重和体重指数偏大，本研究的目的是研究高中相扑运动员膝关节的影像学改变，并与大一相扑运动员膝关节的影像学改变进行比较。日本相扑联合会 35 名高中相扑运动员和 106 名大一相扑运动员接受了膝关节常规影像学检查，以及针对膝关节症状所进行的问卷调查。在膝关节 X 线片上，我们评估的因素包括关节间隙狭窄、骨赘形成、骨质硬化、髁间嵴变尖。高中相扑运动员在体重、体重指数和从事相扑的时间方面明显小于大学运动员；然而他们的训练时间明显长于大学相扑运动员。17 名高中相扑运动员（48.6%）和 51 名大学相扑运动员（48.1%）出现了不同程度的膝关节症状。总体而言，3 名高中相扑运动员的 4 个膝关节（8.6%）和 15 名大学生相扑运动员的 23 个膝关节（14.2%）关节间隙变窄。另外，在 4 名高中相扑运动员的 4 个膝关节（11.4%）和 19 名大学相扑运动员的 24 个膝关节（17.9%）中观察到有骨赘形成（主要在内侧间室）（图 28-3A）。造成这些现象的危险因素是较大的体重、体重指数大和相扑生涯较短。1 名高中相扑运动员的 1 个膝关节（2.9%）和 4 名大学相扑运动员的 6 个膝关节（3.8%）出

现骨硬化。7 名高中相扑运动员 9 个膝关节（20.0%）和 37 名大学生相扑运动员 52 个膝关节（34.9%）髁间嵴变尖。11 名高中相扑运动员（31.4%）和 46 名大学相扑运动员（43.4%）的膝关节 X 线片上有异常表现。骨赘形成、骨硬化与膝关节综合征有显著相关性。大学相扑运动员髁间嵴变尖率明显大于高中相扑运动员。其膝关节髁间嵴变尖程度与从事相扑的时间长短呈正相关。然而，较短的相扑生涯是关节间隙变窄和骨赘形成的危险因素，可能是由于体重较重、体重指数较大等原因，一些相扑运动员在高中等早期阶段膝关节就出现关节间隙变窄以及骨赘形成的现象。总而言之，1/3 或 2/5 的相扑选手的膝关节 X 线片出现了一些异常的表现。由此可见，相扑运动员膝骨关节炎的变化早在高中就出现了。

ACL 断裂是相扑运动员最重要的损伤之一。就像其他接触性运动一样，摔跤运动员的 ACL 断裂经常发生。相扑运动员 ACL 近全断裂的机制类似于手球、篮球和橄榄球的非接触损伤模式，Shimizu 建议专业相扑运动员 ACL 损伤行非手术或手术治疗，其中非手术（C）组的运动员年龄明显大于重建（R）组。C 组的恢复比赛所需时间为 2 个月，R 组为 7 个月。C 组的时间明显短于 R 组。在受伤 2 年后，R 组所能达到的运动能力与 C 组相当，此后 R 组的运动能力容易超过 C 组。在 R 组中，相扑运动员左膝受伤的可能性大于右膝，原因是相扑选手在推举训练中防守时左腿要靠在竞技场的边缘以保持平衡，因此左膝可能比右膝更需要稳定性。然而，职业相扑运动员重建的 ACL 在约 30 个月内的再撕裂率为 11%，对侧 ACL 撕裂率为 11%。接受 ACL 重建的相扑运动员通常需要约 18 个月 ACL 才能完全愈合。Nagase 等报道，采用骨腱骨重建 100kg 以上运动员的 ACL，术后重返运动的时间为 6.6 个月。Mae 讨论了采用解剖矩形骨隧道骨腱骨重建 ACL 的接触性运动员的重返运动率，大多数运动员可以恢复以前的运动水平（恢复时间为 8.4 个月），但在他们重返赛场后移植物再撕裂率很高（19%；重建后 17 个月）。

由此看来，有 ACL 损伤的相扑运动员虽然在推搡对手时可能感觉不到功能障碍。然而他们很可能在被对手推搡时或向侧方移动时无法保护身体。此前，我们推荐相扑运动员在 ACL 重建后休息 6 个月后再回到比赛。遵循这些建议，他们在 ACL 重建后保持了 1 年的良好状态，但此后重建的 ACL 很可能由于体重较大而松弛。因此，如今我们推荐对发生 ACL 断裂的相扑运动员进行以下治疗：25 岁以上的相扑运动员，或采用推搡这类相扑技术的相扑运动员采用非手术治疗，25 岁以下或体重较轻的相扑运动员或不采用推搡技术的相扑运动员采用重建方案治疗。如果我们决定采用 ACL 重建，我们通常目标是 1 年之后恢复训练。幸运的是，有了这个建议后，所有使用肌腱腘绳肌重建 ACL 的相扑运动员都完全康复，一年后可重返赛场，没有再撕裂的情况发生。

然而，对于膝关节脱位的相扑运动员来说，回到赛场是很困难的。Shimizu 报道了 2 例专业相扑运动员膝关节多发韧带损伤伴腓总神经撕脱伤的病例，遗憾的是 2 名相扑运动员无法完全恢复比赛。我们还记录了一名 20 岁的大学相扑运动员膝关节脱位，当他承受对手在竞技场边缘附近的推搡时他的左膝在承受剧烈的外翻压力，导致左膝脱位（ACL、PCL、MCL 断裂）（图 28-3B ~ D）。受伤 1 个月后使用同侧半腱肌和股薄肌重建 ACL、对侧半腱肌和股薄肌重建 PCL（图 28-3E）和新技术重建内侧副韧带（图 28-3F）。手术后 5 个月开始基本的相扑训练。术后 17 个月可以参加相扑比赛。他没有出现膝关节疼痛及关节不稳定；然而术后 2 年的相扑表现仅为之前的 80%（图 28-3G）

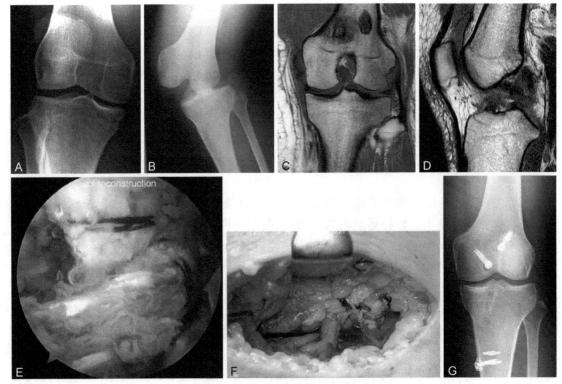

图 28-3　膝关节骨赘及脱位影像学表现

A. 右膝胫骨内侧骨赘形成；B. X 线片显示左膝脱位；C. MRI 显示 MCL 断裂；D. MRI 显示 ACL 和 PCL 断裂；E. 关节镜下 ACL 和 PCL 重建；F. 重建 MCL；G. 术后 2 年左膝 X 线片

（五）肩关节脱位

在相扑运动相关疼痛中，肩部疼痛居第四位，肩部功能障碍是相扑运动员第二大常见问题。一项研究显示，23% 的相扑运动员有肩关节前脱位，相扑运动员在被挤的手臂推向对手或外侧手臂被对手外旋的手臂内侧面推挤时，一般会出现 90° 的外旋外展，这是典型的肩关节前脱位位置。如果相扑运动员能够在收紧自己的腋窝时改变自己的打法，则可以避免典型的肩关节前脱位位置，进而相对安全地进行博弈。如果不能这样，就必须进行手术。我们推荐采用 Bristow-Bankart 方法对反复性肩关节前脱位的相扑运动员进行手术。在此技术下，相扑运动员可以在术后 3 个月开始竞技，在术后 6 个月完全返回运动。

（六）脑震荡

由于相扑运动员不能进行地面缠斗，所以当他们摔倒时，会努力保护自己。因此，重型颅脑和颈椎损伤的发生率较小。

在相扑中，有时会发生脑震荡；因此日本相扑联合会于 2019 年发布了脑震荡指南。我们对 2016 年日本女子相扑锦标赛脑震荡发生率进行了报道。脑震荡发生率见表 28-2。我们对这一数据给出了如下解释：小学队员的力量较小，高中队员的力量和防守的技术都比较强，所以二者摔倒时基本不会发生脑震荡。由于初中队员的力量较高，但防守的技术却非常有限，因此在运动员摔倒时可能会发生脑震荡。可见，应当教授运动员在摔倒时的正确防守技术和体位，尤其是初中运动员。

Yamashiro 报道了一名 14 岁的相扑运动员由于相扑练习造成了创伤性椎动脉夹层，他的早期症状类似脑震荡。随着一些接触性运动的普及，创伤性脑损伤近年来备受关注。相扑是最需要体力的运动之一，且频繁涉及正面头碰撞。因此相扑过程中，椎 - 基底动脉夹层的风险应予以应对，以保障青少年运动员的安全。

表 28-2　2016 年日本女子相扑锦标赛脑震荡发生率

	参赛人数	脑震荡发生数	脑震荡发生率（%）
小学	86	0	0
初中	60	5	8.3
高中及以上	66	0	0

初中相扑运动员的脑震荡发生率显著高于其他两组

（七）独特的预防方案

一些报道提到，规则的改变减少了橄榄球和美式橄榄球运动员颈椎损伤的发生率，日本相扑联合会的裁判通过修改规则以禁止那些危险的相扑技术，从而预防了损伤的发生，这些规则适用于所有初中以下相扑运动员的相扑锦标赛。危险的相扑技术包括用腋下牢牢钳住对手的脖子，用头部顶撞对手的腹部，双方在腋下固定对手的脖子。如果初级相扑运动员使用了其中一项，就会立即停止比赛并进行重赛。如果继续使用这些恶劣的手段，可能会造成与上述类似的损伤。当一个体格较小的相扑运动员与一个体格较大的相扑运动员搏斗时，理想的情况是把额头抵在对手的下颌下面。为减少相扑中的颈脊髓损伤，就要严格遵守这些规则，并对所有相扑运动员进行上述规则教育。如果相扑运动员处于危险的位置，应指示他尽快脱离与对手腹部的接触。我们以前也曾描述过 1 例高水平大学相扑运动员在 T_1 上 C_7 前脱位和颈椎脊髓损伤，相扑运动员在靠近土俵边缘时被推搡，而头部抵住对手腹部，造成颈椎过度屈曲。我们建议加强相扑运动员防守技术的教育，以降低颈脊髓损伤的发生率。

Tuseiya 利用等速肌力测试系统对 69 名高水平专业相扑运动员的膝关节肌力进行调查，并对体脂成分进行分析，膝关节伸肌峰值扭矩在幕内等级（Ⅰ级）平均为 461Nm，在十两等级（Ⅱ级）平均为 457Nm，在幕下等级（Ⅲ级）平均为 457Nm。膝关节伸肌峰扭矩 / 体重（WBI）平均值分别为 0.88、0.86、0.75。等速肌力随角速度的增加而降低；但是在高角速度下，排名较高的相扑运动员肌力要强于排名较低的相扑运动员。当体脂百分比增加时，峰值扭矩和 WBI 的下降具有统计学意义。WBI 与体重呈明显的线性关系。当体重低于 180kg 时，有很多相扑运动员 WBI 值较高。但是，当体重超过 180kg 时，除 1 名相扑运动员外，其他的 WBI 得分都没能超过 0.7。因此相扑运动员必须保持体重在 180kg 以下。综合连续 2 年的肌肉检查结果，那些肌力较强的相扑运动员的排名相对于较弱的相扑运动员得到的提升更明显。而他们在 2 年中的排名提升也说明，相扑运动员在此期间没有发生严重的损伤。因此，肌力训练有利于预防相扑相关损伤。

频繁发生的 ACL 损伤是相扑中最严重的问题之一。ACL 损伤的预防对策亦是今后需要考虑的焦点问题。

要点

● 相扑运动员在初次冲撞时对颈椎产生严重的轴向负荷。由于高中阶段训练中的轴向负重，导致 $C_{3/4}$ 颈神经根椎间孔狭窄和前凸消失；而大学和研究生相扑训练导致骨赘形成和 $C_{5/6}$ 椎间盘隙变窄。

● 由于相扑运动员的缠腰带要求限制在下腰椎区域，这样可以保护该区域的 $L_4 \sim S_1$ 脊椎，因此上腰椎突出时有发生（$L_2 \sim L_4$），这是相扑中腰椎损伤的特点。

● 目前看来，有 ACL 损伤的相扑运动员在推搡对手时可能不会感觉不适。然而有 ACL 损伤的相扑运动员很可能在对手推搡时或向侧方移动时无法保护身体。我们建议对发生 ACL 断裂的相扑运动员采取以下治疗：25 岁以上的相扑运动员或采用推搡相扑技术的相扑运动员采用非手术治疗；25 岁以下或体重较轻的相扑运动员或不采用推搡相扑技术的相扑运动员采用 ACL 重建治疗。如果我们决定执行 ACL 重建，通常的目标是 1 年重返训练计划。

（齐岩松　译）

第 29 章

游泳、公开水域游泳、跳水

2009—2014 年，男性游泳运动员受伤率为 1.54‰（游泳运动员占 83.2%、跳水运动员占 16.8%），女性游泳运动员受伤率为 1.7‰（游泳运动员占 82.2%，跳水运动员占 17.8%），男女之间无显著差异。

Junge 研究表明，北京奥运会期间有 73.8% 的运动员在比赛中受伤，26.2% 的运动员在训练中受伤。然而，在水上运动中却不是这样，游泳运动 62.5% 的受伤发生在训练中，而跳水运动的受伤 100% 发生在训练中。这些数据与 Kerr 的研究结果相似，他的研究显示，83.2% 的损伤出现在训练中，16.2% 的损伤出现在比赛中。

除了受伤之外，运动员还可能患上运动相关疾病。例如，在 2016 年里约热内卢奥运会上，12% 的跳水运动员和 12% 的公开水域马拉松游泳运动员患有运动性疾病，其中呼吸系统疾病占 47%，在其他疾病中胃肠道疾病占 21%。

一、游泳

（一）概述

在世界各地，游泳都是一项常见的运动项目，而水的浮力使得游泳成为一项不受冲击力的运动，因此游泳受到许多医疗专家的极力推荐。然而，在某些级别的游泳比赛中需要非常大的训练量，这就会导致肩、脊柱、膝和髋关节等不同关节出现有专项特点的病理变化。

游泳分为自由泳、蝶泳、仰泳和蛙泳 4 种不同的泳姿，游泳运动员在比赛中往往会专攻一种特定的泳姿。

1. 自由泳　有 3 个阶段。

（1）初始阶段：手从头的前外侧、肩的内侧入水，所有的手指同时入水。如果入水时手越向内靠近头部，就越会增加肩峰下撞击。如果拇指先入水，肩关节就处在内旋的状态，从而增加肱二头肌长头附着处盂唇前方的应力。在此初始阶段，肩关节到达最高的上抬角度就可能导致一次肩胛下撞击。为了避免这种情况，应该限制肩关节后伸角度，并对肩上抬的拮抗肌（背阔肌、胸大肌、大圆肌和肱二头肌）的力量和柔韧性进行训练。

（2）划水阶段：在此阶段，手划水的轨迹形成一个 "S" 形，先从中线到深水处再到身体外侧。手划到最深的区域后即划向水面和中间线（在胸部高度），最后到达大腿的外侧，肘部完全伸展。当手出水时，此阶段结束。

1）划水阶段初期：在此阶段的第一部分，教练强调要把肘部保持在较高的位置，并使手保持倾斜。这个姿势可以让负责推进的肌肉在良好的运动机制下工作。一些研究表明，这个姿势是划水阶段最正确的姿势。

如果保持肘关节在高位，会使肩关节内旋并导致肩峰下撞击。保持肘关节向下（"垂肘"姿势）推进力会更差，但增加了肩关节的外旋，并改善了肩峰下间隙的压力。

2）划水阶段中期：如果手越过身体中线，肩关节撞击的时长就会增加。在这个阶段，肩胛骨的稳定肌如前锯肌、斜方肌和大菱形肌会发挥作用。而若这些肌肉出现异常，则可能会导致肩部疼痛。

3）划水阶段后期：肘部几乎完全伸展，肩关节轻微内旋，手完全伸展。如果游泳运动员过早地伸出手，表明肩峰下的空间可能存在问题。

（3）移臂恢复阶段：手出水后，上肢回到最初的阶段，肩部做外展外旋运动。如果肘关节长时间先于腕关节，则肩关节内旋较多；然而如果肘关节仅先于腕关节较短时间，则肩关节外旋状态合适。

2. 蝶泳　蝶泳与自由泳没有太多的区别。此种泳姿中，两只手臂同时划动，身体以髋关节为轴移动，呼吸运动在身前而非身侧进行。游泳者有时手会侧向入水，由于三角肌后束的活动增加，而冈上肌和小圆肌的活动减少，导致这成为肩部疼痛的迹象。在划水阶段（特别是划水中期），有肩痛的游泳者由于肩胛骨稳定肌（如前锯肌和小圆肌）的力量薄弱而导致其划水推进力减弱。

3. 仰泳　这种游泳方式在生物力学上类似于自由泳，但是运动员游泳时处于平躺位。在划水的初始阶段，肩关节处在最大的伸展和内旋状态，以允许手入水时是以小指进入水中的姿势。在姿势复位阶段，肘关节全程处于伸展状态，肩关节处于内旋状态，以恢复初始阶段正确的肢体位置。

4. 蛙泳　蛙泳与其他泳姿不同，大部分的能量消耗来自下肢，这就是大部分损伤发生在膝关节的原因。上肢的划水阶段比自由泳短，恢复阶段更长。

（二）肩关节

1. 流行病学　肩关节是游泳运动员最常受伤的关节。肩关节损伤占游泳运动员损伤的31%～36%，肩部疼痛的发生率为40%～90%。无论是在男性和女性之间，在优势或非优势肢体之间，还是在长距离或短距离之间，以及在不同的划水周期之间，肩关节损伤发生率都不存在差异。

因为游泳中90%的推进力是由上肢完成的，所以肩关节是受影响最大的关节。

2. 病因　肩痛由不同的因素引起，包括外在因素（训练量、技术细节和手蹼）和内在因素（关节过度松弛，肩胛骨运动障碍，肩袖失衡、胸椎后凸等）。

（1）外在因素

1）训练量：这是游泳运动员肩部疼痛的主要原因。不只是精英运动员，许多游泳运动员都有较高的训练量。他们每周会进行总量为100km的训练，还有陆上训练计划。据估计，一名游泳者每只手臂每年可以划水100万次。每周游泳的小时数与冈上肌肌腱病显著相关。重复同样的动作会使肩袖、前下关节囊、肩胛胸关节和盂肱关节发生变化。

2）技术细节：疼痛的主要原因是肩峰下撞击，23.2%～26.5%的划水周期都会出现这类撞击。肩痛亦取决于个体情况及其肩峰下空间和过度松弛的解剖学特征。存在疼痛的泳者，其划水阶段内的小圆肌、前锯肌肌电活动减少，而肩胛下肌和背阔肌的肌电活动增加。由于存在这种肌肉间力量平衡，肩痛的患者比没有肩痛的泳者有更大程度的肩内旋。在移臂恢复阶段，我们可以发现肘关节位置较低的游泳者其冈上肌、小圆肌、三角肌中束和上斜方肌的活动减少。同时，我们发现有疼痛的游泳者冈下肌和背阔肌活动增加，导致肩峰下撞击增加。

3）手蹼：为增加划水力量，游泳者经常使用手蹼。使用这种方法可以增加关节表面的剪切力，特别是向前的剪切力，这可能会加重关节半脱位发生的风险。在移臂恢复阶段，使用手蹼会导致外旋延迟，增加撞击的风险。在最近的研究中，考虑到研究对象的数量非常少，有人质疑使用手蹼是否可以提高划水的速度、频率、长度或力度。虽然使用手蹼可以提高游泳速度和推进效率，但无法增加肌肉力量。

（2）内在因素

1）过度松弛／全身关节活动过度：有肩痛的游泳者和没有肩痛的游泳者关节松弛程度有差异，患有肩痛的人松弛度更大。非专业运动员和专业运动员之间也存在差异——专业运动员有更大的关节活动度。

为了减少水阻，提高浮力，并从根本上提高速度，游泳运动员会追求肩部更大的松弛度／灵活性，以增加活动范围和改善划水动作。这样会导致关节囊韧带受到复杂的牵拉，从而导致肩关节不稳。这种不稳定可以在开始时通过增加拮抗肌的力量得到部分补偿，直到肌肉疲劳并出现疼痛。当稳定性降低时，肩袖肌肉的力量也会降低。

还有遗传性关节过度松弛，但仅有 20% 的游泳运动员发现存在这个问题。

2）肩胛骨运动障碍：大多数患有过度使用疼痛综合征的运动员身上可出现肩胛骨稳定肌不平衡。一项针对 78 名无肩痛史的游泳运动员的研究发现，随着游泳训练季的推进，肩胛稳定肌疲劳加重了肩胛运动障碍。

肩胛骨的前伸主要由前锯肌（由胸长神经支配）和胸小肌（由胸内侧神经支配）完成。肩胛骨的后缩主要由斜方肌的大部分内侧纤维（由脊髓副神经支配）和大小菱形肌（由肩胛背神经支配）完成。任何这些成分的改变都可能导致肩胛功能障碍。正如我们在一项研究中所看到的那样，出现肩痛的运动员其肩关节比无症状的运动员有更多的外展、前伸和侧移动作。

肩部疼痛的游泳运动员的前锯肌在活动过程中肌电活动减少，疲劳增加，因为胸长神经非常表浅，过度使用很容易损伤此神经。

3）肩袖失衡：经过一段时间的针对性水上训练后，肩袖的力量存在显著的不对称性，内旋肌的力量增加多于其拮抗肌。肩袖肌肉组织的薄弱一定程度上可以由肩胛骨的位置改变来代偿。但之后会出现肩关节半脱位、关节周围炎症，进而出现疼痛。

有肩痛的游泳运动员其超过 50% 与游泳有关的肌肉活动会减少。一项针对蝶泳运动员肌肉群的研究发现，12 个肌肉群中有 7 个（三角肌前部、三角肌中部、冈下肌、肩胛下肌、斜方肌上部、菱形肌和前锯肌）的肌电活动降低。

4）胸椎后凸：肩胛骨的前伸和后缩与胸廓密切相关，因此，其形状的改变可能会使肩峰下间隙变得更小。后凸和懒散坐姿会导致患者肩胛内旋和前倾程度更大，肩胛上旋转范围更小。

在胸椎过度后凸的患者中，肩峰下空间随着后凸加重而显著减小。

3. 临床评估　临床检查结果通常表现为撞击征、关节前下不稳定、肩胛胸壁关节功能障碍和显著的肩袖肌肉不平衡。我们要询问患者疼痛强度、持续时间、部位以及游泳期间疼痛改善或加重的诱因。

体格检查要全面、有重点，以便能找到如前所述肩部疼痛的内在因素，以及观察肩胛骨运动（"肩胛骨弹响"或"翼状肩胛骨"）。

我们将通过以下方式寻找关节过度松弛的体征：①凹陷征（肱骨头下移）；②抽屉试验（肱骨头前/后位移）；③针对游泳运动员的恐惧试验通常并非在外展90°时进行，而是在外展135°时进行，因为这是开始划水时的位置；④ Beighton 分级评分。

通过使用角度尺、测力计和松弛计，对关节的平衡和作用力的测量将更客观，因此我们可以评估运动异常，尤其是内旋的减少。

4. 影像学　简单的放射和超声检查可用于排除钙化、肌腱完全撕裂或部分撕裂等不同病理改变。

磁共振显示冈上肌腱的厚度与游泳运动员的训练时间、每周训练小时数和比赛水平显著相关。此外，在此研究中，所有冈上肌肌腱厚度增加的患者均存在肩部疼痛和冈上肌肌腱病变。

当我们怀疑关节囊 - 盂唇损伤且患者临床症状未改善时，必须进行磁共振关节造影。许多游泳运动员的肩关节虽无症状，但可能存在关节囊增生、盂唇病变或肩袖损伤。

对非手术治疗无效的患者需要进行关节镜检查作为诊断检查和治疗。

5. 治疗　主要的治疗方法是筛查运动技术错误，减少训练量，增强肩袖、肩胛骨稳定肌和核心的力量，增强肌肉的柔韧性。只有一半的运动员报告总是（29.9%）或经常（23.4%）把预防损伤的训练作为常规训练的内容。预防性训练将有助于避免这种类型的损伤。游泳运动员不应每周按 10% 的比例来增加训练距离。

接受补偿力量训练计划的游泳运动员将能够使其肩袖力量和关节平衡得到改善。如果他们在没有进行力量训练的情况下继续只做水上运动，那么在赛季中期，力量和关节平衡会变差。

由游泳运动员的划水过程可见，划水的不同阶段参与的肌肉不同，而错误的运动技术可能会导致有的肌肉不得不参与运动。对训练者和运动治疗师进行正确指导非常重要，这样他们可以尽快发现技术变化，并防止出现继发性疼痛。

游泳运动员肩痛的三期治疗如下。

第一阶段：患者仅在游泳时感到疼痛。①减少训练量；②训练后冰敷；③发现技术错误；④了解是否有任何功能障碍（肩峰下撞击、不稳定、肩胛骨动力异常）及训练或牵伸无力的肌肉。

第二阶段：患者在不游泳时亦感到疼痛。在第一阶段治疗的基础上进行如下治疗：①停止游泳，休息 2 ~ 4 周；② NSAID+/- 肩峰下滑囊注射糖皮质激素。

第三阶段：患者经过第一阶段和第二阶段后 3 个月若没有好转，进行如下治疗：①与前一阶段相同的康复和休息；②如果影像学检查表示有需要修复的损伤，则应考虑手术。如果有不稳定迹象，也需要修复。

参与过顶运动（棒球、篮球、球拍运动、排球、举重和游泳），且肩关节不稳定（复发性脱位或半脱位）的运动员通过关节囊滑移术，92% 的运动员能回归运动，其中 71% 的运动员能恢复至之前的运动水平。

非手术治疗失败、显示多向不稳定体征且不能游泳的游泳运动员需要行关节囊重叠修复术。其中 80% 的人能重返赛场，但只有 20% 的人能恢复伤前训练强度。

6 个月以上康复治疗失败后，进行清理、部分松解喙肩韧带和滑囊切除术的患者中，56% 能恢复到受伤前水平，44% 没能重返赛场。

在一项研究中，运动员在首次脱位发作后接受手术，并出现前下盂唇病变 +/- SLAP 损伤 V 型，恢复运动的比例为 83%。恢复运动的比例未显示与运动类型（过顶、接触性）相关（表 29-1）。

表 29-1　自由泳涉及的肌肉和生物力学因素

阶段	涉及肌肉	产生疼痛的技术详情	干预措施
初始阶段	三角肌前 / 中束 上斜方肌 菱形肌	角度抬高过大，首先用拇指入水	● 训练拮抗肌的力量和拉伸 ● 正确的身体蜷曲 ● 屈肘入水 ● 手向头部外侧和肩部内侧进入
划水前期	胸大肌、小圆肌	肘部高位	保持肘部向下（垂肘）
划水中期	胸大肌、前锯肌、背阔肌	将手交叉至中线	不要将手交叉到中线 肩胛骨稳定肌的牵伸和加强
划水末期	肩胛下、背阔肌、三角肌后束和中束	划水力量不足 手出水过早	肩胛骨稳定肌的牵伸和加强
移臂恢复阶段	三角肌、菱形肌、前锯肌	肘部行动先于手	增加外旋，则肘先于手的时间减少 增加身体蜷曲度（约 45°）

（三）脊柱

1. **流行病学**　脊柱是游泳运动员第二常见的受伤部位（21%～24%）。33.3% 的蝶泳者和 22.2% 的蛙泳者有背痛。

2. **病因**

（1）过度使用：在长时间的水中和陆上训练中反复的微创伤会导致纤维环损伤，且损伤没有时间得到修复。扭转和旋转运动，加上弯曲和伸展 - 扭转运动可导致纤维环分层。

（2）游泳方式：有两种游泳方式有最大的屈伸运动，即蝶泳和蛙泳。这些反复的微创伤可导致关节间应力性骨折（峡部裂）。

（3）髋关节僵硬：髋关节活动度不足或髂腰肌过紧导致腰部超负荷。

（4）训练器械：浮板、"8" 字夹腿板或足蹼产生过载和腰椎过伸，增加对关节面的压迫。

3. **临床评估**　Oswestry 功能障碍问卷是客观系统评估腰痛的最佳方法。正如对肩部的评估那样，游泳运动员应该被问到疼痛强度、疼痛时的位置和姿势。大多数情况下，过伸或过屈体位下会出现腰痛。运动员颈背痛的症状评估与普通人群相同，包括对关节活动范围和神经系统检查的全面评估。游泳运动员的腰部疼痛应与肌肉和韧带扭伤、椎间小关节损伤、椎间盘突出、腰椎滑脱、休门氏病、感染和肿瘤进行鉴别诊断。

4.影像学　游泳运动员腰椎退变的患病率尚无结果，有研究发现游泳运动员和非运动员之间无差异，其他研究也发现无差异。无症状人群中椎间盘退变的患病率为25%，尤其是腰椎间盘退变的患病率为35%～54%。一些研究表明，游泳运动员的患病率为48%～68%。在一些研究中，此患病率与无症状人群患病率存在显著性差异，但在其他研究中无显著性。随着过劳型运动员的训练量增加，椎间盘退变发生率也增加，主要是L_5～S_1节段，与腰痛无关。尚不清楚受影响最大的腰椎节段；有时是高位（L_1～L_2），有时是较低位（L_5～S_1）。大多数研究使用Pfirmann分级对椎间盘退变进行分类。

5.治疗　预防措施和正确规划陆上训练是避免腰痛的关键。在Matsuura的研究中，通过进行有助于稳定腰椎的躯干深部肌肉的训练（腹横肌和腰椎多裂肌），日本国家队游泳运动员的腰痛患病率从23.5%（2002—2008年）降低至14.8%（2009—2016年）（图29-1）。

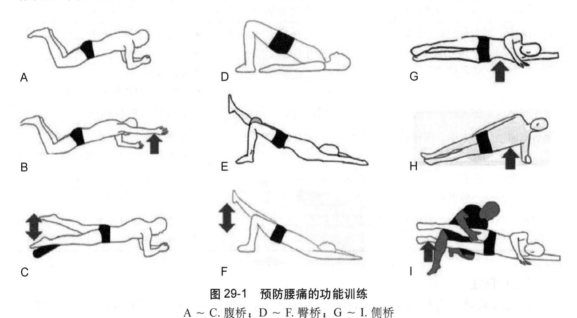

图 29-1　预防腰痛的功能训练
A～C.腹桥；D～F.臀桥；G～I.侧桥

峡部裂和轻度脊椎滑脱的运动员在通过休息、应用支具和康复方案后恢复运动的比例较高。非手术治疗6个月后，如果在9～12个月后疼痛仍持续存在或骨不连，可进行后外侧融合，成功率较高。

（四）膝关节

1.流行病学　膝关节是游泳运动员第三大常见损伤部位。蛙泳运动员受影响最大，患膝关节疼痛的风险比其他运动员高5倍。

2.病因　多种因素可以引起膝关节损伤，包括过度使用、技术细节和内在因素。

（1）过度使用：这是引起膝关节疼痛的主要原因。膝关节疼痛与年龄、训练年限、比赛水平呈正相关。随着这些因素的增加，膝关节疼痛的发生率也增加。

（2）髋关节位置：膝关节疼痛的发生率呈双峰分布，如果打腿动作开始时髋关节外展角 < 37°或 > 42°，则膝关节疼痛的发生率会增加。如果膝关节太靠近或分开太多（髋关节外展较大或较小），疼痛的发生率也会增加，因为它会制约打腿推进阶段产生的力。

经常出现膝关节疼痛的蛙泳运动员髋关节内旋明显减弱。他们经常存在腘绳肌过紧、小腿肌肉过紧和髋内收肌过紧的情况。

（3）胫骨外旋和外翻应力：在推进的准备阶段，膝和髋关节屈曲，胫骨外旋，足部背屈。进行推进时，髋关节必须伸展和内收，膝关节完全伸展，足部屈曲。这种快速运动会在膝关节内侧面、内侧副韧带的浅束和深束以及伸膝装置的内侧面（内侧关节面、内侧支持带、内侧关节囊）产生应力。

（4）髌股轨迹：股四头肌反复突然收缩导致髌股接触应力增加。髌骨不稳定、髌骨对线不良或股四头肌肌肉不平衡都可诱发膝关节疼痛。

3. 临床评估　膝关节疼痛通常位于内侧，它通常发生在打腿时。检查髌骨的稳定性和位置将有助于排除对线不良或半脱位的风险因素。外翻应力测试触发膝关节内侧面疼痛，提示内侧副韧带损伤。外侧机械性疼痛可能提示外侧半月板或外侧盘状半月板损伤。

随着反复的屈伸运动，游泳运动员也会出现髂胫束损伤，因此亦要检查膝关节的外侧。

我们应该将膝关节疼痛与其他可能出现在青春期的骨性损伤（如胫骨结节骨软骨炎和髌骨骨软骨病）相鉴别。

4. 影像学　在一项横断面病例对照研究中，作者发现无症状青少年精英游泳运动员膝关节 MRI 的异常征象明显比对照组更多。最常见的异常是髌下脂肪垫水肿、骨髓水肿、股骨前脂肪垫水肿和关节积液。

5. 治疗　在过度使用性损伤中，预防依然是最基本的。渐进性训练、正确的技术、细微伤的早期诊断都能够防止膝关节疼痛进一步加重。

一旦出现膝关节疼痛，游泳者应根据疼痛情况，选择降低训练强度或者停止训练，局部进行冰敷，并尝试在训练师和理疗师的帮助下改进技术。进行伸展运动以增加髋关节内旋并加强股四头肌力量，能够帮助改善功能。

（五）其他不常见的肌肉骨骼疾病

1. 髋关节　为了完成打腿这个动作，游泳运动员需要反复进行髋关节内收运动，这增加了蛙泳运动员内收肌止点的应力。根据 Grote 的研究，蛙泳运动员发生腹股沟疼痛的可能性比不只参加蛙泳比赛的游泳者高 6.92%。正如前所述，因为膝关节与髋关节姿势密切相关，通过牵伸和正确的技术预防髋关节损伤也可以防止膝关节损伤。

2. 颈椎　自由泳中重复头部旋转运动、蝶泳和蛙泳呼吸换气时重复屈伸运动，都容易导致炎症和退行性病变。选择更适度的运动幅度可以改善颈椎疼痛。

3. 踝关节　游泳运动员打腿时重复的踝关节背屈和跖屈可导致屈肌腱和伸肌腱出现炎症。

（六）游泳者的一般医疗疾病

1. 呼吸系统疾病　在氯化池中训练使游泳者易患与运动相关的支气管痉挛。

2. 耳部疾病　耳道内的积水有利于微生物的生长，尤其是铜绿假单胞菌。预防措施包括：使用吹风机保持外耳道干燥，然后滴入预防性滴耳液（异丙醇 + 乙酸）。单独使用滴耳液是治疗急性外耳道炎最有效的方法，也可使用抗生素、消毒剂、类固醇或联合使用。

3. 皮肤病　氯对皮肤的影响、细菌暴露或过敏反应皆可引起皮肤病。

（1）游泳者干燥病或皮肤干燥：训练后和长时间用热水淋浴后，皮肤干燥并引起瘙痒。可以用更替为冷水淋浴或使用油性的保护性润肤剂来缓解干燥。

（2）细菌性毛囊炎：由于泳装的湿度，链霉菌或金黄色葡萄球菌可引起臀部褶皱下的结节，应给予抗生素治疗。对使用热水浴缸或漩涡浴池的游泳者来说，可能感染铜绿假单胞菌，表现为脓疱或丘疹。此病具有自限性，7～10天康复。

（3）皮炎：游泳者的护目镜可引起过敏性眶周红斑，伴有瘙痒，偶尔出现水疱。

（4）泳池肉芽肿：由暴露于海洋分枝杆菌所致。表现为膝关节、肘关节、手足背侧面硬结性红斑结节。应口服抗生素治疗。

（5）海水浴疹：主要发生在咸水游泳者身上。临床上在洗澡后24小时出现荨麻疹或水疱丘疹伴瘙痒。此病由残留在泳衣中的寄生虫引起。最好的预防方法是游泳后不穿泳衣淋浴。为缓解症状，应根据疼痛程度进行冰敷、使用抗组胺药或外用皮质类固醇。

4.胸廓出口综合征　游泳运动员在进行过顶活动时，会出现手臂疼痛或手臂冷感。这是由斜角肌肌间沟的血管或神经受压所致，可通过肌电图对臂丛神经进行检查，如果有腋窝静脉血栓形成，可用超声成像进行检查。颈椎X线片也可用于识别颈肋。

二、公开水域游泳

公开水域游泳的损伤与之前解释的游泳（尤其是自由泳）的损伤病理学特点有许多相似之处。在此项目中，须考虑到奥运会比赛的距离是5km、10km和25km。还有更长的官方规定距离，如30km、32km、57km和88km。这些过长的距离使公开水域游泳成为竞技体育中损伤风险最高的水上运动。此项目中运动员脱水、体温过低/过高的风险增加，并且环境可能造成损伤，如晒伤、水母蜇伤、海蛇咬伤和耳炎。

公开水域游泳是铁人三项中的第一项，也是猝死发生较多的项目。这种游泳运动员猝死的病因尚不清楚，目前有几种学说，其中之一是浸入性肺水肿。在开放水域游泳期间死亡的铁人三项运动员中，其左心室肥大的比例高于预期。另一种理论是由于自主神经冲突造成的相互拮抗作用，即自主交感神经系统（心动过速）和副交感神经系统（心动过缓），前者由于水温、运动、比赛的紧张产生，后者由于潜水时面部浸入水中屏气产生，两者同时出现将产生致死性心律失常。

三、跳水

（一）流行病学

跳水并不像游泳那样频繁进行，但仍会导致大量的损伤。目前关于跳水损伤的文献很少。国际泳联组织专家制定共识，已经建立了一种收集所有水上运动损伤的方法学。跳水损伤大多与游泳损伤相似。肩部和腰部是最常见的损伤部位。

（二）病因

在起跳、腾空和入水时，过度使用（反复创伤）会产生损伤。在日常训练期间，运动员可能每天要进行50～150次跳水。此外，还有50%的陆上训练。

1.起跳　在这个阶段，需要完成准备和推进两个步骤。推进可单足或双足进行。加速时，会导致下肢过载（此阶段最常见的损伤），尤其是膝关节的伸肌（髌腱病、股四头肌腱病和髌股高压综合征）和踝关节（跟腱病和胫后肌腱病）。倒立跳水需要等长性发力和平衡来支撑体重。腕关节背屈、肘关节过伸和肩关节稳定性增加了该体位过度使用性损伤的发生率。

2.腾空　在此阶段完成各类姿势转换。可通过运动体位确定损伤部位。例如,在屈体(伸展双腿、弯曲腰部、双足并拢、手指尖)这个动作中,腰前部结构承受的压力较高,而更容易出现损伤。抱头进行空中扭转,肩部处于外展和外旋,肱二头肌长头受到应力。虽然在高水平运动员中并不常见,但此阶段可能在跳板或平台上发生脑震荡。

3.入水　50% 的减速发生在 1 秒内,这是此阶段最容易导致损伤的原因。

为避免头部损伤并进行无溅入水,在此阶段,将手置于平手位(腕部背屈、桡偏、旋前),将肘关节置于过伸位,将肩关节置于外展和内旋位。通过该动力链传递的力需要强大力量和正确的技术以避免损伤。

肩关节是运动链的最后一点,外展和内旋中反复的微创损伤会使其不稳定。为了降低入水时不稳的风险,跳水运动员通过将肩胛骨上抬来稳定肩胛骨,并使关节盂位于肱骨头后方。

入水不得飞溅。如果姿势不正确,跳水运动员通常尝试通过进行腰椎过伸引起腰椎后部(小面关节、椎弓峡部)应力增加来纠正姿势。

腕部病变多由于重复性微创伤,而很少来自直接创伤。损伤可能有腕骨挫伤、腕关节不稳定、三角纤维软骨复合体撕裂、尺侧腕屈肌腱炎、拇长伸肌断裂、桡骨茎突微骨折和舟状骨应力性骨折。

肘关节过伸造成的微创伤会造成肱三头肌止点以及尺侧副韧带超负荷,从而导致肱三头肌肌腱炎和肘关节外翻不稳。

（三）治疗

掌握正确的技术,以便尽早发现风险因素对防止损伤至关重要。了解每个阶段具体的身体需求并对动作要求最高部位的灵活性和力量进行训练也很重要。

要点

在本章所介绍的过度使用类型的运动中,主要的治疗是基于对技术细节的观察,训练量的渐进性增加,在症状初发时及时发现来预防损伤。这些症状应由教练/理疗师进行早期治疗,这样才能有效预防损伤,从而使运动员保持训练节奏。

（张恩铭　译）

第 30 章

挥拍运动：网球、羽毛球、英式壁球、美式壁球

一、概述

挥拍运动包括网球、羽毛球、英式壁球、美式壁球等以球拍击打球类的运动。本章旨在讨论该类运动导致的常见损伤。本类运动为球网/球壁类运动，依赖得分而非时间长短获胜。挥拍运动可以是单打比赛，也可以是双打比赛（每队两人）。

据估计，全球超过 7500 万人参与网球运动，在美国超过 500 万人每个月至少参加 2 次网球运动。网球场（包括硬球场、红土场、绿土场、草地球场或地毯球场）长 78ft，中间为一高 3ft 的球网将球场等分。单打比赛球场为 27ft 宽，球网两侧各一名球员；双打比赛球场 36ft 宽，球网两侧各两名球员。网球拍材料包括玻璃纤维、碳纤维和金属钛，允许的最大长度为 32in，但通常长为 27～29in。球拍重量并无限制，但现今技术可以使球拍轻至 7.5～13oz。拍弦材料通常为有弹性的动物肠子或尼龙制成。网球本身为一中空的充气橡胶，表面覆盖以织物。网球时速在成人击球时可达到 150mi/h，对手回击球速可达到 90mi/h。

世界羽毛球联合会估计全球有 2.2 亿人参与羽毛球运动，该运动在中国、印度尼西亚、马来西亚和印度尤其流行。羽毛球为一项非接触类运动，球场长 44ft，宽 20ft，由球场中央高 5ft 的球网等分为两部分，比赛双方分别在球网两侧。羽毛球通常在室内的木质地板进行比赛，羽毛球本身由固定于基座的羽毛制成。羽毛球拍比网球拍更轻（3～3.7oz），长 26.75in，球拍头端长度不可超过 11.375in。世界一流成人羽毛球选手的击球速度可以达到 200mi/h。

英式壁球在全球约有 1800 万参与者，在美国有约 50 万人至少每年参与一次，有 15 万人经常参与。英式壁球在室内封闭场地进行比赛，国际标准场地长宽为 32ft×21ft，天花板高度为 18ft。球拍长 27in，重 7.5～9oz。英式壁球本身较软，相比其他挥拍运动使选手有更多时间回击。壁球在直接击打时球速可以达到 110mi/h。英式壁球的参赛选手彼此距离较近，尤其是双打比赛。

美式壁球起源于 1949 年的美国的手球比赛，当时的发明者想要创造一种比手球节奏更快而又易学的运动。当前美式壁球的参与者在美国已经增长到约 700 万，而在全球已经增长到 800 万，据估计，有 150 万人每个月至少参加 2 次美式壁球活动。美式壁球场地也

是室内封闭场地，长 40ft，宽 20ft，前球壁高 20ft，后球壁不矮于 12ft。美式壁球拍长度不超过 22ft，重 6 ～ 8oz。美式壁球比英式壁球更软，在高强度比赛直击下时速可以达到 127mi/h。

相比网球而言，英式壁球、美式壁球和羽毛球运动的速度更快，对关节负荷更大，运动本身包含更多的骤停、骤起、扭转和更强力地挥击球拍。一般而言，训练对于单打比赛尤其重要，而双打比赛的容错率更高一些。

本章讨论挥拍运动（网球、羽毛球、英式壁球、美式壁球）中的运动损伤，因为上述运动中的损伤十分相似，所以我们主要侧重讨论网球运动中的损伤，但是不同挥拍运动损伤的差异也将详述。网球运动损伤的发病率在（0.04 ～ 3）次 / 每 1000 小时参与时长，损伤最常见于下肢，之后依次为上肢和躯干。

二、生物力学

上述挥拍运动均涉及跳跃、猛冲、急变向和不同体位的手臂快速挥击，这要求参与者高超的技术、耐力、速度、力量和意志。在羽毛球运动中，参与者的表现与爆发性力量和灵活性存在相关性。实际比赛中，比赛时间并无时间限制，因此比赛有时会持续几个小时。挥拍运动中的有氧和无氧运动，与不同的挥击方式，造就了挥拍运动员素质的独特性，同时也导致挥拍运动损伤的特异性。慢性劳损导致的重复性创伤使肩肘关节受累，而急性损伤则往往累及下肢。

较小的损伤在所有运动员中都很常见，如晒伤、擦伤和皮肤水疱，这些可能在比赛或练习中产生严重影响。所有的挥拍运动，尤其是在通风条件较差的场地中，均可对机体造成心血管和热量应激，引起热相关疾病，例如抽筋、热晕厥、体力透支和中暑。良好的温度调控对挥拍运动十分重要。

了解运动动力链对区分运动相关损伤类型十分重要。动力链将上肢通过核心肌群和髋部与下肢相连。以此来看，任何损害腹股沟区、髋部和腹部肌肉系统的病理过程，都会影响下肢到上肢和球拍的力量传导，导致肩关节和上肢的受伤风险上升，尤其是强力击球时。例如，发球、扣杀球和击落地球时，运动员必须有效利用动力链以使肩肘关节的载荷最小化。在发球动作中，能更有效地利用膝关节屈伸运动的网球运动员，其肩肘关节载荷往往更小。在整场比赛中，运动员快速而持续地反应并调整体位，动力链在每一次击球时也处于激活状态。动力链任何部位的损伤都有可能导致另一部位的损伤，这是由于当一处损伤时，运动员会为了保持击球力量而试图对动力链损伤处进行弥补。

三、运动相关损伤

描述性流行病学研究显示，网球相关损伤最常发生于下肢，其次为上肢和躯干。上肢损伤往往是重复性过度使用导致的慢性损伤。在羽毛球和壁球运动中，运动员为了使较轻的球拍获得更大的动能，需要重复做出快速抽击和挥击的动作，这是上肢损伤的主要原因；而在网球运动中，上肢应力增大于加速和随球阶段，尤其是发球和扣杀球时。在所有挥拍运动中，踝关节扭伤是最常见的急性损伤，并多见于硬质球场。壁球运动员更常发生急性损伤，这与网球和羽毛球运动员常见的因过度使用而多导致的慢性损伤相反。在壁球运动中，运动员由于没有球网隔开而彼此十分相近地强力挥击球拍；壁球可以在球壁和天花板反弹后回击，因此运动员有很多扭转、急停和骤起动作。在一流网球运动员中，女性网球运动员比男性网球运动员发生更多的运动损伤。女性网球运动员以上、下肢损伤为主，而男性网球运动员以下肢损伤为主。

（一）上肢

1. 肩关节　肩关节在人体大关节中拥有最大的活动度，尽管这是以稳定性为代价。由于上肢带骨需要在击球时保持对球拍的精确控制以最大程度地加速和减速手臂，因此它们尤其容易受到损伤。运动表现的最佳化需要运动性和稳定性的均衡。挥拍运动员在多种击球动作中做出的重复性运动产生了围绕肩关节的高强度力量。肩关节活动度的增大，尤其是发球时的外旋，有利于球速和旋转的最大化。发球、正手截击、反手截击和扣杀球对肩关节和肩袖产生巨大应力。这些动作不断重复，因此保持肩关节活动度和稳定性的平衡极其重要。

过度使用所致的肩关节损伤常见于各个级别的网球运动员，占全部网球运动损伤的9%～17%。多达50%的成人网球运动员和30%的青少年网球运动员在职业生涯的某个阶段会发生肩关节痛。肩袖撞击、肩袖撕裂、盂肱关节或肩锁关节退化性关节炎则多见于较为年长的网球运动员，而年轻网球运动员的肩袖症状多继发于轻微的盂肱关节不稳定，这种不稳定可能导致盂唇退化或撕裂。

过度使用所致的肩关节损伤主要是肩袖炎症，通常由慢性重复性挥击球拍导致。在网球运动中，这种损伤通常发生于发球、扣杀球、反手截击和反手击球随球时肩关节的外展。由于长时间往复击打天花板球，肩袖炎症也常见于美式壁球运动。除过度使用和出口撞击征能够引起肩袖炎症外，其他情况包括肩袖撕裂、肩关节不稳定或轻微不稳定、SLAP损伤、内撞击征、盂肱关节内旋障碍（glenohumeral internal rotation deficit，GIRD）、SICK肩胛骨、肩关节僵硬、肩胛骨动力障碍等。

肩胛骨动力障碍是导致肩袖疾病的原因之一，此时异常的肩胛骨活动度干扰了肩袖肌肉的同步性。肩胛骨活动度或位置的变化显著影响盂肱关节整体的生物力学，而盂肱关节的生物力学对维持肩关节的正常功能具有关键作用。"SICK肩胛骨"一词用于描述经常做出过顶动作的运动员肩胛骨的病理状态，以肩胛骨异位（scapular malposition，S）、内下边界突出（inferior medial border prominence，I）、喙突疼痛和异位（coracoid pain and malposition，C）和肩胛骨异常运动（kinesis abnormalities of the scapula，K）为特征。SICK肩胛骨可能引发肩袖症状，这是由于此时外展的肩胛骨使肩峰旋转时与肱骨大结节的距离变短而易发撞击。

网球运动员优势侧盂肱关节外旋活动度通常增加，而代价是内旋活动度降低。网球运动员在发球弓身屈肘后期不断的力学载荷引起肩关节囊前方结构和前盂唇微创伤，从而导致轻微的肩关节前方不稳定。这种不稳定使肱骨头前移，导致肱骨大结节和肩袖与后方关节盂距离变短，从而进一步造成后上方肩袖（冈上肌和冈下肌）的下表面在肱骨头和关节盂后上缘之间的内撞击征。病理性盂肱关节内旋障碍与内撞击征的发生相关，并会导致肩袖肌腱和后上方盂唇损伤，运动员常以过顶动作时肩关节后方疼痛为主诉。另外，肩关节前方不稳定在运动员尝试维持肩关节稳定性时也会引起肩袖的过度使用。后关节囊挛缩会导致肩关节后方紧张，而肩胛骨内旋挛缩则会导致肱骨头运动的改变。下盂肱韧带后带挛缩时肱骨头沿后、上方向移动，导致后上盂唇磨损增加、内撞击征，也可能导致SLAP损伤（图30-1）。

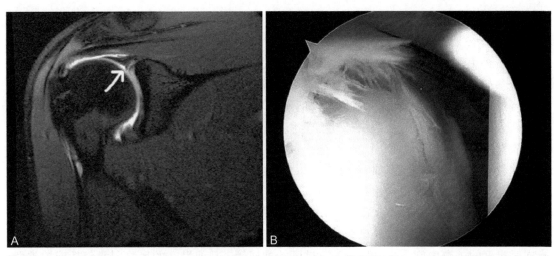

图 30-1 SLAP 损伤：一名职业女子网球运动员的 MRI（A）和关节镜（B）显示 SLAP 损伤（Marc R. Safran 提供）

这些肩关节损伤的初步治疗策略通常是非手术治疗，康复锻炼应着重于诱因，例如可能发现的关节囊后方紧张和肩胛骨动力障碍。后关节囊伸展锻炼包括"睡眠者伸展"和"手臂对侧伸展"，几个专门针对肩关节稳定性结构的动作可以用于缓解肩胛骨动力障碍，肩袖肌肉平衡恢复锻炼和本体感受锻炼也是康复计划的重要环节。当非手术治疗无法改善症状时，需要进行手术干预，包括对 SLAP 损伤的修复；当存在下盂肱韧带后带挛缩时还需要将其离断以增加内旋活动度。关节镜肩袖修复术对肩袖大、小撕裂的效果均很好。针对中年网球运动员的肩袖修复术使运动员重返赛场的概率和患者的满意度均有较好结果，较小的肩袖撕裂的重返赛场率要高于较大的肩袖撕裂。研究显示，关节镜肩袖修复能够使大多数（70.2%）运动员恢复到伤前的运动水平。业余比赛的参与者重返赛场率较高（73.3%），而竞技性比赛和过顶动作类运动的运动员重返赛场率相比之下较低（分别为 61.5% 和 38%）。目前伤者无法重返赛场的确切原因并不明确，可能是多因素引起的。一项关于肩关节镜术后的职业女性网球运动员的研究显示，88% 的患者在术后平均 7 个月重返赛场。但是这项研究也发现，恢复到伤前的运动水平需要漫长的时间，并且这种恢复并不完全，仅有 50% 的患者在术后 2.5 年能够恢复到伤前的比赛排名。

肱二头肌肌腱炎是网球运动员另一个常见的情况，其可能不仅与过顶发球动作有关，也与正手和反手击球时前臂的旋前、旋后动作有关。扭伤、肌腱病或肩袖撕裂导致的肩袖功能紊乱，可能也是肱二头肌肌腱病的原因之一。肱骨头和肩峰的撞击，以及肩袖炎症的局部影响，也可能导致肱二头肌肌腱炎。

必须纠正肩袖失衡以预防网球运动员肩关节过度使用造成的症状，并促进其康复。具体来说，以下几点十分重要：①促进盂肱关节内旋活动度；②拉伸后关节囊；③增强后方肩袖和肩胛骨稳定肌肉的力量。

尽管跌倒可以导致肩关节脱位和肩锁关节分离，但是急性肩关节损伤在网球运动中并不常见。

2. 肘关节 肘关节损伤主要是由关节过度使用造成的，通常累及肱骨外上髁和内上髁的腱性结构。网球运动员常见的肘关节损伤包括肱骨外上髁炎（网球肘）、肱骨内上髁炎

（高尔夫球肘）和骨骺未愈的少年运动员的骺板损伤（内上髁）。由于挥拍运动需要手臂快速、重复运动，肱骨内上髁炎和外上髁炎在网球、羽毛球、英式壁球和美式壁球中均有报道。然而肱骨外上髁炎的别称——"网球肘"一词具有误导性，因为仅有 10% 的肱骨外上髁炎患者参与网球运动。外上髁炎的病理基础为桡侧腕短伸肌的深部肌纤维退变，而该退变与过度的腕关节背伸、握拍（尤其当排柄尺寸不合适时）、旋前 / 旋后动作有关。动力链其他部分的低质传导、低效的击球动力学和整个机体的健康状况欠佳也都会导致内上髁或外上髁炎。

肱骨外上髁炎在精英和业余网球运动员中的发病率为 37% ～ 57%。外上髁炎累及伸腕肌群，被认为是由微损伤累积所致的肌肉附着点微撕裂的结果。病灶的退行性改变和血管、成纤维增生愈合提示外上髁炎为一退行性过程，但是也有研究显示其中涉及炎性过程。一方面，运动员的技术缺陷导致外上髁炎的发生，如肘关节驱动的反手技术缺陷、正手上旋球时过度的前臂内旋、发球时腕关节过度的掌屈等。其他潜在的风险因素包括球拍类型、拍柄尺寸、拍弦张力、场地地面和球重等。另一方面，有研究发现，患有网球肘的业余选手的肩关节损伤发病率比没有网球肘的业余选手高 63%。一般来讲，肱骨内上髁炎由腕关节屈肌群 / 旋前肌群的过度使用导致。内上髁炎在业余选手中发病率比外上髁炎低，但在高水平网球运动员中比外上髁炎更为常见。网球运动中，内上髁炎的发生与发球时的猛击和正手上旋球有关。肘关节内侧的过载也可以导致旋前屈肌群的急性扭伤。由于扣杀球的猛击机制和较轻的球拍重量，肘关节内侧疼痛在英式壁球和美式壁球运动十分常见。

肱骨上髁炎的治疗原则主要是非手术治疗，90% 的患者对非手术治疗的反应良好。非手术治疗包括休息、抗炎药、夹手板、拉伸理疗和腕伸肌群和屈肌群的离心力量训练。对外上髁炎患者，重返赛场时可以使用肌肉支持带。外上髁炎和内上髁炎的预防主要包括对腕屈肌群和腕伸肌群的拉伸和强化，腕关节和前臂肌肉耐力也应训练。类固醇药物注射的短期效果尚可，但长期效果比不注射还要差。有研究显示，PRP 对肱骨上髁炎有良好效果，但仍需更多研究证据。内上髁炎的手术治疗效果往往欠佳；对于外上髁炎，对 10% 抗拒非手术治疗的患者，手术治疗的效果较好。

网球运动员的肘关节内侧会产生极大的拉伸应力，尤其是对尺侧副韧带。载荷力在发球的弓身屈肘后期和加速早期达到峰值，在正手击落地球时也较大，尤其是击球较迟时。网球运动员尺侧副韧带损伤的最常见原因是由重复发球动作导致的慢性衰弱。患有尺侧副韧带损伤的运动员的通常主诉为发球时猛击感缺失、缺乏爆发力、弓身屈肘后期和加速前期疼痛。该损伤的治疗包括非手术治疗，有时还需要手术重建。非手术治疗包括避免过顶运动、抗炎药物和理疗，手术治疗则需要对撕裂韧带进行重建，通常选用游离移植物。据报道，手术干预后的重返运动率（包括网球运动）为 80% ～ 90%。

3. 手和腕关节　美式壁球和英式壁球运动中正常击球时需要腕关节的猛击动作，会对腕关节肌腱和韧带产生应力并可能导致过度使用性损伤，表现为腕伸肌背侧或远端附着点肌腱炎。腕关节肌腱炎可发生于经常发旋球的网球运动员，也可发生于力学技术欠佳的新手，腕伸肌腱比腕屈肌腱更常受累及。桡骨茎突狭窄性腱鞘炎是网球运动员最常见的肌腱问题之一，通常由重复的尺侧偏移时肌腱与纤维 - 骨鞘的剪切力导致。这一损伤可通过注射可的松和理疗治疗，但通常需要手术干预。腕关节损伤可分为桡侧和尺侧损伤，一项研究发现腕关节桡侧损伤多发于东方式握拍法的运动员，而尺侧损伤多发于西方式或半西方式握拍法的运动员。

网球运动中，腕关节损伤经常累及尺侧腕伸肌肌腱，可在正手击落地球时发生，也可在双手反手击球时的非优势手发生，可能与拉拍时的过度使用有关。其主要表现为腕关节尺侧疼痛，主要原因为过度使用和技术欠佳。网球运动中击落地球时最常使用正手击球，此时优势侧的前臂处于完全旋后状态，而腕关节处于尺侧偏离的屈曲状态。腕关节屈曲和背伸对球 - 拍接触后的球速十分重要，击球的动力学重复很大程度上取决于尺侧腕伸肌的完整性及其在腕关节屈曲和背伸中的作用。尺侧腕伸肌腱鞘隧道的狭窄可由突然的掌屈和尺偏应力导致，如低位正手击球动作时。尺侧腕伸肌肌腱炎经常伴发三角纤维软骨复合体（triangular fibrocartilage complex，TFCC）撕裂。TFCC 稳定远端尺桡关节，TFCC 损伤的确诊需行 MRI 检查。TFCC 撕裂可伴随远端尺桡关节不稳，通常需要急性期手术治疗。如果未发现远端尺桡关节不稳，初期则需要非手术治疗。非手术治疗措施包括临时夹板制动腕关节和前臂、类固醇皮质激素关节腔注射和理疗。手术治疗主要包括根据损伤程度进行关节镜修补或清理。当伴随远端尺桡关节不稳时则往往需要开放手术治疗。重返赛场预后在平均 3.3 个月的治疗后一般较好。

网球运动员尺侧腕伸肌腱半脱位也见诸报道，主要与腕关节过度旋后和尺侧偏离有关，如做出后旋切削球、低位正手击球、切削击球或上旋发球动作。此类损伤发生时可闻及腕关节咔嚓声，通常需要手术干预以使运动员重返赛场。

4. 正中区域损伤（后背和躯干） 过度使用性正中区域损伤多见于挥拍类运动。羽毛球运动中，多种动作均与背痛有关，如过度使用关节、过度伸展、扑球、过伸和弯腰击低位球等。据报道，38% 的男子网球运动员由于腰痛会缺席至少一场锦标赛，50% 的精英少年网球运动员会发生腰痛。腰痛的诱因是多方面的，腰部和躯干动作的高度需求和低灵活性动作使过度使用性损伤频繁发生。网球发球时弓身屈肘和击球期包含背伸、侧屈和扭转等动作，尤其对脊柱产生应力。网球和其他挥拍运动中这类腰椎的重复动作和应力刺激可造成椎体滑脱和前移。

正中区域损伤经常累及三个区域：①后中线椎旁肌肉（发球动作、冲向球网或截击球时）；②周围躯干肌肉，即腰方肌或腹斜肌（发球动作或击落地球时）；③腹直肌（该肌肉撕裂与击过顶扣杀球、截击球或发球有关）。

腰痛的其他潜在原因包括腰椎间盘退化和突出、关节面撞击、脊柱重复性过伸或旋转所致椎体滑脱等。腹部肌肉损伤在发球时常发生，尤其是非优势侧的腹直肌和腹斜肌（图 30-2）。开场时的自由位正手击球也被认为是腹部肌肉损伤发病率增加的原因之一。腹部肌肉的强化训练可以预防腰部和腹部的疼痛和损伤。

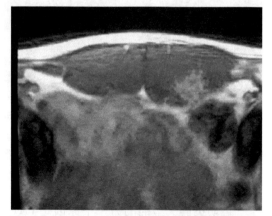

图 30-2 一名右利手的职业女子网球运动员的下腹部 MRI。左侧（非优势侧）腹直肌可见肌肥大（常见于高水平网球运动员）和水肿，提示腹直肌拉伤（Marc R. Safran 提供）

（二）下肢

挥拍运动对下肢造成独特的应力刺激。髋、膝、踝、下肢和足在运动中必需的极度活动度可导致多种损伤。挥拍运动的下肢损伤发生率是上肢或躯干损伤的 2 倍，有两个原因：其一，这些运动包含重复的短期爆发性动作，包括急停、骤起、迅速地侧向移动和加速，对下肢需求较高；其二，这类运动使运动员的某些特定解剖部位灵活性较差和弱化，例如下肢，使这些部位更容易发生过度使用性损伤。

1. 髋关节 / 大腿　挥拍运动的载荷和多向运动、急停、骤起、急转等动作对髋关节产生巨大作用力。髋关节是动力链的重要一环，需要进行一些极度动作，如屈曲、伸直和扭转。高水平网球运动员 8% ～ 27% 的损伤会累及髋关节或腹股沟区。髋关节痛可由关节内病变造成，也可由关节外病变造成。很多其他因素也可导致髋关节痛，如髋屈肌扭伤、转子周围痛、内收肌扭伤、核心肌群扭伤 / 运动疝（图 30-3）或腰椎牵涉痛。

髋关节和大腿的大多数损伤是肌肉扭伤，最常累及内收肌群（腹股沟拉伤）和腘绳肌。由于骤跳和急冲等动作，股四头肌和腹股沟扭伤尤其多见于羽毛球运动。内收肌扭伤通常由快速变向导致，尤其是试图通过准备或滑动双足以停止侧向移动时。在红土场滑动而做出的"劈叉"动作，也会引起内收肌扭伤。腘绳肌腱撕裂可发生于腘绳肌两端，通常由爆发性加速导致，如向球网急跑或急冲时。股四头肌扭伤，有时在年长运动员可能出现肌肉撕裂，尤其发生于运动员在红土场滑动时，膝关节先处于屈曲位，然后猛力伸直（图 30-4）。髋关节活动度下降会导致腹股沟和腰部损伤风险升高，因此拉伸、核心肌群训练、髋关节外展肌群力量训练、髋关节周围肌肉耐力训练对预防髋关节或大腿损伤十分重要。关节内旋或外旋时的猛冲训练可以模拟网球击落地球的关节角度和动作。

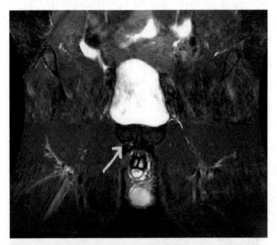

图 30-3　一名髋关节活动障碍患有 FAI 的职业网球联合会男子网球运动员的盆腔 MRI，然而该运动员并无髋关节痛。MRI 显示右侧核心肌肉的损伤（箭头所示）（Marc R. Safran 提供）

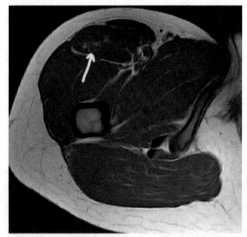

图 30-4　一名职业女子网球运动员的 MRI 显示急性股直肌扭伤（Marc R. Safran 提供）

运动员髋关节痛的另一个原因是 FAI，其典型主诉为腹股沟痛或前内侧髋关节痛。向低位球急冲时也可出现疼痛，并会影响动力链的其他区域：髋关节内旋受限（90°屈曲时）且屈曲位时疼痛。影像学检查需要进行 X 线片检查以评估 Cam 或 Pincer 型撞击。进一步的影像学检查需要做磁共振以确诊关节内病变，如盂唇撕裂。有症状和关节内病变的 FAI 需要手术治疗，以解决关节内病变和软骨或盂唇的损伤，其重返赛场预后一般较好。

2. 膝关节　挥拍运动约 20% 的损伤为膝关节损伤，其中 70% 为创伤性，30% 为过度使用性。由于突然变向、重复的起停动作、急冲和跳跃，膝关节易受过载和重复过度使用性损伤。

相比于网球运动，膝关节韧带和半月板损伤更常见于英式壁球、羽毛球和美式壁球。美式壁球和英式壁球中频繁的扭转动作，尤其是在有良好抓地性能的木质地板上，运动员易发生半月板和韧带损伤。内侧副韧带损伤是最常见的损伤，尽管前交叉韧带损伤也见诸报道。与网球运动相比，其他挥拍运动更常发生髌股关节疼痛，可能与骤起急停、急冲和跳跃有关。髌股关节易遭受过度使用性损伤，例如年轻壁球运动员的胫骨结节骨骺炎、成人运动员的髌腱炎（跳跃者膝）（图 30-5）和股四头肌腱炎、髌股综合征或髌骨软骨软化症。治疗包括休息、抗炎类药物、膝周肌肉强化的理疗，尤其是股四头肌和髋关节外侧肌肉的强化。但是如前所述，整个动力链在损伤中均很重要，髋部核心肌群的稳定、本体感受和腹部肌肉强度对网球运动中控制膝关节动作具有重要意义。

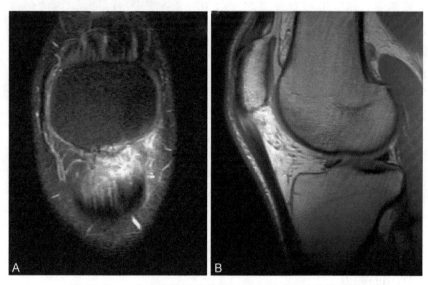

图 30-5　一名患有髌腱炎的男子职业网球运动员的 MRI

A. T$_2$ 加权冠状位；B. T$_1$ 加权矢状位，显示髌腱近端增厚且不均匀（Marc R. Safran 提供）

3. 小腿　腓肠肌拉伤常见于腿部重复爆发性加速动作时，例如冲刺和跳跃。"网球腿"用于描述腓肠肌内侧头附着点的拉伤或部分撕裂，发生于膝关节处于完全伸直状态下足突然从跖屈向背屈发力，该动作常发生于发球向前迈出第一步时，或前向或侧向猛冲击落地球时。运动员通常感到小腿中、上 1/3 的突然疼痛，感觉像被球或球拍击中小腿。这类损伤通常为自限性，治疗包括休息、冰敷、抬高患肢和理疗，通常需要 6 周时间恢复。

跟腱炎和跟腱撕裂更常见于美式壁球和英式壁球运动。跟腱炎病程多为慢性，发病与近期的运动量和运动强度有关，尤其是当网球比赛在红土场进行时。运动量的增加，包括场地由硬质场变为红土场，或者长期重复的应力刺激肌腱，会导致肌腱微小撕裂或退化的发生。跟腱断裂多发生于强大的背屈力作用于踝关节时，此时腓肠肌 - 比目鱼肌复合体同时收缩（离心收缩）以使踝关节跖屈，患者诉闻及患足的咔嚓声和无力蹬足。跟腱撕裂常见于年长的挥拍运动参与者，通常为 40 岁以上者或所谓的"周末勇士"——周末的休闲运动参与者，这主要是由运动中的速度突然爆发导致。肌腱断裂通常比较严重，即便手术治疗或石膏固定，重返赛场也需要很长时间。

4.踝关节　踝关节扭伤是所有挥拍运动最常见的创伤性损伤，这些运动需要频繁地奔跑、扭转、急停、骤起、猛冲和跳跃。由于巨大的扭转力，踝关节损伤十分常见。大多数损伤发生于踝关节跖屈时的扭转力，导致外踝关节扭伤。踝关节扭伤的初期治疗包括休息、冰敷、抬高患肢、加压包扎和固定。之后的治疗开始于踝关节扭伤 2～3 周后，旨在恢复踝关节的本体感觉、力量和灵活度。慢性复发性踝关节扭伤通常继发于不充分的康复治疗。踝关节扭伤后的关节慢性持续不稳定，提示可能需要进行韧带重建手术。

5.足　运动员足的骨科损伤包括应力性骨折、足底筋膜炎和踇趾僵硬。挥拍运动员的应力性骨折好发于第 5 距骨基底部、第 2 或第 3 趾骨骨干和距骨外侧面，偶发于足舟骨颈部（图 30-6）。年长运动员的鞋缺乏内侧足弓缓冲支撑易发生足底筋膜炎或足底筋膜撕裂。网球运动员由于足趾与足弓连接处需要做出紧急变向动作而尤其易受此类损伤。网球运动员由于在比赛中第 1 趾骨的过度背屈，经常发生踇趾僵硬，即伴有第 1 趾跖关节背侧骨赘的退行性疾病，导致运动员蹬地时的疼痛。另一种常见的损伤是"网球趾"，由第 1 或第 2 足趾与鞋前部的反复摩擦导致，从而引起趾甲下血肿、甲床损伤或趾间关节和跖趾关节损伤。预防此类损伤需要合适的鞋尺寸和鞋垫。

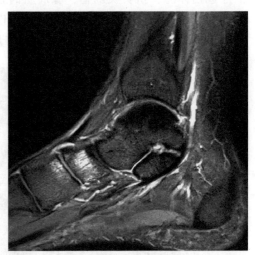

图 30-6　一名职业女子网球运动员的足部 MRI 显示足舟骨应力性骨折时的水肿表现（Marc R. Safran 提供）

四、损伤的预防

柔韧性是治疗和预防损伤的重要环节，热身时需经常做有效的拉伸，比赛前后的拉伸都很重要。正确的拉伸不应感到疼痛，所有的拉伸应该在静态下缓慢地进行，而非动态。拉伸状态需要持续 30～60 秒，并且重复若干次。

整个动力链的锻炼对预防损伤也十分重要，包括深蹲（强化腿部肌肉）、能量募集和冲击吸收能力的锻炼、转体运动、肩胛骨稳定锻炼、肩关节和腕关节的协同收缩锻炼等。网球运动的特异性肌群的强化和平衡锻炼也很重要。手臂肌肉过弱和不灵活是肱骨髁上炎的主要原因。这些锻炼不仅会强化受损的肌腱以防止损伤，也会促进竞技水平。过弱和不灵活的肩部背侧肌肉可导致肩袖炎症、疼痛和功能受限，而过弱和不灵活的腹部和背部肌肉使这些肌肉易受损伤。保持腘绳肌的灵活性和股四头肌尤其是股内侧肌的力量可缓解或预防髌股关节疼痛。比赛前的拉伸和维持良好的心肺功能可防止疲劳，是预防跟腱和腓肠肌 - 比目鱼肌损伤的方法。

相同损伤的网球运动员患者，不论其年龄和竞技水平，均需要比非网球运动员患者常规的肌骨系统查体更多的检查，其评估包括发球的击球类型、正手球类型（开放或闭合态势）、反手球类型（单手或双手）、每周的运动量（单打或双打）、其他运动或训练量、是否拉伸及拉伸部位、赛前或赛后拉伸、比赛场地、球拍类型（包括使用时长和球拍柄尺寸）和拍弦（包括张力度）以及最近的受伤情况。观察他们的击球力学和拍柄尺寸十分重要。有症状的患者常有动力链其他部位的损伤（这些其他部位的损伤有时并不显著），因为运动员为了代偿该处损伤，可能会造成动力链另一处其他部位的症状。

（于腾波　译）

第 *31* 章

铁人三项

一、概述

铁人三项在耐力训练中是一项相对较新的运动，第一次比赛在 20 世纪 70 年代举行。事实上，直到 2000 年悉尼奥运会，它才出现在奥运会上。铁人三项包括游泳、自行车和跑步，通常按此顺序进行。比赛可以分为短距离、奥林匹克标准距离、半程或标准全程（表 31-1），注意"铁人"这个名字是世界铁人三项公司的注册商标。尽管铁人三项比赛对于所使用的自行车设备和潜水服的类型和结构有规定，但是完成比赛可能只需要一件泳衣、一辆自行车和一双跑鞋。

表 31-1　短距离、奥林匹克标准距离、半程或标准全程距离

	游泳（m）	自行车（km）	跑步（km）
短距离	800	24	5
奥林匹克	1600	40	10
半程	1900	90	21.1
全程	3800	180	42.2

乍一看，铁人三项的受伤风险似乎是单项运动伤害风险的总和。然而，同时进行几个项目的训练还存在着特殊的生理和生物力学挑战。考虑到这一点，对于运动员来说，详细的规划对运动员恰当的准备是必要的。根据一项研究，47% 的业余铁人三项运动员缺乏精确的训练计划。由于这项运动的业余性质和运动员的背景以及训练量的不同，他们的能力差异很大，这将产生特殊的后果。考虑到这一点，将运动员受伤类型可分为生理性损害和机械性损害。

二、运动不耐受

总的来说，运动员经常表现出无法耐受预期的训练，或者无法跟上训练伙伴或竞争者的步伐。虽然有很多原因，从心肺疾病到肌肉骨骼损伤皆有可能，但第一步（也是最常被忽视的一步）是被证明的确存在的实际表现不佳。其中一种方法是使用双参数临界功率

（critical power，CP）模型。运动员在不同时间内的个人最佳表现用图表表示。例如，不同时间点游泳距离超过 200m、400m 和 800m，或不同时间点自行车功率输出。在电子表格中，生成一条与数据相吻合的曲线，并将运动员的期望速度与该曲线相比较（图 31-1）。如果期望的运动速度超过了曲线，则表示运动员正努力尝试超出其生理能力的运动，应建议他们将工作间隔缩短到模型所显示的可持续时间。但是，如果期望的运动性能低于曲线，这可能表明存在需要进一步调查的医学或生理问题。使用 Skiba 等的方法，类似的方法可以应用于间歇期运动（高强度间歇运动或有高峰和恢复期的比赛）。

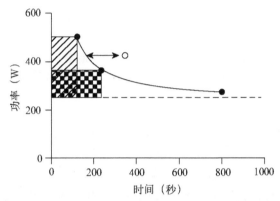

图 31-1　双参数临界功率模型。实心圆圈表示骑车人报告的不同时间点的个人最佳功率输出。使用等式 P=（W′/t）+CP 计算回归（黑色实线），其中 P 是测量的功率输出，CP 是临界功率，W′是 CP（虚线）上方可用的工作容量（单位为焦耳，阴影框），t 是以秒为单位的时间。空心圆圈表示期望的表现，这对于运动员来说目前是不可能的。可以建议运动员尝试在曲线上的时间点（箭头）进行表现，然后通过间歇训练建立可耐受的持续时间。等式也可用于计算跑步或游泳的方程式，以速度代替功率，以米为单位的距离代替 W′，临界速度代替 CP

三、过度训练

应用脉冲响应（impulse response，IR）模型，人体的表现在数学上描述为健康和疲劳之间的差异。最初，训练产生的疲劳超过了获得的体能，导致表现下降。然而，疲劳的影响比体能的影响消退得更快，最终导致成绩的提高（图 31-2）。随着时间的推移，体能和疲劳的影响是相对的。因此，运动员目前的表现能力可以认为是他们曾经进行所有训练积极和消极影响的总和。这些模型在适当地调整后，已用来检验运动员承担的"急性"和"慢性"工作负荷之间的关系。

超负荷需要运动员新一轮适应。然而，许多 IR 模型都有一个普遍归因于运动员（和教练）心理因素的缺点，即认为额外的训练总是会带来更好的表现。这可能会导致训练或比赛的堆积，没有足够的时间来适应强加的训练负荷。过度训练综合征是一种典型的运动不耐受类型。

"过度训练综合征"最初描述为"僵硬"（stiffness），在美国 20 世纪 20 年代报道。术语"过度训练"更常用于欧洲文献。过度训练通常始于"不自量力"，这可能发生在几天的高强度训练后恢复不足导致肌肉酸痛和疲劳。过度训练状态的转变是逐步的，可以定义为在训练负荷增加的情况下，表现下降超过 2 周。

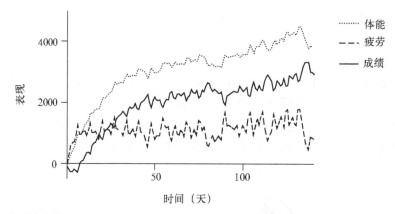

图31-2   样本脉冲响应模型显示运动员随时间的发展。注意，初期疲劳超过体能，导致运动能力下降。最终，体能超过疲劳，表现开始改善。注意在接近结束时逐渐减少的效果：疲劳的大幅下降，体能的相对维持以及表现的峰值

过度训练的诊断比较复杂，这是由于过度训练导致的心理和生理因素是相互结合的。除了上述身体表现下降，症状和体征还包括失眠、食欲改变、焦虑、动力丧失和（或）注意力不集中。症状似乎由副交感神经或交感神经支配。例如，与耐力有氧运动相关的体征和症状可能包括疲劳、抑郁、静息心率变化或冷漠，并可能与副交感神经活动的变化有关。相比之下，与"无氧"或力量运动相关的症状通常归因于交感神经变化，如失眠、易怒、烦躁、心率和血压升高。

训练过度不仅仅是一种功能障碍，部分原因是其广泛的症候群，很难确定它互不相关的病理生理机制。过度训练与性激素结合球蛋白增加、胰岛素样生长因子1和皮质醇减少有关。在过度训练中，儿茶酚胺对次最大运动量的反应比基线增加。在分级运动测试中，更可靠的标记是最大乳酸浓度和最大心率的降低。由于许多测试通常不是在运动医学诊疗环境中进行，并且确实无法在专门的生理学实验室之外获得，训练过度的诊断基本上仍依靠临床，并且通常需排除其他原因。治疗包括长期休息，有时长达一年或更长。因此，预防是至关重要的，包括适当长期健体和训练分配，称为"分阶段性训练"。

四、肌肉骨骼损伤

铁人三项的肌肉骨骼损伤可分为急性损伤和过度使用损伤。超过85%的铁人三项相关损伤由过度使用造成。这些损伤大多发生在下肢。跑步被证明是过度使用损伤发生率最高的运动，其次是骑自行车，然后是游泳。

五、损伤部位及机制

最常见的受伤部位是膝、踝/足、小腿、腰部和肩关节。在个人铁人三项比赛中，最常见的损伤是跑步时的膝关节，骑自行车时的腰部和游泳时的肩关节。报道最多的肌肉骨骼损伤机制包括炎性疼痛（肌腱炎）、软组织拉伤、扭伤和骨折。在1985年科纳铁人赛期间，约85%的受伤报道是非创伤性过度使用伤害。在过度使用损伤中，肌肉劳损（伴有肌腱炎）最为常见，其次是韧带拉伤。

下肢损伤占过度使用性损伤的36%～90%，而上肢损伤占6.5%～24.4%。在对1986

年夏威夷铁人三项赛的一项研究中，91% 的铁人三项运动员称在前一年训练中存在过度使用性损伤。这些运动员有 72% 报告在比赛期间存在多次受伤，其中许多人有不止一处受伤。若一名运动员一次报告两处受伤，最常见的部位是背部和膝 / 大腿，以及背部和踝 / 足。据报道，跟腱和膝受伤与跑步有关，而精英运动员的腰痛与骑自行车有关。

　　游泳造成的损伤往往最少，大多数游泳损伤发生在肩部。大多数肩部损伤往往由过度使用引起。游泳划水涉及重复的过顶运动，使肩袖易受到肩峰弓的撞击，尤其是在游泳者使用传统拇指先入水姿势的情况下——这本身便是一种撞击动作。一项亚组分析显示，肩部过度使用损伤的运动员每周游泳训练时间更长。他们还将游泳训练中使用手蹼与肩部受伤联系在一起，指出这可能因为增加了划水阶段的阻力而导致肩袖劳损增加。

　　据报道，大多数急性创伤是由骑自行车造成的。Egermann 等研究发现，11.9% 的运动员报告了骨折，发生率为 0.04 次 /1000 小时。大多数（75.8%）骨折与骑自行车有关，12.1% 与跑步有关。Anderson 等进行的一项为期 26 周的前瞻性研究表明，41 例急性损伤中，60.9% 为自行车事故所致。在遭遇自行车事故的运动员中，1/3 有多处受伤。尽管骑自行车导致的过度使用损伤仅占铁人三项运动员该类损伤总数的 12% ~ 29%，但它可能使铁人三项运动员容易发生腰痛。Manninen 等评估了日本铁人三项运动员的腰痛发生率，发现 32% 的运动员在前一年报告了腰痛。在这些患有腰痛的运动员中，74% 的人将其归因于骑自行车，45% 归因于负重训练，43% 归因于跑步。赛季中期训练阶段是腰痛高峰期。但他们没有发现腰痛与骑行姿势、躯干屈曲程度或使用有氧健身器有任何关联。经历腰痛的运动员确实倾向于每周花更多的时间在躯干的屈肌训练上，这表明他们没有进行正确的锻炼方式，或者他们在出现腰痛后才开始训练这一肌肉群。

　　在大多数研究中，铁人三项比赛和训练中受伤最多的是跑步。膝关节和踝已经证明是跑步者过度使用最常见的受伤部位。最近一项为期 2 年的前瞻性研究表明，66% 的跑步者在研究期间至少经历了一次过度运动损伤。膝关节受伤最多，占 28%，其次是足，占 21%。

六、过度使用损伤的诱因

　　与铁人三项训练习惯相关的损伤发生情况的数据各不相同。此前一项对跑步者的研究表明，除了参加更多的比赛外，过度运动损伤与更高的每周英里数和每周跑步天数有关。多项针对铁人三项的研究显示，没有统计上显著的证据表明损伤与年龄、性别、训练里程或比赛水平相关。其他研究也表明拉伸或训练前热身与受伤之间没有关系。一项前瞻性研究发现，前一年报告受伤的运动员更有可能在训练和比赛期间受伤。其他研究也表明，有过受伤经历的运动员受伤概率更高，在赛季前受伤的运动员在赛季中受伤的概率是其他运动员的 2.5 倍。尽管大多数研究都没有发现更容易导致损伤的训练模式，但一项研究发现在骑行过程中，更快的速度和使用更高的档位可导致足和踝关节损伤的发生率略高。虽然样本量小，数据有限，但该研究也指出，大多数铁人三项运动员来自跑步运动员背景，因此可能在自行车方面缺乏经验，对可能导致受伤的档位选择了解较少，这使得他们容易受伤。Williams 等的一项研究发现，骑自行车每周训练的距离与报告的损伤之间存在关系。Burns 等报道发现，参加铁人三项的年数增加了季前受伤风险，尽管这可能是多个赛季的综合训练导致身体部位过度使用和退化造成的。

七、受伤发生率

据报道，赛季前受伤发生率为 47% ~ 91%。训练期间受伤风险为（2.5 ~ 5.4）次 /1000 训练小时。比赛急性损伤发生率为 1.0 ~ 17.4 次 /1000 小时。一项对澳大利亚 2006—2007 赛季铁人三项短距离比赛（趣味、短距离、奥林匹克标准距离）的损伤监测研究表明，损伤发生率为每 1000 比赛小时发生 20.1 次损伤，占总比赛的 2.3%。大多数受伤发生在跑步或骑自行车赛时的下肢。下肢受伤率从游泳比赛的 3.24/1000 升高到跑步的 10.61/1000。由于回顾性研究存在回忆偏倚风险和运动员自我报告困难，因此，先前报告的受伤发生率数据存在局限性，结果可能会有所不同。大规模前瞻性损伤发生率研究将提供更多数据。

事实框
- 大多数铁人三项相关的伤害都是由于过度使用造成的。
- 跑步受伤率最高。
- 下肢损伤最常见。

八、预防

虽然很难避免创伤性损伤，但通过合理的运动员训练方法，即使高负荷情况下，也能够将过度使用损伤和训练过度发生率最小化。工作负载随时间的逻辑构建和循环被称为周期化。事实上，周期化自古以来就是体育训练的准则。在罗马时代，Galen 自己讨论了从力量训练到速度训练，再到组合训练的逻辑进程。希腊科学家 Philostratus 讨论了奥运会前约 11 个月的准备工作包括 10 个月的一般训练、1 个月的专业训练。在这里，我们看到了训练负荷每周分配得最早的例子之一——Philostratus 提倡一种在 4 天的训练窗口中从简单到困难的训练模式。

在现代，周期化训练首先由一位俄罗斯社会科学家 L.P. Matveyev 提出。然而，Matveyev 的工作并不是基于科学研究。他只是在 1952 年赫尔辛基奥运会之前向俄罗斯田径队分发了调查问卷，并将其作为运动员合适的赛前准备的基础予以发表。尽管他的工作如今受到了批评，但他的研究结论现在得到了广泛的接受，即完成的训练量和训练强度之间应该存在相互关系。也就是说，Matveyev 把运动训练的过程理解为教育学而不是生理学：在 20 世纪 90 年代初，他仍然警告不要在"新发现"的生物学原理中建立训练理论！

现在可以获得关于周期化的现代评论，特别是铁人三项赛的分步方案，以及针对各种运动的深入分析。一般情况下，成功的周期化方案通常包括一般准备阶段、特定准备阶段、逐渐减少阶段、竞争 / 高峰期和赛季间的过渡期。工作负荷和运动类型在短期、中期和长期的时间框架内循环，努力使运动员在特定的身体条件下参加比赛。我们特别对铁人三项的不同方案（传统方案与现代方案）进行了比较。我们提供了一些基本的指导方针，这些指导原则在从业余选手到奥运会选手和世界冠军的众多铁人三项运动员中获得了成功，并且相对容易实施：

1. 训练必须从一般到具体　早期或"基础"训练本身不应该完全是慢速训练。而运动员应该锻炼涉及体能的各个方面，包括耐力、力量和速度。随着赛季的推进，对成功至关重要的方面会加强练习，而那些不太重要的方面则降低到"维持水平"。

2.训练必须针对特定运动　交叉训练很大程度上是一种盛行传统，但特异性原则要求身体精确地适应强化需求。因此，特定的运动训练必须最大化（实际游泳与陆上训练的比较）。

3.训练必须针对比赛的生理需求　铁人三项长跑通常不需要很大的速度变化或强度变化，而奥运会标准距离的比赛需要，应相应地设计培训计划。

4.训练计划须考虑所有训练的积极和消极影响　成绩的提高不是来自训练，而是来自恢复期间的超量补偿。因此，针对运动的休息和恢复计划至关重要。各种数学建模技术对这项工作都有帮助，我们使用了这些技术，并取得了良好的效果（图31-2）。

结论

尽管所有的体育事业都需要计划，但铁人三项需要成功管理至少3种训练计划，以及维持这3种训练所需的营养和恢复策略。最重要的是，向运动员灌输长远发展的愿景，强调耐心和尊重掌握如此多技能所需时间，这些至关重要。铁人三项的独特之处在于，专业人士和业余爱好者都要完成同样的课程。对于大多数运动员来说，重要的是要理解，他们不应该耐受他们可能看到的专业人士所进行的训练类型。即使在最好的情况下，受伤也很常见，铁人三项运动员通常需要大量的情感支持。这在一定程度上是由于管理大量而复杂的培训计划所需要的极大的个人牺牲。此外，铁人三项运动员必须提前一年或更长时间报名参加许多赛事，而且费用昂贵且不能收回资金，这一点对实践者来说也不应该被忽视。这可能会产生一种矛盾的、危险的动机去隐藏或否认受伤，这可能会导致他们更有可能错过比赛或过早结束比赛生涯。

（胡　宁　译）

第 **32** 章

举　重

一、概述

举重是一种力量锻炼，也称为抗阻训练，是运动员利用重物训练一个或多个关节周围的特定肌群。这项有器械锻炼作为对抗或休闲活动越来越流行。

早在古埃及和古希腊时期，人们就开始用举重的方式来衡量一个人的力量，而到了十九世纪初期，举重已经在全世界范围内流行开来，也成为 1896 年雅典奥运会为数不多的项目之一。

今天，至少有 4500 万美国人选择举重作为日常训练。美国消费产品安全委员会调查了一批急诊队列病例，发现其中有 25 335 名患者是因为举重训练而受伤的，并以此推算出全美平均每年可能有 970 801 名因举重受伤进急诊的患者。这一数字很可能被低估了，因为一项调查显示 54% 的举重者都选择了自己治疗，其中只有很有限的一部分人寻求过专业医疗机构的帮助。

一般人都知道举重是有受伤风险的，也会以为专业的举重运动员挑战最大重量的时候为了协调和平衡更容易受伤。然而，相比于其他运动员，举重运动员受伤的概率是非常低的，低于身体接触性运动，基本相当于非接触性运动。Aasa 等在重量举重运动员里他们受伤的概率是每 1000 小时 2.4～3.3 次，而在力量举重运动员里是每 1000 小时 1.0～4.4 次。相比之下，Jacobsson 等发现田径运动员受伤频率是每 1000 小时 3.56 次，Westin 等发现在高山滑雪中这一数字是 1.7，在美式橄榄球中这一数字是 9.6。

举重是通过对抗运动员自身的体重及一些器械（如杠铃、哑铃甚至机械）来锻炼关节运动和肌肉群。很多经常锻炼的人也会结合一些心血管和柔韧性训练来全面增强体质，一些运动员也会组织一些训练或竞赛，比如重量举重、力量举重、健美、大力士或者高地运动会。

竞技重量举重需要举重者一次举起最大重量。这之中又分为两项，即挺举和抓举。这些运动需要把杠铃迅速地从地板举起超过头顶，不夸张地说，这可能是人类活动能制造的最大功率输出。

力量举重和竞技举重非常相似，也需要运动员一次举起最大负荷。不过包含的是另外三种动作，即深蹲、卧推和硬拉。

苏格兰高地运动会和大力士比赛与古代或中世纪的举重锻炼形式非常接近，曾经在很多国家都认为是一种对"男子气概"的检验，其中的一些项目基本都能在农业生产和军事活动中看到，千百年来，人类都是这样举起或投掷一切天然或人工造物。大力士运动利用很多庞然大物来进行训练，比如轮胎、原木、巨石，甚至是卡车或拉雪橇。也有一些项目与重量举重和力量举重非常像，同样是一次举起最大载重，在规定时间内最快完成地成为胜利者。苏格兰高地运动会更有古代或中世纪"男子气概"检验大会的风韵，项目有掷树干、抛大石、扔链球等，也有向上和远距离举重。形式各样的"掷远"项目不过是常规田径赛场上投掷项目的加强版。

健美则不同于其他力量训练，并不强调举起的重量，而更关注于运动员身材的美观。

这些力量训练运动每年都会有男女锦标赛，并且分成了不同的重量级或年龄，但是目前只有重量举重纳入奥运会中，力量举重只有卧推纳入残奥会中。

二、举重训练相关损伤

不当的训练方式和技巧的缺乏都会带来运动系统的损伤，随之而来的还有漫长的恢复期。受伤的风险因素包括技术错误、疲劳、过重和砸伤。最常受伤的部位有肩膀、腰部、膝和肘关节。

在举重训练中的损伤以拉伤和扭伤为主，占 46.1%。此外，大多数损伤为急性损伤（60% ～ 75%），但类型和严重程度各有不同，剩下 30% 的慢性损伤往往与过度使用有关。这些慢性损伤在大龄运动员中更为常见，他们饱受肌腱病、韧带损伤和关节退行性病变的困扰。

三、风险因素

Keogh 和 Windwood 研究了与举重运动员受伤有关的风险因素和行为模式。内部因素包括性别、年龄、对抗强度和重量级。一般来说，内部因素对于举重所致损伤的流行病学影响很小。女性训练者的总体受伤率会稍微低一点，大概是每人每年 1.3 次，而男性是每人每年 2.1 次。而且女性胸部和大腿的受伤率低，膝的受伤率会高，这与其他运动中的发现一致。精英运动员会有更低的受伤率，无论是急性损伤还是慢性损伤都是如此。同时，精英运动员的胸部和肩膀更不易受伤，但是大腿更容易受伤。在 30 岁以下的大力士运动员里，也有很多竞技损伤，这一点从侧面反映了经验对于预防受伤的重要性。大体重（＞105kg）的运动员也比轻量级（≤ 105kg）的运动员更容易受伤，这归因于重量级选手往往要举起更大的重量。

外在因素包括教练、运动规则和训练条件，这些都与运动损伤有关。但目前还没有实验研究来证实这种可能性。

Wang 等发现有 60% 的运动员把他们的受伤归因于疲劳，31% 与技术错误有关，还有 21% 与超负荷有关。Xiaojun 和 Taotao 研究了健美运动员，他们认为有 21% 的运动损伤与疲劳和未恢复有关，18% 与超负荷锻炼有关，还有 14% 与热身不够有关。而在 Eberhart 等的研究中，热身不当、练习过度和缺乏监督员所致损伤的比例分别为 42%、35% 和 25%。

四、肩部损伤

在 2016 年的一篇 Meta 分析中发现，在举重中肩部是最容易受伤的部位。这是因为在抓举和挺举中经常要卧推或者举过头顶。

Golshani 等发现在举重练习者中有 36% 的损伤都来自肩部。肩关节如此脆弱是因为将过强的压力施加在了一个平时并不承力的关节。在肩关节做外展外旋动作的时候，受伤的风险往往更高，这些动作在抓举和挺举中经常用到。

研究者们发现，相比于重量举重，力量举重更容易伤到肩部。比如在力量举重卧推中，追求重复最大载重举高的不适体位都会造成肩袖损伤。此外，肌肉收缩也要迅速地从伸长转为收缩。

举重运动员往往执着于那些能让大肌群增大增强（力量、肥大、弹性）的训练动作，而忽视了肩袖这些能够提高上肢关节稳定性的小肌群。反复负荷、不适的体位和不科学训练的项目这些因素综合起来造成了关节和肌肉的不平衡，可能会导致盂唇撕裂、盂唇 - 关节囊功能障碍和肩关节不稳，从而导致肩袖疾病。

大部分依靠解剖部位和损伤类型的分类没有明确诊断，Van der Wall 等通过闪烁扫描影像学手段研究举重运动员的肩部损伤，并且展示了肩袖、二头肌肌腱和关节囊和韧带止点等软组织损伤。

（一）肩袖肌腱炎或撕裂（部分或全层）

肩袖损伤主要表现为三角肌无力和深度疼痛，尤其是在做过头 / 军事推举、卧推和坐位压肩等动作时。这些动作通过使肩袖处于不适的体位而造成损伤。其他推举动作也可以影响肩袖体位，如比较多的杠铃深蹲，尤其是低位深蹲，此时为了扶住杠铃，肩部已经处于最大外旋位。

最初治疗肩袖损伤的方法包括休息和避免会加重症状的运动。康复运动可以从加强肩胛带核心肌肉群开始，如肩胛提肌、菱形肌和斜方肌可稳定肩胛骨和肩袖肌肉。举重者的技巧也应该相应提高，如卧推时要确保肩胛骨收缩，这会为举重者提供稳定的基础，也可以防止举起时肩峰向肩袖下方运动。同时也应该避免斜坡卧推，因为这种姿势会比传统卧推对肩胛带造成更大的挤压。肩飞鸟动作要求训练者外展或前屈，也会对肩袖造成损伤。通常，此练习是在前臂旋前和肩部内旋的情况下进行的，这可能导致肩袖的撞击。如果要做肩飞鸟动作，肩部的外旋要完成一个完整的过顶弧线。如果运动员没有及时进行调整以避免此类技术错误，症状可能会持续并恶化。

（二）锁骨远端骨溶解

锁骨远端骨溶解是一种与重量训练密切相关的不常见损伤。Cahill 等报道了 45 名患有锁骨远端骨溶解的男性运动员，其中有 44 名是举重运动员。Roedl 等发现 6.5% 的 14 ～ 19 岁年轻人出现肩痛，其影像学检查结果与锁骨远端骨溶解一致，其中 63% 证实了重量举重是他们体育活动的一部分。由于反复受压，导致关节软骨破坏、软骨下囊肿形成和软骨下破骨细胞活动，导致锁骨远端骨溶解就容易发生。患者通常会出现肩锁关节处疼痛或钝痛。这时需要侧头 10° ～ 15° 的前后位 X 线片来评估肩锁关节。在病程早期影像学上的表现往往是正常的，但随着时间的推移软骨下骨逐渐丢失，肩锁关节也随之扩大。肩峰本身并没有发生溶解性的变化。像调整运动姿势这样的非手术治疗可以收到很好的效果。然而，非手术治疗无效举重者也可以选择锁骨远端切除术，效果也非常好。

（三）二头肌肌腱病 / 断裂

肱二头肌近端肌腱在举重（如卧推）过程中承受与肩袖肌肉相似的应力，这可能导致其肌腱退化、撕裂甚至断裂。深蹲和过头 / 军事推举也会拉伤近端二头肌肌腱。这些抬举过程中二头肌长头会反复穿过二头肌沟和肩峰下间隙，反复地摩擦导致二头肌长头腱退化。90% 的二头肌肌腱断裂发生在长头的近端，通常在二头肌沟内。二头肌肌腱病一般表现为肩关节前方疼痛和凹槽压痛。而在断裂的情况下，运动员可能会出现"大力水手征"，即二头肌隆起。近端二头肌肌腱断裂可以是急性的抑或是慢性的。在急性情况下，运动员可能会先听到"砰砰"声，然后发现局部出现淤血。老年患者通常伴随着相关的肩袖疾病。肌腱断裂可能导致前臂旋后强度下降 20%，肘关节屈曲强度下降 8%，但几乎不会影响功能。40 岁以上患者的二头肌近端肌腱病和断裂通常采用非手术治疗，治疗方案与肩袖疾病相似。而 40 岁以下的二头肌近端肌腱断裂的患者可以选择手术，包括肌腱切除术或肌腱固定术，还必须解决与肩袖相关的病变和盂唇病变。

重量大于 68kg 时二头肌肌腱远端离心收缩时从桡骨粗隆发生急性断裂的风险最大。这种类型的运动常见于硬拉和挺举等举重动作，这类动作均要求运动员二头肌弯曲从地板举起重物。肱二头肌肌腱远端断裂的治疗采用手术修复。如果要进行非手术治疗，必须明确告知患者有持续疼痛、肌肉痉挛和手臂畸形的风险。对于较年轻的患者，大多数外科医师主张使用一个或两个切口技术来手术治疗二头肌远端断裂。慢性断裂可能需要进行同种异体移植重建肌腱。

（四）胸肌拉伤

胸肌拉伤是举重者常见的损伤。这种伤害更可能发生在力量举重者身上，因为卧推是他们的竞技项目之一；也可能常见于健美运动员，因为他们的目的本就是造成轻微创伤，以增加胸肌的大小和轮廓。随着休闲举重和竞技赛事越来越受到欢迎，在过去的二三十年中，胸部损伤的发生率有所增加。胸肌受伤通常很隐匿，因为胸部锻炼后该区域本就会出现一定程度的疼痛，损伤很容易当成延迟性肌肉酸痛。De Castro 等报道称，47% ～ 70% 的胸大肌损伤是卧推造成的。据 Kakwani 等报道，胸肌肌腱断裂是一种相对罕见的损伤，50% 的病例发生在重量训练期间。这种损伤可能继发于肩部在按压动作期间胸大肌最大离心收缩被迫外展时。疲劳、热身不当和负荷过重也可能导致受伤。

部分撕裂或拉伤一般采用非手术治疗，首先包括保护（protect）、休息（rest）、冰敷（ice）、加压（compression）、抬高（elevate）（PRICE 原则），然后进行 4 ～ 6 周的强化计划。一般而言，远端止点和肌 - 腱连接处的所有完全破裂都应进行手术治疗。也有学者认为，在急性期进行手术可以改善预后。

（五）盂肱关节囊损伤

肩部复合体的反复受力也会导致关节囊拉伤，导致不稳定和持续疼痛。正确的技巧可以有效地避免关节囊损伤进一步发展。肩关节前部不稳定或盂唇损伤的运动员需要与同伴进行交接，以便卸下和重新上架。他们还应该避免斜坡卧推和将手臂置于"举手击掌"位置的练习。肩关节后部不稳定的运动员应将握距增加到双肩峰宽度的 2 倍以上，这可以最大化盂肱关节表面积。卧推对肩后部的稳定肌群施加了很大的压力，为了不使肩关节囊和盂唇承受很大的压力，应该尽量避免那些最多只能做一次的动作。过头肩部推举不应该在杠铃降低到颈部后面的情况下进行。这项运动的生理作用可以被特定的三角肌后束训练代替，如后三角肌反向飞鸟、坐姿划船或哑铃划船。肩部推举可以用其他运动来代替，只要是从耳部水平开始并在过顶位置结束的动作都可以或等长练习。此外，也可以使用坐式肩部推举或 Smith 器械将限制水平移动以保护前盂肱韧带。此外，在颈前进行背阔肌下拉时，举重者应倾斜约 30°以保护肩部。

（六）技术勘误

在杠铃练习（过头 / 军事推举）中握距为肩宽的 1.5 倍，可将锁骨、胸肌和肱二头肌对齐到相对有利的位置，以最大限度地提高肩部屈曲度。这会使二头肌长头腱平滑地穿过二头肌沟。此外，正手握把通过内旋肱骨，将肱二头肌肌腱从肩峰下方的空间移出，从而限制了近端肱二头肌肌腱受到撞击的损伤。Fees 等致力于找到一种保护肩部复合体的举重训练运动模式，从而为患有肩袖肌腱炎、撞击综合征、肩锁关节功能障碍、肩部不稳定和关节盂唇 / 二头肌疾病的患者提供帮助。窄握距卧推会降低肩部扭矩并最大限度地减少肩部内收和伸展。把接触点定在剑突更靠上的位置也会减少肩部扭矩。另外，正手旋前握将冈上肌置于肩峰下方，而反手握将肱二头肌的长头置于肩峰下方，正反手握交替可以有效减轻这几块肌肉的负荷。

五、腰部损伤

据报道，30% ～ 50% 的举重运动员有腰部受伤的情况。Brown 和 Kimball 还发现，在青少年举重选手中，50% 的伤病是腰痛。肌肉拉伤占这些背部损伤的 61%。

过度使用、加速 - 减速、外伤和反复受力会导致腰部的肌肉、肌腱和韧带劳损，这在许多举重动作中都能见到，如杠铃深蹲和硬拉。腰椎劳损的治疗通常要求改良活动，但也要避免卧床休息。治疗应侧重于骨盆活动度，包括腘绳肌的柔韧性和腰部核心的稳定性。

另一种常见于举重运动员的腰部损伤是急性腰神经根病变。髓核的内容物通过纤维环挤压突出到椎管中时，刺激后方的神经根。神经根的刺激可继发于椎间盘髓核的机械压迫和（或）化学刺激。椎间盘突出常见于 $L_5 \sim S_1$，其次是 $L_4 \sim L_5$。在硬拉等举重过程中，精英力量举重运动员对椎间盘的平均压缩力可能超过 17 000N。运动员在进行了过多的下肢或腰部力量训练的举重后，有时会出现急性腰痛和腿部神经根症状。相关皮支或肌支的感觉或运动症状可能伴随疼痛症状。与腰椎劳损类似，初期治疗包括适当休息、避免绝对卧床。同时，应该对患者进行椎间盘突出疾病的教育。随着突出的椎间盘物质被吸收，症状大多数会在 3 ～ 6 个月消退。手术干预与非手术干预在 2 年内的结果相同。也可以通过温和的脊柱活动进行物理治疗，主要是拉伸。如果症状影响到了患者的精神和睡眠，可以经椎间孔硬膜外注射皮质类固醇来缓解腿部疼痛症状。如果运动员非手术治疗失败或神经系统症状恶化，可以考虑手术治疗。

保持腰椎中立是避免腰部受伤的关键。运动员在进行深蹲和硬拉等举重动作时，应收紧核心并以髋部为轴心。运动员在举重时经常佩戴腰带以支撑腰椎，以免受伤。研究认为，腰带会压缩腹部内容物并增加腹内压，从而减少作用在腰椎上的压力。也有研究表明，脊柱和脊柱肌肉在深蹲举重过程中确实可以得到缓解。腰带可能的缺点包括：如果一直使用，可能会阻碍腹部和背部肌肉力量的增长；在某些举重动作中并不实用；高腹内压也可能阻碍血液回流到心脏。所以建议在大重量 [超过 1 次最大重复（repetition maximum，RM）

80% 的重量] 练习中使用腰带，并在每组之间放松腰带。

六、膝关节和大腿损伤

与其他阻抗训练运动员相比，竞技举重运动员的膝关节受伤更为常见。Koegh 和 Winwood 认为这可能是举重运动员经常需要进行高杠深蹲的原因。在高杠深蹲期间，杠铃靠在斜方肌的上部，背部垂直，这会导致在举重过程中膝关节周围的扭矩更大。

相比于低位深蹲，高位深蹲和前蹲也会产生更大的膝关节阻力臂和更小的髋部 / 腰部阻力力臂，这表明这些举重可能需要更大的伸膝扭矩，并产生更高的平均髌股压力。

（一）股四头肌

股四头肌是举重运动员力量和美学的关键肌肉群。在重量举重运动员和力量举重运动员中，强化股四头肌是提升抓举和杠铃深蹲 1RM 的重点。

重量训练通常会导致运动员股四头肌受伤。这些损伤可能是由竞技性举重所需的伸膝扭矩过大造成的，足以体现出股四头肌强化的重要性。专家一致认为，股四头肌损伤会伴随着强大的外力、重复的股四头肌伸长和收缩而发生，这在诸如负重伸膝、弓步和杠铃深蹲等运动中经常出现 。

股四头肌拉伤发生情况也可能被低估，因为重量训练运动员预计在下肢训练后会有一定程度的疼痛。与其他股四头肌肌肉相比，股直肌的拉伤更常见，因为它经过了两个关节。运动员可能会出现局部疼痛、压痛、拉伸痛和（或）伸膝抗阻痛。在开始时检查运动员的力量很重要，因为这将指导回归运动。初始治疗应该遵循 PRICE 原则。二度到三度拉伤应该固定，并在 3 ～ 5 天后开始肌肉激活。治疗计划应侧重于恢复运动范围和力量，从等长训练开始，逐渐发展为伸长训练。

（二）侧副韧带扭伤

Reeves 等假设在高负荷深蹲、压腿和弓步或下肢放置不当时，可能会发生内侧和外侧副韧带扭伤。在重量训练运动员中，副韧带完全断裂是比较罕见的。当部分屈膝存在外翻应力时，就会发生内侧副韧带（medial collateral ligament，MCL）损伤。治疗包括支具固定康复计划，重点是纠正导致受伤的潜在生物力学缺陷。与 MCL 损伤相比，外侧副韧带（lateral collateral ligament，LCL）损伤不太常见。孤立性损伤也很少见，因为需要更大的力来损伤 LCL，这会导致后外侧角附近结构的损伤。

（三）股四头肌和髌腱损伤

因为在挺举、抓举和深蹲中需要深负荷弯曲膝关节，股四头肌肌腱这一部位的损伤逐渐受到学者们的关注。由于健美运动的反复磨损，膝关节的髌腱炎也很常见。合成代谢的类固醇激素的使用与髌腱断裂有关 。

（四）膝骨关节炎

有人认为深蹲会增加膝骨关节炎的风险。深蹲是运动员日常训练和比赛中经常要做的动作，这会使膝关节承受高剪切力。有报道称前举重运动员髌股关节或胫股关节骨关节炎的患病率高达 31%。

（五）半月板损伤

半月板损伤在重量训练运动员中并不常见，但内侧半月板撕裂与屈膝运动有关，如俯卧腿弯举和硬拉。

（六）技术勘误

正确的姿势对于预防损伤至关重要，尤其是在深蹲和硬拉等复合运动中。现在，深蹲已经有了循证指南，其中包括双足与肩同宽或更宽，保持足掌着地，足趾朝外，角度不超过10°。此外，膝关节应该在足趾上方移动，并且不向内或向外偏斜。运动之前应该活动踝关节和提升踝关节力量以及穿着举重鞋（后根部抬高和固定），以减少深蹲期间的内翻或外翻运动。

七、肘部损伤

力量举重运动员和奥运会的重量举重运动员发生肘部损伤的概率相同，占这些运动员所有损伤的11%。通过观察重量训练运动员所做的重复动作，可以看到大部分损伤集中于内侧或外侧上髁。与更容易造成肘部韧带损伤的投掷运动相比，在举重训练期间肘部几乎没有内翻力或外翻力。

提高前臂美感和握力的常见练习是负重腕关节伸展和屈曲练习。其他练习包括卧推、引体向上和二头肌弯举，它们也会对内上髁施加压力。一些举重者还使用正手握法进行二头肌弯举，以同时锻炼前臂伸肌和二头肌。

运动员可能会出现肘部内侧或外侧疼痛，并向下放射到前臂近端。触诊屈肌腱或伸肌腱会有压痛。外上髁病患者被动腕关节屈曲或腕关节伸展受阻时通常会出现疼痛。内上髁病患者被动伸腕或腕屈曲受阻也会出现疼痛。初步治疗通常包括休息、冰敷和局部或口服消炎药。运动员可以佩戴反作用力支撑前臂近端的支具活动，包括举重训练。应鼓励举重者交替使用正反握来减轻受影响区域的负荷。如果担心过度训练，应该对运动员的训练计划整体评估，并且进行受力分析。可以进行物理治疗，重点是弥补潜在的柔韧性不足。如果非手术治疗不能缓解症状，可以考虑进行经皮肌腱切开术，也可尝试使用富血小板血浆。

八、残奥会举重损伤

1964年，残奥会增加了举重项目。这项运动最初是为患有脊髓损伤的男性运动员提供的。力量举重在1984年取代了重量举重，现在拓展出了其他的功能不全组。目前有20个项目，10个男子组和10个女子组，具体取决于参加卧推比赛的体重级别。运动员有3次机会，最终举起最大重量的运动员获胜。关于残奥会举重运动员伤病情况的文献很少。Willick等在2012年残奥会期间进行了一项前瞻性研究，发现举重运动员的受伤率仅次于足球运动员。共有38名运动员共发生38起伤病，总伤病发生率为33.3次/1000运动日。男性和女性参赛者之间没有显著差异。与体重低于75kg的运动员相比，体重超过75kg的运动员受伤更多，可能是因为这些参与者要举起更重的负载。与健全运动员一样，残疾运动员最常见的受伤部位是肩部/锁骨，占受伤的31.6%。其次最常受累的部位是胸部和肘部，各占13.2%。上臂和足踝受伤各占7.9%，而颈椎受伤的比例为5.3%。一名运动员的受伤归类为多个身体部位，占受伤的2.6%。其余18.4%的受伤情况不明。身体健全的举重运动员的大多数伤病往往是急性的，而在残疾运动员的伤病中有86.8%是慢性过劳伤或慢性伤害急性期。这可能是这些运动员经常需要使用轮椅和助行器等辅助设备而过度使用上肢造成的。由于上肢健康对于这一类运动员的活动能力和日常生活影响非常大，所以及时地诊治和预防非常重要。

九、力量训练指南

　　美国运动医学学会的力量训练指南包括：健康成人每周训练 2～3 次。老年人或久坐不动的人应该每周开始 2 次，并选择强度较轻的运动。建议的训练间隔时间为 48 小时。美国运动医学学会还建议进行 8～12 次重复的 8～10 个多关节练习，这些练习对主要肌肉群施加压力。练习应该以良好的形式进行，动作可控，建议对练习的向心和离心部分进行 2 秒计数。

结论

　　重量训练运动中常见的损伤发生在肩部、腰部、膝关节和肘关节。这些伤害的发生率在不同运动项目之间各不相同。重量举重者的膝关节受伤更多，这可能是因为抓举和挺举时都需要深蹲。肩部受伤在力量举重者中更为常见，这是因为卧推对肩部复合体造成了极大的压力。

　　与健美运动员相比，重量举重、力量举重运动员和大力士更容易受到肌肉拉伤的困扰。这是因为这些有竞争力的举重运动员经常要举起接近 1RM 的重量。相比之下，通常以低负荷举重的健美运动员会经历更多的肌腱损伤。

　　一般认为疲劳是运动损伤的高危因素。因此，举重运动员应该在训练的初始阶段进行最苛刻、最具挑战性和高风险的运动。

　　建议在运动前做好拉伸和热身运动。运动员应该从较小的重量开始，然后逐渐提升到他们想要的重量。还建议在举重训练结束时进行拉伸。

　　在进行重量训练练习时，做好正确的技术动作是必不可少的，移动重物、架起和卸下重物时也一样。正确的技术动作需要有良好的抓地力和稳定的举重姿势，让重物紧贴身体。运动员应该用他们的腿而不是背部来做举重。

　　运动员应该考虑在一些自由重量练习（如卧推）中，找一名监督员或助手以避免受伤。在举起大量自由重量的过程中，运动员也应考虑在可行的情况下佩戴腰带。一般来说，器械或装备似乎比自由重量更安全，尤其是对于没有经验的训练者来说。

　　为避免举重时的 Valsalva 呼吸可能导致的晕厥或接近晕厥，运动员应在用力阶段呼气，在放松阶段吸气。

（杨　睿 译）

第 33 章

摔 跤

一、概述

摔跤运动的起源最早可追溯到 5000 年前的苏美尔人时期。在贝尼哈桑墓穴发现的古埃及绘画中对 400 对摔跤运动员进行了描绘。于古希腊人而言，摔跤是为了训练男性以备战争之需，绘画中的希腊式摔跤风格类似于现代的自由式摔跤。公元前 708 年，摔跤被列为奥运会的一个主要项目。古希腊式摔跤被称为潘克拉辛（Pankration，希腊语意为"全能力量"），其融合了拳击与摔跤技术。古希腊式摔跤运动员擅长当今摔跤中的投掷、抱摔、关节锁定以及锁喉等技巧，这些技巧除了能在柔道、巴西柔术及混合武术中能运用之外，在奥运会的自由式摔跤和古典式摔跤均被禁用。因此教练员们专注于将每名摔跤选手力量、耐力和技能提升至最佳水平。古希腊式摔跤唯一的规则是不允许选手咬或挖出对手的眼睛，但这在斯巴达赛事中是允许的。一个双耳细颈瓶上描绘了公元前 332—公元前 331 年的古代奥运会混斗比赛场景：在亚历山大大帝领导的军队中，斯巴达的重步兵和马其顿方阵在战场上使用了混斗技术，在罗马竞技场中亦举行了罗马混斗比赛。摔跤和混斗运动在许多国家仍有延续，并在 1896 年，摔跤被重新引入奥运会。自由式摔跤于 1904 年列入奥运会，古典式摔跤于 1908 年列入奥运会，1987 年，国际摔跤联合会组织的世界锦标赛允许女性选手参加，并在 2004 年成为奥运会比赛项目。摔跤现在已经成为一项颇受欢迎的运动，其允许参赛者根据体重进行匹配。奥林匹克运动中有两种形式的摔跤：①自由式摔跤，可以用腿将对手抓住或抛出，允许攻击腰部以下位置；②古典式摔跤，仅允许赛者抓住和攻击腰部以上位置，并且只能用上肢攻击对手。摔跤造成的损伤亦可见于其他接触性的运动，医师必须知道如何管理此类损伤，并且对不同类型损伤的运动员在饮食、减重、皮肤感染及耳部损伤等方面给予帮助和指导。

二、流行病学

摔跤的受伤率仅次于美式橄榄球，每 1000 名男性摔跤运动员中就有 16.3 人受伤。事故发生率主要因比赛类型及摔跤运动员的年龄而异，高中生摔跤运动员的受伤率为每 1000 名运动员中 5.8 人，奥运会摔跤运动员受伤率为每 1000 名运动员中 5.6 人，而大学生摔跤运动员的受伤率则为每 1000 名运动员中 35.3 人。一项研究表明：6 ～ 16 岁摔跤运动员的受伤率为每 1000 名运动员中 15.4 人。女性摔跤运动员的受伤率平均为每 1000 名运动员中 37.9 人。大部分受伤发生在抱摔过程中，受伤率为 44% ～ 74%。

三、受伤类型及部位

（一）头颈部损伤

头颈部损伤占所有外伤的 20%。头部的损伤常出现在抱摔过程中头与头或头与膝的碰撞，头与摔跤垫或摔跤垫周围的地板接触也可能会导致脑震荡。事实上，将对手头部猛击到垫子上是违规的，因此因这种机制导致的头部严重损伤概率较小。Rechel 预计美国每年有 6671 名摔跤运动员受伤，Myers 预计全国 7 ～ 11 岁年龄组有 432 人受伤，12 ～ 17 岁年龄组有 5320 人受伤。颈部常见的损伤机制发生在抱摔时，在这个过程中，摔跤运动员用脖子撞击对手，在发力时颈部过伸，这可能导致扭伤、拉伤和神经损伤，如神经刺痛。尽管摔跤运动员的颈部肌肉力量通常极其发达，但颈部非致命性损伤仍然很常见。通过影像学上增加的退行性改变发生率以及退役摔跤运动员报告的长期颈部疼痛和颈肩痛，可以证明摔跤运动员颈部损伤存在累积性效应。

（二）颈部拉伤或扭伤

颈部拉伤是指颈部一个肌腱单位的撕裂，损伤的程度从轻到中度不等，但较少出现肌肉真正的断裂。这些损伤均是由颈部承载了超过解剖结构所能负荷的力而导致的。颈椎韧带和关节囊结构的扭伤经常同时出现，因此二者很难区分。扭伤 / 拉伤的常见机制是过伸 - 扭转损伤，在摔跤中这些损伤约占颈部损伤的 50%。

（三）神经刺痛

摔跤中出现神经刺痛的频率仅次于美式橄榄球，通常是由于臂丛神经或神经根的创伤性拉伸或压迫，几乎都发生在抱摔过程中。最常见的机制是当摔跤运动员伸长脖子开始一个抱摔，用前额撞击对手的胸部或大腿时，强迫颈部过伸及同侧屈曲。颈部斜伸导致椎间孔变窄，这是摔跤运动员身上出现压迫性刺痛的常见机制，且绝大部分是神经麻痹性病变。其临床典型表现：挤压或牵拉时，从指尖到肩部出现剧烈的电击样疼痛，持续几秒或几分钟后，这些短暂的感觉障碍被持续的手臂和手的钝痛、麻木和无力感所取代。摔跤运动员保持手臂松垂在侧边，或以颈椎弯曲的姿势，抬高受累侧的肩膀，这两种方法都能缓解神经结构的紧张和压力。摔跤运动员经常会晃动手腕和摩擦受伤的手臂。受伤的肢体同侧棘旁肌和斜方肌均有压痛，各个方向上的运动范围都会减小，并且会出现防护体位。颈部活动范围的变化，特别是侧弯，将持续存在。同侧侧曲和伸展再加上轴向负荷时，亦会出现疼痛。

美式橄榄球的神经功能障碍最常见于上臂丛神经分布区（$C_5 \sim C_6$），与其不同的是，摔跤导致的神经功能障碍多见于下臂丛神经损伤（$C_7 \sim T_1$）。臂丛神经下干或下颈神经根在臂外展时更容易受损，这与摔跤运动员在抱摔过程中所采取的姿势以及摔跤运动员较美式橄榄球运动员更为频繁的下臂丛神经损伤的临床发现一致。动力的缺失，特别是肱二头肌、三角肌和肩部外旋肌的肌力缺失更为关键，但这些通常在受伤后 5 分钟内恢复正常。

有时，手臂无力会持续很长时间，很少会变成慢性且明显的肌肉萎缩。感觉和深部肌腱反射的变化也只是暂时的。如果在 1 ～ 2 分钟完全康复且无症状，则允许其立即恢复活动。

如果在此之后出现任何神经系统异常,摔跤运动员将限制参加比赛。如果摔跤运动员在疼痛、压痛和活动范围恢复正常之前就恢复活动,则复发的可能性极高。不过,没有任何症状或影像学改变的摔跤运动员归队后,与他们的队友相比,受伤风险没有明显增加。在同一个赛季中,反复的急性损伤往往会导致持续性无力。反复的创伤似乎会导致骨赘形成并导致椎间孔狭窄。在此基础上,一些摔跤运动员出现了严重的影像学改变和永久性神经功能丧失。有颈部受伤史的前摔跤运动员,尽管避免了摔跤的重复性创伤,但仍有28%～37%的症状持续存在。由于症状持续时间相对较短,通常不需要进行电诊断测试。康复主要侧重于活动的范围和减少对神经结构的刺激。其次,肌肉力量作为颈椎的动态稳定系统也很重要,可以使运动员在低风险的情况下进行完全恢复。

(四)颈脊髓神经麻痹

过度屈曲或过度伸展时的轴向负荷导致颈髓神经麻痹或暂时性四肢瘫痪,症状可出现在双侧上肢和下肢,可涉及感觉或运动部分或两者兼而有之,症状通常持续10～15分钟。颈脊髓神经麻痹摔跤运动员恢复比赛的时机则取决于受伤机制、解剖部位、影像学表现以及完全恢复的时间。

(五)耳部损伤

摔跤运动员耳部的典型损伤是耳郭血肿,耳部受伤的比例从0.9%到23.4%不等。耳郭血肿或"菜花耳"是由耳部钝性损伤引起的,可能是由与另一名摔跤运动员的头部或膝盖直接碰撞或是在摔跤运动员头对头"僵持"时相互的摩擦造成的。耳郭的前表面或侧面有多个凹陷和隆起,皮薄且紧贴下方的纤维软骨。相反,后内侧皮肤较厚,更具活动性。血肿形成于皮肤最紧贴的前方,很少向后方延伸。由于皮肤不会"滑动",这使得钝性创伤产生高剪切力,导致血管撕裂,血液在分隔软骨和软骨膜的空间聚集,形成血肿。耳郭血肿通常表现为耳前表面的压痛、张力大和波动性肿胀,伴有轻至中度搏动性疼痛。血肿通常填充耳轮与对耳轮(耳舟)之间的空隙,并向前延伸至三角窝;较少见的是,血肿可能占据外耳或外耳道及其周围区域。耳郭血肿也可能出现在耳朵的后表面,或前后两表面均可能出现,但这种情况不太常见。如果前表面和后表面都存在血肿,则坏死的风险更大。血肿覆盖的皮肤颜色可能正常,也可能出现红斑或瘀斑。由于扩张的血肿阻断了软骨膜的血液供应,导致软骨坏死,最终被纤维软骨瘢痕组织取代,形成典型的"花菜耳"。治疗目的包括恢复耳朵的正常外观和柔韧性,尽早重返摔跤活动,降低复发率。所有耳郭血肿都需要在无菌条件下进行紧急清除,以最大限度地降低感染风险。针吸、切开和引流可以由医师或在医师的监督下直接进行,在坏死发生前尽快进行清除尤为重要。但若血肿超过7天,则需要改变治疗方法,因为此时的血肿往往会更致密更难引流;也可能出现溃疡和(或)皮肤坏死,在这种情况下,应将患者转诊至耳鼻喉科医师或整形外科医师处。

抽吸包括使用1%利多卡因麻醉、碘伏消毒,将18号针头连接到10ml注射器于血肿最大区域穿刺,在抽吸的同时用手指对血肿区进行挤压3～5分钟;如果血凝块仍然存在,再做一个小切口以分解血凝块,并注入止血剂。一旦整个凝块被排空,立即应用加压包扎,并在24小时内检查耳部,以评估液体再积聚情况。

切开引流技术:使用1%利多卡因局部麻醉。用碘伏对该区域进行消毒,使用15号手术刀,沿自然皮肤皱褶将血肿切开,血肿完全清除后,用生理盐水冲洗;在切口上涂抹抗生素软膏;使用4-0尼龙线缝合,将穿过软骨的缝合线缝合绕在牙科卷上。与单纯的抽吸或切开引流相比，切开引流同时应用牙科卷的术后血肿复发率最低。防止血肿再积聚的方法很多，现代技术中包括使用不同类型材料，包括牙科卷和不同的硅材料等。血液供应不足的区域易受感染，因此建议所有患者接受 7～10 天的预防性抗生素治疗。

运动员应穿戴防护装备，以免耳部受到直接击打。快速、彻底地引流耳郭血肿可以防止脓肿和瘢痕的形成，建议在引流后 24 小时对患者进行随访，以评估血肿是否再次积聚。如果有穿戴防护装备，运动员可以在血肿清除后立即返回赛场，并注意将感染风险降至最低。传统的摔跤运动员佩戴可覆盖耳部的头盔是为了将这些伤害的风险降到最低。大多数情况下，不戴摔跤头盔会导致血肿，但戴着头盔也有发生血肿的可能，一旦摔跤运动员开始出汗，头盔就会滑动，擦伤外耳造成血肿。有几个设计特点导致了这个问题：护耳的深度较浅，固定带的数量不足以及塑料材质的结构使头盔易于滑动。

（六）膝关节

膝关节是解剖结构上最易受损的区域。在前瞻性研究中，膝关节损伤占所有摔跤损伤的 7.6%～44%。仅有 Lorish 等报道的 6～16 岁摔跤运动员在比赛中膝关节损伤在 10% 以下。大多数的膝关节损伤都发生在攻击姿势。膝关节损伤在年龄较大的运动员中更为常见，并且也与运动训练的持续时间相关，但可能与运动员的体重和类别无关。几乎所有类型的膝关节损伤都与抱摔相关。半月板损伤最常见于抱摔过程中负重肢体扭转导致的损伤。当对防守摔跤运动员的负重肢体施加内翻或外翻力时，往往伤及侧副韧带。这些机制比故意施加扭转力的抓握更容易造成伤害，这类技术是违规的，并会受到处罚。最常见的膝关节损伤是扭伤，占所有膝关节损伤的 30%～65%。半月板损伤也很常见，相比之下，外侧半月板损伤的概率较内侧半月板高。Wroble 等报道，最常见的膝关节损伤包括髌前滑囊炎、内外侧副韧带损伤及半月板撕裂。在最近的一项前瞻性研究中，韧带和肌肉扭伤和拉伤的发生率很高。半月板损伤是导致膝关节手术的最常见的损伤，另一种常见损伤则是髌前滑囊炎。此外，尽管前交叉韧带和其他灾难性膝关节损伤在摔跤中的发生率非常低，但在摔跤中我们也曾遇到过 2 例膝关节脱位的病例。

1. 韧带损伤 扭伤是膝关节最常见的损伤，占膝关节损伤的 30%～65%。3 项研究提供了流行病学数据，加权平均值占所有损伤的 17.3%。

有 2 项研究报道了 1747 例韧带撕裂和软骨损伤，所有损伤的加权平均值分别为 11.7% 和 0.85/1000 次运动员暴露，内外侧副韧带是最常累及的部位。与美式橄榄球相比，摔跤中交叉韧带损伤的次数更少。毫无疑问，大多数受伤发生在抱摔过程中，防守摔跤运动员最易受伤。一些前交叉韧带损伤的摔跤运动员在短期内膝关节功能相当好，因为这项运动要求的膝关节姿势不太可能诱发胫骨半脱位。尽管如此，大部分摔跤运动员对膝关节的功能状态感到不满。然而，考虑到摔跤运动员对周围和核心肌肉的控制及固有的本体感觉能力，可以对摔跤运动员在前交叉韧带损伤的情况下采取 6～12 周的强化康复以确定其功能是否正常，如果失败，我们推荐在重建前交叉韧带 6 个月后再重返摔跤，但功能性支具的使用价值有待商榷。摔跤运动员意识到自己前交叉韧带损伤带来的失能，这也许会对他们造成心理上的影响，同时，他们的对手也知道这一点，并可能加以利用。此外，一方面，我们对支具能否提供任何实质性的保护表示怀疑。另一方面，摔跤规则规定，使用功能性支具的摔跤运动员必须用胶带和软垫进行比赛和练习，所有器械都必须加以保护，以免尖角或裸露的金属等造成对手受伤，且护具不得限制动作等。

2. 半月板受伤 摔跤中半月板损伤很普遍，常累及内、外侧半月板撕裂。有一项研究报道了 3 例半月板撕裂（占总体损伤的 3%）。据报道，外侧半月板损伤占半月板损伤的 46%，在一项 56 例摔跤运动员行半月板切除术的研究中，相对内侧半月板切除术，外侧半月板切除术占 45%。而在最近的一项研究中，外侧半月板损伤占所有半月板损伤的58.3%。

3. 髌前滑囊炎 反复发作的膝关节不适与髌前滑囊炎相关，有时需要进行手术，并造成长时间暂停运动。髌前滑囊炎可由单纯创伤（如膝关节剧烈冲击在摔跤垫上）或慢性反复创伤引起，这两种情况常常出现在抱摔过程中。Mysnyk 等记录了 28 例髌前滑囊炎，占所有膝关节损伤的 21%，其中 50% 为复发性损伤，有时伴有化脓性滑囊炎。在最近的一项研究中，髌前滑囊炎占所有病变的 16.88%。其中 46.15% 是复发性的，没有感染性滑囊炎的病例。髌前滑囊炎的诊断通常并不困难。尽管伤者可能无法回忆起确切的诱因，但常常伴有外伤史。肿胀出现在髌骨表面，关节内可能并没有积液。即使是在感染性滑囊炎的病例中，除极度屈曲外，其他运动范围相对来说是无痛的。由于运动中的反复刺激，非手术治疗则比较困难。

对于髌前滑囊炎，早期应当积极治疗，不仅因为早期的发作导致失能，更是因为早期积极治疗提供了防止慢性滑囊炎进展的最佳机会。在慢性滑囊炎中，囊壁增厚，且轻微创伤即可激惹，通常需要行滑囊切除术。当摔跤运动员出现典型症状和体征时，可以使用离子透入 5% 氢化可的松和非甾体抗炎药。摔跤很少受到限制，因此摔跤运动员可以使用前部有额外氯丁橡胶的氯丁橡胶膝套恢复训练和比赛。在佩戴膝套前，将凡士林涂抹在膝盖前部，减少皮肤和膝套之间的摩擦，从而减少对髌前滑囊的刺激。对于少数摔跤运动员，这一方法如果没有效果并出现复发，应重复同样的过程，强加一个休息期。如果出现第二次复发，建议行滑囊切除术。使用关节镜技术可以很容易行滑囊切除术，最大限度地缩短缺席比赛的时间。尽量不在滑囊内注射皮质类固醇类药物，因为它们对预防复发或缩短时间没有任何效果。化脓性滑囊炎最常见的致病菌是金黄色葡萄球菌，其典型表现为局部感染。尽管伤口不易察觉，大多数病例可能是直接穿透皮肤造成的。持续的膝关节钝性创伤和轻微的摔跤垫灼伤可能会导致细菌滋生。由于缺乏全身或局部症状，早期化脓性滑囊炎比化脓性关节炎更难诊断。但是，由于髌前滑囊是一个封闭空间，不与关节沟通，化脓性滑囊炎的并发症往往很少。对于所有的摔跤运动员，不管他们的髌前滑囊炎是否感染，都应该进行抽吸、革兰氏染色和菌培养，且其抽吸物并不总是脓液。一旦确诊或临床高度怀疑，如果感染不严重，应开始口服抗生素，最好是第一代头孢菌素或耐青霉素酶的青霉素。如果是感染严重或口服治疗失败，摔跤运动员可能需要肠外治疗。只有当滑囊出现脓腔时，反复抽吸不会进一步改善病情，才需要使用局部麻醉进行切开引流冲洗。应鼓励摔跤运动员，特别是有髌前滑囊炎病史的摔跤运动员使用护膝。

（七）足踝损伤

最常见的踝关节损伤是内翻损伤和外侧韧带扭伤，这在抱摔时最常见。主要有 2 种已知受伤机制，一种是当一名摔跤手试图将对手摔到地上，并抬起足趾扭动时，瞬间失去平衡可能会导致他的足踝翻转到倒转的位置；另一种机制是抱摔时发生在防守摔跤运动员身上，当他的对手抬起他的一条腿时，他主要靠另一只足支撑，当他的对手试图通过快速改变方向或绊摔的各种组合将他摔在垫子上时，可能会出现反向应力。大多数情况下，这些扭伤是轻微的。在一项前瞻性研究中，踝关节损伤占摔跤所有损伤的 3.9% ～ 9.7%。标准的摔跤鞋对足踝几乎没有保护作用：橡胶鞋底会与垫子产生很高的摩擦，几乎没有任何弹性。虽然它们延伸到足踝以上，但鞋面由尼龙或软皮制成，支撑力很小。

（八）肩关节损伤

肩关节损伤占所有摔跤伤的 3.5% ～ 24%。肩关节受伤主要有 3 种机制：①当从站立的位置被扔到垫子上时，摔跤手可能会试图用伸出的手臂阻止他的摔倒（图 33-1）；②可能直接摔倒后以肩关节着地；③受伤机制发生在抱摔动作中，当摔跤运动员攻击对手的双腿，身体过度伸展，头部朝下，手臂举过头顶时，对手的身体位于攻击者的肩膀上方，若对手将臀部向后甩，增加摔跤运动员肩膀上的重量时，过度屈曲和外旋随之发生，导致肩关节前向半脱位。肩关节损伤最常见的问题是肩关节前向不稳定（半脱位 / 脱位）、肩锁关节扭伤和肌肉 - 肌腱拉伤。

所有的摔跤运动员都会受到挤压或拉伸肩关节前部结构的力量，如单臂扼颈技术、其他使肩关节外展和外旋的动作。肩关节最常见的手术是 SLAP 修复术，其次是 Bankart 损伤修复术、滑囊切除术及肌肉修复术。

肩关节不稳者需要摔跤运动员改进技术，避免导致肩关节半脱位的动作，前面描述的过伸抱摔姿势就是一个很好的例子。摔跤运动员也被教导使用其他方法：使用另一侧肩，利用上半身攻击而不是腿部攻击，或者采用防御或反击策略。

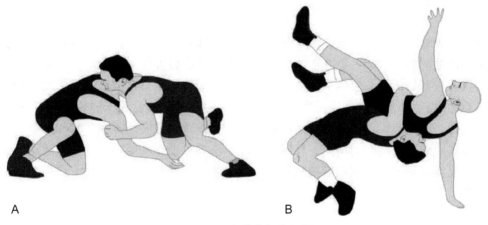

图 33-1　肩关节损伤机制

A. 摔倒后直接以肩关节着地；B. 伸直手臂摔倒

肩锁关节扭伤几乎和前向不稳一样常见。它们大多发生于摔倒以不受保护的肩关节着地之时。当一名摔跤运动员被对手击倒，手臂被困在垫子上时，就会发生这种情况。有时力沿锁骨向内侧传递，并导致同侧胸锁关节同时扭伤。几乎所有肩锁关节损伤均为 I 型或轻度 II 型。如果比赛中发生 I 型或 II 型肩锁关节扭伤，若运动员能忍受，比赛可以继续进行。肩锁关节受伤导致暂停运动后，尽早重返赛场是我们的目标。受损伤侧手臂上的直接牵引可能会导致重复性直接创伤和多发性加重，因此早期重返赛场有时会出现问题。在 I 型或轻度 II 型损伤中，摔跤运动员根据症状恢复训练和比赛，轻度 II 型损伤一般在 2 ～ 3 周恢复，在更严重的 II 型和所有 III 型损伤中，畸形是有可能发生的，只要可以忍受，就应允许早期在一定范围内进行活动，并实施肩胛骨和肩部旋转强化训练。恢复训练标准包括无压痛、三角肌和外旋肌 90% 的强度以及内收向下牵引时无痛。在许多摔跤运动员中，松弛和畸形持续存在，偶尔会出现锁骨远端创伤后骨吸收，从而导致持续的轻度疼痛。

摔跤中一种极其特异的损伤是胸大肌断裂，通常是由突然对强收缩的胸大肌施加了强力负荷而发生的，肩部通常处于内收内旋和前屈位。可能会听到突然的爆裂声，并伴有发展迅速的剧烈疼痛和无力、肿胀和瘀伤。强烈内收阻抗以及内收无力、内旋转和屈曲疼痛加重即可诊断，手术治疗的效果优于非手术治疗。

（九）肘关节损伤

肘部损伤占所有摔跤损伤的 1.0% ~ 7.9%。最常见的肘关节损伤是累及尺侧副韧带和前关节囊的过伸 - 外展扭伤。摔跤运动员肘部损伤最常见于手臂伸直或直立时被强行带到垫子上，在低至中度水平的暴力下，发生过伸 - 外展扭伤；当力更大时，可能会发生肘关节脱位。所有这些损伤均出现内侧疼痛，伴或不伴前内侧疼痛。肘关节脱位可合并压迫肱动脉，应注意监测桡动脉搏动和毛细血管再灌注情况。如果发生尺神经麻痹，摔跤运动员可能会出现尺侧两手指的感觉异常或麻木。查体表现为沿尺侧副韧带和前关节囊有压痛，被动伸展和外翻应力时疼痛加剧。神经查体包括手部固有肌肉无力，触觉减弱，尺神经沟出现 Tinel 征阳性。如果压痛不明显，活动范围充分，中度外翻压力不会导致太多疼痛，摔跤运动员可以继续比赛。如果症状和体征严重，运动员将退出比赛。若医师一旦确诊为肘关节脱位，在肌肉痉挛和肿胀严重之前，应尝试在垫子上进行闭合复位。复位前后必须进行详细的神经血管评估。此外，摔跤运动员必须立即接受放射学评估。这些损伤的治疗遵循 RICE 原则，若损伤更严重，可增加悬吊或铰链肘支具固定。支具最初锁定在摔跤运动员感到舒适的角度（60° ~ 90°）。轻度扭伤在固定后可以立即活动，肘关节脱位者在固定约 7 天后开始活动。应尽早恢复活动度，长时间的固定常造成肘关节活动受限及增加康复的难度。当活动范围充分且无疼痛，力量与对侧手臂相等，且无压痛和外翻应力疼痛时，可恢复比赛。肘关节脱位后 4 ~ 6 周可分阶段恢复摔跤，并密切关注症状和体征。轻微的扭伤可能仅导致几天的时间损失。长期复发性扭伤导致慢性功能不全的摔跤运动员则可能需要重建尺侧副韧带。尺侧副韧带重建后，应限制摔跤活动至少 6 个月，预后能否恢复到受伤前水平仍不确定。

（十）腰部损伤

腰痛通常发生在抱摔过程中。一方面，在争夺位置时，摔跤运动员互相推挤，腰椎略微过伸同时伴随旋转，因而导致损伤。对抗阻力的伸展（如将对手抬离垫子）和过度弯曲（如滚动）也是导致腰部扭伤或拉伤的机制。另一方面，腰部损伤往往不仅来源于单次损伤，更多的是重复性损伤。腰部损伤的发生率较低，且通常比颈部损伤轻。在前瞻性和回顾性研究中，腰部损伤占所有摔跤损伤的 1.2% ~ 18.6%。最常见的受伤类型是扭伤和拉伤。

腰部疼痛的摔跤运动员常伴有腰椎峡部裂或腰椎滑脱。背部疼痛与伸肌肌力低之间存在明显相关性，因此应实施个性化的肌肉强化和修复计划。当腰部出现扭伤或拉伤时，运动员通常会报告有"扭伤"或背部"脱出"的感觉。疼痛的部位可能在单侧或双侧肌腹或肌腱起止点处，最长持续 24 ~ 48 小时。体格检查显示腰椎活动范围减小，神经系统检查正常，并伴有坐骨神经牵拉症状。如果症状严重，则应拍腰骶部的正侧位 X 线片。斜位片能更好地显示椎弓峡部的病变，如果治疗后腰痛持续存在，则应拍斜位片。如果 X 线片正常但高度怀疑有病变时应行骨扫描检查。

腰椎急性损伤的处理一般分为 3 个方面，即休息、缓解疼痛和痉挛及患者教育。相对地休息可以进行健身和肌力锻炼，但要杜绝通过腰椎转移大负荷的重量训练（如杠铃推举或高翻），且不允许摔跤。缓解疼痛的方法主要有冰敷、按摩、超声波、经皮神经电刺激、非甾体抗炎药、固定和硬膜外类固醇注射（如果存在神经根症状）。抗前凸支具或弹性腰部支撑可能有助于在活动调整期间控制疼痛，但对摔跤运动员重返赛场时并不实用。损伤大多数是自限性的，可在全角活动范围和力量标准的基础上得以恢复。运动员背部损伤的预防和管理尤其值得注意，应执行个性化的训练和拉伸方案，拉伸不仅应包括拉伸腰部，还应包括屈髋肌和腘绳肌群。

（十一）肋骨和胸部损伤

若在抱摔中对手的头或肩撞到防守摔跤运动员的胸部时，可直接导致胸廓损伤。最常见的机制是摔跤运动员从腰部抓住对手，将其击倒，使防守队员的肋骨靠在进攻摔跤手的手臂上，当对手在抱摔中举起或投掷摔跤运动员的"熊抱"时，对手的抓握力可足以导致胸廓受伤。在一项前瞻性研究中，肋骨和胸部受伤占摔跤运动员受伤总数的 $3.6\% \sim 14.3\%$。损伤大多是挫伤或肋软骨扭伤，肋骨骨折相对较少。肋软骨连接处的损伤包括挫伤、扭伤或脱位，病变位于肋骨前缘，胸骨外侧 $7 \sim 10cm$ 肋骨与肋骨软骨连接处。临床上，若有摔跤运动员主诉前胸疼痛，咳嗽和打喷嚏时加重，体格检查显示肋软骨交界处有局部压痛和肿胀，直接按压受伤部位，腋窝线上同一肋骨和胸骨会引起疼痛。如果出现半脱位或脱位，触诊时可能会感觉到触诊异常或咔嗒声，只有肋骨骨折发生在肋软骨交界处的外侧，X 线片才能起到辅助诊断的作用。对症处理通常包括冰敷、非甾体抗炎药和经皮神经电刺激。休息至症状消失，通常 $7 \sim 10$ 天。受伤后即使是单纯深呼吸感到疼痛也应当立即休息，否则会使后期调节变得困难。受伤后进行包扎和夹板固定几乎无效，且容易将对手的注意力吸引到受伤的胸腔上。然而，可以尝试用弹力胶、弹力带或束带在躯干周围进行环形加压包扎，以缓解症状，很少需要局部麻醉注射。偶尔，肋骨软骨交界处钙化的晚期发展使损伤变得复杂，但仅仅会在外观上产生无痛性肿块。

（十二）皮肤病

摔跤时皮肤感染很常见。危险因素包括反复的身体接触、皮肤表面的划伤和擦伤、典型摔跤训练馆的高温和潮湿以及摔跤运动员对卫生的普遍不注意。这些条件为感染性皮肤病提供了温床。摔跤中皮肤感染的病因包括细菌、病毒和真菌。早期识别常见的皮肤病问题是提供及时和充分治疗的前提，合理的管理可以加快皮肤损伤的处理，并保护队友和对手免受暴露。摔跤规则建议在所有比赛中都要有医师在场，并检查选手是否患有传染病，当医师不在时，裁判员担此任务。如果主治医师认为存在传染病，则可能会取消个人参赛资格。在大多数关于摔跤损伤的研究中，较少有对皮肤病的报道或很少详细调查，在报道的总体伤病中，皮肤问题的发生率为 $5\% \sim 21.6\%$。

（十三）损伤严重程度

在 1981—1999 年美国国家严重运动损伤中心的一项研究中，报道了 17 例非致命、17 例严重和 1 例致命（脑出血）灾难性损伤。17 例严重损伤包括 11 例四肢瘫痪、1 例截瘫和 6 例脊髓损伤所致的多发性神经功能麻痹；另外还有 3 人头部严重受伤。22 名摔跤运动员需要手术，通常是颈椎融合，12 名运动员完全康复，其中 6 名重返摔跤。在抱摔过程中有 26 人受伤，9 人处于跪地或在地防御姿势。在 1982—1988 年美国国家严重运动损伤数据库的一项重叠和短期的研究中发现，高中摔跤运动员有 23 起灾难性损伤，其报道格式与 Boden 不同，15 例损伤来自脊髓或头部创伤，其中 2 例死亡，10 例发生在摔跤比赛期间但不是摔跤造成的（4 例心力衰竭，4 例"记录为自然原因"，2 例"确切原因未知"）。来自伊朗的一项研究确定了 9 起灾难性损伤，都是患有心脏病的资深摔跤运动员心脏病或卒中发作。

四、临床结果 / 残障

摔跤对关节和脊柱的磨损率很高。前摔跤运动员颈部问题的发生率几乎是非运动员的 3 倍，膝关节问题的发生率几乎是非运动员的 4 倍。

五、生理特征

受伤与摔跤运动员的体重及年龄有关。较重的摔跤手能够产生更大的力量，造成更大的伤害，而相对年轻的摔跤手身体不太强壮，肌肉也不成熟。重量等级匹配的摔跤确保了摔跤运动员的同质性，降低了受伤的风险。然而，鉴于脱水和禁食引起的不良生理变化，为"配重"而进行的快速和急剧减重本身就可能成为受伤的一个风险因素。然而，摔跤运动员减掉脂肪可以提高相对力量和耐力。这表明快速减肥的摔跤手可能会与相对较弱的对手竞争，这又可能造成两个摔跤运动员中较弱的人受伤率的增加。在高中摔跤运动员中，体脂最低的人往往比体脂较高的人更容易成功。灾难性的伤害最常发生在没有经验的摔跤运动员身上，因为他们可能会发现自己处于不稳定的情况中，容易受到严重伤害。

六、疲劳 / 功能特征

疲劳似乎与受伤率的增加无关。在随后的几轮比赛和锦标赛中，受伤率并没有增加。

（一）暴露

受伤率随着比赛强度的增加、水平的提高而增加。比赛事故率总是高于训练中的事故率，比赛中爆发性和碰撞性更强的动作也会导致更高的事故率。一个主要的危险因素是：在防守摔跤运动员 60% 的受伤场合中，都是以直立姿势承担防守角色。在一些研究中，对摔跤运动员受伤时的姿势进行了分析，在大学和高中摔跤运动员中，处于劣势的摔跤运动员受伤率较高。

（二）训练环境

摔跤技术不足会增加受伤的风险。一个很好的例子是摔倒过程中肩关节受伤的发生。肩关节前半脱位或扭伤通常在摔跤运动员处于过伸的位置，且肩关节完全前屈曲并外旋的情况下发生。

皮肤病问题源于与对手身体的密切接触，这显然是运动的一部分，加上高温、潮湿、出汗的训练服以及与摔跤垫的接触。另外与患有口周疱疹或皮疹的对手接触也是一个风险因素。

（三）环境

一般训练模式会影响受伤率。受伤会出现在摔跤赛季的前半段。简陋的摔跤垫是发生事故的一个危险因素，并且会增加髌前滑囊炎的发病率。在休赛季使用旧的和未检修的摔跤垫是一个潜在的危险因素。如果垫子状况不佳，它们吸收冲击的能力可能会减弱，从而增加摔跤手在垫子上跌倒时受伤的风险。另一个因素是垫子的清洁度，如果不进行日常消毒，垫子上的微生物数量会增加，因此会增加皮肤病从垫子传染给摔跤手的概率。未加装饰的墙壁、柱子或台阶等障碍物、不足的空间以及极端的高温或湿度显然都是不利因素。

（四）防护装备

通常情况下，摔跤运动员不会穿太多的防护装备。不戴头盔是耳郭血肿的一个危险因素，尽管血肿也可能是由佩戴不合适的头盔造成的。护膝和鞋子的作用还没有得到评估，但在其他运动中，它们对预防伤害是有效的。

摔跤中没有必要使用护齿板，但考虑到美式橄榄球、冰球和橄榄球运动员使用护齿板后，牙齿受伤的情况大幅减少。摔跤运动员可能从使用护齿板中获益。

（五）受伤预防

摔跤是一项具有攻击性的对抗运动，因此不可避免存在潜在的受伤风险，然而损伤也是可预防的。关于摔跤的风险因素，目前尚无明确结论，但有一些最新和最佳的预防措施的文献报道。显然，这些建议应该得到前瞻性研究的证实。预防措施适合在以下情境中应用：热身、肌肉强化和心血管调节过程，改进和纠正技术，训练的队友之间无明显差异，限制体重减轻，改善卫生，确保合格教练的充分监督，使用合适的头盔和护牙托，确保足够的空间和适当的温度/湿度，使用高质量的垫子并经常消毒，确保比赛期间有合格的医务人员在场，制定有效的应急方案和精确的治疗方案以及适当的伤后康复等。

（黄竞敏　代菊红　译）

第三部分

运动损伤中的特殊问题

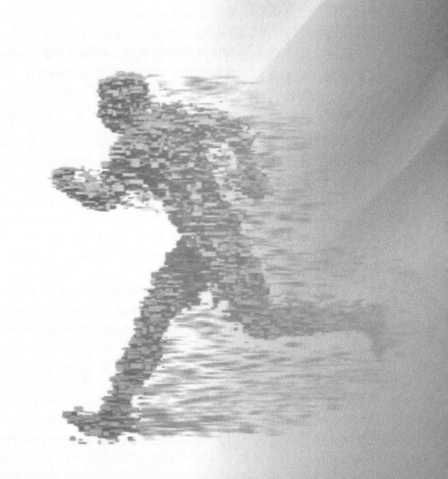

第 **34** 章

运动员的心理健康问题

一、概述

参加竞技体育可以带来多种好处，包括一般的卫生和健康，以及目标设定、团队合作和韧性等技能的发展。除了受伤的风险，在运动中出现的心理健康（mental health，MH）问题也很重要，需要认识和解决。最近的一些出版物讨论了运动中的 MH 问题。某些 MH 问题在运动人群中是否更普遍尚不清楚。某些问题，如对受伤的心理反应和与退出运动相关的问题是精英运动员独特的压力源。此外，一些问题，如性虐待、欺辱和霸凌与脑震荡或创伤相关的创伤后应激和进食障碍（eating disorders，ED）可能在运动环境中更常见。残奥会运动员的可用数据很少。

在运动员中常见的 MH 问题涉及焦虑/应激、抑郁和自杀、过度训练、饮食紊乱/饮食担忧、受伤反应、睡眠障碍、注意力缺陷/多动障碍（attention deficit/hyperactivity disorder，ADHD）、药物使用和药物滥用等。就本章而言，精英运动员包括职业、奥运会或大学水平的运动员。读者可以阅读关于人格问题、欺辱/霸凌、性行为不端以及 ADHD 的其他综合评论，其中包括一些具体的治疗指南。本章不会完整地讨论 MH 问题的复杂性，而是将重点放在特定的问题上，包括睡眠障碍、焦虑和应激、抑郁和自杀、过度训练、药物使用/滥用和心理反应。本章的目的是简要回顾运动员中常见的 MH 问题，重点是他们的表现中可能具有的独特之处，以及医务人员如何结合早期识别策略为精英运动员的卫生和健康提供支持。

二、心理健康问题的流行病学

与普通人群相比，关于运动员中 MH 的患病率的文献有限，方法上也有局限性（如对"运动员"的定义不同、缺乏对照组），以及将报道的 MH 症状与医生诊断的 MH 障碍区分开来。筛查 MH 症状的工具有多种，如用广泛性焦虑症（generalized anxiety disorder，GAD）问卷筛查焦虑症、用患者健康问卷筛查抑郁症、用简明酒精使用障碍识别测试（alcohol use disorders identification test-concise，AUDIT-C）筛查酒精的使用情况。这些筛查询问短时间内的症状，与用于临床诊断的标准有很大的不同，比如《精神障碍诊断和统计手册》（Diagnostic and Statistical Manual，DSM）中的标准或世界卫生组织的标准。据报道，在大学生年龄段的运动员中，抑郁和 ED 的患病率为 10%～25%。在精英运动中，参加团队运动的男性运动员中有 5% ～ 45% 的人存在倦怠、酗酒、焦虑和抑郁等问题。包括 ED 在内的 MH 在女运动员中也有报道。参与体育运动是否可以防止 MH 问题的发展，或者由于应激源或风险因素以及对受伤的心理反应，与非运动员同龄人相比，精英运动员是否存在更可能出现的问题等，对于不同的 MH 的注意事项，可能会有不同的考虑，要么保护运动员，要么使他们处于特定的风险中。

三、体育文化与人格因素

环境和体育文化因素也会影响 MH，包括欺辱和霸凌、性别问题、性行为不端以及退出体育运动，这些因素在其他文献中有更详细的讨论。类似于对 MH 疾病本身的影响，运动环境的文化可以是积极的，也可以是消极的。一些个人人格特征可能会提高运动成绩，并潜在地防止 MH 症状的发展，但其他一些特征实际上可能会增加出现 MH 症状的风险。与 MH 相关的最常用于评估人格特征的内容包括尽责性、自主性、完美主义和运动员认同感。尽管情况正在改变，但也应该认识到 MH 问题在运动员中很常见，并且队医和其他医务人员必须明白，寻求针对精英运动员独有的治疗可能存在障碍。参赛前体检和医师就诊期间的筛查工具，特别是在运动员受伤、退出运动或考虑退役的情况下，对于正常化求医行为以及在 MH 问题发生时及早识别和处理都是至关重要的。

四、抑郁和自杀

表 34-1 中提供了 DSM-5 抑郁症标准。有报道称运动员抑郁的比例从 4% 到 68% 不等。尽管数据有限，但运动员抑郁症的患病率似乎与普通人群相似。在大学生水平上，23.7% 的人报告了 5 年期间的抑郁症状，与非运动同龄人报告的情况相似。在一般人群中，女性往往比男性更频繁地报告症状，并且在一项针对运动员的研究中，与男性运动员相比，女性运动员报告抑郁症状的概率几乎是男性的 2 倍；而在大学生队列中，与高年级学生相比，新生更有可能报告抑郁症状。最近一项针对德国女足运动员的研究报道了与一般人群相似的抑郁症状，使用流行病学研究中心抑郁量表（center for epidemiological studies depression scale，CES-D）测得的轻度至中度和重度症状发病率分别为 16.6% 和 14.1%。

表 34-1　DSM-5 中的重症抑郁发作的诊断标准

诊断：至少 2 周 [a] 内出现下列 5 种症状 [b]（症状不能用其他疾病、药物或物质，或另一种心理健康疾病来解释）

症状	注释
● 情绪低落 ● 在每天的大部分时间里，对大多数活动的兴趣或乐趣降低（快感缺乏） ● 体重或食欲显著变化 ● 睡眠障碍（失眠或嗜睡） ● 疲劳或精力不足 ● 活动变化：激动或精神运动性迟滞 ● 感觉自己毫无价值，或过分的、不适当的感到内疚 ● 注意力集中、专注或思考能力下降；犹豫不决 ● 反复出现死亡或自杀的想法或反复出现有或没有特定计划的自杀观念	● 在儿童中，可能会看到易怒、悲伤或空虚，或其他人报告他们看起来泪流满面，或其他观察结果 ● 在儿童中，可能无法达到预期的体重增加

a. 这些症状会导致社交、职业或其他重要功能方面的损害；b. 必须包括抑郁的情绪或做事的兴趣或乐趣的减少

　　自尊心低的人、吸食大麻的人和有身体形象问题的人与抑郁有更多的联系。此外，抑郁症状与自我报告的酗酒之间也存在联系。还有，运动员的抑郁与受伤后的心理反应有关。

　　似乎存在运动员特有的抑郁风险因素。在一项研究中，确定了 4 个特异的风险因素：①遭受导致长时间暂停运动的严重损伤；②运动时间需求的增加；③来自自身或他人对运动表现的期待；④与运动表现有关的身份认同。在其他报道中，跳水或田径等个人运动项目的运动员报告的临床抑郁率高于参加团体运动的运动员。对于精英运动员来说，从运动到退役的过渡是一种独特的应激源，尤其是在运动员对自己的职业生涯不满意的情况下。一项对男性橄榄球运动员的研究显示对职业生涯的不满与更多的痛苦、睡眠障碍、尼古丁的使用和营养不良有关。考虑退役的运动员报告了更高的抑郁症状发生率，在一项研究中，20% 的运动员因被迫退役而在 3 个月和 8 个月后报告了严重的创伤应激。运动员的抑郁表现也可能与非运动员略有不同，运动员抑郁的常见症状表现为"注意力不集中"以及愤怒、失眠、嗜睡、疲劳、或与先前在家庭或学校的功能或行为水平不同。了解运动员的这些非典型表现对于早期识别抑郁症很重要。

　　自杀占美国大学生年龄段运动员死亡原因的 7.3%，男性美式橄榄球运动员的死亡风险更高。这项研究中的自杀率为每年每 10 万名运动员中有 0.93 人自杀，这与当时美国同龄普通人群每年 11.6/10 万的自杀率相比是较少的。自杀的危险因素是多方面的，包括童年创伤史、激动、冲动、焦虑、攻击、绝望、身体伤害/疾病冲突、睡眠障碍、药物和酒精使用以及既往的自杀未遂。

　　在非运动员人群中抑郁和自杀的筛查工具包括贝克抑郁量表（Beck depression inventory，BDI）、CES-D、患者健康问卷 2 和 9（patient health questionnaire 2 and 9，PHQ-2 和 PHQ-9）以及针对运动员的巴伦运动员抑郁筛查量表（Baron depression screener for athletes，BDSA）已被证明是有效的（表 34-2）。运动员寻求 MH 问题的帮助可能会有障碍，特别是抑郁症，因为他们可能没有意识到自己有抑郁症或不愿承认这些感觉。除了这些障碍，MH 的污名也让运动员很难去寻求帮助。下面将更详细地讨论识别和向精英运动员提供 MH 服务所面临的独特挑战。

表 34-2　巴伦运动员抑郁筛查量表（BDSA）

自我报告调查；运动员在过去 2 周的感受。

得分：0 分表示从不，1 分表示部分时间，2 分表示大部分时间。

1）即使在一次良好的训练或成功的比赛后，我也会感到悲伤。

2）我很少从比赛中获得乐趣，也对这项运动失去了兴趣。

3）我从运动上的成功中得到的快乐很少，甚至没有。

4）我的食欲和体重都有问题。

5）当我醒来的时候，我没有感到休息和神清气爽。

6）在训练和比赛中，我很难保持注意力的集中。

7）作为一名运动员和一个人，我觉得自己是个失败者。

8）我无法停止自己是一个失败者并退出体育运动的想法。

9）我正在喝酒或服用补剂来改善我的情绪。

10）我想结束我的生命。

得分 > 5 表示需要转介给精神卫生保健专业人员

五、过度训练

在训练负荷过大、恢复期不足、表现下降以及出现情绪低落或其他情绪障碍时，区分严重抑郁障碍和过度训练可能很有挑战性。过度训练综合征没有任何特定的诊断标准，被认为是非功能性过度训练（non-functional overtraining，NFO）的一种极端形式，通常持续 2 个月以上，并伴有相关的心理和（或）神经内分泌特征。据描述，10% ~ 64% 的精英运动员都会出现这种情况，而且训练量的增加和恢复不足显然是造成这种情况的原因。一项对游泳运动员超过 11 年的研究表明，训练增加与情绪下降相关，在训练负荷减少后情绪有所改善。过度训练的几个特征与抑郁症重叠，包括体重减轻、失眠、注意力下降和疲劳。除了抑郁情绪外，已描述的其他风险因素还包括其他心理社会应激源（如教练、球队、学校、工作）、营养不良、睡眠障碍和疾病。虽然已经做了很多工作来确定过度训练的诊断方法，包括测量心率、激素或儿茶酚胺，但过度训练综合征的诊断标准和治疗仍然不确定。

已经有几种方法用于筛查评估过度训练综合征的心理反应，包括运动员恢复应激问卷（recovery stress questionnaire for athletes，REST-Q sport）和训练苦恼量表（training distress scale，TDS），后者似乎是最有用的。心境状态量表（profile of mood state，POMS）是早期使用的工具，它不是专门针对运动员的，对运动员来说是非特异性的。

六、焦虑 / 与应激相关的疾病

GAD 的定义依据 DSM-5 标准列于表 34-3。焦虑的症状导致痛苦和功能受损，不能用其他疾病来解释。GAD 及与之相关的社交焦虑障碍、强迫症、惊恐障碍（表 34-4）在运动员中较为常见。在精英运动员中，GAD 的报告范围为 6% ~ 14.6%，并得到了医师或自我报告证实。运动员 GAD 的发病率与一般人群相似，而且与一般人群相比，女性运动员比男性运动员更常见。惊恐障碍在普通人群中的患病率为 2.2%，在法国精英运动员中，终身惊恐障碍的患病率为 2.8%。与应激相关的障碍包括创伤后应激障碍（post-traumatic stress disorder，PTSD）和急性应激障碍，后者与前者的区别在于症状少于 1 个月。据报道，运动员的另一种与应激有关的障碍包括运动表现焦虑。

表 34-3　DSM-5 中的广泛性焦虑症（GAD）的诊断标准

诊断：对许多事件或活动过度焦虑和担心，个人难以控制这种担心。这发生在至少 6 个月的多数日子里。必须至少存在 3 种其他症状

其他症状	注释
● 坐立不安或感到激动或紧张 ● 容易疲劳 ● 易怒 ● 注意力难以集中或"头脑一片空白" ● 睡眠障碍（难以入睡或保持睡眠，或休息不充分的、睡眠质量不满意） ● 肌肉酸痛或酸痛加剧	—

焦虑、担心或身体症状会在重要功能方面造成严重的痛苦或损害。症状不能归因于其他躯体疾病（包括另一种精神障碍）或某种物质

表 34-4 DSM-5 中的其他焦虑和相关障碍的诊断标准

惊恐障碍	社交焦虑障碍	强迫症
● 反复出现不可预期的惊恐发作；强烈的恐惧或不适突然发作并在几分钟内达到顶峰，在此期间会出现包括"大难临头"在内的若干伴随症状	● 个体面对被他人审视的一种或多种社交情况时产生的显著害怕或焦虑	● 具有强迫思维、强迫行为，或两者皆有 强迫思维：反复的、持续性的、侵入性的和不必要的想法或冲动，并会引起显著的焦虑或痛苦 强迫行为：个体感到重复行为或精神活动是作为应对强迫思维或根据必须严格执行的规则而被迫执行
● 至少 1 次发作后，会持续 1 个月或更长时间担忧额外的惊恐发作或其后果，和（或）在与惊恐发作相关的行为方面出现显著不良变化（如回避某些情况）	● 个体害怕自己的言行或呈现的焦虑症状会导致负性的评价	● 强迫思维或强迫行为是耗时的，或这些症状引起具有临床意义的痛苦，或导致重要功能方面的受损
● 症状不能归因于其他躯体疾病（包括另一种精神障碍）或某种药物或物质	● 社交情况几乎总是能够触发害怕或焦虑 ● 这种害怕或焦虑与社交情况和社会文化环境所造成的实际威胁不相称 ● 症状是持续性的，通常持续 6 个月或更长时间 ● 这种害怕、焦虑或回避会在重要的功能方面造成严重的痛苦或损害 ● 症状不能归因于其他躯体疾病（包括另一种精神障碍）或某种药物或物质	● 症状不能归因于其他躯体疾病（包括另一种精神障碍）或某种药物或物质

存在焦虑和应激相关障碍风险运动员的共同特征是相似的，包括完美主义、自尊心低和受伤／害怕再次受伤。其他运动员特有的风险包括竞争、对失败的恐惧、社会判断、感知到的负面后果。此外，在现役和退役的精英足球运动员中，受伤史和既往手术史、最近的生活事件、较低的社会支持水平和对职业的不满都与焦虑相关。

GAD-7 是一种有效的筛查工具，用于识别焦虑。虽然不是特指针对运动员，但它在评估这一人群的焦虑时非常有用。焦虑已被证明对运动表现有负面影响，并与认知表现和整体功能受损有关。与焦虑做斗争的运动员往往会陷入恶性循环，他们的表现不佳，他们开始更加担心，以至于他们的认知活动开始出现异常，专注力和运动表现力持续下滑。

七、睡眠障碍

关于运动员睡眠障碍及其与 MH 关系的文献越来越多。健康成人睡眠少于 7 小时被认为是不足的，而青少年和年轻人睡眠需要增加（如 9 ~ 10 小时）。在大学运动员中，睡眠质量差与抑郁、焦虑和躯体形式障碍的风险增加（2.4 倍）有关，并且还与 50% ~ 83% 的竞技运动员的日间嗜睡和睡眠质量不好有关。在美国的大学阶段，50% 的运动员自述在赛季期间睡眠不足 7 小时，79% 的人自称每晚睡眠不超过 8 小时。奥运会级别的运动员的这一数字也类似，49% 的奥运会运动员自称"睡眠不好"，尤其是比赛前夜。据报道，在 2008 年残奥会期间，残疾运动员的睡眠质量较差。在患有失眠症的运动员中（定义为每周至少 3 次难以入睡或保持睡眠，持续至少 3 个月），与男性相比，女性更频繁地报告入睡困难和半夜醒来。失眠症状和睡眠质量差与抑郁、易怒和注意力不集中有关。睡眠障碍是其他一些 MH 问题（包括欺辱和霸凌、抑郁、焦虑、双相情感障碍、过度训练和 ED）的一种常见并发症。清晨练习对运动表现的影响较大，建议将其降至最低。

阻塞性睡眠呼吸暂停与情绪障碍和认知障碍有关，在运动员人群中最常见于美式橄榄球和其他与体重指数（body mass index，BMI）增长有关的运动。在美式橄榄球中，有 8% 的大学球员报告有睡眠呼吸暂停的症状，而在职业水平运动员中，报告的睡眠呼吸暂停发生率是普通人群的 5 ~ 11 倍。

在几项研究中，人们注意到睡眠障碍会对足球、高尔夫、网球和篮球等运动的表现产生不利影响。昼夜节律的中断，尤其是旅行（如时差）和主场优势对运动表现也有影响。清晨练习对运动表现的影响表明建议应将其降至最低。有证据支持睡眠教育、睡眠优化和营养在改善睡眠功能、提升主观报告的活力和减少疲劳以及改善整体情绪和运动成绩方面的作用。

筛查睡眠障碍的工具包括失眠严重指数（insomnia severity index，ISI）和 Stop-BANG 问卷（Stop-BANG questionnaire），它们在一般人群中是可靠的和有效的，运动员睡眠筛查问卷（athlete sleep screening questionnaire，ASSQ）是一种针对运动员有效的筛查工具。考虑到睡眠障碍对运动表现的影响，对精英运动员睡眠障碍的早期识别是很重要的。睡眠障碍的治疗应遵循个体化原则，存在多种选择，包括行为干预。

八、饮食失调（进食障碍）

饮食失调（disordered eating，DE）的发生范围很广，从最轻微的能量限制和致病性体重控制行为到最严重的符合 DSM-5 中定义的神经性厌食症（anorexia nervosa，AN）、神经性暴食症（bulimia nervosa，BN）、暴食症（binge eating disorder，BED）和其他特定饮食或喂食障碍。对体重的优先关注和对致病行为的尝试（如使用减肥药、泻药、过度运动和自我催吐）应该区别于进食障碍（eating disorders，ED）的诊断，这应该由 MH 提供者或具有心理健康专业素养的初级保健医师做出。所有进食障碍的标志是扭曲的身体意象。表 34-5 提供了饮食失调或进食障碍常见的体征、症状、后果、危险因素以及对其表现的影响。进食障碍与药物滥用或抑郁共病是很常见的。在所有年龄段和性别中，运动员饮食失调和进食障碍的患病率均高于非运动员。在运动医学文献中，涉及从饮食失调到进食障碍的讨论是女运动员三联征和运动中的相对能量缺乏症（relative energy deficiency，RED-S）。女运动员三联征最初于 1997 年描述，研究了几十年，描述为能量利用率、月经功能障碍和骨骼健康之间的关系。最近，RED-S 用来描述类似的病理生理学症状，也包括男性运动员，并涉及能量缺乏对骨骼健康和内分泌功能的影响以及对代谢率、免疫、蛋白质合成和心血管健康的影响。饮食失调（进食障碍）的风险因素包括参与限制体重和审美型运动项目、女性以及运动员特有的风险因素（包括运动表现压力、团队赛前称重和受伤）。与饮食失调（进食障碍）发病率增加相关的其他风险因素包括完美主义、霸凌史、性虐待和对受伤的反应。

评估饮食失调（进食障碍）有效的筛查工具已经开发出来，并在许多专项运动员中得到验证，包括运动员简易进食障碍问卷（brief ED in athletes questionnaire，BEDA-Q）、运动环境直接问卷（athletic milieu direct questionnaire，AMDQ）、强迫性运动测验——运动员版本（compulsive exercise test-athlete version，CET-A）、女性运动员筛查工具（female athlete screening tool，FAST）和心理筛查测试（psychologic screening test，PST）。这些工具是根据 DSM-4 标准开发的，可能不适用于男性运动员和（或）纳入 RED-S 标准。非运动员特有但经过验证的且可适用于男性和女性运动员的筛查工具包括疾病-控制-石头-肥胖-食物（Sick，Control，One，Fat，Food；SCOFF）问卷和进食障碍检查访谈。对饮食失调/进食障碍运动员的评估如图 34-1 所示，参与风险评估见表 34-6。治疗必须个体化，并考虑当前的医疗问题、风险因素、运动、共存和先前存在的医疗问题。队医对运动员是否重返赛场拥有最终决定权。拥有一个包括医师、运动教练/理疗师、心理学家、精神病医师或其他 MH 医疗护理提供者和营养师在内的多学科治疗团队，对于管理精英运动员可能出现的饮食失调和进食障碍非常有用。

表 34-5 精英运动员饮食失调（进食障碍）的常见表现

症状	体征	后果	风险因素	表现问题
扭曲的身体意象（尽管很瘦，但"感觉很胖"）	对体重的优先关注	排除所致的电解质异常（如呕吐、泻药、利尿剂）	完美主义，高成就者	能量缺乏会对最大摄氧量和跑步速度产生负面影响
	过度运动	骨骼健康异常（如低骨密度、过早骨质疏松症）	减肥的压力	由于能量摄入减少和（或）致病行为造成的脱水和营养不良会导致表现下降
焦虑或抑郁	脱水	胃溃疡、胰腺炎、胃破裂	展示身材的比赛服和对成绩主观评分（如滑冰、体操、游泳）	过度节食会对最大摄氧量和跑步速度产生负面影响
难以集中注意力	月经失调			
腹痛	应力性骨折			
怕冷	体重显著降低			
肌肉痉挛、虚弱或疲劳	牙齿或牙龈问题			
	过度使用洗手间			
	回避进食和进食环境			

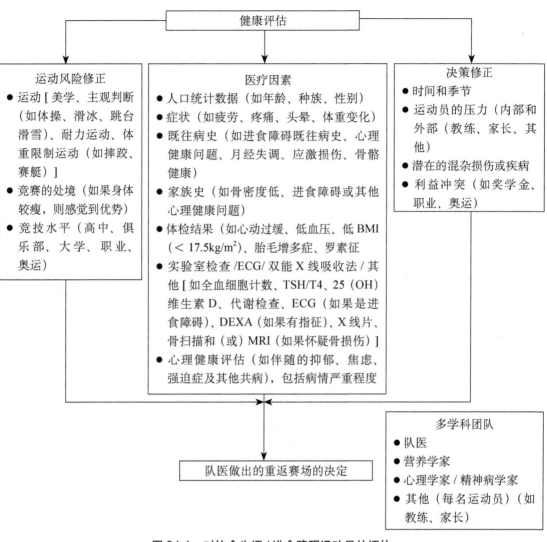

图 34-1 对饮食失调 / 进食障碍运动员的评估

表 34-6 参与的风险评估

低风险个体
- 能量供应与支出匹配，保持健康成长和发展，对训练做出反应
- 健康的饮食和训练习惯
- 正常的代谢和激素功能
- 健康的骨密度（基于年龄、性别、种族）
- 没有肌肉骨骼的问题

中等程度风险个体
- 能量利用率低于支出，预期生长发育（青春期）减弱，对训练反应不足
- 长时期处在异常低的体脂百分比
- 体重大幅下降（1 个月内体重下降 5% ～ 10%）
- 女性月经周期异常（如闭经、月经过少）以及月经初潮延迟（> 16 岁）或男性激素水平异常
- 骨密度降低（Z 分数 < −1SD），或骨密度较之前测量值降低
- 一处或多处应力性骨折，不认为与训练中的失误有关
- 实验室或其他（心电图）异常，或心理健康紊乱障碍，包括饮食失调

高风险个体
- 能量利用率远低于支出，伴随着极度的体重减轻和严重的医疗后果
- 神经性厌食症和其他严重的进食障碍
- 脱水、血流动力学不稳定、心律失常与极端减肥技术相关的电解质紊乱

九、物质使用障碍

运动员，特别是精英运动员的物质使用是一个值得关注的问题，它伴随着几个叠加的情况和 MH 障碍。物质使用的范围从偶然的使用到滥用，再到 DSM-5 物质滥用障碍，最常见的物质包括酒精、咖啡因、大麻 / 大麻素、尼古丁、阿片类药物和合成代谢 - 雄激素类固醇。酒精的使用仍然是一个重要问题，大麻 / 大麻素的使用有所增加，阿片类药物的使用引发了人们的极大关注，特别是在美国，阿片类药物的使用被视为"一场危机"。在美国，23% 的大学水平精英运动员报告在过去一年中使用了处方镇痛药，另有 6% 的人报告在非处方的情况下使用，这种情况也见于青少年运动员中。关于运动员使用和滥用物质是更普遍还是罕见的看法存在争议，同时根据物质、运动、性别、国家、性取向和种族差异而有所不同。

物质使用通常与欺辱、霸凌、退出运动项目以及性虐待有关。此外，物质使用症状或障碍通常被视为几种 MH 障碍鉴别诊断的一部分，包括广泛性焦虑症、强迫症、社交焦虑障碍、PTSD、双相情感障碍、抑郁症、ED、注意力缺陷多动障碍 / 学习障碍和运动相关脑震荡 (sport-realted concussion，SRC)。物质的使用和滥用是若干 MH 问题的常见并发症，它们用来缓解压力、控制情绪或渴望、止痛或作为在某些情况下试图提高运动表现的手段。物质使用和滥用的一个常见引发因素为对创伤和伤害的反应，它通常有多种并发症，包括抑郁、焦虑、ED 和不良应对行为。

十、对损伤的心理反应

损伤是一个多种 MH 疾病的风险因素，包括药物使用、赌博成瘾、抑郁和自杀、创伤相关障碍、焦虑、过度训练、ED 以及退出 / 退役某一运动项目相关的问题。此外，损伤和疾病也可引起多种 MH 症状。在精英运动员中，损伤、MH 和运动表现之间的关系是复杂的，同时也是一个有趣的领域。精英运动员可能拥有特定的压力源，这增加了包括 MH 障碍在内的损伤或疾病风险。对损伤的心理反应也可能揭示潜在的 MH 障碍，并使得损伤恢复复杂化。与未损伤的运动员相比，损伤运动员的抑郁和焦虑症状水平更高。据报道，具有韧性和"心理韧性"的运动员受伤率较低，抑郁、压力、焦虑和强迫症发生率较低。

损伤的风险因素包括心理和社会文化。心理风险因素包括焦虑 / 担心、完美主义、过度警觉、低身体形象或低自尊、应对资源有限、生活事件压力（与重大生活事件相关的压力，如家庭成员的死亡或进入一所新学校）、冒险行为或低情绪状态。社会文化风险因素包括终身遭受性虐待或身体虐待史、社会压力、有限的社会资源、组织压力（运动员对其团队的结构和功能的感受）、对学业或运动表现做出消极自我评价相关的压力、教练质量（运动员如何看待他们与教练的关系）及其运动队 / 团队的文化（如团队的观念模式，不惜一切代价赢得胜利而不是持续的团队发展）。

　　一项系统评价定义了 3 种对运动损伤和康复结果起决定作用的运动员"反应"，包括认知反应、情绪反应及由此产生的行为反应。认知反应是指运动员如何理解他们的受伤或疾病。情绪反应包括悲伤、愤怒、沮丧、睡眠或食欲的改变以及缺乏动机。认知反应导致情绪反应，两者要么是"正常"的要么是"反常"的，且都对行为反应产生影响，如目标设置、动机和治疗的依从性。损伤恢复更佳的运动员对损伤有更积极的认知、情绪和行为反应，包括更高水平的乐观和自我效能。有助于损伤恢复的有效策略包括：①使用建模技术（如视频、同伴运动员）减少对再次受伤的恐惧；②支持运动员的自主性（如解释康复训练的目的）；③增加信心（如目标设定、功能测试）；④提供社会支持；⑤为运动员在他们的运动队中找到一个角色（如统计数据，帮助教练）；⑥压力"预防针"训练（如果受伤需要手术以避免需要镇痛药）。

　　SRC 是一种最常见的且别具挑战性的损伤，在诊断时需要排除物质使用情况。此外，其评估工具中列出的若干症状，与 MH 障碍的症状重叠。尽管有数据表明患有 SRC 的运动员可能会出现 MH 症状，使得运动员可能会使用物质来应对这些情绪，但很少有数据支持脑震荡后增加了物质使用。在产生 SRC 后，抑郁、焦虑和冲动症状在男性大学生运动员中很常见。在一项关于大学生运动员的研究中，20% 的人报告 SRC 后出现抑郁症状，报告抑郁症状的预测因素包括抑郁基线报告、种族（非白种人）、受伤后缺席比赛的次数（缺失比赛越多，症状越多）以及运动年限（参加运动的年数越少，症状越多）。此外，在大多数研究中，MH 症状的发展、MH 或情绪障碍的既往史、MH 障碍的家族史以及高压力生活事件都与 SRC 损伤后较长的恢复时间有关。前交叉韧带重建后常见的症状有 MH 症状、害怕再次损伤，其也与 SRC 后持续症状相关。

　　最近发现的人类严重急性呼吸综合征（severe acute respiratory syndrome，SARS）新型冠状病毒被称为 COVID-19，2019 年 12 月 COVID-19 造成了一场全球持续的流行病。它导致了顶尖赛事暂停举办，并使得 2020 年夏季奥运会推迟。虽然关于 COVID-19 的文献及其对健康的影响仍在不断发展，但 COVID-19 造成的心理影响是显而易见的。在一项超过 37 000 名大学生运动员的调查中显示，多数人表示受到心理问题的困扰，超过 1/4 的人感到悲伤和失落，1/12 的人"经常"或"每天"感到"非常沮丧，难以正常工作或学习"。1/3 的人有睡眠障碍，80% 的人有训练障碍，包括害怕感染 COVID-19（43%）、缺乏动机（40%）、感到压力或焦虑（21%）、悲伤或抑郁（13%）。这表明提供 MH 资源和其他领域的筛查和识别是至关重要的。

十一、筛查工具

　　在这一章中，已经讨论了一些不同的筛查工具，用于评估精英运动员中的 MH 障碍。作为精英运动员 MH 共识声明的后续工作，国际奥委会成立了工作组以创建国际奥委会运动 MH 评估工具（sports MH assessment tool，SMHAT）。该工具包括作为第一个分类成分的运动员心理紧张问卷（athlete psychological strain questionnaire，APSQ）。APSQ 是为精英运动员研发的，已在精英运动员中得到验证。如果运动员的得分超过了特定的分界点，就可以使用额外的筛查工具，如 PHQ-9、GAD-7 和 AUDIT-C。APSQ 和 SMHAT 等筛查工具在识别可能存在严重心理困扰的运动员方面有效。鉴于精英运动员在寻求 MH 治疗方面存在障碍，因此在其体育赛前体检或定期医师回访期间使用筛查工具，尤其是在运动员经历了一个赛季或归队时间不确定且能够结束其职业生涯的伤病（如 SRC），或感觉运动员有任何患有 MH 潜在危险因素的情况下，应予以考虑使用。此外，要求运动员在运动体检期间完成一份与心理健康有关的简短问卷，该问卷强调了心理健康的重要性，并支持寻求健康的行为，这样运动员可能会感到能更舒适地与他们的心理保障服务者讨论心理健康问题。

十二、残奥会运动员

很少有文献关注残疾人运动员的 MH 问题，而有关精英残疾人运动员的相关文献亦少。精英运动员可能有特定和独特的压力源，包括慢性疼痛、过度训练、复杂的医疗状况与后勤（如前往比赛地点）相关的压力源、睡眠条件、设备和技术问题、消极的教练行为（如有辱人格的言论）及残疾等级分类或退役相关的问题。需要更多的前瞻性文献来回答与残疾精英运动员 MH 需求相关的重要问题。

要点

- MH 问题在运动员中很常见。
- 队医和其他医务人员必须明白，精英运动员在寻求治疗时可能存在障碍。
- 筛查工具可以帮助规范健康寻求行为，并提高对 MH 问题的早期认识。

（张　禹　译）

第 *35* 章

运动损伤的放射学评估

一、概述

运动员的运动表现取决于先天因素和神经运动训练技能、解剖和生理因素以及心理平衡。在临床实践中，运动效率是由肌骨系统的快速协调反应来预测的，以便满足比赛或竞技期间所需的身体需求。例如在足球带球、手球投掷、网球发球、篮球跳跃时的方向改变，或者在拳击手闪避对手重拳时。重要的是每种运动都有特定的身体需求，因此可能会发生特定的运动相关伤害。

为了更好地研判病情，得出准确的诊断，运动医学医师最初就必须从 3 个要点出发去评估运动创伤，即运动员的创伤史、体格检查和放射学评估。

二、创伤史

在运动创伤中，必须尽可能准确地了解运动员的创伤史，从而确定损伤机制和解剖结构的损伤。接触性运动可产生直接和间接创伤，而在非接触性运动中，间接创伤是主要的损伤机制。

通常，直接创伤涵盖从轻微损伤（如切割伤和擦伤皮肤），到诸如骨折的严重损伤。间接创伤则会增加韧带应力，导致常见关节的韧带损伤（如踝关节和膝关节等）。

不同区域的人体解剖具有不同的形态，如大腿有大量的肌肉，而在膝前、腹部和面部则容易摸到骨性突起。

三、初步的临床体征

根据组织损伤的严重程度，临床可表现为水肿、瘀斑、出血、关节积液、骨摩擦音、骨畸形、运动员无法移动或站立、意识丧失等。将这些临床体征与报告或观察到的创伤机制相结合，可指导体格检查。

一般来说，运动损伤源自较低能量的创伤，引起诸如皮肤划伤、擦伤等小的损伤。在面部，这些较低能量创伤也会导致出血，特别是在血管丰富的鼻部。不过，大多数情况下，现场的体格检查即可确定诊断和治疗策略，如绷带包扎、局部压迫，存在皮肤切口时清洗伤口、缝合和敷料外敷。相比之下，更高能量的创伤则引起更严重的组织损伤，如骨折、韧带损伤、脑损伤等。

本章探讨运动损伤的最常见解剖部位，讨论放射学评估的策略和每项检查对运动员运动损伤进行正确诊断的贡献。

四、放射学评估

影像学诊断方法的提高和进步已经影响到了运动医学领域，它可以帮助和指导医师、康复医师、作业治疗师、生理学家、体能教练和其他健康专业人员改善运动损伤的管理和监测，以及对重返赛场的决策做出贡献。

虽然了解每一种方法的原理是基础，但是，对于特定解剖结构或特定临床问题，何种影像学检查方法最合适，仍然经常存在疑问。

五、我们如何解决它

打个比方，这种情况可以类比为你把汽车送到你信任的机械师那里进行调试。如果你没有告知对方任何有关故障的情况，你的机械师会对汽车的各个方面进行例行检修。但是，如果你提出了一个明确的故障，如车子出现噪声和噪声的可能部位，你的机械师将能根据你所报告的"症状"进行针对性检查。

因此，了解可能的诊断假说和足够的损伤病史将有助于放射科医师选择最合适的成像方法。除使用特定技术、序列以获得更准确诊断外，断层摄影和磁共振成像（magnetic resonance imaging，MRI）可增加这些方法的预测价值，从而更加详细地描述解剖和病变发现。

六、放射检查的类型

放射检查可按电离辐射的使用情况进行分类。常规 X 线摄影和 CT 都是基于 X 射线束而获取图像，涉及电离辐射，因此应用时要考虑特定的禁忌证，如妊娠。解读这些检查图像时，主要是基于对 5 种基本放射线密度的分析，从最低密度透视到最高密度（空气、脂肪、软组织、骨骼和金属）（图 35-1）。

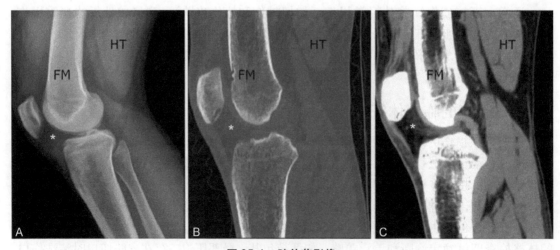

图 35-1　膝关节影像

A. X 线侧位片；B. CT 矢状位重建（骨窗）；C. CT 矢状位重建（软组织窗）。*. 代表脂肪密度（髌下脂肪垫）；HT. 腘绳肌（hamstring muscles）软组织密度；HT. 股骨干骺端（femoral metaphysis，FM）骨密度

七、常规 X 线摄影

对于任何骨骼肌肉疾病，最初的评价技术依然是常规 X 线检查。它对骨结构的分辨率高，普及性广，成本低，但是对软组织的分辨率低。在准备进一步做其他影像学检查之前，都应该先做 X 线检查。常规 X 线检查所获得的信息（即使是正常）是其他成像方法技术设计和结果解释的基础，因此应该总是提供给放射科医师。

八、计算机断层摄影

当外伤部位存在重要的临床症状但常规 X 线检查正常时，运动员应进一步接受计算机断层摄影（computed tomography，CT）扫描。CT 可以多方位成像，在评估有大量骨结构重叠而可能漏诊骨折的部位中作用重大，如肩胛带、髋关节和中轴骨骼（颅骨、面部、脊柱、肋骨、胸骨、骶骨和尾骨）。虽然 CT 是评估钙化、骨和骨皮质撕脱的极好方法，但它不是评估骨髓及骨相关软组织的优选方法。在评估其余的肢带骨时，当需要更详细地描述骨折线和骨折碎片，或描述骨折关节内扩展情况，应使用 CT 扫描。

九、磁共振成像

MRI 是评估肌肉骨骼系统相关的韧带、肌腱、滑囊、肌肉和椎间盘损伤的首选方法，且对分析骨髓病变非常有用，同时也有利于避免因未发现骨折而引起的并发症，如塌陷、髋臼突出和碎裂。

因此，了解 MRI 基本序列已成为所有参与治疗运动损伤者的基础。MRI 主要序列相关知识包括两个方面，即使用序列的类型和是否使用脂肪饱和抑制。MRI 基本序列包括水敏感序列和水不敏感序列两组。在水敏感序列中，含有游离水或结合水的结构呈现高信号（亮）；而在非水敏感序列中，液体呈现低信号（不亮）。水敏感序列主要包括 T_2WI、PDWI 和 STIR，非水敏感序列主要为 T_1WI。脂肪组织在 T_1WI、T_2WI、PDWI 中均表现为高信号；然而当使用脂肪饱和时，脂肪组织区域的信号类似或低于肌肉信号（等信号或低信号）。

在骨肌放射学中，了解这两个概念非常重要。因为大多数创伤会导致骨骼、肌腱、肌肉和韧带的水肿，水敏感序列检测这些水肿和相关变化更加敏感。在骨挫伤中，脂肪高信号与水肿高信号可能混淆，此时脂肪饱和抑制（脂肪信号消除）则有利于骨挫伤水肿的检出（图 35-2）。

十、CT 与 MRI 的比较

做一个比喻，面对一杯葡萄酒，如果我们想评估葡萄酒，应该做 MRI；而如果我们想分析酒杯，应该做 CT（图 35-3）。因此，这个概念就是 CT 优势在于评价骨质，而 MRI 优势在于评估骨结构的组分。

超声的原理是基于机械波的使用。鉴于超声具有可移动性，且可动态评估脏器，因此具有重要的意义。但多数情况下，超声不具备 MRI 的空间分辨率和多平面成像能力。

因此，为了指导放射检查，在以下内容我们将讨论专业和休闲运动中最常见运动损伤部位的放射学评估。

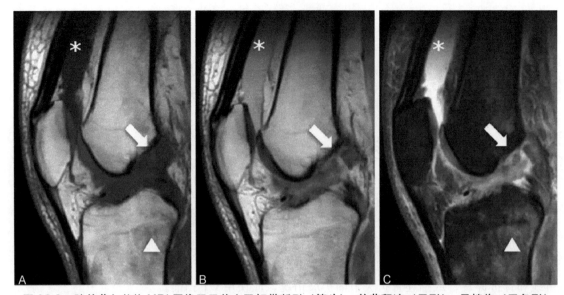

图 35-2　膝关节矢状位 MRI 图像显示前交叉韧带断裂（箭头）、关节积液（星形）、骨挫伤（三角形）
A. 无脂肪抑制的 T_1WI（水呈低信号——关节积液低信号、骨挫伤低信号）；B. 无脂肪抑制的 PDWI（水呈高信号——关节积液高信号、骨挫伤信号类似骨髓信号）；C. 脂肪抑制的 PDWI（水呈高信号——关节积液高信号、骨挫伤高信号）

十一、膝关节

膝关节稳定性主要是通过韧带维持，肌肉作为次要稳定装置而实现，骨骼结构很少参与其中。此外，与大腿不同的是，膝关节周围没有大量肌肉群的包绕，导致受到直接创伤时的保护力低。因此，这些解剖特性及其在运动中的生物力学特点使膝关节成为运动损伤的常见部位。

膝关节是提供活动和支持身体重量分布的结构，也是人体加速和减速的关键结构。因此，它的损伤通常与涉及跑步和跳跃的高速竞争性和重复性运动有关，如足球、美式橄榄球、田径、篮球、排球和街跑，在这些运动中膝部

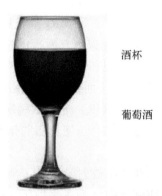

酒杯

葡萄酒

图 35-3　酒杯 =CT；葡萄酒 =MRI

承受的力量可以达到体重的 10 倍。膝关节损伤大多与间接或直接创伤相关，这些创伤可引起骨病变（如骨折）和软组织损伤（如韧带断裂、半月板撕裂、肌腱病变和肌腱断裂）。

（一）骨折

在膝关节骨折中，直接创伤是损伤的主要机制。在大多数病例中，通过膝关节 X 线检查就可以确诊。然而，医师必须了解适合每种骨折的 X 线检查摄影体位。例如，髌骨纵向骨折在正侧位片上观察不清，但在轴位片上可以清楚地显示。

在胫骨近端或股骨远端塌陷骨折中，与 X 线检查相比，CT 可以提供更多骨塌陷的细节，如劈裂骨折或压缩性骨折，从而帮助医师为每个病例选择最佳的治疗方案。

（二）疲劳性骨折

疲劳性骨折（也称过度使用性骨折）为应力性骨折的一种类型，它是由于正常骨受到

不正常应力而导致的。疲劳性骨折不应与应力不全骨折相混淆，应力不全骨折由正常应力作用于异常骨而发生。当正常骨的自身再生能力和重复应力负荷之间出现不平衡，此时局部破骨细胞数量增多，从而可发生疲劳性骨折。

在运动员中，疲劳性骨折通常发生在胫骨近端，并且由于不断增加的应力而逐渐加重。在最早期阶段，X 线片可以显示轻微的软骨不规则或软骨下透亮区，但通常被忽略。早期阶段的骨水肿很容易通过 MRI 检出，表现为骨髓异常高信号；随着持续的应力负荷导致病变进展，MRI 所有序列均可显示低信号骨折线及伴发的骨水肿（图 35-4）。

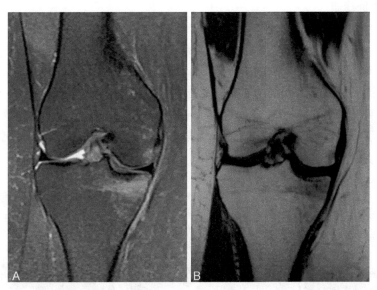

图 35-4　膝关节 MRI 冠状位脂肪抑制 T_2WI（A）和 T_1WI 序列（B）。胫骨内髁的线状骨水肿在 T_2WI 上呈高信号，在 T_1WI 上呈低信号（疲劳性骨折）

（三）撕脱性骨折

撕脱性骨折或撕脱性损伤是指强大力量牵拉肌腱或韧带，并使其附着部附近的骨皮质脱落分离，可导致关节不稳定。因此，运动医学医师必须意识到某些撕脱性骨折可能表现为韧带损伤的间接征象，如后交叉韧带（posterior cruciate ligament，PCL）胫骨止点撕脱性骨折。

表 35-1 显示了膝关节周围最常见的撕脱性骨折及其相关损伤。

表 35-1　膝关节周围最常见撕脱性骨折及相关损伤

	相关损伤
Pelligrini–Stieda 病变	MCL 和 ACL
Segond 骨折	LCL，ACL，外侧半月板
反 Segond 骨折	MCL 和 PCL
胫骨内侧髁间嵴	ACL
胫骨髁间后区	PCL
腓骨头	LCL、股二头肌肌腱、膝关节脱位的间接征象

　　X 线片可以发现小的撕脱骨碎片和较小的关节内骨碎片，但 CT 通常显示更佳。MRI 可以更好地分析相关的软组织损伤，如半月板撕裂、韧带撕裂、肌肉断裂和骨水肿等。

　　膝关节内翻及内旋应力损伤可牵拉胫骨平台外侧缘、邻近 Gerdy 结节处的骨皮质，从而出现 Segond 骨折。X 线片容易显示 Segond 骨折碎片，但鉴于这种骨折一般被认为是前交叉韧带（anterior cruciate ligament，ACL）撕裂的特异征象，因此强烈推荐 MRI 检查。

（四）骨软骨病变

　　急性创伤性骨软骨损伤包括骨挫伤和软骨、软骨下及骨软骨骨折（图 35-5）。一般来说，这些损伤更常见于年轻、喜爱活动的患者，为急性创伤导致正常骨骼受到高能量外力的后果。患者表现为急性疼痛，具有明确创伤史。

　　剥脱性骨软骨炎(osteochondritis dissecans,OCD)是软骨下骨的一种局限性特发性病变，有邻近关节软骨不稳和破裂的风险，可能导致早期骨关节炎（图 35-5）。喜爱活动的儿童和高水平运动员中的慢性重复性应力常认为是 OCD 主要病因。OCD 病变最初始于关节表面的深部，随后累及病变边缘区的关节软骨。

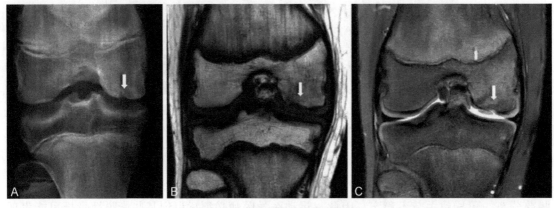

图 35-5　骨关节炎影像学表现

A. X 线片；B. MRI 冠状位 T_1WI；C. MRI 冠状位脂肪抑制 PDWI。箭头显示股骨内髁不规则，提示剥脱性骨软骨炎

（五）韧带病变

　　1. 外伤性髌骨脱位　髌骨外侧脱位可由外翻 - 屈曲 - 外旋损伤髌骨内侧支持带后导致，由于髌骨内侧缘和股骨外侧髁的相互撞击，从而在这两处出现异常高信号。同时，内侧支持带止点处的髌骨内侧缘支持带止点也可发生撕脱性骨折。MRI 可以显示相关的软组织损伤（图 35-6）。

　　2. ACL　ACL 断裂最常见于那些涉及生硬启动、骤停和轴移旋转的运动形式中。当 ACL 断裂时，X 线片上会出现一些间接征象，如外侧股骨凹陷征，该征象见于膝关节过伸损伤，代表股骨外侧髁表面受到局部撞击。侧位 X 线片上表现为局部凹陷，通常大于 1.5 mm。MRI 是较好的影像学检查选择，ACL 各束在所有序列中均表现为低信号。ACL 断裂可分为完全断裂和部分断裂，包括直接征象或间接征象（表 35-2，图 35-7）。

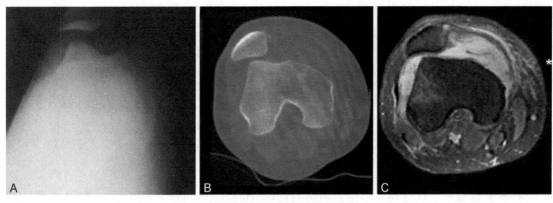

图 35-6 髌骨脱位影像学表现

A. X 线片：髌骨外侧移位；B. 膝关节轴位 CT（骨窗）示髌骨外侧移位，髌骨内侧缘撕脱性骨折；C. 轴位 MRI 脂肪抑制 T$_2$WI 显示髌骨外侧移位，髌骨内侧缘和股骨外侧髁相互撞击后遗留的高信号（骨挫伤）

表 35-2 ACL 损伤的直接和间接影像征象

ACL 损伤的影像征象	
直接征象	间接征象
ACL 显示不清，ACL 纤维因水肿或出血呈高信号	胫骨前移位（大于 5mm）
ACL 水平走行（股骨侧撕裂）	外侧胫股间室的骨挫伤
ACL 连续性中断或 ACL 纤维卷曲	内侧副韧带损伤
空髁间窝征，指 ACL 股骨附着部的纤维缺失，该空间充满液体信号	ACL 前方垂直化（前抽屉）

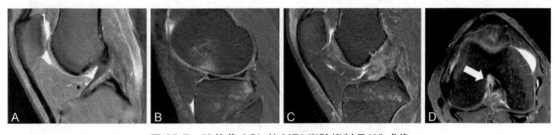

图 35-7 膝关节 ACL 的 MRI 脂肪抑制 T$_2$WI 成像

A. ACL 正常；B. 外侧胫股间室的骨挫伤；C. ACL 完全断裂；D. ACL 股骨附着部的空髁间窝征（箭头）

3. PCL PCL 损伤与运动锻炼密切相关，通常伴有 ACL 撕裂和内侧半月板撕裂。PCL 撕裂多发生在韧带中间段或远端，可伴或不伴有胫骨止点处撕脱性骨折。若在 X 线片上发现此类撕脱性骨折，或者看到胫骨后抽屉征，常提示 PCL 撕裂。

与 ACL 撕裂类似，PCL 损伤可表现为完全撕裂或部分撕裂，MRI 可以更好地进行评估。PCL 完全撕裂在 MRI 图像上表现为韧带纤维模糊不清或完全消失。PCL 部分撕裂比 ACL 部分撕裂更容易识别，表现为通过韧带纤维的纵行向高信号影。PCL 损伤可伴有其他征象，如直接外伤导致的胫骨骨水肿，膝过伸损伤导致的胫骨与股骨骨水肿（图 35-8）。

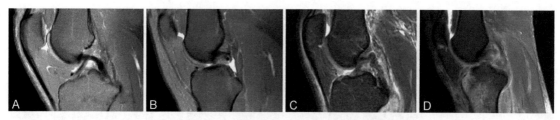

图 35-8　膝关节 PCL 的 MRI 矢状位成像

A. PCL 正常；B. PCL 远端撕裂；C. PCL 迂曲和韧带内部损伤；D. PCL 完全撕裂（矢状位脂肪抑制 PDWI 成像）

4. **内侧副韧带**　在运动人群中，内侧副韧带（medial collateral ligament，MCL）损伤是一种常见损伤，常因受伤而长时间停止运动。MCL 撕裂主要发生在韧带的近端，如大多数软组织损伤一样，MRI 是首选的检查方法（图 35-9）。ACL 和内侧半月板撕裂常发生在足球、篮球、橄榄球等接触性运动中，其发生机制为轴移损伤。几周后，MCL 损伤可能表现为 Pellegrini-Stieda 病变（图 35-9），即内侧副韧带近端创伤 / 撕脱后的钙化。

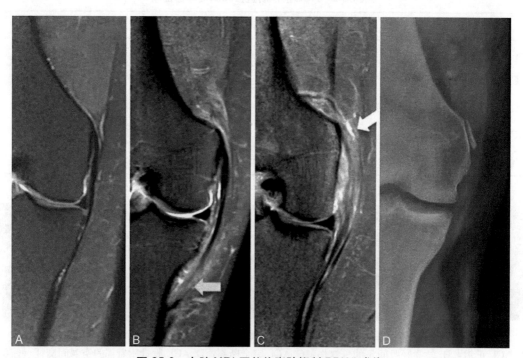

图 35-9　右膝 MRI 冠状位脂肪抑制 PDWI 成像

A. MCL 正常；B. MCL 远端撕裂（箭头）；C. MCL 近端撕裂（箭头）；D. X 线片示 Pellegrini-Stieda 病变表现为创伤后骨化病变，位于 MCL 靠近股骨内侧髁边缘处

（六）外侧副韧带复合体

外侧副韧带复合体是限制胫股关节内翻的主要稳定结构。在多发韧带损伤时，诊断外侧副韧带复合体损伤具有挑战性，但若不能准确识别，可能会导致膝关节不稳和交叉韧带重建后不满意的结果。MRI 和应力 X 线片能更好地评估外侧副韧带复合体损伤（图 35-10）。

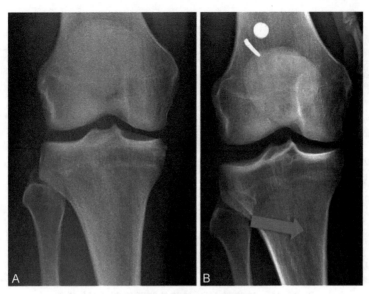

图 35-10　膝关节 X 线片

A. 无内翻应力；B. 有内翻应力，外侧胫股关节间隙增大

（七）半月板损伤

半月板是覆盖在膝关节表面的纤维软骨结构，有利于关节骨端对合，支撑应力分布，同时帮助稳定膝关节。因此，半月板损伤通常与跑步、加速、减速和跳跃等运动有关，如足球、篮球、滑冰和田径运动等。

在 MRI 的各序列中，半月板正常时表现为低信号领结状，诊断准确率为 90%。在运动员 ACL 撕裂中，72% 伴有半月板撕裂。依据位置和方向，半月板撕裂可有不同的表现，如水平状撕裂、放射状撕裂、垂直纵向撕裂、水平瓣状撕裂、垂直瓣状撕裂和复合撕裂。水平状撕裂是最常见的撕裂类型（30%），通常与外伤无关，半月板后角是最常受累的部位。放射状撕裂可见于有或无创伤史，而垂直纵向撕裂则几乎总是伴随着急性创伤。

在 T_2WI 或 PDWI 上，半月板撕裂表现为半月板内且延伸至关节面的异常高信号，这种异常信号至少见于连续的两幅图像中（图 35-11A ～ E）。此外，桶柄状撕裂等病变可在髁间窝处显示移位的半月板瓣，从而表现为两条 PCL（"双 PCL 征"，图 35-11F）。

（八）肌腱和其他韧带

髌腱和股四头肌肌腱的断裂几乎总是发生于创伤时（图 35-12）。

肌腱炎和肌腱变性是最常见的 2 种膝周运动相关性肌腱病变。肌腱炎的病理损伤结构是髌腱，与跳跃相关运动有关，因此也称为跳跃者膝或髌腱炎，代表髌骨下极处髌腱近端及后方纤维的慢性附着部损伤。肌腱变性是指股四头肌肌腱变性，病理特征类似肌腱炎，但发生在髌骨上极附近的股四头肌肌腱止点，与踢腿相关运动有关。

超声和 MRI 均可评估肌腱炎和肌腱变性，但 MRI 可提供更多的信息。肌腱炎和肌腱变性表现为肌腱肿胀增厚，受累部位回声增强或信号增高。随着病变进展，可演变为肌腱撕裂。

十二、髋关节

髋关节是支撑身体的主要关节之一，可进行大范围的活动。因此，髋关节损伤相对常

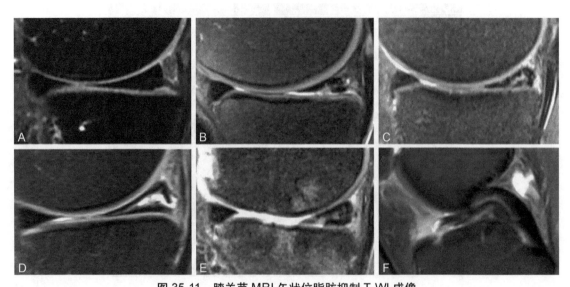

图 35-11　膝关节 MRI 矢状位脂肪抑制 T$_2$WI 成像

A. 正常内侧半月板；B ~ E. 不同类型的半月板撕裂；F. 半月板桶柄状撕裂（"双 PCL 征"）

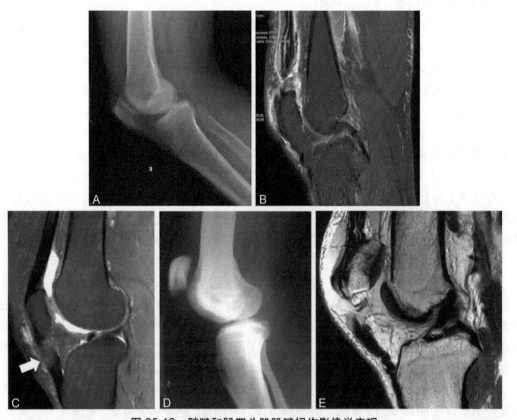

图 35-12　髌腱和股四头肌肌腱损伤影像学表现

A 和 B. 侧位 X 线片和 MRI 矢状位显示股四头肌腱的完全撕裂；C. MRI 显示髌腱炎；D 和 E. X 线片和 MRI 显示髌韧带完全断裂

见于练习足球、网球、田径、举重、橄榄球、奥运会体操、武术和综合健身训练的运动员中。

大多数运动损伤位于关节外，比如肌肉损伤、滑囊炎和肌腱病变等。在骨损伤中，撕脱性骨折、应力性骨折和髋臼股骨撞击综合征的发生常与超负荷相关（表 35-3，图 35-13）。与运动性耻骨痛的鉴别诊断类似，我们应该考虑耻骨炎、内收肌群和腹直肌的肌肉 - 肌腱损伤等情况。

表 35-3　髋关节周围撕脱性骨折

解剖部位	相关损伤
髂嵴	腹部肌肉
髂前上棘	缝匠肌，阔筋膜张肌
髂前下棘	股直肌
股骨大转子	髋旋转肌群
股骨小转子	髂腰肌
坐骨结节	腘绳肌
耻骨体和耻骨下支	内收肌，股薄肌

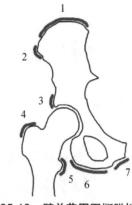

图 35-13　髋关节周围撕脱性骨折

1. 髂嵴；2. 髂前上棘；3. 髂前下棘；4. 股骨大转子；5. 股骨小转子；6. 坐骨结节；7. 耻骨体和耻骨下支

（一）撕脱骨折

撕脱性骨折最常见于短跑运动员和跨栏运动员。其他运动中，在速度训练中或者在接近终点时的冲刺中，跑步者也可发生撕脱性骨折。足球和体操是发生运动相关的骨突撕脱性骨折的最常见原因。

当附着于骨突的肌肉发生突然且有力的同心性或偏心性收缩时，常导致骨突撕脱性骨折。骨盆撕脱性骨折在年轻运动员中最常见，其原因是肌肉 - 肌腱 - 骨单元处的肌肉力量增加与未闭合骨骺间的不协调。

1. 大转子疼痛综合征　大转子疼痛综合征指源自髋关节外侧的疼痛。大转子滑囊炎（或一个至多个转子周围滑囊的炎症）、臀中肌和（或）臀小肌止点处肌腱病和（或）肌腱撕裂及大转子与髂胫束间的反复摩擦认为是髋关节外侧疼痛的主要来源（图 35-14）。超声在某些情况下是有用的，但 MRI 是评估该区域更好的影像学选择。

2. 运动性耻骨痛（或"运动性疝"）　运动性耻骨痛是一种肌肉肌腱损伤或骨性损伤，累及腹肌的耻骨附着部和内收肌上腱膜的附着部。

MRI 检查发现的运动性耻骨痛主要为男性，年龄多在 40 岁以下，最常观察到的损伤部位是腹直肌耻骨附着部的外侧缘，或者是长收肌的起点处，最特异的表现是累及耻骨联合前下缘的 T_2WI 高信号影（图 35-15）。

3. 髋臼股骨撞击综合征　髋臼股骨撞击综合征（femoroacetabular impingement，FAI）是一种临床综合征，表现为活动受限和髋关节疼痛，其原因是股骨头 / 颈部和（或）周围髋臼的形态异常。当前已经公认，FAI 可以对年轻运动员造成严重的关节损伤，甚至在

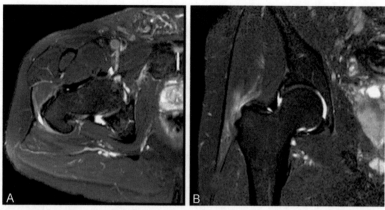

图 35-14　髋部 MRI 脂肪抑制 PDWI 的轴位（A）和冠状位（B）显示大转子滑囊炎、臀中肌及臀小肌的肌腱病和肌腱周围炎

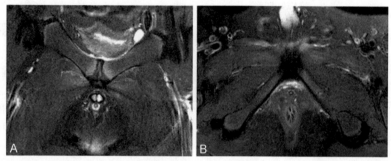

图 35-15　耻骨联合 MRI 脂肪抑制 PDWI 的冠状位（A）和轴位（B）显示腹直肌附着部的信号改变，左侧纤维不连续和耻骨联合骨炎

二三十岁时就可以出现。

　　FAI 包括 3 种类型，即钳夹型、凸轮型和混合型。钳夹型撞击是由于髋臼过度覆盖造成的：普遍性过度覆盖与髋臼过深或髋臼突出相关；局限性过度覆盖由髋臼后倾或髋臼后壁明显突出引起。凸轮型撞击是指非球形的股骨头在髋臼内旋转而引起的凸轮效应，病变主要位于股骨头 - 颈交界区的外侧或前上方、紧邻骨骺的外侧，这种病变导致股骨头 - 颈偏距值明显缩小。凸轮型撞击会导致前上白唇和关节软骨的磨损和撕裂。混合型撞击则同时存在上述 2 种撞击。

　　X 线对诊断 FAI 非常有用。手枪柄样畸形被认为是凸轮型撞击的典型征象，这种股骨近端畸形的形态容易使人联想到燧发手枪。鉴于视觉评估仅能做定性评估，因此，在常规二维 X 线基础上，开发了数种定量技术用于评估畸形。在钳夹型撞击中，髋臼前缘线可突出至后缘线的外侧，称为"交叉征"。为了确认是否存在髋臼过度覆盖，可测量外侧中心 - 边缘角、突出指数或髋臼指数。局限性髋臼过度覆盖可利用后壁征进行评估。CT 或 MRI 容积成像可实现沿股骨颈长轴的放射状（斜行）图像重建，也可用于评估 FAI。由于上述两者都是三维图像，因此特别适合定位和定量评估凸轮型畸形。FAI 中，可以出现髋臼外侧缘和髋关节的退行性改变。MRI 或 CT 关节造影可用于显示髋臼唇撕裂。MRI 是诊断软骨损伤和髋臼唇撕裂的最准确方法（图 35-16）。

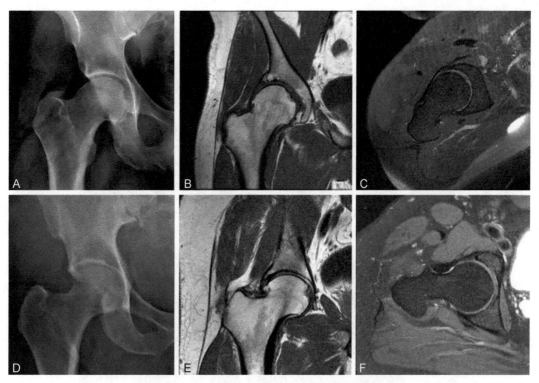

图 35-16　髋臼股骨撞击综合征影像学表现

A ~ C. 凸轮型撞击（股骨头 - 颈交界区的骨性突出、软骨损伤和髋臼唇撕裂）；D ~ F. 钳夹型撞击（髋臼骨覆盖面积增大）。A 和 D 为 X 线片，B 和 E 为髋关节 MRI 冠状位 T_1WI 成像，C 和 F 为髋关节 MRI 斜轴位脂肪抑制 PDWI 成像

（二）疲劳性骨折

耐力训练和军事训练等的体育活动经常导致疲劳性骨折。长跑运动员更容易发生长骨和骨盆的疲劳性骨折。

髋关节最易出现疲劳性骨折的部位是股骨颈外上侧。X 线片极少能看见骨折线，也许可帮助显示某些疲劳性骨折的间接征象，而 CT 检测提示骨折的骨丢失更为敏感。不过，MRI 是诊断疲劳性骨折最敏感和最特异的方法。MRI 有助于预测疲劳性骨折的恢复时间（对运动员尤为重要）（图 35-17）。

十三、肘关节

肘部损伤常见于需要做手臂过顶运动的运动员中，常见于举重、高尔夫、网球、棒球、橄榄球、艺术体操和柔道等运动。

（一）肱二头肌肌腱断裂

肱二头肌肌腱断裂发生在肱二头肌近侧或远端附着部。远端附着部损伤罕见，见于年轻人，与创伤有关。肱二头肌远端附着部断裂导致前臂旋后时无力，并伴有显著的功能丧失。MRI 和超声可用于明确诊断（图 35-18）。

（二）肱骨上髁炎

肱骨上髁炎是肘关节屈曲 - 旋前肌总腱（内侧）或伸肌总腱（外侧）的肌腱炎（过度

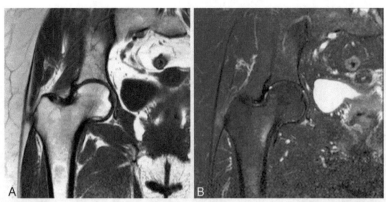

图 35-17　髋关节 MRI 冠状位 T_1WI（A）和脂肪抑制 PDWI（B）成像显示股骨距处的皮质下骨水肿，可能与疲劳性骨折有关

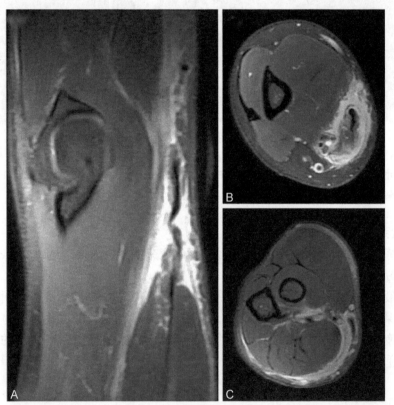

图 35-18　肘关节 MRI 矢状位（A）和轴位（B 和 C）脂肪抑制 PDWI 成像。肱二头肌腱远端附着部完全断裂并向近端回缩

使用综合征）。MRI 和超声可用于进行诊断。

（三）韧带损伤

肘关节韧带损伤的两个主要原因是创伤和过度使用。外侧副韧带损伤通常与创伤有关，特别是骨折或脱位，以及摔倒或强制扭转手臂等活动。内侧副韧带损伤常与过度使用有关。

（四）骨折

通过侧位 X 线片识别肘关节积液（帆船征），是查找肘关节骨折或隐匿性骨折的重要征象之一。撕脱性骨折在年轻运动员中很常见（图 35-19）。

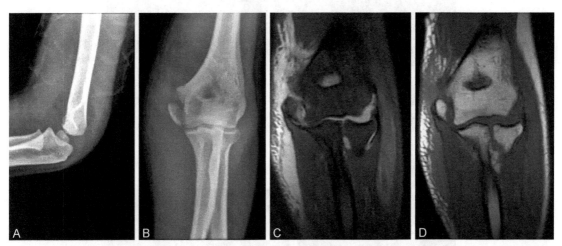

图 35-19　肘关节侧位 X 线片（A）。肱骨前脂肪垫由于关节积液而被抬起，表现为三角形；这种征象命名为"帆船征"。X 线片（B）、MRI 冠状位脂肪抑制 PDWI（C）和 MRI 冠状位 T_1WI（D）显示肱骨内上髁撕脱性骨折

十四、足踝

在各种级别的运动中，足踝损伤都很常见，尤其是在高敏捷性运动中。常规 X 线摄影、超声和 MRI 均可用于足踝部成像。理想情况下，足部 MRI 应着重检测临床关心特定区域的异常，应聚焦于感兴趣区，无论是后足、中足或前足，以便优化扫描方案，做到小视野和高分辨率成像。临床信息对于选择最佳扫描方案至关重要。

（一）疲劳性骨折

运动员最常见的应力性骨折发生在足舟骨和距骨。

常规 X 线检测疲劳性骨折相对不敏感。MRI 可以早期显示应力相关的骨髓水肿，同时可有骨旁软组织水肿（图 35-20）。

（二）韧带损伤

踝关节是人体最重要和活动最多的关节之一。快速及频繁变向地运动、跳跃以及与对手的对抗接触最易损伤踝关节。

踝关节及足部扭伤和韧带损伤是所有损伤中最常见者。其中，85% 的病例累及踝关节外侧韧带复合体，其他相对不常见的病变包括骨折、挫伤、筋膜炎、肌腱损伤、脱位和滑囊炎。

Lisfranc 韧带复合体扭伤在运动员中比较常见，尤其是在从事橄榄球、篮球和体操的运动员中，可能导致运动员长时间不能够运动。MRI T_2WI 显示损伤的韧带增粗且内部信号增高（图 35-20）。

（三）莫顿神经瘤

伴有症状的莫顿神经瘤在运动员中比较常见，可类似于跖骨的跖板损伤。莫顿神经瘤的超声典型表现为梭形 - 卵圆形的低回声增厚，于跖底趾总神经向趾间隙远侧缘走行。在 MRI 上，莫顿神经瘤通常在短轴 T_1WI 上最明显（图 35-20）。

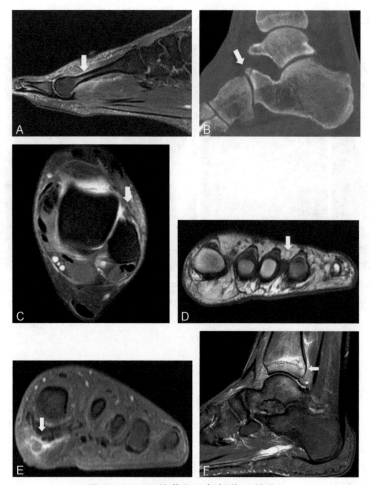

图 35-20　踝关节和足部损伤（箭头）

　　A. 疲劳性骨折；B. 跟骨前突骨折；C. 距腓前韧带损伤；D. 莫顿神经瘤；E. 偶发滑囊炎；F. 胫骨远侧干骺端的髓腔骨折和距骨体水肿（疲劳性骨折）

（四）跖骨痛

　　MRI 可以很好地评估关节囊韧带损伤、跖板退变性撕裂、偶发滑囊炎、籽骨炎和滑膜炎（图 35-20）。

（五）剥脱性骨软骨炎

　　剥脱性骨软骨炎（OCD）是无菌性骨软骨碎片分离、关节表面逐渐碎裂的结果。96% 的距骨外侧病变和 62% 的距骨内侧病变与直接外伤有关。该疾病会导致骨软骨缺损，并常伴有关节内游离体。X 线片的早期表现为皮质表面的轻微变平或边界不清。随着病变进展，X 线片可以发现骨性面更明显的轮廓异常、碎片化和密度改变（透亮区和硬化均有）。如果骨软骨碎片变得不稳定和发生移位，则可以显示骨软骨缺损区和关节内的游离骨碎片。CT 具有关节断层成像和多平面重建的优点，所见征象与 X 线片相似。MRI 是首选的检查方法，对分离的骨软骨碎片的检出具有高敏感性（92%）和高特异性（90%），这对治疗决策至关重要（图 35-21）。

（六）跟腱断裂和跟腱炎

　　跟腱断裂是最常见的踝关节肌腱损伤，最常继发于运动相关损伤。跟腱断裂疾病谱表

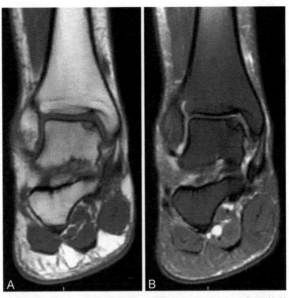

图 35-21 距骨穹窿的骨软骨缺损。踝关节 MRI 冠状位 T_1WI（A）和冠状位脂肪抑制 PDWI（B）

现为从微撕裂、肌腱内撕裂、部分撕裂到最终的完全撕裂。断裂可为急性，或为反复微创伤导致的慢性断裂。最轻微的病变模式可以表现为腱周炎。

X 线片可显示软组织肿胀和跟骨前脂肪垫（Kager 三角）模糊不清。超声区分部分撕裂和全层撕裂非常有效：部分撕裂表现为肌腱增粗；全层撕裂常表现为断端分离伴跟腱的轮廓改变，撕裂边缘处出现声影。MRI 表现多种多样：全层撕裂常表现为肌腱中断分离，分离处充满水肿或血肿；跟腱完全断裂时，常可以看到断端回缩；部分撕裂或肌腱内撕裂可在 T_2WI 上表现为高信号（图 35-22）。

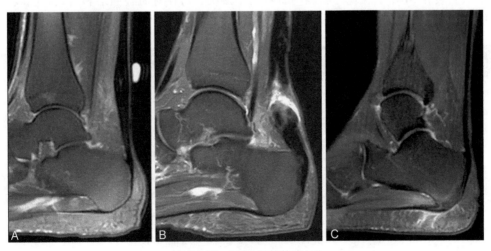

图 35-22 MRI 矢状位 T_2WI
A. 跟腱炎；B. 跟腱完全断裂；C. 跖筋膜炎

（七）跖筋膜炎

跖筋膜炎是指足底筋膜的炎症，在不同的运动项目中都有报道，主要发生在跑步和足球运动员中。跖筋膜炎认为是足后跟疼痛的最常见原因，足趾被动背屈可加重局部不适。

跖筋膜从跟骨延伸至每个跖趾关节的远端，分为中央束、内侧束和外侧束，中央束为最强韧的部分。

X线检查没有特异性，可以显示与之相关的跟骨足底侧骨刺。跖筋膜厚度可增加到4.5mm以上。通常首选超声检查，可以显示增厚的低回声跖筋膜。MRI的阳性表现为受累组织的信号改变。液体敏感序列检出筋膜和周围水肿非常敏感，这些水肿表现为边界不清的高信号影。其他MRI征象包括跖筋膜增厚，跖筋膜近端 T_2/STIR信号增高，邻近脂肪垫和软组织的水肿，以及内侧跟骨结节内的局限性骨髓水肿（图35-22）。

十五、肩关节

肩是连接上臂和胸廓的关节，涉及广泛的运动类型和大范围的关节活动度。因此，许多手臂过顶的运动都需要用到肩关节，如篮球、棒球投球、板球、保龄球、排球、游泳和举重等。

肩关节病变与创伤或重复运动有关，包括肩袖损伤、撞击、脱位、盂唇损伤、关节不稳和神经卡压等。

（一）肩袖损伤

在肩袖撕裂之前，肩袖肌腱也许要经历由创伤或重复应力到撞击导致的肌腱病或肌腱变性过程。在超声检查中，肩袖肌腱病可以表现为肌腱增粗和回声增高，代表肌腱水肿。在脂肪抑制 T_2WI或PDWI上，MRI可以提供更多的信息，显示肌腱增粗以及信号增高，但信号低于液体信号。

随着病变进展，肩袖肌腱病最终会演变为肩袖撕裂，通常划分为部分撕裂和全层撕裂，以病变是否累及肌腱全宽度为区分标准。肩袖撕裂在超声上表现为肌腱的低回声病变，在MRI上表现为类似于关节积液的高信号或代表肉芽组织的中等信号。

全层撕裂在MRI上表现为肌腱附着点的不连续，可伴有肌腱回缩和（或）肌腹部萎缩（图35-23）。

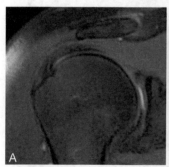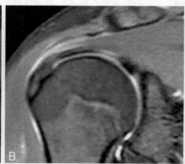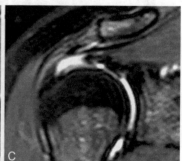

图35-23 冈上肌肌腱MRI冠状位脂肪抑制 T_2WI
A.正常肌腱；B.肌腱变性；C.全层撕裂

（二）肩关节不稳

肩关节是最不稳定的关节之一，人体50%的半脱位病例均来自肩关节。盂肱关节不稳常分为前向不稳、后向不稳或多向不稳。肩关节不稳也可以根据发病机制进行分类：创伤性单向不稳并Bankart损伤或非创伤性多向不稳并双肩不稳。

（三）肩关节创伤性不稳

绝大多数肩关节脱位表现为前脱位（占 95%），因强行外展、外旋和伸展导致关节囊 - 盂唇损伤，进而出现慢性不稳定。特别是当肩关节的主要稳定结构之一——下盂肱韧带损伤时，可诱发慢性肩关节不稳。

在运动员中，以经历过高能量肩部损伤的年轻成年男性发病更为普遍；X 线片通常可以显示一些骨折或前方半脱位的相关征象，但在某些情况下，MRI 或 MRI 关节造影可以提供更详细的信息。

（四）肩关节不稳的 Bankart 损伤和其他盂唇病变

盂唇撕裂和其他损伤常见于需反复做过顶运动的运动员中，从而增加了纤维韧带的损伤风险，其中 39% 可表现出肩关节不稳的症状。

Bankart 损伤是最常见的盂唇损伤，通常与创伤有关，可以导致肩关节不稳。典型 Bankart 损伤的特征是前下纤维软骨性盂唇损伤，常伴随 Hill-Sachs 损伤，即肱骨头后外侧的压缩性骨折。当 Bankart 病变伴随下关节盂撕脱骨碎片时，称为骨性 Bankart 损伤。

X 线片或 CT 不能显示关节盂唇，但如果显示前下关节盂缘的骨折，可提示盂唇病变。MRI 显示前方盂唇明显移位或代表盂唇撕裂的线状 T$_2$WI/PDWI 高信号影（图 35-24）。

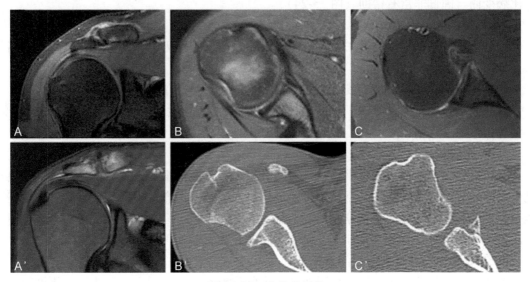

图 35-24　肩关节损伤

A. 肩锁关节损伤；A'.锁骨远端骨溶解；B. Hill-Sachs 损伤（MRI）；B'. Hill-Sachs 损伤（CT）；C.骨性 Bankart 损伤（MRI）；C'. 骨性 Bankart 损伤（CT）

至于 Hill-Sachs 病变，X 线片很难发现，但肩关节复位后的内旋位片可以更好地显示，表现为肱骨头顶部的、朝向骨干的硬化线，较大损伤则表现为楔状缺损。CT 或 MRI 可以很好地显示 Hill-Sachs 病变，两者都非常敏感，表现为肱骨头后外侧缘的局限性扁平区或楔形缺损（图 35-24）。

（五）上盂唇前后向损伤

上盂唇前后向（superior labral anterior posterior，SLAP）撕裂是肱二头肌长头腱附着处的上盂唇损伤，但也可延伸到其前方或其后方。SLAP 损伤机制为跌倒时上臂伸展支撑

(fall onto outstretched arm mechanism，FOOSH)。在 MRI 关节造影上，SLAP 撕裂表现为造影剂进入上盂唇，有时进入肱二头肌腱内。

（六）外撞击综合征

外撞击综合征由肱骨头与诸如肩峰、喙突等关节外结构的异常接触引起，可分为 2 种类型。

肩峰下撞击综合征是最常见的外撞击综合征，由肩锁疾病的正常变异引起，与Ⅲ型肩峰（钩状）或龙骨状肩峰（骨刺形成）相关，并可导致肩袖撕裂。肩峰小骨被认为与撞击有关，因为它随三角肌收缩而倾向于下移。肩锁关节通常不导致撞击，虽然其退行性骨关节炎常见，但 65% 均无临床症状。

X 线片可显示肩峰正常变异。超声或 MRI 可显示撞击的其他相关征象，如肩峰下滑囊炎、冈上肌腱病和撕裂。

（七）肩锁关节损伤

肩锁关节损伤指肩锁关节和邻近结构的病变，可以从扭伤到完全断裂分离，几乎总是由 FOOSH 机制的直接创伤导致。

X 线片表现为锁骨远端向上移位，喙锁间距增大，常伴有关节肿胀，重要的是，其对对比病变侧与健侧非常有帮助（图 35-24）。

（八）锁骨远端骨溶解

锁骨远端骨溶解累及肩锁关节，是肩关节疼痛的重要原因，尤其是在创伤后或在诸如举重运动的重复性微创伤后。

X 线片显示锁骨远端骨量减少，皮质关节面边缘消失；有时也出现关节肿胀。

在肩关节 MRI 冠状位 T_1WI 上，锁骨远端骨溶解的特征性表现为肩锁关节退行性改变，伴锁骨边缘消失（图 35-24）。

（九）脊柱损伤

脊柱损伤在运动员中比较常见，且慢性脊柱损伤比急性损伤更为常见。急性损伤更常见于高速和完全接触性运动，创伤为主要原因。大多数急性脊柱损伤是轻微的，但有些可能是严重的和灾难性的。影像学检查对脊髓损伤的诊断和治疗至关重要。X 线和 CT 用于诊断椎体骨折，MRI 用于评估肌肉、韧带、椎间盘和脊髓损伤。

（十）脊柱退行性变和腰椎间盘突出

参与运动是早期发生腰椎间盘退变的一个危险因素。在人群中，运动员的腰椎间盘退变比非运动员更多见，在职业运动员或高水平运动员中则更加常见。对于腰椎间盘突出，诊断术语、分类、亚分类以及影像报告已有对应的共识（图 35-25）。

峡部裂是以椎骨后部的椎弓峡部缺损为特征的疾病。如果这种缺损是双侧且为完全性，则可发生椎体滑脱。年轻运动员发生峡部裂的风险明显更高。像体操、举重和橄榄球等运动都与峡部裂的发生有关。在疾病的早期阶段，许多病例没有临床症状（图 35-26）。

急性创伤性损伤的评估。脊柱常规影像学评估时，不仅应该评估各椎体的高度，还应该评估脊柱的力线状态。脊柱排列的任何扭曲或意外中断都应高度怀疑脊柱损伤。椎体前方或后方出现小的撕脱性骨折，但脊柱排列正常，常提示潜在的韧带或其他软组织损伤（图 35-26）。

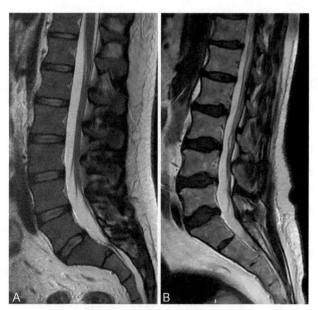

图 35-25 腰椎 MRI 矢状位 T$_2$WI

A. 腰椎间盘高信号（正常腰椎间盘水分较多）；B. 腰椎间盘低信号——退行性腰椎间盘疾病（腰椎间盘脱水）

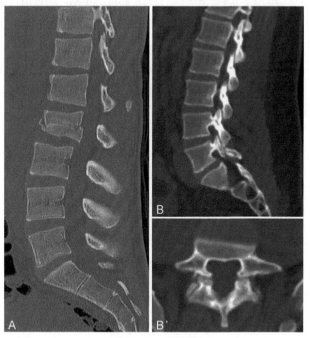

图 35-26 腰椎损伤

A. 矢状位 CT（L$_2$ 骨折）；B. 矢状位；B.' 轴位 CT（双侧 L$_5$ ～ S$_1$ 峡部裂）

十六、头面部创伤

X 线诊断面部骨折的敏感性差。CT 扫描速度快，虽然颅面部骨结构存在大量重叠，但 CT 诊断骨折的准确性非常高。对于运动损伤中可能出现的颅内病变，首次评估一般选用 CT。

十七、肌肉损伤

肌肉损伤是运动人群和运动员中最常见的损伤。肌肉损伤目前仍是运动员、教练、管理人员和运动医学医师的关注点，因为它常导致训练时间的减少或者退出比赛。尽管肌肉损伤的发生率和复发率高，但对其分类、描述和损伤分级仍缺乏统一标准。

对肌肉损伤进行适当分类非常重要，这有助于全面了解损伤、优化治疗方案及运动员重返赛场。对于肌肉损伤的运动员，确定何时重返赛场非常具有挑战性，因为受伤后的恢复情况差异很大；过早重返运动场也许是再损伤率增高和延长恢复时间的一个因素。

大多数分类系统将肌肉损伤分为 3 个级别，但这些分类系统为临床医师提供的预后信息有限，因此仍然缺乏诊断的准确性。

理想的分类系统应该包括明确的术语，易于应用，描述可论证的客观表现，且对临床医师、教练和运动员有临床价值和预后价值。

2012 年，在国际奥委会和欧洲足球协会联盟的支持下，肌肉损伤和运动医学方面的 15 位国际专家组织了一次共识会议，制订了"慕尼黑肌肉损伤分类"。该分类系统对判断特定损伤的预后非常有价值，且已被临床验证，同时它也是被肌肉损伤大型研究证明有效的第一个分类系统。

2013 年底，意大利肌肉、韧带和肌腱学会（Italian Society of Muscle，Ligament and Tendons，ISMuLT）发布了"肌肉损伤 ISMuLT 指南"。针对结构性损伤，该指南将慕尼黑分类与损伤的解剖位置相结合。

2014 年，英国运动员肌肉损伤分类作为新分类系统被提出，该分类可为治疗决策和预后提供诊断依据。根据 MRI 特征，该分类将肌肉损伤分为 0～4 级。

在 2015 年，巴塞罗那足球俱乐部、Aspetar 运动医学中心和国际足联卓越医学中心（杜克体育科学研究所）的医疗团队提出了一个独创的综合分类系统，命名为"MLG-R 分类"。在这个分类系统中，描述损伤基于直接创伤（direct，D）或间接创伤（indirect，I）机制（mechanism，M）：直接创伤中，用近端（proximal，p）、中间（middle，m）或远端（distal，d）描述位置（location，L）；间接创伤中，用肌腱（tendon，T）、肌肉 - 肌腱连接处（junction，J）或肌肉周围（F）描述累及部位（随后再用近端"p"或远端"d"代表位置）。损伤的严重程度分为 0～4 级（G），以 MRI 图像上肌肉受累横断面积为分级标准，且最好应该在损伤后 24～48 小时进行评估。非结构性的 0 级损伤可以更快地恢复运动。与边缘性肌筋膜损伤相比，肌肉 - 肌腱连接处损伤也许需要更长的恢复时间和不同的康复治疗，而肌腱内损伤的预后更差。首次损伤或损伤复发以（R）描述：首次损伤"R0"，第一次再损伤"R1"，第二次再损伤"R2"，以此类推。损伤复发的定义是，在完全回到竞技场后 2 个月内，再次发生同样类型和同样部位的损伤。与首次损伤相比，再损伤是需延长恢复时间的重要预测指标。通过 MLG-R 分类系统，可以描述损伤、损伤位置、损伤分级以及损伤随时间的演变过程。

（一）肌肉损伤机制（M）

1.直接创伤（D）　近端位置（p）；中间位置（m）；远端位置（d）。

2.间接创伤（I）　拉伸型（亚型"s"）和冲刺型（亚型"p"）。

3.损伤累及结构

（1）肌腱受累（T）：近端位置（Tp）；远端位置（Td）。

（2）肌肉 - 肌腱连接处受累或肌腹内受累（J）：近端位置（Jp）；远端位置（Jd）。

（3）肌肉周围纤维 - 肌筋膜受累（F）：近端位置（Fp）；远端位置（Fd）。

（二）损伤严重程度分级（G）

1.0 级：肌肉酸痛

（1）0a 级：局灶性神经肌肉损伤，MRI 正常。

（2）0b 级：广泛性肌肉酸痛，MRI 正常或表现为迟发性肌肉酸痛（累及多块肌肉的广泛或片状高信号）。

2.1 级：小型肌肉撕裂

（1）1a 级

1）肌筋膜或肌肉周围纤维内的高信号：不大于肌肉断层面积的 10%；累及肌肉的纵向长度 < 5cm。

2）肌纤维断裂 < 1cm。

3）MRI 可能显示肌肉间的水肿 / 血肿，其在筋膜平面内的范围可能较广。

（2）1b 级

1）肌肉 - 肌腱连接处或肌腹内的高信号：最大面积不大于肌肉最大断层面积的 10%；累及肌肉的纵向长度 < 5cm。

2）肌纤维断裂 < 1cm。

3.2 级：中度肌肉撕裂

（1）2a 级

1）肌筋膜或肌肉周围纤维内的高信号：占肌肉断层面积的 10% ～ 50%；累及肌肉的纵向长度为 5 ～ 15cm。

2）肌纤维断裂 < 5cm。

（2）2b 级

1）肌肉 - 肌腱连接处或肌腹内的高信号：占肌肉断层面积的 10% ～ 50%；累及肌肉的纵向长度为 5 ～ 15cm。

2）肌纤维断裂 < 5cm。

（3）2c 级

肌腱内高信号：肌腱内损伤明显，累及纵向长度 < 5cm；肌腱内损伤明显，横断位上小于最大肌腱直径的 50%。

4.3 级：广泛肌肉撕裂

（1）3a 级

1）肌筋膜或肌肉周围纤维内的高信号：> 50% 的肌肉断层面积；肌肉内累及纵向长度 > 15cm。

2）结构性肌纤维断裂，很可能 > 5cm。

（2）3b 级

1）肌肉 - 肌腱连接处或肌腹内的高信号：> 50% 的肌肉断层面积；肌肉内累及纵向长度 > 15cm。

2）结构性肌纤维断裂，很可能 > 5cm。

（3）3c 级

1）进入肌腱内的高信号：肌腱内损伤明显，纵向长度超过 5cm；肌腱内损伤明显，超过横断位最大肌腱直径的 50%。

2）没有肌腱完全断裂缺损的证据；但肌腱可能失去笔直边缘和正常张力，提示肌腱完整性的部分损失。

5.4 级：完全性肌肉撕裂

（1）肌肉完全撕裂（4 级）。

（2）肌腱完全撕裂（4c 级）。

（3）经常能触摸到明显的间隙。

（三）再损伤（R）

R0：首次损伤。

R1：第一次再损伤。

R2：第二次再损伤。

R3：第三次再损伤。

R4：第四次再损伤。

要点

- 在绝大多数的运动相关损伤中，虽然临床评估可以确定诊断和治疗策略，但是放射学评估对于确定损伤受累结构的诊断至关重要。
- 常规 X 线检查仍是第一步评估任何骨骼肌肉疾病的选择。它对骨结构的分辨率高，普及性广，价格便宜，但对软组织的分辨率低。
- CT 可以多平面成像，在评估有大量骨结构重叠的部位中具有重要作用。
- 试想面对一杯葡萄酒，如果我们要评估杯中的酒，我们应该做 MRI 检查，而如果我们想分析酒杯，我们应该做 CT 检查。
- MRI 是评估肌骨系统中的韧带、肌腱、滑囊、肌肉和腰椎间盘损伤的首选方法，并且 MRI 分析在骨髓病变方面非常有用。

（王军凯　郑卓肇　译）

第 **36** 章

运动医学特异的患者报告结局

一、概述

在所有的医学领域，医师必须关注患者治疗后的反馈，因为患者对治疗效果的意见对医师制订和更改治疗计划可以发挥重要作用。

临床医师应该充分利用各种评估量表工具从患者身上收集关于所接受治疗的临床结果相关数据。这些可以反映临床结局，便于针对性更改治疗计划的量表工具命名为患者报告结局测量（patient-reported outcomes measures，PROM）。

虽然文献报道已有许多不同的 PROM 被验证并应用于临床实践，但运动医学领域中特有条件下的 PROM 仍存在空白，如运动员人群的需求和期望与普通人群有明显不同，那么就应该考虑制订专门针对这类人群的报告工具来评价有效的结局。

本章旨在讨论运动医学中的 PROM 的定义、其在骨科领域的应用意义、运动医学所缺乏的 PROM 以及运动员和高运动需求人群与普通人群之间的差异、新 PROM 的开发和实施、为运动医学的需求量身设计的 PROM 和专门设计 PROM 的好处以及我们为运动医学开发针对性 PROM 的基本思想。

二、PROM 的定义

历史上，患者报告结局的概念是非常简单的评估，例如你认为你的结果是差、一般、好还是优秀？你比手术前好吗？你对自己的结果满意吗？还会再做一次吗？这就导致临床医师在解释结果时存在强烈潜在的偏差。近年来，这些评估变得更加复杂，经过有效性测试，能更好地反映患者不偏倚的真实意见。根据美国国家质量论坛的定义，患者报告结局是"任何未经临床医师或其他人的解释，直接来自患者自身反馈的健康状况的报告"。患者报告结局的一个关键目标是消除临床医师误解患者反馈，将其评估为比患者预期得更好或更差的潜在偏差。患者报告结局可联合生理、机械和影像学评估，为患者提供更全面的评估。

PROM 是用于测量患者报告结局的量表工具。这些量表通常由患者独立完成，以评估功能状态、与健康相关的生活质量、症状和症状负担、个人治疗经历和与健康相关的行为（如焦虑或抑郁）。PROM 既可以是一般全面的量表工具，也可以是与特定疾病或条件相关的量表工具。综合性的和特定针对性的 PROM 的联合使用可以互补。综合性一般 PROM 可以允许对不同疾病条件下治疗影响的疗效进行比较，从而全面评估治疗对卫生保健系统的影响。特定针对性 PROM 旨在评估与特定条件或特定身体部位相关的针对性的症状和功能，这类特异性 PROM 具有更高的表面效度和信度，但在不同疾病之间进行比较的能力较低。常见的一般 PROM 包括测量与健康相关的生活质量的 EQ-5D，评价治疗结果的 SANE、Veteran's RAND 12、PROMIS、SF-12 和 SF-36。骨科疾病特异 PROM 的工具量表包括如下。

1. 足踝

（1）足踝功能测量（foot and ankle ability measure，FAAM）。

（2）足踝功能障碍指数（foot and ankle disability index，FADI）。

2. 膝关节（前交叉韧带）

（1）国际膝关节文献编制委员会主观评分表（international knee documentation committee subjective knee form，IKDC-SKF）。

（2）Marx 活动水平量表（Marx activity rating scale）。

3. 膝关节（骨关节炎）

（1）膝关节损伤和骨关节炎结局评分（knee injury and osteoarthritis outcome score，KOOS）。

（2）膝关节损伤和骨关节炎结局评分 - 关节置换（knee injury and osteoarthritis outcome-Joint Replacement，KOOS-JR）。

4. 髋关节（骨关节炎）

（1）髋关节功能障碍和骨关节炎结局调查（hip disability and osteoarthritis utcomes survey，HOOS）。

（2）髋关节功能障碍和骨关节炎结局调查 - 关节置换（hip disability and osteoarthritis outcomes survey-Joint Replacement，HOOS-JR）。

5. 肩关节

（1）美国肩肘外科医师协会的肩关节功能评估标准（American shoulder and elbow surgeons standardized shoulder assessment form，ASES）。

（2）牛津肩关节评分（Oxford shoulder score，OSS）。

6. 肩关节不稳

（1）美国肩肘外科医师协会的肩关节功能评估标准（American shoulder and elbow surgeons standardized shoulder assessment form，ASES）。

（2）西安大略肩关节不稳定指数（Western Ontario shoulder instability index，WOSI）。

7. 肘关节

（1）臂 - 肩 - 手功能障碍评分（disabilities of the arm, shoulder, and hand Score，DASH）。

（2）快速 DASH。

8. 腕关节

（1）臂 - 肩 - 手功能障碍评分（disabilities of the arm, shoulder, and hand score，DASH）。

（2）快速 DASH。

9. 手

（1）臂 - 肩 - 手功能障碍评分（disabilities of the arm, shoulder, and hand score，

DASH)。

（2）快速 DASH。

10. 脊柱

（1）Oswestry 功能障碍指数（Oswestry disability index，ODI）。

（2）颈椎功能障碍指数（neck disability index，NDI）。

三、PROM 的重要性及在骨科研究中的作用

所有从事医疗的临床医师都接受希波克拉底誓言，其核心概念即医师应关注患者个体的需求和利益。患者的治疗收益的评估对于指导采用哪种治疗方案及其周期，或哪种方式最能实现治疗目标至关重要。

既往患者临床结局的评估主要是从临床医师的角度出发的。内科医师可以评价药物的治疗水平，而不评估患者的功能改善、副作用和总体满意度。他们可能会评估患者使用一种癌症药物后的生存率，而不评估患者在治疗过程中经历的痛苦以及生活质量的变化。

对于骨科医师来说，患者临床结局的评估包括许多身体和机械测量，如关节活动度、肌肉力量、韧带/关节的稳定性和影像学表现的解释。例如，全膝关节置换术后的成功或失败可以通过测量关节力线是否对齐或者影像学是否提示有关节松动来评估。前交叉韧带重建后可以通过使用 KT-1000 仪器测量韧带和关节的稳定性来反映韧带重建是否成功。

虽然这些指标对肌肉骨骼损伤的功能结果评估有一定意义，但它们并不总能从患者的角度充分反映其治疗后的临床结局和满意度。即便是采用"最终成功重返工作或运动"这一指标，也不能体现患者在实现这些目标过程中可能经历的疼痛、努力或者对治疗的满意度。近年来，基于患者的需求，对质量更好评估的需要以及政府和保险机构的指导方针，我们需要重新衡量骨科领域评价患者治疗成功的标准。最近，以经验证的患者报告结局指标为中心的评估方式已经被广泛接受，这与既往仅由临床医师执行并存在潜在偏倚的评估大有不同。

四、运动医学相关 PROM 的缺乏

在临床实践中，临床结局指标通常用作评估治疗风险和收益的有用工具；然而，这些工具主要关注表现的测量，而不是损伤和治疗对患者生活整体方面的影响。此外，患者健康状况是一个比较广泛的概念，涉及身体、心理和社会幸福感，而不仅仅是疾病或功能障碍状况。

使用和实施一个量身定制的工具来获取运动员和高运动需求人群对整个治疗过程的反馈是很重要的，这可以使我们更全面地了解损伤和治疗对他们生活的影响（包括家庭和社会角色，日常生活和体育活动），这就是运动医学中的 PROM。

此外，PROM 在运动医学方面具有重大意义，那就是可以为临床实践、研究和卫生保健政策收集数据，为实施治疗和决策提供准确的理论基础。

尽管 PROM 在评估肌肉骨骼疾病治疗结果方面已有许多尝试，但最近的一项系统评价显示，目前可用的 PROM 对于评估运动员和高运动需求人群的术后结局意义不大。此外还表明，这些评分用于评估同一临床问题时（如前交叉韧带损伤的术后结果）存在较大的不一致性。

五、运动员 / 高运动需求人群与普通人群

"同一梦想，同一灵魂，同一荣誉，同一目标"，这句话阐释了运动员对运动目标、需

求和期望的认识与普通人群的不同。既然个体患者之间在身体和心理需求方面存在固有的差异性，为什么采用 PROM 时不考虑与运动员/高运动需求人群相关的问题呢？运动员/高运动需求人群不是普通人，因此需要一个更有针对性的报告工具来评估这一群体的有效结果。此外，根据个体所进行的运动，必须考虑不同的身体需求和解剖部位——由于特定的运动相关损伤中损伤的模式和类型也不同。所有这些都充分强调了 PROM 问卷应该从患者的角度，使他们能够根据提出的问题提供明确的答案。这样可以使临床医师和研究人员能在考虑到所有可能的生理和心理期望时，也有机会对答案进行合理解释和评分。

六、新 PROM 的开发和实施

患者对运动损伤治疗结果的认识已成为最近医学和社会科学研究工作的重点。PROM 已经成为运动医学领域临床结局评估过程的一个组成部分，因为医学治疗最终应该有利于患者，因此这个过程应当充分考虑患者对治疗的反馈意见。

在这方面，PROM 应该涵盖患者对临床治疗所有方面意见的记录，包括手术。通过这种方式，全球各地的、特定疾病的和特定关节的临床结局都可以充分探索研究。

七、运动医学定制的 PROM 的优势

骨科运动医学中常规使用的各种 PROM 多种多样，包括 IKDC（膝关节韧带损伤）、DASH（上肢）、FAOS（足踝）、EQ-5D（健康相关生活质量）、Lysholm（膝关节韧带损伤和全膝关节置换术）、KOOS（全膝关节置换术）和高活动关节置换评分（high-activity arthroplasty score，HAAS），均是经过科学验证和跨文化适应的。然而，它们针对的是解剖学上特定的关节或解剖位置，并没有考虑到运动人群的需求。而运动员/高运动需求人群的身体和心理目标不同于普通人群，甚至不同的运动也具有不同的身体需求。

因此，我们需要为运动员和高运动需求人群量身定制专有的 PROM，在这个过程中，需要考虑到他们对损伤的认知、对治疗的期望；他们自身对术后照护和治疗的评估和与损伤前状态的比较。

八、我们为运动医学定制 PROM 的基本思想

由于认识到运动医学领域疾病专用 PROM 的缺乏，我们已经在 ISAKOS 运动医学委员会开始着手开发运动医学领域的 PROM。用于开发运动医学的 PROM 的研究路线是基于目标人群、工具的适用性以及为运动医学量身定制的 PROM。

（一）目标人群
我们的 PROM 是为了评估运动员和高运动需求者的特征，以及身体和心理的期望，以更准确地记录他们对所接受的治疗的看法。

（二）可适用性
我们的 PROM 旨在成为一个经过验证的、可重复的和易使用的评估工具，以评估遭受运动损伤的运动员和高运动需求患者的临床结果。主要包括在以患者为中心的治疗原则下，向目标人群提供易理解和解释的清晰信息。

（三）运动医学四维度 PROM 的结构化设计
我们的 PROM 由 11 个问题组成，主要包括 4 个维度，每个维度有 2 个问题。第一维度

与损伤前状态相关，第二个维度是受伤后状态，第三个维度评估运动员对治疗的期望，第四个维度是他们对术后照护和临床结局的自我评估。

此外，还有其他 3 个问题可以获取关于运动员和高运动需求人群的运动实践水平、运动实践的主要身体需求和受伤后报告的信息。它定义了个体基线，用于回答 8 个从 0 到 10 级的问题。

此外，结构化的设计允许该 PROM 应用于不同类型的运动损伤，这种普遍适用的评估方法使其应用范围不必局限于损伤的解剖部位，无论是肩、肘、腕、手、髋、膝或是足踝。

虽然这 4 个维度 PROM 没有给出最终的总体评分，但它能够根据运动员的运动方式、手术类型进行亚组分析，并可以不受限于损伤部位地比较治疗结果。

（四）我们专为运动医学定制的 PROM

第一维度：未受伤的基线状态（患者的报告）

1. 体育活动会影响到你的生活质量吗？

0	1	2	3	4	5	6	7	8	9	10
无										极高影响

2. 考虑到你的运动方式，你的运动水平如何？

日常消遣	地区的	国家级	国际的
（1）	（2）	（3）	（4）

3. 运动活动对你的激励程度（积极活动）如何？

0	1	2	3	4	5	6	7	8	9	10
无										极高影响

4. 你的运动活动的主要身体需求是什么？

跑步	踢腿	跳跃	变向	加速/减速	投掷	其他
（1）	（2）	（3）	（4）	（5）	（6）	（7）

第二个维度：损伤状态（生活质量和运动表现）

5. 这次损伤对你的生活质量影响有多大？

0	1	2	3	4	5	6	7	8	9	10
无										极高影响

6. 考虑到主要的身体需求，这次受伤给你的运动表现造成了多少影响？

0	1	2	3	4	5	6	7	8	9	10
无										极高影响

7. 受伤后最重要的躯体不适（症状）是什么？

疼痛	关节的稳定性	关节活动度降低	力量丢失
（1）	（2）	（3）	（4）

第三个维度：患者的期望

8. 在和你的医师交谈（讨论）之后，你真的了解自己的伤害吗？

0	1	2	3	4	5	6	7	8	9	10
完全不										完全了解

9. 你觉得自己能够回到受伤前相同的运动活动水平吗？

0	1	2	3	4	5	6	7	8	9	10
完全不										很有信心

第四个维度：治疗和术后结果自我评估

10. 你如何评价你的术后照护？

0	1	2	3	4	5	6	7	8	9	10
非常差										非常好

11. 关于你的损伤，治疗结束时你的感觉（心理状况）如何？

0	1	2	3	4	5	6	7	8	9	10
非常差										非常好

在本章中，我们提出并讨论了开发运动医学定制 PROM 的基本思路和基础。同时，这款为运动医学量身定制的 PROM 是有待通过同行评审并发表。

有了这种结构化的 PROM，运动医学医师将对运动员的治疗结果进行全面的评估，然后再采取有效的措施对以患者为中心的治疗进行持续改进。未来患者治疗质量的提高需要我们更加关注患者反馈的意见。作为临床医师，我们应该接受这个挑战：这不仅仅是需要做的正确的事情，而且政府机构和保险公司支持我们使用一般和特定疾病的 PROM，来确保对运动员治疗的临床有效性，同时提高成本 - 效益比，优化患者治疗结果和满意度。

（张凯搏　付维力　李　箭　译）

参考文献